外科药学

广东省药学会组织编写

主　　审	吴新荣	杨　敏	陈　孝	
主　　编	伍俊妍	曾英彤	魏　理	郑志华
执行主编	王若伦	黎小妍	季　波	王景浩
副 主 编	陈吉生	吴红卫	邱凯锋	余晓霞
	刘　韬			

U0207209

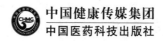

中国健康传媒集团

中国医药科技出版社

内容提要

本书是我国首本外科药学的教材，由广东省药学会组织多所三甲医院资深药师编写而成，由国家卫生健康委医院管理研究所药事管理研究部主任颜青作序。本书共分四篇。第一篇"外科药学概论"，主要介绍外科药学建立的背景、定义和意义，同时介绍围手术期的病理生理特点；第二篇主要介绍"外科药师工作模式及流程"；第三篇"围手术期药物治疗"主要介绍围手术期患者感染、血栓、疼痛、营养、血糖、血压、液体管理、糖皮质激素及恶心呕吐等的药物治疗管理；第四篇主要介绍特殊管理药物，包括质子泵抑制剂及超说明书用药在围手术期的管理与应用。

本书为广大药师更好地融入外科临床工作以及外科医生的药物治疗工作提供参考，适合广大药师和外科医生阅读！

图书在版编目（CIP）数据

外科药学/伍俊妍，曾英彤等主编 . —北京：中国医药科技出版社，2021.5
ISBN 978 – 7 – 5214 – 2600 – 7

Ⅰ. ①外⋯　Ⅱ. ①伍⋯②曾⋯　Ⅲ. ①外科学—药物学—教材　Ⅳ. ①R6②R9

中国版本图书馆 CIP 数据核字（2021）第 120051 号

美术编辑　陈君杞
版式设计　诚达誉高

出版　**中国健康传媒集团** | 中国医药科技出版社
地址　北京市海淀区文慧园北路甲 22 号
邮编　100082
电话　发行：010 – 62227427　邮购：010 – 62236938
网址　www.cmstp.com
规格　710 × 1000mm ¹⁄₁₆
印张　36¾
字数　817 千字
版次　2021 年 5 月第 1 版
印次　2024 年 3 月第 4 次印刷
印刷　三河市万龙印装有限公司
经销　全国各地新华书店
书号　ISBN 978 – 7 – 5214 – 2600 – 7
定价　**138.00 元**

获取新书信息、投稿、为图书纠错，请扫码联系我们。

版权所有　盗版必究

举报电话：010 – 62228771

本社图书如存在印装质量问题请与本社联系调换

《外科药学》
编委会

广东省药学会组织编写

主　　审　吴新荣　杨　敏　陈　孝
主　　编　伍俊妍　曾英彤　魏　理　郑志华
执行主编　王若伦　黎小妍　季　波　王景浩
副 主 编　陈吉生　吴红卫　邱凯锋　余晓霞　刘　韬
编　　者（以姓氏笔画为序）
　　　　　王　勇（广东省药学会）
　　　　　王　璐（暨南大学附属第一医院）
　　　　　王若伦（广州医科大学附属第二医院）
　　　　　王景浩（暨南大学附属第一医院）
　　　　　王颐婷（中山大学附属第六医院）
　　　　　卢丽清（中国人民解放军南部战区总医院）
　　　　　卢钧雄（广州医科大学附属第二医院）
　　　　　伍俊妍（中山大学孙逸仙纪念医院）
　　　　　刘　韬（中山大学肿瘤防治中心）
　　　　　刘付宁（中山大学孙逸仙纪念医院）
　　　　　李沙沙（暨南大学附属第一医院）
　　　　　杨倩之（暨南大学附属第一医院）
　　　　　吴红卫（广东药科大学附属第一医院）
　　　　　吴新荣（中国人民解放军南部战区总医院）
　　　　　邱凯锋（中山大学孙逸仙纪念医院）
　　　　　何红艳（中山大学孙逸仙纪念医院）

何素珍（广州医科大学附属第一医院）

余晓霞（中山大学孙逸仙纪念医院）

张　梅（中山大学孙逸仙纪念医院）

张志东（暨南大学附属第一医院）

张晓娟（广东省人民医院 广东省医学科学院）

陈广惠（中山大学孙逸仙纪念医院）

陈吉生（广东药科大学附属第一医院）

林　茵（中山大学孙逸仙纪念医院）

季　波（中国人民解放军南部战区总医院）

周　婧（广东省人民医院 广东省医学科学院）

郑志华（广东省药学会）

孟冬梅（广州医科大学附属第一医院）

赵文霞（中山大学孙逸仙纪念医院）

高　旻（中山大学附属第六医院）

唐　波（广州医科大学附属第二医院）

黄珈雯（暨南大学附属第一医院）

章　正（暨南大学附属第一医院）

梁虹艺（中国人民解放军南部战区总医院）

彭玲玲（中山大学孙逸仙纪念医院）

曾英彤（广东省人民医院 广东省医学科学院）

谢又佳（中国人民解放军南部战区总医院）

谢静文（中山大学附属第六医院）

蒙　晓（广州医科大学附属第一医院）

赖　莎（广东药科大学附属第一医院）

黎小妍（中山大学附属第六医院）

薛　静（中山大学附属第六医院）

魏　理（广州医科大学附属第一医院）

序

  合理用药是医药界的永恒话题。随着医药科技的发展和社会进步，药品品种不断增加，合理用药已成为人类共同关心的重大民生问题。药师作为医疗机构从事药事管理的药学专业技术人员，是医疗机构促进合理用药的主要技术力量。

  随着我国临床药师制的建立，医疗机构专科临床药师已广泛参与到临床药物治疗中。在临床药物治疗工作中，医师、药师、护士等都涉及用药环节，理论上，医疗机构药事管理应当负责临床用药全过程的实施与管理，但必须通过多学科、多部门的合作。在实际工作中，清楚界定医师、药师在用药方面的职责是专科临床药师发挥作用的前提，药师应着重关注临床药物治疗过程中的药学专业技能的发挥。

  外科是医疗机构重要的临床科室。外科医师主要关注手术，而药物治疗也是外科疾病治疗不可或缺的手段，特别是围手术期抗菌药物的预防使用等更可以发挥外科药师的专业优势，外科药师还可以通过患者的用药教育和用药咨询，改善患者用药的依从性，提高患者合理用药水平。2012年，原卫生部发布的《抗菌药物临床应用管理办法》中要求二级以上医院应当配备抗菌药物等相关的临床药师，并负责对抗菌药物临床应用提供技术支持，指导患者合理使用抗菌药物，参与抗菌药物临床应用管理工作。在"全国抗菌药物临床应用管理专项整治活动"中要求药师对围手术期抗菌药物的预防使用进行管理。

  外科药师是治疗团队的一员，应从提高外科手术抗菌药物预防应用水平，关注普遍存在的体液和酸碱平衡失调、疼痛、抗凝、麻醉、营养支持等和基础疾病的药物治疗为工作方向。外科药师担负着协助医师优化临床用药方案、促进外科临床合理用药、防范用药错误、改善临床治疗结果的使命。

  广东省药学会 2015 年底提出了"外科药师"的概念，外科药师要对外科及内科转外科的患者实施药学监护，作为沟通内、外科医师的重要桥梁，实现临床药物治疗学的理论与外科临床实践的结合。为实现这一目标，广东省药学会做了大量调研和推广工作，并于 2020 年培养了第一批外科药师，在此基础上，提出构建外科药师的知识体系——编写了《外科药学》（Surgical Pharmacy），旨在提升外科药师专业知识水平和参加外科疾病临床药物治疗工作的能力。

我衷心期望广大药师在临床药学实践中，不断拓展药学服务新领域，通过理论知识、技能和实践的培训大幅度提高药师在临床药物治疗中的服务能力，为我国医疗卫生事业高质量发展做出贡献！

国家卫生健康委医院管理研究所药事管理研究部

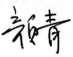

前　言

随着我国医院药品零差率销售政策于 2017 年 7 月全面推开，医院药师必须转型发展，契合临床需要，才能避免在医改的大潮中被淘汰。我们发现，与药物治疗相比，外科医生更专注于手术治疗，这种情况在国内外均是常态。因此，外科是药师转型切入、发挥作用的重要科室。

广东省药学会 2014 年底开始酝酿、2015 年底正式提出"外科药师"的概念；2017 年，医院药品零差率销售政策的全面实施促使广东省药学会加快推动设立外科药师。2018 年 9 月，发文《关于推动设立外科药师岗位的通知》（粤药会〔2018〕116 号），呼吁设立外科药师，由外科药师负责围手术期患者的药物治疗，解决外科中内科医生不足的问题，从而成为沟通内、外科医师的重要桥梁。广东省内许多医院因此设立了外科药师。

外科药师在临床实践中具有独特的作用，因此他们应具有独特的知识体系，我们称之为"外科药学（Surgical Pharmacy）"，并定义外科药学是研究围手术期患者特殊用药特点，寻找最适合围手术期患者药物治疗方案，解决围手术期患者药物相关问题，以改善围手术期患者临床结局的学科。与美国卫生系统药师协会（ASHP）所提出的围手术期药学服务内容有所区别，我们提出的外科药学服务除 ASHP 提出的工作外，还特别关注围手术期的药物治疗，包括抗感染、抗血栓、镇痛、营养、血糖、血压、液体管理、糖皮质激素的应用、术后恶心呕吐、特殊人群用药等。

由于应激反应，同样的临床表现在内、外科的处理方式可能是不同的，这是外科药学的主要关注方向。如血糖问题，围手术期的高血糖可能是应激反应，而不是糖尿病引起的。内分泌科治疗早期高血糖常用口服降糖药，而胰岛素是控制围手术期高血糖的首选。一些药物在内、外科的使用可能有很大区别，如糖皮质激素，外科常用于术后恶心呕吐、疼痛、气道反应以及炎症等应激反应的控制，而这些是许多内科医生所不熟悉的。此外，特殊人群（如老人、儿童、孕妇以及肝、肾功能不全的患者）的围手术期用药，也是外科药学的重点关注领域。

术前准备和术后随访可由药师通过合作药物治疗管理模式开展，实施药物重整和处方精简，还应监控术中的药物反应。因此，围手术期患者在术前、术中和术后的药物治疗管理服务（MTMs）也是外科药学的重要内容。

外科药学还需关注麻醉和精神等特殊药品、超说明书用药，以及易被不合理使用的药物，如质子泵抑制剂等的管理等。

外科药学的建立是广东省药学会拓展药学服务工作的重要举措，它不但开拓了药师新的服务领域，还融合了超说明书用药规范管理、MTMs、药学门诊和处方精简等工作，是药学服务价值的综合体现。

由于外科药学是全新的学科，为促进其发展，广东省药学会组织了广东省长期从事临床药学工作，且已开展外科药学工作的专家，编写了这本《外科药学》教材，供外科药师培训及外科医生参考所用。

鉴于编者水平有限，加之编写时间仓促，书中若有疏漏之处，敬请各位专家、同仁及同学们予以指正！

编　者

2021 年 3 月

目　　录

第一篇　外科药学概论

第二篇　外科药师工作模式及流程

第三篇　围手术期药物治疗

第四篇　特殊管理药物在围手术期的管理及应用

第一篇

外科药学概论

第一章 外科药学的建立背景、定义及意义

医学和药学的密切合作是由医药学的发展和人类对健康的需求所决定的。近年来，我国临床药学蓬勃发展，提高了临床合理用药水平，改善了临床治疗结局，转变了人们对药学的传统认识。近年来，广东省药学会提出了要设立"外科药师"，构建"外科药学"，开展外科药学服务。为什么要设立"外科药师"？"外科药学"的学科构架是什么？外科药学服务与传统药学服务是什么关系？这是我们进行外科药学教育所要首先解决的问题。

第一节 外科药学的建立背景

一、药学走向临床是学科发展的必然

自古医、药是一家。在国外，古希腊的希波克拉底（Hippocrates，公元前460～377年），既是"西方医学之父"，亦被尊为"西方药学之父"，在《希波克拉底全集》中记载了近 400 种草药，创制并应用了热敷、含漱剂、栓剂、丸剂、锭剂、软膏、蜡膏、坐药和吸入剂；"盖伦奖"被誉为制药界的"诺贝尔奖"，而盖伦（Galen，公元 129～200 年）是古罗马最伟大的医生，他最大的特点是医药并重。在中国，几乎所有的医学大家，如张仲景（公元 150～154 年—公元 215～219 年）、孙思邈（541～682 年）、李时珍（1518～1593 年），均为药学大家。张仲景的《伤寒杂病论》不仅确立了中医临床的基本原则，还创造了大量有效的方剂，因此后世称张仲景为"医圣"；孙思邈编撰了世界上第一部国家级药典——《唐新本草》，后世尊称其为"药王"；李时珍因其 192 万字的巨著《本草纲目》，对后世影响极大，被后人尊称为"药圣"。

到近代，由于自然科学，特别是生物学和化学的发展，医学和药学各自发展为独立的一级学科。一直以来，医生直接对患者进行疾病诊断、治疗，并处理由于治疗所带来的各种问题。具体到药物，也是由医生开药并处理用药相关问题。一个疾病专科常用的药物一般不会超过 30 种，医生在掌握本专科疾病的病理生理、诊断、治疗的基础上，再完全弄清本专科及相关专科药物的作用机制、使用

方法、不良反应及处理等是十分艰巨的任务。而且新药层出不穷，从 19 世纪末到现在，西药开发出来 1 万多种，目前常用的有上千种。患者在获得更多治疗手段的同时，公众对合理用药的要求亦不断提高。随着医学的进步，人的寿命不断延长，许多以往不能救治的疾病（如癌症）由于新药的出现已成为了慢性病，多病共发的情况越来越普遍，一个患者同时服用多个专科药物的情况越来越常见，药物之间的相互作用越来越复杂；药物不良反应的识别也越来越困难，一些药物的不良反应可能会与疾病相类似，如老年人的眩晕，既有可能是原发疾病引起的，也有可能是药物导致的，让一个专科的医生辨识另一个专科药物导致的不良反应并进行处理，更是难以实现。此外，还有其他许多用药相关的问题，这些问题如果只由医生处理，是非常困难的。例如，如何在保证疗效、安全的同时，为患者选择最经济的药物，在医保控费越来越受到重视的今日，是备受关注的课题。这一系列的问题，都需要药师参与临床药物治疗，发挥积极作用。药师经过系统的药学训练，能聚焦在用药上，配合治疗团队更合理地使用药物，使患者获得更好的临床治疗结局。基于此，药师进入临床团队，已成为世界药学界的共识，并得到国际医学界的广泛认可。

二、中国医院药学的发展历程

与世界其他国家一样，中国医疗机构的药学工作也面临重大变革。1949 年以来，医院药学部门的名称从药房、药局、药剂科到药学部，工作内容从采购供应保障到以患者为中心的药学服务，工作职能从调剂向控制用药风险、药物治疗管理的合理用药转变，临床药学从血药浓度监测、基因检测到个性化服务，医院药师从几百人到近 50 万人，临床药师从无到所有医院全覆盖。医院药学学科正逐步成为一门迈向临床的学科。

临床药学的出现让医院药学工作焕发了生机，使医院药师真正拥有了自己的学科。国内的临床药学工作在 20 世纪 60 年代就已开始萌芽。1963 年，在制订国家十二年科学技术发展远景规划有关药剂学课题时，曾列入"临床药剂学"内容；1964 年，汪国芬、张楠森、钱漪等主任药师在全国药剂学研究工作经验交流会上首先提出开展临床药学工作的建议；1978 年，在中国药学会上海分会年会上，汪国芬、张楠森、钱漪、沈百余、杨毓英等主任药师发表题为"临床药学前瞻"的专题报告；1979 年，陈兰英等第一批医院药学工作者到美国访问，带回临床药学理念；1980 年 3 月，我国著名药学教育家刘国杰教授在《药学通报》发表"国外临床药学的发展和临床药师的培养"一文，首次明确提出要在我国改革药学教育与培养临床药师的建议；1980 年 4 月与 12 月，汪国芬、张楠森等主任药师撰写了"阐述临床药学""论临床药学内容的八个方面"等文章，论述临床药学的概念和主要内容；20 世纪 90 年代中期，药学服务的理念传入我国，上海长海医院药学部胡晋红教授提出的"全程化药学服务"（integrated pharmaceutical care）概念获得普遍认同。

我国的临床药学高等教育也有长足的发展。1987 年，经原卫生部同意，国家教育部批准，华西医科大学（现四川大学华西医学中心）率先在我国设立临床药学专业，并于 1989 年开始招生，这是我国举办的第一个五年制的临床药学本科专业。目前，国内的主要药学院校，如中国药科大学、沈阳药科大学、广东药科大学，一些综合大学，如北京大学、复旦大学、四川大学等，以及重要的医科大学，如首都医科大学、哈尔滨医科大学、南京医科大学等，均开设了临床药学的本科和（或）研究生专业。

为适应医疗机构开展临床药学工作、逐步建立临床药师制的需要，推动与规范临床药学人才培养工作，2005 年 11 月，原卫生部办公厅颁布《卫生部办公厅关于开展临床药师培训试点工作的通知》与《临床药师培训试点工作方案》，确立培训试点工作的目的、目标、内容、经费、时间及管理等，探索临床药师的培养模式与政策，并于 2005 年公布首批 19 家医院、2006 年 32 家三级与二级医院作为国家临床药师培训试点基地；2010 年，又增补 43 家医院作为国家临床药师培训基地；至 2020 年底，共有 264 家医院作为国家临床药师培训基地。2016 年，中华医学会临床药学分会启动临床药师规范化培训中心认定工作，2017 年第一批认定 109 家中心，截至 2020 年底，共有近 200 家中心通过认定。

三、外科比内科更需要药师的加入

临床药学教育的蓬勃发展极大地促进了医院临床药学的开展。然而，目前临床药学工作虽然也涉及外科，但重点仍在内科，国内的临床药师培训专业设置包括通科（妇产科方向）、通科（小儿用药方向）、通科、肠外肠内营养、呼吸内科、重症监护室（ICU）、抗感染药物、抗凝治疗、免疫系统药物、内分泌、神经内科、疼痛药物治疗、消化内科、心血管内科、肿瘤、小儿用药、妇产科、肾内科等，暂时没有外科药师培训。临床药师在内科培训是非常必要的，但从临床药师对治疗团队的合理用药帮助来说，内科医生的治疗手段主要是药物，内科医生对药物，尤其是本专科的药物是较为熟悉的，不合理用药的情况相对较少；而在外科，相对药物治疗，外科医生更关注手术，但药物治疗对于外科也是必不可少的，因此，外科的不合理用药情况相对内科更为常见，对药师的需求也更为迫切。

四、外科药师的概念

随着我国医改的进一步深入，医院药师必须转型发展，契合临床需要，才能避免在医改的大潮中被淘汰。外科是药师发挥作用的重要科室。

广东省药学会 2015 年末率先提出"外科药师"的概念。2011 年，卫生系统的"全国抗菌药物临床应用专项整治活动"中要求药师对围手术期预防性使用抗菌药物进行管理，我们希望以此为切入点，除抗菌药物外，让药师将围手术期的抗血栓、镇痛、临床营养一并管理起来，并采用"协议处方权"的形式，通过药师与医生签订处方协议，由药师协助医生进行处方的开具，解决药师没有处方权的问题，从而使药师成为内科医生在外科发挥作用的抓手。

"协议处方权"于 2017 年 3 月由广东省药学会以《关于印发〈药师与医师抗栓治疗协议推荐文本〉的通知》（粤药会〔2017〕15 号）的形式发布；2018年 8 月，纳入广东省药学会《药学门诊试行标准》；2019 年 12 月，纳入中国医院协会药事管理专业委员会《医疗机构药学服务规范》。

2017 年 1 月，广东省药学会耳鼻喉科头颈外科用药专家委员会专家反映，围手术期的血糖、血压管理让他们感到困扰，而内科医生有自己的专科工作，让内科医生将外科患者管理起来亦不现实。由于血糖、血压均以药物控制，且围手术期的血糖、血压管理不存在太多的诊断问题，这促使广东省药学会考虑外科药师工作应加入围手术期的血糖、血压管理。

2017 年 3 月，广东省药学会启动《围手术期血糖管理医 – 药专家共识》起草工作，以血糖管理作为切入点，探讨由内分泌医生 – 药师 – 外科医生协作的围手术期血糖管理模式，从而进一步形成内科医生 – 药师 – 外科医生协作、以药师为抓手的围手术期药物治疗管理模式。在充分征询意见的基础上，专家们达成以下共识：手术前患者应尽快进入适合手术的状态，术后患者有创伤，因此，围手术期用药过多、用药方案过于复杂均不适宜，由于胰岛素是人源性物质，在合理控制的情况下，能有效控制高血糖且不良反应较少，因此围手术期应首选胰岛素控制高血糖，并暂停其他降糖药物，药师按照与内分泌医生和外科医生签订的处方协议对患者进行围手术期的血糖管理，患者康复后的血糖问题再交由内分泌医生处理。该共识还就各种情况下胰岛素的使用和低血糖的预防处理进行了总结，并于 2017 年 12 月发布。随后在全国范围对该共识进行了巡讲，并听取各方意见。我们欣喜地发现，外科医生非常欢迎药师加入外科团队，内分泌医生也因为在推行全院血糖管理过程中有药师的加入，壮大了全院血糖管理的队伍，提高了全院血糖管理水平，对药师参与血糖管理持非常开放的态度。该共识起草单位——中山大学孙逸仙纪念医院的药师在骨科进行血糖管理取得了良好的效果。

在《围手术期血糖管理医－药专家共识》的基础上，2018 年初广东省药学会启动了围手术期血压管理的工作，并于 2019 年 4 月发布了《围手术期血压管理医－药专家共识》，其模式与血糖管理相似。该共识起草单位——中国人民解放军南部战区总医院的药师在神经外科进行血压管理取得了良好的效果。

一些患者术前会存在疼痛，但术前疼痛情况复杂，可能是由原发性疾病引起的，需要诊断，因此术前疼痛管理还是需要由医生主导；但术后的手术创伤造成的疼痛则病因简单，不需要诊断，因此可以主要由药师进行管理。为此，2018 年 5 月，广东省药学会启动了《临床药师参与术后疼痛管理指引》的撰写。广东省药学会在 2011 年曾开展药师介入疼痛管理工作，刚开始以药师对患者进行癌痛镇痛教育为切入点。研究表明，药师对患者进行癌痛镇痛教育，可改善患者的镇痛效果。该成果以"癌痛控制中药师主导的用药教育：中国广东的一项随机对照研究（Pharmacist-led medication education in cancer pain control：A multicentre randomized controlled study in Guangzhou，China）"为题发表在《国际医学研究杂志》（*Journal of International Medical Research*）上。但后续研究发现，由于癌痛管理已备受肿瘤科重视，疼痛管理中可能术后镇痛更需要药师。广州医科大学附属第二医院的疼痛专科是国家临床重点专科，该院药师在肝胆外科开展术后镇痛工作，显示药师由于对药物更为熟悉，在术后镇痛方面具有医生不具备的优势。为此，广东省药学会以广州医科大学附属第二医院为起草单位，撰写了《临床药师参与术后疼痛管理指引》，并于 2019 年 1 月发布。

2017 年 7 月，医院药品零差率销售政策的全面实施促使广东省药学会加快推动设立"外科药师"。2018 年 8 月，《国务院办公厅关于印发深化医药卫生体制改革 2018 年下半年重点工作任务的通知》（国办发〔2018〕83 号）明确指出："允许地方采取适当方式有效体现药事服务价值"。在成功推动药师进行围手术期血糖管理后，2018 年 9 月，广东省药学会发布《关于推动设立外科药师岗位的通知》（粤药会〔2018〕116 号），呼吁设立"外科药师"，让药师负责外科中的药学相关工作，并通过药学门诊，由药师负责出院患者的随访。

许多医院的药师响应了呼吁，积极进入外科开展药学相关工作。中山大学附属第六医院药学部总结了药师在加速康复外科（Enhanced Recovery After Surgery，ERAS）的工作经验，撰写了《加速康复外科围手术期药物治疗管理医药专家共识》，于 2019 年 12 月发布。该共识提出，除以上提到的工作外，药师在外科还应负责液体管理和处理术后恶心呕吐，并在药学门诊对入院前患者进行药物重整、用药评估、处方精简等药学服务工作。

至此，"外科药师"工作模式已基本成型。2020 年 2 月，《卫生健康委　教育部　财政部　人力资源社会保障部　医保局　药监局关于印发加强医疗机构药事管理促进合理用药的意见的通知》（国卫医发〔2020〕2号）中，要求"拓展药学服务范围""加强医疗机构药学服务。医疗机构要根据功能定位加大药学人员配备和培训力度。要强化临床药师配备，围绕患者需求和临床治疗特点开展专科药学服务"。同月，广东省药学会在《欧洲医院药学杂志》（*European Journal of Hospital Pharmacy*）上发表了题为"Creating the position of surgical pharmacist in China（在中国创立'外科药师'岗位）"的文章，提出外科药师应负责围手术期全流程的药物管理工作，特别关注围手术期有关抗感染、抗血栓、镇痛、临床营养、血糖、血压和液体管理的药物治疗，以及糖皮质激素的使用、特殊药物的管理、处方精简、易被不合理使用的药物（如质子泵抑制剂）的管理等，解决外科中内科医生不足的问题，从而成为沟通内、外科医师的重要桥梁。

在国外，药师开展外科药学服务早有先例，在美国，药师在围手术期抗菌药物管理团队中有重要的作用，其发展历程对我们的工作有重要启示：药师的进入一开始是为了控制医疗成本，现在则直接监护患者；由于与团队的其他成员在角色上没有冲突，药师可以处于良好的位置并提出改变治疗方法的建议，不会引起团体其他成员的焦虑，因而在团队不同成员间起桥梁作用；药师通过审方来促进用药的合理，是保证用药安全、适当的安全网；药师主要负责抗生素的选择，包括是广谱还是窄谱，按PK/PD原则选择合适的剂量，口服还是静脉，治疗时长。在丹麦，2009年实施的丹麦医疗质量计划（DDKM）要求医生要记录患者病史、药物重整和登记过敏，其中用药方面的内容让外科医生备感困扰，临床药师与外科医生的合作就此开始，并取得良好的效果。我们提出的外科药学服务更加系统和具体，以解决外科临床中用药问题为目标，帮助医生在外科治疗中更加顺利解决临床问题。

第二节　外科药学的定义

尽管目前已有部分医院设立外科药师并发表了相关论文，但围手术期的药学工作仍属新兴领域，随着外科药师队伍的逐步壮大，加强外科药师培训将成为当务之急。然而，当前尚未形成一套系统的、完整的外科药师知识体系。本教材旨在构建外科药师的知识体系，我们称之为外科药学（Surgical Pharmacy），为外科药师培训及工作规范化、专业化开展提供支撑。

外科药学是研究围手术期患者特殊用药特点，寻找最适合围手术期患者药物治疗方案，解决相关药物问题，以改善临床结局的学科。

美国卫生系统药师协会（ASHP）认为，基本的围手术期药学服务包括：①药品采购、准备、分发和流通；②根据法规和制度政策促进安全用药；③受控药品的管理和监督；④术前和麻醉后监护的处方审核；⑤提供药品信息和教育；⑥医疗行为的绩效改进和质量保证；⑦合理用药的领导职责和与当前趋势相适应的专业服务；⑧提高医疗财务管理水平。而进一步的服务包括：①术前用药史/药物重整/医疗转换的监护；②参与麻醉后监护的会诊/查房；③住院患者的监护；④出院处方服务；⑤参与患者复苏；⑥接受教育以及向其他相关人员提供教育；⑦进行研究和其他学术活动；⑧参与药学与治疗学委员会；⑨参与制订质量与安全措施。

我们认为，ASHP 提出的围手术期药学服务没有充分体现围手术期药学工作的特点，没有充分发挥药师的价值。外科药学工作除 ASHP 提出的工作内容外，还应特别关注围手术期有关抗感染、抗血栓、镇痛、临床营养、血糖、血压、液体管理、恶心呕吐等的药物治疗，以及糖皮质激素的使用、特殊药物的管理、处方精简、易被不合理使用的药物（如质子泵抑制剂）的管理；利用药学门诊，采用药物治疗管理服务（MTMs），实现外科患者的全程化药学服务；解决外科中内科医生不足的问题，从而成为沟通内、外科医师的重要桥梁。即外科药师应负责外科里的所有药学工作，并作为内科医生在外科发挥作用的延伸。

外科药学服务是临床药学服务的一部分，外科医生对用药的熟悉程度可能不如内科医生，因此外科药师所承担的风险可能会比从事内科药学服务的药师大，外科药师应由具有临床药学服务工作基础的药师来担任。

第三节 开展外科药学工作的意义

为适应新时代的医疗工作要求，医院药学工作必须转型。但如何转型？转成什么样子？虽然在广大医院药学人员心目中，有大致的框架，但什么是具有中国特色的医院药学工作，却还没形成清晰的图像。可以参照发达国家的做法，但由于国情和医疗运行机制不同，可以参考，但不能照搬。

药师投身临床工作是学科发展的必然。药师在医院内是具有系统药学知识的医务人员，从理论上讲，应负责医院所有药物相关的工作。我们认为，药师应对医院内药品的全链条管理负责，实现患者的全程化药学服务。由于药师的人力目前还是非常有限的，药师在临床工作应针对用药的薄弱环节进行切入，如药物的剂量调整是典型的药学服务内容，华法林的剂量调整，在世界范围内都是由药师做的；但胰岛素的剂量调整，则是内分泌医生的重要工作内容，药师就不应该在内分泌科过多地干涉内分泌医生的相关工作，但在外科，内分泌医生管不到，外科医生相对不熟悉，且诊断明确，又与用药相关，药师就可以管理起来。药师和医生的作用实现互补，才能使临床中的药学工作得到可持续的发展。

外科医生的关注点聚焦于手术，使得外科成为药师进入临床的良好切入点，药师的作用能得到有效发挥，这在国外及广东省推动设立外科药师的工作中都得到证实。同时，药师在外科药学服务工作的成功，有利于拉动全院药学工作的开展。如：外科是医院重要的医疗科室，其对药师的需求可极大地消除其他医务人员对药师作用的疑虑；外科成功的用药干预有利于内科的药学工作的开展；目前患者对药学门诊的认可度还有待进一步提高，通过患者入院前在药学门诊的药学服务、住院期间的用药教育，以及出院后在药学门诊的随访，为药学门诊积累患者资源。

（郑志华）

参考文献

[1] 钟赣生,万芳.盖伦以前的早期药学发展概论[J].中华医史杂志,1999(03):178-182.

[2] 屈建,刘高峰,朱珠.新中国70周年医院药学的发展历程与趋势(Ⅰ)[J].中国医院药学杂志,2019,39(24):2455-2467.

[3] 屈建,刘高峰,朱珠.新中国70周年医院药学的发展历程与趋势(Ⅱ)[J].中国医院药学杂志,2020,40(1):1-22.

[4] Achong M R, Hauser B A, Krusky J L. Rational and irrational use of antibiotics in a Canadian teaching hospital [J]. Canadian Medical Association Journal,1977,116(3):256-259.

[5] Eleni A, Dimitrios Z, Aikaterini G, et al. The Impact of Irrational Perioperative Antibiotic Prophylaxis on the Nursing Workload[J]. Health Science Journal,2015,9(1):1.

[6] 李桂荣,裴祺,樊萍,等.审方药师医嘱审核干预对我院胃肠肿瘤外科不合理用药的影响分析[J].新疆医学,2016,46(05):553-556.

[7] 闫美兴,柳波,张七妹.临床药师医嘱审核干预对我院普外科不合理静脉用药的影响分析[J].中国药房,2011,22(22):2110-2112.

[8] 宗序玲,李亚南.某院门诊患者麻醉药品的使用及其不合理用药处方分析[J].抗感染药学,2016,13(06):1224-1227.

[9] 张雪花,翟婧卉,张永凯,等.医院神经内科静脉用药不合理处方分析及干预措施研究[J].中国药业,2019,28(23):93-96.

[10] 李桂英.心血管内科临床用药的常见问题及合理用药分析[J].世界最新医学信息文摘,2019,19(90):222-223.

[11] 宋国平.临床内科不合理用药原因及干预因素[J].名医,2019(11):32.

[12] 广东省药学会.药师与医师抗栓治疗协议推荐文本[J].今日药学,2017,27(4):217-224.

[13] 广东省药学会.药学门诊试行标准[J].今日药学,2018,28(11):721-726.

[14] 广东省药学会.围手术期血糖管理医-药专家共识[J].今日药学,2018,28(2):73-83.

[15] 赵文霞,伍俊妍,郑志华.外科药师参与骨科住院患者的药学实践[J].今日药学,2019,29(9):406-409.

[16] 广东省药学会.围手术期血压管理医-药专家共识[J].今日药学,2019,29(5):289-303.

[17] 广东省药学会.临床药师术后疼痛管理指引[J].今日药学,2019,29(4):217-227.

[18] 卢钧雄,刘瑜,王若伦.临床药师在肝胆外科术后急性疼痛管理中的作用及工作实践[J].中国医院药学杂志,2019,39(20):2099 – 2102 + 2106.

[19] 广东省药学会.加速康复外科围手术期药物治疗管理医药专家共识[J].今日药学,2020,30(6):361 – 371.

[20] Zheng Z H,Wu J Y,Zeng Y T,et al. Creating the position of surgical pharmacist in China. [J]. European Journal of Hospital Pharmacy,2020,27(6):e99.

[21] Bickham P,Golembieski J,Meyer T,et al. ASHP guidelines on perioperative pharmacy services[J]. American Journal of Health – System Pharmacy,2019,76(12):903 – 820.

[22] Robinson E D,Volles D F,Kramme K,et al. Collaborative Antimicrobial Stewardship for Surgeons[J]. Infectious Disease Clinics of North America,2020,34(1):97 – 108.

[23] Axelsen T B,Nielsen K T,Jepsen H,et al. Prescription and administration of medicine in a surgical department. Clinical pharmacists increase the safety of medical treatment of surgical patients[J]. European Journal of Hospital Pharmacy,2012;19(2):231 – 232.

第二章 | 围手术期病理生理

手术是治疗疾病的重要手段，在治愈疾病的同时会对患者的正常生理功能产生影响，从而产生一系列特殊的病理生理变化，甚至会引发手术并发症、后遗症等不良后果。因此，除了精湛的手术操作技术之外，必须运用系统思维，从患者的整体出发，根据患者个体情况、手术特点，结合围手术期患者的病理生理特点，加强围手术期的评估、监测，并通过使用药物或其他治疗手段进行必要的干预，围手术期术前、术中、术后的综合治疗管理是手术成功的关键因素。在围手术期综合治疗管理过程中，充分掌握围手术期的病理生理变化具有非常重要的意义。

第一节　围手术期应激反应

手术作为重要的治疗手段，本身就是一种创伤、损害，而身体由之产生应激。在生物进化过程中，机体为适应不断变化的内外环境，需要做出对应的反应和调节，这是生物维持生存、繁衍的必要条件，是生物的基本特征。机体为适应、减少手术创伤所带来的损害，会产生一系列应激反应，这些应激反应会导致一系列病理生理变化。围手术期的病理生理变化涉及全身各器官、系统，非常复杂，不同的手术、不同患者其围手术期的病理生理变化不尽相同，因此既具有各种病理生理变化相互作用、相互联系的整体性，又具有各自特殊的病理生理表现特异性。

应激对机体的作用是双重的，既能抗损伤，有助于机体修复，又能引发进一步机体损伤，甚至致病。适当的应激可动员机体的非特异适应系统，增强机体的适应能力，有助于机体抵抗各种突发的有害事件，有利于机体在紧急状态下战斗、逃离以及机体修复；但另一方面，应激反应也对机体带来不利影响，如应激原过于强烈，机体的各种适应、代偿反应不足以克服应激原的影响时，机体将迅速出现衰竭甚至死亡。

一、应激原分类

应激原可分为以下三类。

（1）外环境因素　如创伤、手术、烧伤、疼痛、失血、缺氧、毒物、病原微生物、高热、寒冷、辐射、噪声、强光、电击等。

（2）机体自稳态的变动　包括机体内环境的紊乱和器官功能的改变，如血液成分的改变、休克、心功能减低、心律失常、器官功能的紊乱、酸碱平衡紊乱、甚至患病本身等。

（3）精神心理与社会环境因素　包括精神心理失衡和与社会环境不协调等情绪反应，如情绪紧张、焦虑、恐惧、愤怒、激动、离婚或丧偶、生活孤独、工作负担过重、职业竞争、人际关系复杂、性压抑等。

围手术期中患者的焦虑情绪、手术的刺激、失血、疼痛和缺氧、麻醉等都是对机体的刺激，都会引起应激反应。围手术期的应激反应是所有患者在围手术期均会发生的反应，是围手术期病理生理变化产生的基础。围手术期的应激是由外周和中枢系统、内分泌系统及体液系统相互影响、相互制约引起的一系列生理、病理反应，具有一定适应代偿意义，能促进围手术期适应康复，但如应激过强或持续时间过长也会导致机体多方面的紊乱与损害。

二、手术应激与疾病的关系

（1）警觉期　此期在手术应激原作用后立即出现，为机体保护防御机制的快速动员阶段。以交感 - 肾上腺髓质系统的兴奋为主，并伴有肾上腺皮质激素分泌的增多。警觉期可使机体处于最佳应战状态，此期持续时间较短。

（2）抵抗期　如果应激原持续作用于机体，在产生过警觉反应之后，机体将进入抵抗或适应期。此时，以交感 - 肾上腺髓质系统兴奋为主的反应逐步消退，而表现出以肾上腺皮质激素进一步分泌增多为主的适应反应。糖皮质激素在增强机体的抗损伤方面发挥着重要作用，但免疫系统开始受到抑制。机体的代谢率升高，炎症反应、免疫应答减弱。

（3）衰竭期　持续强烈的应激原刺激将耗竭机体的能量储备和防御机制，虽然肾上腺皮质激素持续升高，但糖皮质激素受体的数量减少、亲和力下降，机体内环境严重失调，应激反应的负效应陆续显现，与应激相关的疾病、器官功能衰退甚至休克、死亡都可发生在此期。

上述三个阶段，围手术期多数只引起第一、二期的变化，只有少数手术严重的应激反应才进入第三期。因此正确掌握围手术期患者应激的一系列病理生理反应，并对严重的应激状态进行及时地干预和处理对于手术患者的康复有密切的关系。

第二节 围手术期应激反应机制

应激反应作为一种非特异性的、广泛存在的反应，其变化可发生在机体的整体、细胞乃至基因各个水平。根据这些变化发生的性质、影响和作用，围手术期应激反应主要产生机制有：神经－内分泌反应和细胞－体液反应。

一、神经－内分泌反应

人类通过神经－内分泌系统的协调作用对应激原做出整体反应。当机体受到强烈刺激时，应激最早、最基本的反应为一系列的神经－内分泌改变，因此，神经－内分泌反应一直是应激研究的中心内容。目前已知，当机体受到强烈刺激时，神经－内分泌－免疫系统会发生变化，神经－内分泌系统的主要变化为：蓝斑－交感－肾上腺髓质系统及下丘脑－垂体－肾上腺皮质轴的强烈兴奋，多数应激反应的生理、生化变化与外部表现皆与这两个系统的强烈兴奋有关。在应激过程中，神经－内分泌系统通过激素、神经肽、神经递质等信息分子的作用影响免疫应答反应，参与某些围手术期的病理过程。与此同时，副交感神经也被激活，并伴有其他多种内分泌激素的改变。多种组织、器官功能相应发生变化，以维持围手术期内环境稳定，促使机体恢复正常生理状态。

（一）蓝斑－交感－肾上腺髓质系统的反应

1. 组织结构 该神经－内分泌轴由脑干的去甲肾上腺素能神经元（主要位于蓝斑）及交感神经－肾上腺髓质系统组成。脑桥蓝斑是中枢神经系统对应激最敏感的部位，为交感神经－肾上腺髓质系统的中枢，其上行纤维主要与大脑边缘系统相联系，是应激时情绪、认知、行为功能变化的结构基础；下行纤维则主要至脊髓侧角，调节交感神经张力和肾上腺髓质中儿茶酚胺的分泌。

2. 中枢效应 该系统在应激时的中枢反应主要表现为脑区中去甲肾上腺素释放引起的兴奋、警觉、紧张、焦虑等情绪反应。此外，该系统还能通过对促肾上腺皮质释放激素（CRH）的调节影响下丘脑－垂体－肾上腺轴（HPA）。脑干的去甲肾上腺素能神经元与室旁核分泌 CRH 的神经元有直接的纤维联系，前者释放去甲肾上腺素后，刺激室旁核神经元上的 α－肾上腺素能受体而使 CRH 释放增多，从而刺激 HPA 的活化，该通路是应激启动 HPA 的关联结构之一。选择性损伤去甲肾上腺素能神经元的上行通路、抑制去甲肾上腺素的合成或采用 α－肾上腺素受体拮抗药，可阻止某些应激原对 HPA 的兴奋作用，使下丘脑分泌的 CRH、垂体分泌的促肾上腺皮质激素（ACTH）及肾上腺皮质激素生成及释放减少。

3. 外周效应 应激时，蓝斑－交感－肾上髓质系统的外周效应主要表现为血浆中儿茶酚胺浓度的迅速升高，而且其生物合成速度也明显增加。儿茶酚胺是肾上腺髓质嗜铬细胞分泌的激素，最常见的儿茶酚胺有肾上腺素、去甲肾上腺素和多巴胺，它们具有血管活性，参与调节代谢和免疫。随应激原的性质、强度、作用时间的不同及个体的差异，儿茶酚胺增加的幅度有差异，其恢复至正常水平的时间亦不一致。运动员比赛结束后 1 小时左右，血浆中儿茶酚胺可恢复正常；损伤时，血浆儿茶酚胺水平可升高 3~4 倍，一般持续 24~48 小时，随后恢复到基准水平；大面积烧伤患者在烧伤半个月后，尿中儿茶酚胺的排出量仍高达正常人的 7~8 倍。

4. 代偿意义 交感－肾上腺髓质系统兴奋所产生的一系列代谢和功能改变，是为了应对应激，在一定范围内促进机体的防御并激发代偿机制，其具体的意义如下。

（1）心血管系统 儿茶酚胺作用于心脏，增强心功能，使心率加快、心收缩力增强，并能调整外周阻力与血管容量，使心排血量增加、血压上升。应激时组织血液的供应根据应激代偿生理需求，更合理地分布。

（2）呼吸系统 儿茶酚胺增加可引起支气管扩张、肺泡通气量增加，满足应激时机体对氧需求的增加。

（3）物质和能量代谢 儿茶酚胺激活胰腺组织的 α 受体，使胰岛素分泌减少；激活 β 受体，使胰高血糖素分泌增加。这一系列反应促使机体糖原分解、脂肪动员、血浆中游离脂肪酸增加，糖异生，血糖升高，保障组织能量供应。

（4）对其他激素分泌的影响 促进 ACTH、生长激素（GH）、肾素和促红细胞生成素（EPO）的分泌，使机体处于应激唤起状态，有利于机体提高防御和修复机能。

5. 不利影响 该系统的激活对应激提供了有意义的生理代偿，但强烈及持续的交感－肾上腺髓质系统兴奋会对机体造成损害。

（1）腹腔内脏血管的持续收缩导致腹腔内脏器官缺血，引起胃肠黏膜的糜烂、溃疡、出血。

（2）外周小血管的长期收缩可使血压升高，诱发高血压。

（3）儿茶酚胺使心率增快、心肌耗氧量增加，导致心肌缺血。

（4）儿茶酚胺使血小板数目增多及黏附聚集性增强，使白细胞数及纤维蛋白原浓度升高，促进血栓形成。

（5）可引起机体能量过度消耗、组织大量分解、血管强烈痉挛，器官组织严重缺血并出现功能障碍。

（二）下丘脑 - 垂体 - 肾上腺轴的反应

1. 结构基础与分泌调节 下丘脑 - 垂体 - 肾上腺轴（hypothalamic - pituitary - adrenal axis，HPA）主要由下丘脑的室旁核、腺垂体及肾上腺皮质组成。室旁核是该神经 - 内分泌轴的中枢部位，上行与边缘系统的杏仁复合体、海马结构及边缘皮层具有往返联系，下行通过 CRH 控制腺垂体 ACTH 的释放，从而调控肾上腺糖皮质激素的合成和分泌。健康人 ACTH 的释放受昼夜节律控制；但在应激状态下此昼夜节律被打乱，此时 ACTH 水平与损伤严重程度成比例。手术损伤以及疼痛、焦虑等会使患者产生多种刺激 ACTH 释放的因子，包括 CRH、抗利尿激素（ADH）、血管紧张素Ⅱ、胆囊收缩素（CCK）、儿茶酚胺和促炎性细胞因子。

2. 中枢效应 应激时 HPA 兴奋的中枢效应：①CRH 刺激腺垂体分泌 ACTH，激活 HPA；②调控应激时的情绪行为反应：应激时，CRH 适当地增多可提高机体的适应性，机体兴奋；但 CRH 大量增加或慢性应激时持续增加则会造成适应机制障碍，出现焦虑、抑郁、厌食和性欲减退等。CRH 介导的情绪行为反应可能与其作用于杏仁复合体有关，杏仁复合体是应激时情绪反应的关键脑区；③促进其他激素如内啡肽的释放，CRH 也可促进蓝斑 - 去甲肾上腺能神经元活性，并形成交互影响。

3. 外周效应 该系统应激的外周效应主要是由于血浆糖皮质激素浓度迅速、较大幅度升高引起的。因此动态观察皮质醇的分泌量对判断机体的应激状况尤为重要。如正常未应激成人的皮质醇分泌量为 25 ~ 37mg/d；手术后当天患者的皮质醇分泌量可比正常时增加 3 ~ 5 倍，术后若无并发症可在 24 小时内恢复正常，某些情况下会持续升高，大面积烧伤患者的皮质醇分泌量增加可延续 2 ~ 3 个月。糖皮质激素分泌增多是应激时最重要的一个反应。

4. 代偿意义 在动物实验中，摘除双侧肾上腺的动物只能在没有应激的状态下生存，轻微的有害刺激即可导致其死亡。给摘除肾上腺的动物注射糖皮质激素，可使动物恢复抗损伤的应激能力。但如仅除去肾上腺髓质而保留肾上腺皮质，则动物的生存能力增强。肾上腺皮质分泌的糖皮质激素是机体应激中的重要物质，围手术期重症患者可出现肾上腺皮质功能相对不足，肾上腺产生的糖皮质激素不能与损伤严重程度相适应，会产生一系列的临床问题。应激时糖皮质激素分泌增多具有多方面的防御代偿意义。

（1）在代谢方面，糖皮质激素可增强胰高血糖素和肾上腺素的作用，从而导致血糖升高。糖皮质激素可促进骨骼肌中蛋白质和氨基酸的分解，介导乳酸释放，这些物质随后被肝脏利用来进行糖异生，补充肝糖原储备。在脂肪组织，糖皮质激素可刺激游离脂肪酸、甘油三酯和甘油释放，从而增加循环能量供应。同时，糖皮质激素通过降低肌肉组织对胰岛素的敏感性而抑制外周组织对葡萄糖的利用，提高血糖水平，保证重要器官的葡萄糖供应。

（2）糖皮质激素的允许作用 糖皮质激素可以给其他激素发挥作用创造有利条件，称为允许作用。糖皮质激素保证儿茶酚胺及胰高血糖素的脂肪动员作用；维持循环系统对儿茶酚胺的反应性，在维持血压方面起重要作用。糖皮质激素本身并不导致心肌及血管平滑肌收缩，但必须有其存在，儿茶酚胺才能发挥其对心血管活性的调节作用。糖皮质激素不足时，心肌收缩力降低，心排血量减少，外周血管扩张，血压下降，严重时发生循环衰竭。

（3）稳定细胞膜及溶酶体膜，防止或减少溶酶体酶的外漏，从而减少对细胞的损伤。糖皮质激素能抑制多种炎症介质和细胞因子的生成、释放与激活，还能诱导产生脂调蛋白（lipomodulin），从而抑制磷脂酶 A2 的活性，可减少膜磷脂的降解，抑制花生四烯酸、前列腺素（PG）及白三烯（LT）的生成，对细胞发挥保护作用。

（4）具有强大的抗炎作用 糖皮质激素的抗炎作用早被公认，可抑制多种促炎介质的产生，并诱导多种抗炎介质的产生。糖皮质激素对上述促炎及抗炎介质基因表达的调控作用主要是通过糖皮质激素受体（glucocorticoid receptor，GR）而实现的。GR 广泛存在于多种组织细胞之中，当未与糖皮质激素结合时，GR 主要存在于细胞质，与热休克蛋白（HSP90）结合，不能进入核内；当糖皮质激素与 GR 结合后，GR 发生构象变化，与 HSP90 解离，转入细胞核中，实现其对促炎及抗炎介质基因表达的调控。目前，已知的受糖皮质激素调控的炎症介质有细胞因子（如 IL－1、IL－2、IL－3、IL－4、IL－5、IL－11、IL－12、IL－13、TNF－α、GM－CSF 等）、趋化因子（如 IL－8、MIP－1、MCP－3、MCP－4 等）、蛋白酶、细胞黏附分子、缓激肽、纤溶酶原激活物、前列腺素、白三烯、5－羟色胺、血栓素 A2 等。临床上，在低灌注状态如脓毒症休克、创伤和冠脉旁路移植手术中，应用糖皮质激素可减轻炎性。

5. 不利影响 体内糖皮质激素分泌持续增加也可对机体造成损害。

（1）免疫反应明显受抑，表现为胸腺缩小、细胞因子和炎症介质生成减少、细胞免疫反应抑制、易发生感染。细胞免疫反应抑制，表现为抑制细胞毒性 T 淋巴细胞和自然杀伤细胞功能、T 细胞增生、混合淋巴细胞等反应。

（2）生长发育迟缓、伤口愈合不良 慢性应激时由于 CRH 的作用使生长激素分泌减少，同时由于糖皮质激素增高使靶细胞对胰岛素样生长因子 1（IGF－1）产生抵抗，从而导致生长发育迟缓、伤口愈合不良等影响。

（3）性腺轴受抑 糖皮质激素可抑制促性腺素释放激素（GnRH）及黄体生成素（LH）的分泌，并使性腺细胞对上述激素产生抵抗，因而导致性功能减退、月经不调或停经、哺乳期妇女泌乳减少等。

（4）甲状腺轴抑制　　主要是糖皮质激素抑制促甲状腺激素释放激素（TRH）和促甲状腺激素（TSH）的分泌，并阻碍甲状腺素（T_4）在外周转化为高活性的三碘甲腺原氨酸（T_3）。

（5）行为异常　　可产生抑郁症、自杀倾向和异食癖。

（6）物质代谢异常　　表现为高脂血症、高血糖等。

（三）其他神经－内分泌反应

1. β－内啡肽分泌增多　　β－内啡肽（β－endorphin）是人体中内源性吗啡样物质的一种，与脑啡肽、强啡肽共同组成阿片肽家族。β－内啡肽主要在腺垂体合成，全身其他组织表达，其主要作用是抑制应激时交感－肾上腺髓质系统和HPA的过度兴奋，并与阿片受体结合发挥镇痛作用。多种应激原（如创伤、休克、严重感染等）均能引起血浆β－内啡肽明显升高，可达正常的 5～10 倍。β－内啡肽的升高程度与ACTH平行，因为两者均为其共同前体前阿黑皮素原的衍生物，都在下丘脑CRH的刺激下释放，亦受到血浆糖皮质激素水平的反馈调节。β－内啡肽在应激反应的调控中发挥重要作用：①抑制 ACTH 与糖皮质激素的分泌，可避免应激时 HPA 的过度兴奋；②抑制交感－肾上腺髓质系统的活性，使血压降低、心排血量减少及心率减慢，减轻了交感－肾上腺髓质系统的过度兴奋，但其对心血管系统的过度抑制作用也可导致休克发生；③β－内啡肽与阿片受体结合，能提高痛阈，具有强大的镇痛作用，可减少患者对疼痛的恐惧和焦虑，缓解因疼痛诱发的其他不良应激反应；④β－内啡肽同时调节着许多激素的反应，可以刺激 GH、催乳素（PRL）、ADH、胰高血糖素和胰岛素的分泌，抑制生长抑素的分泌。

2. 胰高血糖素分泌增加与胰岛素分泌减少　　应激时交感－肾上腺髓质系统兴奋，儿茶酚胺作用于胰岛 α 细胞上的 β 受体而使胰高血糖素分泌增加，通过作用于胰岛 β 细胞上的 α 受体而抑制胰岛素的分泌。上述两方面的综合结果使得血糖水平明显升高，有利于满足机体在应激时增加的能量需求。但另一方面，对危重患者，高血糖对免疫反应具有抑制作用，其机制包括糖基化免疫球蛋白、降低单核细胞的吞噬能力等，增加感染风险。

3. 抗利尿激素与醛固酮水平升高　　情绪紧张、运动、手术、创伤、感染及休克等应激原均可引起 ADH 的分泌增多，应激时的交感－肾上腺髓质系统兴奋可使肾血管收缩而激活肾素－血管紧张素－醛固酮系统，使血浆醛固酮水平升高。醛固酮是肾上腺球状带分泌的盐皮质激素，它作用于肾远曲小管上的盐皮质激素受体，具有保钠和排钾作用，可导致肾小管对钠、水重吸收增多，尿量减少，应激时醛固酮水平升高有利于血容量的维持。ACTH、血管紧张素Ⅱ、循环血容量的下降以及高钾血症等因素可刺激醛固酮分泌增加。醛固酮缺乏表现为低血压和高钾血症，而醛固酮分泌过多则表现为水肿、高血压、低钾血症和代谢性碱中毒。

4. 副交感神经的激活　应激时，除了交感神经的激活外，也存在副交感神经的激活。如应激时摄食的控制与交感和副交感神经的激活都有关；紧张恐惧时一方面通过激活交感神经引起心率和血压的增加，同时也通过激活副交感神经引起腹泻、排尿等肠道和膀胱的排空反应。应激时可因副交感神经兴奋而使机体处于静止退缩状态，出现心率减慢、血压下降、胃肠蠕动增加、大汗淋漓、晕厥等现象。副交感神经系统主要通过乙酰胆碱向迷走神经传出信号，这种经神经调节的抗炎通路能对炎性刺激快速做出反应，并能调节早期促炎介质的释放，如肿瘤坏死因子（TNF）。存在全身炎症反应时，迷走神经可抑制细胞因子活性，并减轻缺血再灌注和失血性休克时对机体的损害。

二、细胞－体液反应

当暴露于各种理化及生物性刺激因素下，任何生物细胞（从单细胞生物到高等哺乳动物细胞）都将出现一系列适应代偿反应。机体细胞出现一系列细胞内信号传导和相关基因的激活，如产生热休克蛋白、急性期蛋白或某些细胞因子等，这些蛋白质多半具有保护作用，是机体在细胞、蛋白质、基因水平下的应激反应表现，参与体内代谢和生理调节过程。

（一）热休克蛋白

1. 概念和基本组成　热休克蛋白（heat shock protein，HSP）是指细胞在应激原尤其是环境高温诱导下新生成或生成增加的一组细胞内蛋白质，属于非分泌型蛋白质，主要在细胞内发挥功能。HSP参与调节多种生理过程，包括蛋白质折叠和蛋白质靶向。在应激状态下，HSP的表达增加，可以保护细胞减少创伤应激的不良损害。

HSP首先在果蝇体内发现。1962年，有人将果蝇的孵育温度从25℃提高到30℃，30分钟后发现在多丝染色体上出现蓬松现象（或称膨突），提示热应激（或热休克）使这些染色体区带的基因转录加强，并可能有某些蛋白质的合成增加。1974年，从经受热应激的果蝇幼虫的唾液腺等部位分离到了6种新的蛋白质，将其命名为HSP。之后又发现除环境高温以外的其他应激原（如缺氧、寒冷、饥饿等）也能诱导HSP生成，因此，HSP又称为应激蛋白。

HSP是一个大家族，大多数HSP是细胞的结构蛋白，即结构性HSP；部分

HSP 是在应激时新合成或合成增加，即诱生的 HSP。根据 HSP 相对分子质量的大小，通常将其分为 4 个主要家族（HSP90、HSP70、HSP60 和小分子 HSP 家族）。此外，还有分子质量为 100~110kD、性质不同于上述家族的大分子 HSP。

2. 基本功能　HSP 在细胞内含量很高，约占细胞总蛋白的 5%。其功能涉及细胞的结构维持、更新、修复、免疫等，基本功能是帮助蛋白质进行正确的折叠、移位、维持和降解，被人形象地称之为"分子伴侣"。结构性 HSP 是一类重要的"分子伴侣"，而诱生的 HSP 主要与应激时受损蛋白质的修复或移除有关。HSP 主要从以下 4 个方面发挥"分子伴侣"的作用：①保持新合成蛋白分子的恰当构型，防止在正确的多聚体形成前出现错误折叠或聚集；②允许其穿过生物膜，陪伴蛋白分子在细胞内跨膜转运；③使蛋白质正确折叠或聚集，参与多聚复合体的组装；④促使受损、变性蛋白质的恢复或加速其降解和消除，能重新激活某些酶的作用，以维护细胞的功能和生存。

HSP 与尚未折叠或因有害因素破坏其折叠结构的肽链结合，促成这些肽链的正确折叠（或再折叠）、移位、修复或降解。多种应激原，如发热、炎症、感染等常会引起蛋白质结构的损伤，启动 HSP 的转录合成，使 HSP 增多，在蛋白质水平上起防御、保护作用。已有的证据表明，HSP 可增强机体对多种应激原的耐受能力，如 HSP 合成的增加可使机体对热毒素、内毒素、病毒感染、心肌缺血等多种应激原的抵抗能力增强，这都表明应激反应在分子水平的机制。

3. 在应激中对细胞的保护　HSP 的细胞保护作用是指机体细胞在受到各种应激原刺激时，产生的 HSP 可以增强细胞对损害的耐受程度，维持细胞的正常代谢功能，提高细胞的生存率。

在应激原的作用下，细胞内产生变性或异常的蛋白质表现为肽链伸展、失去盘旋及折叠状态，分子空间构型的改变、不溶性沉淀物的出现使细胞蛋白质丧失原有的功能；但应激状态下同时产生的 HSP 发挥"分子伴侣"作用，使蛋白质肽链重新折叠，恢复蛋白质原来的构象，并将蛋白质分子移位至线粒体或内质网内发挥作用，结构细胞蛋白质恢复原有的功能；研究表明，HSP 的细胞保护作用还与结合细胞内糖皮质激素受体、激活蛋白激酶 C 及蛋白酶活性、ATP 水解、生成超氧化物歧化酶（SOD）等有关，使细胞自卫，并维持其生物学特性。

大量的研究显示，HSP 在应激中对心肌细胞、神经细胞、肝脏、肺、小肠均有显著的保护作用，其可能机制是：①直接作用：即分子伴侣作用，通过大量生成 HSP 来维护细胞的生存和功能；②间接作用：可能与氧自由基有关。

此外，HSP 在机体感染情况下，有保护细胞和组织免受炎症损伤的作用。损坏的细胞释放的 HSP 可作为免疫系统提供组织损伤的警报。当病原体侵入宿主后，引起巨噬细胞吞噬，高浓度活性氧自由基（ROS）产生，淋巴细胞释放细因子 IL‒1、IL‒2、IL‒8 及 TNF 等，ROS 及细胞因子上调 HSP，激活 HSP 基因，增强 HSP 的表达；反过来，HSP 通过抑制 ROS 及细胞因子，保护细胞和组织，其保护机制可能为：①阻止 ROS 导致的 DNA 断裂，减少宿主细胞 ROS 的产生；②抑制 ROS 主要来源（NADPH 氧化酶）活性、减轻炎症反应、防止脂质过氧化作用；③保护线粒体的结构和功能；④抑制细胞因子 TNF、IL‒1 的转录，使之减少分泌并降低循环中的含量。目前，HSP 被认为是反映炎性疾病严重程度和预后情况的新的证明指标。此外 HSP 还参与机体的免疫反应、细胞凋亡等。

（二）急性期蛋白

1. 概念 急性期蛋白是肝脏产生的一类蛋白质，在炎症刺激时（如创伤或感染）其血浆水平可升高或降低。

1930 年，Tillet 与 Francis 发现急性感染患者血清中出现一种能与肺炎双球菌的荚膜成分 C 多糖起反应的蛋白质，即 C 反应蛋白（C reactive protein，CRP）。后来进一步发现，除感染之外，各种炎症、烧伤、手术、创伤等应激原都可迅速诱发机体产生以防御为主的非特异性反应，如体温升高、血糖升高、分解代谢增强、负氮平衡及血浆中的某些蛋白质可在短时间内浓度迅速升高。这种反应被称为急性期反应（acute phase reaction，APR），是应激反应的一部分，这些蛋白质被称为急性期蛋白（acute phase protein，APP），属分泌型蛋白质。

2. 来源及主要构成 急性期蛋白主要由肝细胞合成，单核巨噬细胞、血管内皮细胞、成纤维细胞及多形核粒细胞也可产生少量。正常时血中急性期蛋白含量很少，在多种应激原作用下，有些 APP 浓度可升高 1000 倍以上，如 CRP 及血清淀粉样蛋白 A 等；有些 APP 只升高数倍，如糜蛋白酶、纤维蛋白原等；少数蛋白质在 APR 时反而减少，称为负急性期蛋白，如白蛋白、前白蛋白、转铁蛋白等。

关于应激时 APP 产生的机制，目前认为主要与单核巨噬细胞所释放的细胞因子有关，血浆中增高的细胞因子刺激肝细胞及其他细胞产生和释放急性期蛋白。主要的急性期蛋白见表 1‒2‒1。

表 1‒2‒1 主要的急性期蛋白

成　　　分	分子量	可 能 功 能	急性炎症时增加
C 反应蛋白	110000	激活补体，结合磷脂酰胆碱	>1000 倍
血清淀粉样 A 蛋白	180000	清除胆固醇	>1000 倍
α_1 ‒酸性糖蛋白	41000	淋巴细胞与单核细胞的膜蛋白，促进成纤维细胞生长	2~4 倍

续表

成　　分	分子量	可 能 功 能	急性炎症时增加
α_1 - 抗胰蛋白酶	54000	抑制丝氨酸蛋白酶	2~4 倍
α_1 - 抗糜蛋白酶	68000	抑制组织蛋白酶 G	2~4 倍
结合珠蛋白	86000	抑制组织蛋白酶 B/H/L	2~4 倍
纤维蛋白原	340000	促进蛋白基质形成	2~4 倍
铜蓝蛋白	132000	减少自由基产生	<1 倍
补体成分 3（C3）	180000	趋化作用	<1 倍

3. 生物学功能　急性期蛋白的种类很多，其功能也相当广泛，但主要是迅速启动的机体防御功能。

（1）抑制蛋白酶活化　在创伤、炎症、感染等应激情况时体内蛋白分解酶增多，可导致组织细胞损伤。急性期蛋白中的多种蛋白酶抑制剂可抑制蛋白酶对组织的过度损伤，如 α_1 - 抗胰蛋白酶、α_1 - 抗糜蛋白酶、α_2 - 巨球蛋白等。

（2）清除异物和坏死组织　以急性期蛋白中的 C 反应蛋白的作用最明显，它可与细菌细胞壁结合，起抗体样调理作用，能激活补体经典途径，促进吞噬细胞的功能，抑制血小板的磷脂酶，减少其炎症介质的释放等。在各种炎症、感染、组织损伤等疾病中都可见 C 反应蛋白迅速升高，且其升高程度常与炎症、组织损伤的程度呈正相关，因此临床上常用 C 反应蛋白作为炎症和疾病活动性的指标。

（3）抑制自由基产生　铜蓝蛋白能促进亚铁离子的氧化，抑制超氧阴离子与过氧化氢在亚铁离子的催化下生成羟自由基，从而起到抗氧化损伤的作用。

（4）其他功能　血清淀粉样蛋白 A 能促进损伤细胞的修复。纤维连接蛋白能促进单核巨噬细胞及成纤维细胞的趋化性和吞噬功能。结合珠蛋白、铜蓝蛋白、血红素结合蛋白等可与相应的物质结合，避免过多的游离 Cu^{2+}、血红素等对机体的危害，并可调节它们的体内代谢过程和生理功能。但是，APP 也会引起代谢紊乱、贫血、生长迟缓等不良影响，需加强术后监护。

第三节　应激反应对机体的影响

应激时机体的功能代谢变化包括能量和物质代谢、中枢神经系统、免疫系统、心血管系统、消化系统、血液系统及泌尿生殖系统的变化，这些变化均会影响机体功能。以能量和物质代谢变化为例：当机体产生应激反应时，因儿茶酚胺抑制胰岛素分泌，促使糖原分解增加，使血糖升高；此外生长激素亦有不同程度的增加，可促进脂肪分解和增加糖异生作用。

一、代谢的变化

手术应激对患者在代谢方面的影响主要是：能量代谢加快、加强，物质代谢总的特点是分解增加，合成减少，代谢率明显升高。研究发现，大面积烧伤患者每日能量需求相当于重体力劳动时的代谢率。应激时此种高代谢率由儿茶酚胺、糖皮质激素、胰高血糖素及某些炎症介质（如肿瘤坏死因子、IL－1）大量释放及胰岛素的分泌减少或胰岛素抵抗等所引起，HPA 在能量代谢平衡中具有重要作用。

在糖代谢方面，手术麻醉、创伤等应激可使胰岛素拮抗激素（如儿茶酚胺、皮质醇等）分泌增加，糖原的分解及糖异生明显增强，使血糖明显升高，甚至可超过肾糖阈而出现糖尿，称为应激性高血糖及应激性糖尿。在严重创伤及大面积烧伤时，这些变化可持续数周，称为应激性糖尿病。如手术、创伤患者已患糖尿病，则其病情可恶化。

应激时，机体脂肪分解增加，使血液中游离脂肪酸及酮体有不同程度的增加，同时机体对脂肪酸的利用亦增加。严重创伤后，机体所消耗的能量有 75% ~ 95% 来自脂肪的氧化。血糖水平、血液中游离脂肪酸水平等的升高为机体应对紧急情况提供了足够的能源。应激时蛋白质分解代谢增强，血浆中氨基酸水平升高，为机体合成 APP 及 HSP 提供了原料，但同时尿氮排出增多，出现负氮平衡。

应激时代谢的能量为机体处理"紧急情况"提供足够的能量，但持续的应激状态可使机体能源物质大量消耗，导致血糖升高、抵抗力下降、创面愈合迟缓，甚至会继发机体其他功能的损害。

二、功能的变化

1. 中枢神经系统变化　中枢神经系统是应激反应的调控中心，丧失意识的动物在遭受躯体创伤时，神经－内分泌反应较轻，动物经全身麻醉后对手术等应激原的敏感性降低；昏迷患者对大部分应激原（包括躯体损伤的刺激）不出现应激反应或反应较轻。这表明大脑皮质的认识功能在应激反应中具有一定意义，中枢神经系统特别是中枢神经系统的皮质高级部位在应激反应中具有调控整合作用。

边缘系统主要由大脑半球内侧的扣带皮质、杏仁复合体、海马等结构组成，与情感活动关系密切，并与下丘脑及脑桥蓝斑之间具有广泛的纤维联系，在应激时出现神经传导。应激时从下丘脑室旁核分泌的 CRH 可通过边缘系统导致情绪行为变化，通过垂体门脉系统进入腺垂体激活 HPA，同时 CRH 又通过与脑桥蓝斑的联系促进蓝斑 – 交感 – 肾上腺髓质系统的活性。应激时脑桥蓝斑的去甲肾上腺素（NE）神经元激活，使其上行纤维投射区（下丘脑、海马、杏仁复合体及新皮质等）的 NE 水平升高，机体出现兴奋、紧张、焦虑、恐惧及愤怒等情绪反应；同时，其下行纤维则分布于脊髓侧角，使交感 – 肾上腺髓质系统兴奋。

这些部位在应激时可出现活跃的神经传导、神经递质和神经 – 内分泌的变化，并出现相应的功能改变。如：蓝斑去甲肾上腺素能神经元激活和反应性增高，机体紧张、专注度升高，但过度时则会产生焦虑、害怕或愤怒等情绪反应；HPA 的适度兴奋有助于维持良好的认知能力和情绪，但 HPA 兴奋过度或不足都可以引起中枢神经系统的功能障碍，出现抑郁、厌食，甚至自杀倾向等。

2. 免疫系统变化 机体对创伤等刺激的应激反应，是机体对恢复内环境稳定的需求，为应对应激，免疫系统发生的变化是多方面的。急性应激反应时，机体血浆中非特异性抗感染的急性期蛋白可明显升高，外周血嗜中性粒细胞数目增多，吞噬活性增强，补体系统激活，CRP 增多，细胞因子、趋化因子及淋巴因子等释放增多等，有利于机体的应急防御。但持续强烈的应激反应常造成免疫系统功能减弱，这主要是糖皮质激素分泌大量增加和交感神经过度兴奋的结果，也可能与生长激素、盐皮质激素有一定的关系。可见应激时的神经 – 内分泌反应对免疫系统具有调控作用。反过来，免疫系统对神经 – 内分泌系统亦具有调节作用。各种应激原引起的应激反应需要神经系统的感知功能，微生物感染、毒素和抗原等刺激一般不能被感觉系统感知，故需依赖免疫细胞发生防御反应的同时，产生神经 – 内分泌激素和细胞因子，再使神经 – 内分泌系统感知这些非识别性刺激。

3. 心血管系统变化 应激时，由于交感 – 肾上腺髓质系统兴奋，心血管系统在增加的儿茶酚胺作用下表现为心率加快、心肌收缩力加强、心排血量增加，动脉血压升高，外周阻力增加等。这些变化有利于血液重新分配，保证心脑血液供应。

但应激时交感 – 肾上腺髓质系统过度兴奋对心血管系统有不利影响：①皮肤、腹腔内脏和肾缺血、缺氧；②心肌耗氧量增多，心室纤颤的阈值降低，在冠状动脉和心肌已有损害的基础上，强烈的精神情绪应激可能引起冠脉痉挛，诱发心室纤颤，导致猝死；③血小板聚集、血液黏滞度升高，特别在已有冠状动脉病变时更易发生心肌缺血及心肌梗死；④持续血管收缩使血压升高。心理应激可能是原发性高血压发病机制中的一个重要始动因素。

4. 消化系统变化 应激时消化功能的典型变化为食欲降低，严重时甚至可发生神经性厌食症，于大鼠脑室内注射 CRH 拮抗剂可部分逆转，表明食欲降低与 CRH 分泌增多有关。但也有部分患者应激时进食增加，并成为某些肥胖症的诱因，其机制可能与下丘脑中内啡肽及单胺类介质（如 NE、多巴胺及 5 - 羟色胺）升高有关。应激引起部分人厌食，部分人进食增加，其机制尚不清楚。随着对应激反应研究的深入，已经认识到应激反应的非特异性中也存在着特异性，即同样的应激原作用于不同的机体时，应激的反应形式可有重要的差异，这可能与刺激的传入通路、机体的感受、脑的整合及效应通路都有关。

在重大创伤、大手术后，部分患者会出现应激性溃疡。应激性溃疡（stress ulcer，SU）是指机体在各类严重创伤、危重疾病或严重心理疾病等应激状态下发生的急性胃肠道黏膜糜烂、溃疡等病变，严重者可并发消化道出血、甚至穿孔，可使原有疾病的程度加重及恶化，增加病死率。应激时由于交感 - 肾上腺髓质系统的强烈兴奋，内脏血流减少，胃肠血管收缩，血流量减少，特别是胃肠黏膜的缺血，可造成胃肠黏膜的损害，成为应激时出现应激性溃疡的基本原因。胃酸分泌在应激时可升高、正常或降低。糖皮质激素分泌增多，使蛋白质分解大于合成，胃上皮细胞更新减慢，同时使胃黏液蛋白的分泌降低，造成胃黏蛋白碳酸氢盐屏障受损，这成为应激时出现应激性溃疡的另一原因。应激时可发生胃肠运动的改变，动物实验表明，大鼠应激时胃的高强度持续收缩时间明显延长；儿童在情绪紧张时可出现胃部不适；在某些个体，心理应激可诱发肠平滑肌的收缩、痉挛，出现便意、腹痛、腹泻或便秘。

5. 血液系统变化 应激反应会对凝血系统产生影响，引起凝血系统的变化。早期参与炎症反应的介质主要包括：①细胞因子，如 IL - 1、IL - 6、IL - 8、TNF、IL - 2、IL - 4、IL - 5、IL - 10 及 IL - 13 等；②脂类，如血小板活化因子（PAF）、花生四烯酸及其代谢产物；③酶类，如一氧化氮合成酶等；④胺类，如组胺、5 - 羟色胺等；⑤补体，如 C3a、C5a、因子 B（Bf）等；⑥黏附分子与黏附分子受体、细胞间黏附分子 - 1（ICAM - 1）、内皮细胞 - 白细胞黏附分子 - 1（ELAM - 1）；⑦其他，如纤维蛋白肽 A、B，纤溶酶，激肽，内皮素等。这些介质可激活凝血系统，急性应激时血液凝固性升高，表现为血小板数量增多、黏附与聚集性加强，纤维蛋白原和凝血因子 V、Ⅷ浓度升高，凝血时间缩短。凝血系统的变化会引起内皮细胞损伤，促使血小板和白细胞黏附在内皮细胞上，凝血因子激活生成凝血酶，使纤维蛋白原转变成纤维蛋白，进一步加剧血栓形成的风险，在微血管内可有局部的血栓形成。纤溶系统被激活，表现为血浆纤溶酶原、抗凝血酶Ⅲ浓度升高、纤溶酶原激活物增加，纤溶功能亢进，加上大量微血栓形成消耗了大量凝血因子，共同导致患者发生广泛的出血现象。同时，还可见外周血中白细胞数目增多、核左移、骨髓髓系及巨核细胞系增生。另外，应激导致全血和血浆黏度升高、红细胞沉降率增快等。上述改变既有抗感染、抗损伤出血的有利作用，也有促进血栓、导致局部组织器官缺氧，甚至诱发弥散性血管内凝血（DIC）发生的不利影响。

慢性应激时，特别是各种慢性疾病状态下，患者常出现贫血，其特点为低色素性和血清铁降低，类似于缺铁性贫血。但与缺铁性贫血不同的是其骨髓中的铁含量正常甚至增高，用补铁治疗无效，红细胞寿命常缩短至 80 天左右，其机制可能与单核吞噬细胞系统对红细胞的破坏加速有关。有学者将上述血液系统的变化称为血液应激综合征（haematological stress syndrome）。

6. 泌尿生殖系统变化　应激时泌尿系统的主要变化是尿少、尿比重升高及尿钠浓度降低。引起这些变化的机制是：①交感 – 肾上腺髓质的兴奋及肾素 – 血管紧张素系统的激活，导致肾入球小动脉收缩，肾小球滤过率降低，水、钠排出减少；②醛固酮及抗利尿激素分泌增加，导致肾小管对水、钠的重吸收增多。这些变化类似于休克早期所出现的功能性急性肾衰，如应激得到缓解，肾脏血液灌流恢复，泌尿功能可完全恢复；如应激原强烈且持续存在，则可导致肾小管坏死。

应激对生殖功能常产生不利的影响。在应激特别是精神心理应激时，下丘脑分泌的促性腺激素释放激素和垂体分泌的黄体生成素降低，或者分泌的规律性被扰乱，哺乳期妇女乳汁明显减少或泌乳停止等。但催乳素的分泌在应激时通常是增高的，其消长与 ACTH 的消长常常相平行。

围手术期的应激反应通常在术后达到高峰，可持续 5 天之久。机体应激反应是由外周和中枢神经系统、内分泌系统及体液系统的共同联动而发生的一系列生理、病理反应。适度的应激有利于维持生存，增强机体抵抗力，保持内环境稳定，促进损伤愈合，但如刺激过强、过久，反应过度则会削弱生理储备，甚至衰竭。

第四节　围手术期炎症反应

所有损伤机体组织和细胞的因素，都能诱发以血管反应为特征的、以修复损伤为目的的局部和（或）全身性炎症防御反应。人体的免疫系统参与损伤和感染引起的炎症反应，包括细胞信号转导、细胞迁移和介质释放等。这种损伤因素称为致炎症因子，由其引起的防御反应为炎症。手术的机械性损伤、缺血或缺氧引起的组织坏死等都是致炎症因子，可以诱发炎症反应。手术损伤所引起的炎症反应，多数情况是一过性的急性反应，对机体有一定的益处，但严重的炎症可引起全身强烈的反应，对机体产生危害影响。因此正确掌握围手术期炎症反应的病理生理知识对围手术期患者出现炎症反应的治疗处理非常重要。

一、概念和过程

当各种外源性和内源性损伤因子作用于机体，造成器官、组织和细胞损伤时，机体局部和全身会发生一系列复杂反应，以局限和消灭损伤因子，清除和吸收坏死组织、细胞，并修复损伤，机体这种复杂的以防御为主的反应称为炎症（inflammation）。手术引发炎症反应的致炎因子有感染和非感染因素，手术感染性炎症的致炎因子主要是细菌，非感染性炎症的致炎因子有物理性因子、化学性因子、异物和坏死组织（如手术缝合）等。手术引起的炎症主要是急性炎症，急性炎症是对刺激所发生的立即和早期反应，是保护机体免受外来细菌、病毒以及机械损伤侵害的一种重要机制。炎症过程包括局部组织变质、血管内液体成分和细胞成分渗出以及局部组织细胞的增生等。在炎症过程中，损伤因子可直接或间接损伤机体的组织和细胞，刺激炎症细胞释放炎症介质（如白介素、肿瘤坏死因子等），机体通过一系列以血管反应为主的反应，血管壁的通透性增高、液体渗出、白细胞渗出及活化等，稀释、中和、杀伤和包围损伤因子；同时，在致炎因子、组织崩解产物或某些理化因子的刺激下，炎症局部细胞发生再生或者增殖，使受损伤的组织得以修复和愈合。可以说炎症是损伤、抗损伤和修复的统一过程。这是一种重要的防御反应，限制炎症的扩散和弥漫，使受损组织得以再生修复。

二、临床表现

（一）局部表现

炎症是组织损害和感染应答的复杂表现，早在公元 1 世纪，Celsius 就已提出，炎症的主要特征表现为患病部位红、肿、热、痛，19 世纪德国著名病理学家 Virchow 将局部功能障碍列为炎症的第五个特征性体征。

1. 红 是由炎症病灶充血导致的。组织受到致炎症因子刺激时，神经反射迅速出现瞬时血管痉挛，持续时间从数秒到数分钟，之后细动脉及毛细血管扩张，形成动脉性充血，局部氧合血红蛋白增多，充血呈鲜红色；随后血流速度减慢，血流淤滞，形成静脉性充血，此时氧合血红蛋白减少，还原血红蛋白增多，充血呈暗红色。炎症时血管充血的发生机制如下。

（1）神经调节　持续时间较短，为轴突反射，来自炎症局部的冲动引起局部效应器（局部小动脉）兴奋，血管扩张。

（2）体液因素　作用时间较长，炎症介质（如组胺、缓激肽、PGD_2、PGE_2、PGF_2、PGI_2、NO 等）释放引起血管扩张，炎症灶内 H^+ 浓度升高，对血管也有扩张作用。

2. 肿　血管内液体成分及细胞成分渗出，特别是组织间隙中液体成分潴留引起炎性水肿。其主要机制是：炎症介质（如组胺、缓激肽、C3a、C5a、LTC4、LTD、LTE4、PAF、SP 等）释放，使血管通透性增加；毛细血管血压升高、有效滤过压增大；炎症灶内组织液胶体渗透压升高。

3. 热　在正常情况下，体表组织由于血液流经体表时散热较多，体表温度较内脏组织低。但炎症时，由于局部血流量增多、血流速度加快、代谢加快，令炎症因子（如 IL - 1、TNF - α）等致热原造成炎症病灶局部温度较邻近组织温度高的情况。

4. 痛　炎症局部疼痛的原因复杂，常与下列因素有关。

（1）炎症病灶的组织肿胀，压迫神经末梢引起疼痛，故疏松组织发生炎症时疼痛较轻，致密组织如牙髓和骨膜发生炎症时疼痛剧烈。

（2）器官因炎症而肿大，富含感觉神经末梢的被膜张力增加，神经末梢受到牵拉引起疼痛。

（3）炎症介质如缓激肽、PGE_2、5 - HT 可直接刺激神经末梢引起疼痛。

（4）炎症病灶的 K^+、H^+ 可刺激神经末梢引起疼痛。

5. 功能障碍　炎症器官组织功能障碍的原因很多，如炎症灶内的细胞变性、坏死，代谢功能的异常，炎症渗出物造成的机械性阻塞、压迫，炎症组织疼痛等。但主要原因是细胞损伤，导致细胞损伤的因素包括中性粒细胞及巨噬细胞的溶酶体酶、氧代谢物（如氧自由基）及巨噬细胞释放的一氧化氮。

（二）全身反应

手术引起的炎症病变主要在局部，但在比较严重的炎症性疾病，常出现明显的全身性反应。全身反应又称为急性期反应。

1. 发热　导致炎症发生的诱因中有些是发热激活物，这些发热激活物作用于产生和释放内源性致热原（endogenous pyrogen，EP）的细胞，EP 使体温调定点上移，引起发热。常见的发热激活物有：G^- 细菌内毒素、G^+ 细菌外毒素等。内源性致热原主要有 IL - 1、TNF，刺激下丘脑体温调节中枢合成 PGE，后者上调体温调定点。阿司匹林、非甾体抗炎药可以通过抑制环氧合酶活性、抑制 PGE 合成退热。

发热是机体的重要保护性反应，体温升高能使机体代谢增强，促进抗体形成，增强免疫系统的功能，有利于提高机体的防御机制，但体温过高会干扰机体的代谢过程，引起器官的功能紊乱。

2. 白细胞增多　炎症时，IL - 1、TNF 刺激集落刺激因子（CSF）产生，加速骨髓造血前体细胞增殖，此外，IL-1、TNF 还直接促进骨髓向血循环释放白细胞，相对不成熟的中性杆状核粒细胞比例增加（核左移）。白细胞数量增多是机体重要的防御反应，常反映病机体的抵抗力和感染的严重程度。

3. 血浆蛋白增加　炎症反应时，TNF 首先升高，诱导 IL-1 分泌，后者又刺激 IL-6 的产生。IL-6 刺激肝脏合成急性期蛋白，如纤维蛋白原。纤维蛋白原水平升高导致红细胞凝聚加快，所以临床检查时红细胞沉降率加快。

4. 单核 - 巨噬细胞系统细胞增生　是免疫系统机体防御反应的一种表现。在炎症时，尤其是病原微生物引起的炎症过程中，单核 - 巨噬细胞系统细胞通常有不同程度的增生。临床常表现为局部淋巴结肿大和脾大，肝、脾、淋巴结、骨髓等网状细胞和血窦的内皮细胞增生，吞噬作用增强，清除坏死的细胞，并且释放细胞因子、溶酶体酶。淋巴组织中的 B 淋巴细胞、T 淋巴细胞也发生增生，释放淋巴因子和分泌抗体的功能增强。

5. 器官损伤与功能障碍　炎症严重时，由于病原微生物及其毒素的作用以及局部血液循环障碍、发热等因素的影响，心、肝、肾等器官组织可发生不同程度的变性、坏死和器官功能障碍。炎症反应过程中，白三烯、氧自由基 - 抗氧化剂等会保护机体免受损害；但当炎症反应过激，吞噬作用导致溶酶体酶释放，漏至细胞外间隙，引起细胞损伤、细胞外基质降解。此外，中性粒细胞激活后释放花生四烯酸代谢产物等可以直接引起内皮细胞损伤及组织损害，从而发生器官功能障碍。

（三）血管变化

炎症时，局部血管瞬时反射性收缩，数秒至数分钟后血管扩张，血流加速，血管壁通透性升高，血液液体成分渗出，血液黏滞度升高，血流速度下降。白细胞停滞在微静脉内皮，并迅速从内皮细胞间隙逸出血管，进入渗出液内。游出的白细胞起初以中性粒细胞为主，然后由单核细胞代替，后者在血管外可形成巨噬细胞，吞噬并清除异物和坏死细胞碎片。整个炎症的变化都是围绕血管反应为特征的，血管所发生的变化及其相关机制具体如下。

1. 血管收缩、扩张

（1）血管收缩　机体遭遇损伤后，由于神经反射的作用，局部小血管收缩，持续数秒到数分钟。

（2）血管扩张　在组胺、缓激肽及前列腺素的作用下，局部小动脉扩张，持续时间不等，长者可达数小时。小动脉扩张导致局部血流量增加，下游毛细血管床膨胀、扩大。血管扩张是炎症时局部红、热的原因。

2. 血管通透性升高

（1）组胺、缓激肽、白三烯等引起内皮细胞收缩、细胞间隙增大。

（2）细胞因子（包括 IL-1、TNF）引起内皮细胞骨架结构重组，细胞间连接破坏。

（3）炎症过程中，血管内皮细胞屏障功能下降，导致血管通透性升高。

（4）穿胞作用增强　在某些特定介质（如血管内皮生长因子、组胺、缓激肽、白三烯等）的作用下，液体通过内皮细胞囊泡连成的穿胞通道作用能力加强。

（5）血流减慢　微血管系统通透性升高，富含蛋白质的液体进入细胞外组织，使红细胞浓缩，进而血液黏度增加、血流变慢。

（6）白细胞边集　血液黏稠，血流速度变慢，使白细胞离开血管（血流）中心、移行于血管（血流）边缘。

三、主要的炎症介质

炎症介质是指在炎症过程中由细胞释放或由体液中产生、引起或参与炎症反应的化学物质。病原体入侵或组织损伤等致炎因子激发炎症介质合成与分泌，炎症介质通过激活机体的免疫系统来抵抗损伤和消灭入侵者。炎症介质一般具有以下特点：①来自细胞或血浆，存在时间短暂，可被灭活、抑制或降解。来自细胞的炎症介质，在致炎因子的刺激下即刻合成，部分以细胞内颗粒的形式储存于细胞内，在有需要的时候释放到细胞外；②大部分炎症介质与靶细胞表面的特异性受体结合发挥生物学效应，但也有本身具有酶活性或能介导氧化损伤；③作用于靶细胞可使其产生次级炎症介质，其作用可与原介质相同或相似，可产生炎症瀑布反应，也可抵消初级炎症介质的作用；④一种介质可作用于一种或多种靶细胞，产生不同的效应，这取决于细胞和组织本身；⑤炎症介质本身具有潜在致损伤能力。

按其化学性质可分为血管活性胺类、脂类、肽类介质以及溶酶体成分等。按其来源可分为细胞源性介质和血浆源性介质两类，其中细胞源性炎症介质又可分为血管活性胺、细胞因子、趋化因子、脂类炎症介质、黏附分子等类型；血浆源性炎症介质主要包括补体、激肽和纤维蛋白原降解产物等。炎症介质数量很多，下面介绍几种主要的炎症介质。

（一）细胞源性介质

1. 血管活性胺类介质　主要包括组胺和 5-羟色胺。

（1）组胺　是炎症应答的起始物，在肥大细胞和碱性粒细胞的颗粒中合成和存储。任何损伤（包括身体创伤和微生物感染）均会刺激肥大细胞将组胺颗粒释放到间质。组胺是一种血管活性胺，其炎症效应主要为扩张血管、增加血管通透性、改变血流动力学。

①促炎作用：组胺可促使炎症局部的微血管舒张，炎症初期炎症区域或周围皮肤发红可能与组胺的作用有关；组胺可使微血管壁通透性增强，致使一些大分子物质渗出，造成水肿；组胺可使多种组织的平滑肌收缩，支气管平滑肌对组胺尤为敏感；组胺能使腺体分泌增加，引起胃酸大量分泌，唾液腺、胰腺、肠腺及泪腺的分泌也可增加；组胺可致瘙痒，是由于组胺刺激神经末梢所致。

②促进组织生长和修复：在迅速生长的组织中，组胺可参与细胞增殖、组织生长和修复过程，在炎症的伤口愈合中发挥作用。

③抑炎作用和反馈抑制作用：组胺的促炎作用是一种自限性过程；组胺可通过激活抑制性 T 细胞而间接抑制炎症反应。促炎作用的减弱或消失可能与组胺释放引起的反馈性抑制组胺的合成和释放有关，可见组胺还具有调节炎症反应的作用。

（2）5 - 羟色胺（5 - HT）　大约与组胺同时出现，由血小板和内皮细胞产生，主要存在于血小板。在炎症反应中，当血小板与胶原纤维、凝血酶、免疫复合物等接触后，血小板聚集并释放 5 - HT，引起血管收缩。组织损伤时可引起疼痛，5 - 羟色胺的浓度很低（$10^{-9}g/ml$）时，即有致痛作用。

2. 脂类炎症介质

（1）花生四烯酸代谢产物　花生四烯酸代谢产物与多种在炎症和细胞间信号传导中起作用的代谢途径密切相关。炎症时细胞质膜磷脂在磷脂酶 A 的作用下生成花生四烯酸，花生四烯酸经环氧合酶作用生成前列腺素和血栓素，或经脂氧化酶作用生成白三烯。

1）前列腺素　在体内广为分布，根据其戊烷环被取代的基团不同，分别标以 A、B、C、D、E、F、G、H 和 I。前列环素（prostacyclin，PGI_2）主要在动脉壁内合成，由血管壁内皮细胞产生，具有明显的舒张血管和抑制血小板聚集作用。血栓素 A2（thromboxane A2，TXA2）主要由血小板产生，虽不含戊烷环，但也是前列腺素在血小板内合成过程中的产物，其作用与 PGI_2 相反，两者互相拮抗、维持动态平衡，对机体内环境稳定有重要的意义，创伤或炎症时两者的平衡变化加剧。PG 在炎症中的作用如下。

①血管舒张：PG 具有明显的舒张血管作用，尤以 PGI_2 为最，其作用为 PGE_2 的 5 倍。皮内注射 PGD_2、PGE_2、PGF_{2a} 和 PGI_2 均可使皮肤发红，并可维持近 10 小时。其舒张血管机制主要是：作用于血管平滑肌上的特异性受体，使血管舒张；抑制交感神经末梢释放去甲肾上腺素而间接引起血管舒张。

②非血管平滑肌：PGE_1 和 PGI_2 能使支气管平滑肌舒张，而 PGF_2 和 TXA2 则使其收缩。PGF_2 和 PGE 也有使子宫和胃肠平滑肌收缩的作用。

③腺体分泌：吸入 PGF_2 能使人呼吸道分泌物增多；PGE 有抑制胃液分泌的作用，口服可用于溃疡的治疗。

④发热：绝大多数致热源性发热均涉及脑内 PGE 释放。除 PGI_2 外，大多数 PG 均与发热有关。

⑤疼痛：PGE_2 与炎症疼痛（包括头痛及炎症局部疼痛）密切相关。PGE 和 PGI_2 能降低痛阈，引起痛觉过敏。

⑥水肿：PGD 与 PGF 协同作用引起血管扩张，促进水肿发生。

2）白三烯（leukotriene，LT） 因首先在白细胞中发现，分子中具有三个共轭双键而得名，已知白三烯包括 $A_4 \sim F_4$ 共 6 种。根据白三烯分子结构的特点，可将其分为两类：一类为二羟酸白三烯，以 LTB_4 为代表；另一类为肽脂白三烯，由 LTC_4 至 LTF_4 组成。①二羟酸白三烯：LTB_4 主要作用于中性粒细胞和 T 细胞，具有明显的致炎作用。②肽脂白三烯在炎症中的作用有：强烈收缩支气管平滑肌；增加呼吸道黏液和 Cl^- 的分泌；LTC_4、LTD_4 和 LTE_4 能直接作用于微静脉的内皮细胞，引起血管通透性增加等。

（2）血小板活化因子（platelet activating factor，PAF） 是一种细胞膜的天然磷脂成分，因能激活血小板引起组胺释放而得名。正常情况下 PAF 表达很低，在炎症及缺血等急性刺激下，PAF 由血小板、中性粒细胞、单核巨噬细胞释放，表达于血管内皮细胞外侧。除激活血小板外，PAF 能增加血管通透性，激活多种炎症细胞，导致继发性炎症介质释放。

3. 感觉神经肽 感觉神经肽是一些由感觉神经末梢释放的小分子蛋白，包括 P 物质（substance P，SP）和降钙素基因相关肽（calcitonin generelated peptide）等。感觉神经肽存在于传入感觉神经 C 纤维中，由感觉神经元的结节和颈神经节合成。感觉神经肽具有明显的促炎作用，通过轴突反射机制引起神经源性炎症、加重炎症反应，它们的促炎作用如下。

①扩张微血管和增加血管壁通透性：降钙素基因相关肽对人的皮肤有很强的血管扩张作用，大剂量时引起血管壁通透性增加，形成荨麻疹。P 物质除了能引起血管扩张外，还有强大的致水肿作用，其作用大于其他炎症介质。

②收缩支气管平滑肌：体外实验表明 P 物质具有收缩人支气管平滑肌的作用，神经激肽的作用更强。

③腺体分泌增加：P 物质是刺激呼吸道黏液分泌物增多的最强因子之一。

④激活炎症细胞：炎症时 P 物质能使邻近的肥大细胞释放组胺，引起局部血管扩张、发红；而组胺和缓激肽等炎症介质可刺激感觉神经末梢释放 P 物质。P 物质作用于内皮细胞导致 NO 释放，并可通过对中性粒细胞和淋巴细胞作用参与免疫应答的调节。

4. 细胞因子　细胞因子是多种细胞所分泌的能调节细胞生长分化、调节免疫功能、参与炎症发生和创伤愈合等小分子多肽的统称，主要由激活的淋巴细胞和巨噬细胞产生。按其功能分为白细胞介素、肿瘤坏死因子、干扰素（IFN）、集落刺激因子、转化生长因子 - β（TGF - β）家族等类型，其中参与炎症反应的细胞因子又称为炎性细胞因子。IL - 1 和 TNF 是介导炎症反应的两个重要细胞因子。细胞因子的种类很多，在炎症过程中产生的细胞因子可分为五类：①调节淋巴细胞激活、增殖和分化的细胞因子，如 IL - 2 和 IL - 4 可促进淋巴细胞增殖，IL - 10 和 TGF - β 是免疫应答的负调节因子；②调节自然免疫的细胞因子，如 TNF - α、IL - 1β、IFN - α、和 IL - 6；③激活巨噬细胞的细胞因子，包括 IFN - γ、TNF - α、TNF - β、IL - 5、IL - 10、IL - 12；④各种炎症细胞的化学趋化因子；⑤刺激造血的细胞因子，包括 IL - 3、IL - 7、c - kit 的配体、GM - CSF、M - CS、G - CSF 和干细胞生长因子。

按其对炎症的影响分为两类：①致炎症细胞因子，如 IL - 1、IL - 6、TNF、PAF。TNF 和 IL - 1 可引起发热、食欲缺乏、促进骨髓向末梢血循环释放中性粒细胞；IL - 1 及 IL - 6 是介导急性期反应的重要细胞因子。致炎症细胞因子的过度释放，引起全身炎症反应综合征，给机体造成损害；②抗炎症细胞因子，如 IL - 3、IL - 4、IL - 10、IL - 13、IL - 15、IFN - γ、GM - CSF、G - CSF、TGF 及神经生长因子，据报道均可以抑制多形核白细胞（PMN）和多种其他细胞凋亡，但是也有结论相反的报道。

5. 白细胞产物　被致炎症因子激活后，中性粒细胞和单核细胞可产生氧自由基和溶酶体酶，促进炎症反应和破坏组织，成为炎症介质。

（1）氧自由基　包括超氧化物、过氧化氢和羟自由基等。它们与 NO 结合，可产生其他活性氮中间产物。体内活性氧自由基具有一定的功能，如免疫和信号传导。当人体遭受外伤、中毒或者是大手术流血过多等重创的时候，组织处于缺氧状态，能量代谢发生障碍，细胞色素氧化酶无力将氧还原成水，氧原子便会被夺去一个电子，由无害的氧变成具有杀伤力的活性氧自由基。

氧自由基的过氧化杀伤，参与炎症的损伤作用主要是破坏细胞膜的结构和功能，破坏线粒体，断绝细胞的能源，毁坏溶酶体；同时它对人体的非细胞结构也有危害作用，可以使血管壁上的黏合剂遭受破坏，使完整密封的血管发生漏血、渗液，进而导致水肿和紫癜等。自由基可上调与炎症反应有关的多种基因的表达，从而引起和（或）放大炎症反应，如促进黏附分子、IL - 8 及 TNF - α 的表达。血清、组织液和靶细胞亦有抗氧化保护机制，故是否引起损伤取决于两者之间的平衡状态。

（2）溶酶体酶　存在于中性粒细胞和单核细胞溶酶体颗粒内的酶可以杀伤

和降解吞噬的微生物，并引起组织损伤。溶酶体颗粒含有多种酶，如酸性水解酶、中性蛋白酶、溶菌酶等。酸性水解酶可吞噬溶酶体内降解细菌及其碎片。中性蛋白酶包括弹力蛋白酶、胶原酶和组织蛋白酶，可降解各种细胞外成分，包括胶原纤维、基底膜、纤维素、弹力蛋白和软骨基质等，还能直接剪切 C3 和 C5 而产生血管活性介质 C3a 和 C5a，并促进激肽原产生缓激肽样多肽。

（二）血浆源性炎症介质

血浆源性炎症介质主要在肝脏合成，经蛋白酶的水解被激活；主要包括凝血、纤溶、激肽和补体系统，如 C3a、C5a、缓激肽、凝血酶、纤维蛋白和纤维蛋白原降解产物等。在致炎因素作用下，血浆内补体被激活，激活后的补体成分具有致炎和损伤细胞作用。炎症时，凝血因子Ⅻ常首先被激活，启动凝血系统，产生凝血酶。在炎症过程中，血浆内凝血、纤溶、激肽和补体系统相互作用引起的放大效应是炎症发展的一个重要基础。

1. 激肽系统 与炎症有关的激肽有缓激肽、胰激肽和蛋氨酰赖氨酰缓激肽等。炎症时，血浆激肽原在激肽释放酶作用下降解为激肽，三种激肽在炎症中的作用基本相同，有以下 4 方面。

①舒张微血管作用较强，为组胺的 15 倍。

②增加微血管通透性：缓激肽与内皮细胞上的激肽受体结合，引起微丝收缩，使细胞变圆、细胞间裂隙增大，因而使微血管通透性增加。

③非血管平滑肌收缩：缓激肽可引起支气管平滑肌收缩，有实验证明缓激肽对小肠和子宫平滑肌也有收缩作用。

④致痛缓激肽能刺激感觉神经末梢，引起疼痛。

2. 补体系统 补体系统是病原微生物的抵抗因子，具有增加血管通透性、化学趋化和调理素化作用。补体的各成分为抗原抗体复合物以及其他成分，可通过经典途径和替代途径激活，激活后引起免疫细胞溶解和免疫溶血。补体系统通过趋化和调理作用激活白细胞，激活后的白细胞又通过释放溶酶体酶激活补体。补体系统能通过刺激肥大细胞释放组胺使血管扩张、血管通透性增加；可激活白细胞、增加白细胞表面整合素的亲和力，促进白细胞黏附；增加中性粒细胞和单核细胞的吞噬作用。

3. 凝血系统 凝血因子Ⅻ激活不仅能启动激肽系统，同时还能启动血液凝固和纤维蛋白溶解两个系统。凝血级联反应分为两条相互交叉的途径。内源性途径由凝血因子Ⅻ开始，通过一系列酶促反应顺序激活凝血因子。在内源性途径中，形成纤维蛋白凝块所需的所有物质均存在于血浆中。外源性途径需要损伤血管表面的组织因子，使其暴露并与凝血因子Ⅻ结合，启动凝血级联反应。两种途径在凝血因子Ⅹ处合并为共同途径，最终激活凝血因子Ⅱ（凝血酶原）和凝血因子Ⅰ（纤维蛋白原）。纤维蛋白原水解为纤维蛋白，形成血凝块。组织损伤时，内、外源性凝血途径均被激活，产生大量的凝血酶，使凝血级联反应不断扩大，形成血栓，造成器官微循环障碍。凝血酶在使纤维蛋白原转化为纤维蛋白的过程中释放纤维蛋白多肽，后者可使血管通透性升高，是白细胞的趋化因子。

在伤口的愈合过程中，纤维蛋白凝块发生溶解，恢复血液流动。纤溶酶降解纤维蛋白，所形成的碎片由其他蛋白酶或经由肾脏和肝脏清除。纤维蛋白溶解系统可通过激肽系统引起炎症的血管变化。凝血因子Ⅻ可以激活纤溶酶原，生成缓激肽，并降解纤维蛋白产生其裂解产物，进而使血管通透性增加。

激肽、补体、凝血、纤溶四大系统相互作用，构成一个完整的血浆源性炎症介质反应系统。

（伍俊妍　陈广惠）

参考文献

[1] 赵文霞,伍俊妍,郑志华.外科药师参与骨科住院患者的药学实践[J].今日药学,2019,29(09):406-409.

[2] Zheng Z H,Wu J Y,Zeng Y T,et al. Creating the position of surgical pharmacist in China[J]. European Journal of Hospital Pharmacy. 2020;27(6):e99.

[3] 谭基明.外科病理生理学[M].2版.北京:人民卫生出版社,2009.

[4] 石汉平,詹文华.围手术期病理生理与临床[M].北京:人民卫生出版社,2010.

[5] 陈孝平,汪建平.外科学[M].8版.北京:人民卫生出版社,2013.

[6] Lovely J K,Hyland S J,Smith A N,et al. Clinical pharmacist perspectives for optimizing pharmacotherapy within Enhanced Recovery After Surgery(ERAS©) programs[J]. International Journal of Surgery,2019,63:58-62.

[7] 伍俊妍,张梅,王若伦,等.构建外科药师的知识体系——外科药学(Surgical Pharmacy)[J].今日药学,2021,31(01):1-8.

[8] 王建枝,钱睿哲.病理生理学[M].3版.北京:人民卫生出版社,2015.

[9] Brunicardi F C,Andersen D K,Billiar T R,et al. Schwartz′s Principles of Surgery[M].9th ed. The New York:The McGraw-Hill Companies,2010.

[10] 戈兰,塔什吉安,阿姆斯特朗,等.药理学原理:药物治疗学的病理生理基础[M].杜冠华,译.2版.北京:人民卫生出版社,2009.

第二篇

外科药师工作模式及流程

第一章 外科药师工作模式

第一节　围手术期药物治疗管理原则

一、获取患者完整用药史

术前需获取患者的完整用药史，特别是慢性疾病合并服用多种药物的患者，明确其使用的药物种类及准确剂量，包括所有处方药、非处方药、中草药、保健品等，了解患者是否吸烟、饮酒，是否使用对围手术期有影响的药物，是否有药物治疗问题（包括不必要的药物治疗、需要增加药物治疗、无效药物、给药剂量过低、药物不良反应、给药剂量过高、患者依从性不佳等），药师对患者过往及当前使用的药物进行用药评估，发现可能的药物治疗相关问题，以及当前用药对围手术期的影响，并给予药物重整等干预措施。

用药史获取过程中，药师需掌握如何有效地采集患者既往用药信息，影响药物治疗应用及治疗结局的个人特征信息即为有效信息，需确定患者想法及需求，可通过启发式询问鼓励患者充分并完整地陈述自己的需求、想法及顾虑，可帮助药师及临床团队采集更为全面的信息并有效评估患者需求和用药存在问题。用药史相关的其他与病情相关的患者信息也需要采集，包括患者个人基本信息、就诊原因、既往用药体验、病史等，帮助药师对患者个体进行个体化、条理化、系统化的评估，有利于进行相关临床决策。

二、观察药物使用疗效及不良反应

药物产生的不良反应引起的治疗问题包括：①药物产生与剂量无关的不良反应，需选择更加安全的药物；②药物间相互作用引起的与剂量无关的不良反应：药物给药途径不正确、药物引起的过敏反应、给药过快或调整给药剂量过快、存在风险及禁用的药物。若患者对药物发生不良反应，解决方案是停用该药，并使用一种有效且更为安全的药物，但这类药物不良反应导致的治疗问题需要与给药剂量过高导致的不良反应区分。

此外要结合患者当时的病理生理状况，围手术期病理生理学具有整体性原则，各种病理生理变化相互作用、相互联系，互为因果。围手术期应激反应是围手术期病理生理变化的最经典代表，此外还会发生免疫反应及炎症反应，多由围手术期的手术刺激、失血、疼痛、缺氧所导致，术前患者不同程度的紧张、焦虑、恐惧等心理状态亦可导致应激状态，应激反应通过神经－内分泌－免疫系统调控机体变化，通过交感－肾上腺髓质系统增加儿茶酚胺释放量、肾上腺皮质释放皮质激素水平增加、下丘脑－垂体系统促进促肾上腺皮质激素及抗利尿激素释放、肾素－血管紧张素－醛固酮系统活跃收缩血管平滑肌并加强儿茶酚胺作用、胰岛素敏感性降低以及胰高血糖素分泌增加，导致血糖水平升高、蛋白质分解、负氮平衡、循环稳定及血容量恢复等，此外还可能影响免疫系统及凝血系统，可导致免疫细胞数量变化以及凝血功能改变、应激性溃疡的发生。与此同时，不同人群围手术期病理生理反应及应激状态不同，比如老年患者多存在贫血、营养不良、心肺功能下降等，儿童处于生长发育状态，生理指标及代谢情况均与成人有区别，围手术期使用药物，需根据患者处于围手术期的特殊病理生理状态及考虑特殊人群，分析可能对影响药物体内代谢过程、机体消除能力等有影响的因素，从而通过药物吸收、分布、代谢、消除过程的变化讨论个体化用药方案与监护。

三、治疗慢性疾病药物的围手术期调整

针对长期使用药物治疗慢性疾病的患者，比如老年人患有高血压、冠心病、心房颤动或脑血管病等，长期服用降压药、抗凝药或者已经放置冠脉支架并常规服用抗血小板药物，癌症或者自身免疫性疾病患者长期使用细胞毒性药物或者单抗类药物等，术前需评估相关药物的应用，判断在围手术期是否应继续使用或减量，以及术后重新使用的时机、剂量及使用的方式，根据术后患者的具体情况确定是否需要进行药物重整。

较为常见的慢性疾病需长期服用的药物包括心血管药物、降糖药、抗栓抗板药物等。围手术期心血管药物包括 β 受体阻滞剂、钙通道阻滞剂、RASS 抑制剂、利尿剂等，主要涉及维持血压及心脏功能，对于择期手术而言，需权衡利弊，减少因围手术期药物调整给长期服药患者带来的不良影响。针对围手术期高血糖患者进行分层管理，设定不同血糖控制目标，尽量避免低血糖、血糖大幅度波动和高血糖及其带来的感染风险。围手术期患者由于术前活动量减少、术中制动、术后卧床、使用麻醉药物以及自身因素（包括高龄、肿瘤、肥胖）等多方面因素，可增加发生静脉血栓栓塞症（VTE）的风险。此外，具有机械瓣膜置换术、冠脉支架置入术、心房颤动、卒中、静脉血栓栓塞症等病史的患者，长期使用抗栓药物同时接受外科手术，需进行术前评估，根据评估结果调整围手术期抗栓药物。

四、短期使用药物的药学监护

针对患者于围手术期门诊、术前病房中短期使用的药物，需考虑肝、肾功能影响，与长期服用药物之间是否存在相互作用，围手术期新增需要使用药物的情况包括预防应激性溃疡、预防术后恶心呕吐、预防术后疼痛及镇痛等，比如手术创伤以及其他因素（机械通气、入住 ICU 等）会增加应激性黏膜损伤风险，围手术期使用 H_2 受体拮抗剂或者质子泵抑制剂（PPI）抑制胃酸生成可减少黏膜损伤的发生；糖皮质激素、抗胆碱药、抗组胺药、$5-HT_3$ 受体拮抗剂等于围手术期短期使用防治术后恶心呕吐；术后疼痛的产生包括组织创伤导致的炎症反应或者直接的神经损伤，可短期内使用阿片类药物、非甾体抗炎药、局麻药等。术中麻醉手术室使用药物主要涉及手术方式及手术时长，需考虑水、电解质紊乱，心肺功能，体液负荷等问题，抗生素、麻醉药物等代谢可能会有变化，需根据具体情况调整用药；术后根据患者疼痛、恶心呕吐、感染等情况可能使用镇痛药物、镇吐药物或者抗感染药物等控制术后患者相关症状，并且需评估治疗慢性疾病药物术后是否继续使用以及开始使用的时机。因此术后用药相对复杂，需根据患者的病史、长期用药史、术前用药情况、手术具体过程、术后具体状态，综合考虑术后用药策略，从而得出围手术期最优药物治疗方案，最终达到术后快速康复、缩短住院时间及降低医疗费用的目的。

第二节　围手术期药师的职责

围手术期指手术全期，包括术前、术中及术后，近年来加速康复外科（ERAS）越来越多地服务于围手术期。ERAS 指在术前、术中、术后及术后应用各种已经证实有效的方法以减少手术应激及并发症，加速患者术后康复，是一系列有效措施组合而产生的多学科协同的结果，一般包括：术前患者教育，更好的麻醉、镇痛以及外科技术以减少手术过程的应激反应，术后康复治疗的强化（包括围手术期早期进食、营养支持、早期下床活动等）等。围手术期药物治疗管理贯穿于住院前、手术前、手术中、手术后、出院后的完整诊疗过程中，围手术期治疗团队中临床药师的主要职责是以患者为核心，制订临床药物治疗策略，开展以合理用药为主的药物治疗管理工作。临床药师优化与围手术期核心要素相关的药物治疗管理路径，如镇痛、营养、术后恶心呕吐、抗凝、抗感染、血压、血糖、体液管理等，以及合并基础疾病的患者和儿童等特殊人群的药学评估与监护，以促进患者的康复。

第三节　临床药师参与围手术期药物治疗管理的切入点

一、术前药物重整以及药物治疗相关的问题预估

患者预住院/入院时药师对其进行药学问诊，获取完整用药史与过敏史，包括基础疾病史、用药目的、药物名称（通用名、商品名）、规格、用法用量、用药疗程等；术前评估对获得全面的药物使用清单至关重要，收集药物的治疗清单并加以分析，结合手术类型及其可能对围手术期药物管理产生的影响，将患者既往用药与预手术医嘱药物进行比较，分析是否出现重复用药、药物间是否存在相互作用，重点关注需停用药物，是否使用短效药物进行替代桥接，结合患者药物代谢动力学（药动学）及病理生理学特点，进行药物重整、处方精简，确定药物剂量和使用时程，制订出用药干预与建议。术前若时间允许，建议停用任何可能危害围手术期的药物，必需药物尽可能不中断，并且综合判断其他药物的处理；术后随着患者胃肠功能恢复，达到当前及预期用药指征时可恢复术前长期使用的门诊药物，大部分心血管药物应在术后继续使用，但需根据血压及术后患者恢复情况调整剂量大小，术后恢复口服药物需要考虑药物剂型及性状，比如涉及胃肠道操作的手术，术后暂时禁用口服药物，可考虑使用静脉注射、经皮等方式给药，其他情况下，若带鼻饲管，可通过鼻饲管进药，但需注意包括缓释片等某些剂型不可压碎，此时需要短效的等效替代物。因此，针对不同阶段使用的药物，药师需明确围手术期药物监护具体内容及重点，并制订详细且有层次的监护计划。

二、实施围手术期规范化药物治疗路径

围手术期规范化药物治疗路径是围手术期药物治疗管理的具体实施方法，首先，药师作为围手术期医疗团队成员之一，根据科室及手术类型具有侧重点地拟定所工作手术科室常见手术相关的治疗药物目录，除了术后镇痛、防治恶心呕吐、抗感染等，仍需根据具体手术类别及科室重点来制订围手术期药物目录，比如食管胃肠手术，肠内外营养制剂需重点关注不同品种及品规；肺部手术术后平喘及祛痰药物为必需；肝脏手术需关注营养支持，口服免疫营养制剂，包括 ω - 3 脂肪酸、精氨酸及核酸，可能会使患者受益，而且肝大部分切除术是术后肺栓塞的独立危险因素，应考虑抗栓时机及用药；胰腺切除术的复杂程度及骨科手术

术后长时间卧床增加了静脉血栓形成的风险，使得预防性抗栓治疗在胰腺切除术及骨科手术围手术期十分必要；而器官移植术围手术期需要考虑免疫抑制剂的使用以及重点关注抗感染措施。其次，根据不同病种（单纯性或复杂性，是否合并内科疾病）、手术类型（不同部位、不同方式、全麻或局麻）、特殊人群（儿童、孕妇、高龄等）等因素，个体化调整药物治疗管理的流程及监护重点，与医师共同制订适合本院的围手术期全程药物治疗方案及工作路径。此外，药师可以从药物治疗相关的问题角度，对药物安全、药物间相互作用、药物不良反应、特殊人群药物使用特点、治疗药物检测评估等方面对围手术期医疗团队及患者进行药物咨询及培训等；同时对药物治疗疗效进行相应的评估，包括基础疾病用药以及围手术期短期使用药物，共同提高团队在围手术期实施中的药物治疗水平。

三、出院用药教育与随访

随访评估是监护过程中的必要环节，通过观察、评估、记录药物治疗的实际检验结果和治疗结局，评估患者的药物相关需求，从而评价及确认前期药物治疗效果的重要步骤。随访评估的目的是确定与患者预期治疗目标相关的治疗结局，每次随访均需评估反映药物治疗有效性及安全性方面的数据，药物治疗有效性评估的目的是检查临床体征、症状、原发病状况等方面的改善情况，并且在随访评估期间，确定患者的依从性及其对治疗结局的影响，确定和陈述患者正在接受药物治疗的状态，评估患者在前次随访后是否产生了新的药物治疗问题。

了解患者药物治疗是否安全有效、患者监护计划是否达到预期目标，唯一的途径就是进行患者药物治疗的随访评估。有效的随访评估要求评估患者的实际治疗结果，并确定治疗的进展程度，判断是否存在任何安全性或用药依从性的问题，同时评定是否出现了新的药物治疗问题，需记录患者药物治疗的实际结果，是否有改变用药的行为，比较实际结果与预期达到的治疗目标以确定患者治疗进展状况，同时依照需求修改患者的监护计划以及评估药物治疗的安全性及有效性，并记录患者的监护计划，若有需要，患者、家属及其他医疗人员均需参与药物治疗评估过程。药物治疗的结局包括预期的有效临床结果、单个无效的临床结果以及无临床结果或新出现的药物治疗问题，结局状态指的是治愈、稳定、改善、部分改善、未改善、恶化、失败或死亡，对于在患者首次就诊后没有达到预期的病例，通过药学监护及随访可发现并解决存在的药物治疗问题。制订持续的疗效随访评估的时间表、建立随访评估的记录文档是必须的，主要目的是做好后续评估计划，并建立患者的适应证与药物治疗和实际结局之间的关联，需记录患者的治疗效果和患者药物治疗后结局状态的临床评估结果。

药师对于术后患者的用药教育，可以针对具体的疾病类型、手术类别和原有外科疾病及重点使用药物进行药物治疗有效性指标、不良反应与用药依从性的信息收集与随访，记录患者药物治疗的实际结果，评估药物治疗的效果以确定患者治疗进展状况，评估药物治疗的安全性，并依照需求修改患者监护计划，于每次随访评估寻找有效的结局，表现为疾病及相关症状体征、指标的改善、无效的结局，表现为药物治疗的不良反应及有害毒性的效果，以及新的问题，即新发生的疾病或之前随访评估后新出现的药物治疗问题。药师通过随访评估建立关联性，包括患者基础疾病及术后新出现的症状及体征，用于控制病情的药物，评估时的临床结局，随访过程中的药物治疗调整。随访应制订统一的随访表格，根据具体的疾病、用药情况、疗效、不良反应、临床结局等体现多样化及个体化。

第二章 外科药师工作流程

根据围手术期阶段特点，将药师参与围手术期药物治疗管理工作范畴分为 5 个阶段：预住院/门诊药学服务阶段、术前药学评估与服务阶段、术中药学监护阶段、术后药学再评估与监护阶段、出院后用药教育与随访阶段。

一、预住院/门诊药学服务

围手术期药物治疗管理的第一环节为预住院/门诊药学服务。药师在患者入院前，结合医院实际情况，于术前诊断中心、术前联合门诊或药学门诊详细询问其用药史，进行药学评估并生成预评估记录。药师在此阶段，对患者既往用药信息，包括主要疾病治疗药物、合并慢性疾病药物或自服药物及保健药品等不同情况进行筛选。主要分成两类患者：一类为既往无慢性疾病史，无长期服用药物史，根据患者当前状态及药学评估预期围手术期短期用药与围手术期药物治疗方案无用药相关性问题的，药师将对患者进行相关围手术期用药教育；第二类患者为有慢性疾病史，长期用药患者，自服药物涉及围手术期重点关注药品目录中药品，具体如下。

（1）心血管系统药物　主要涉及维持血压及心脏功能，如 β 受体阻滞剂、钙通道阻滞剂、RASS 抑制剂（ACEI 及 ARB）、利尿剂、降脂药、地高辛等，对于择期手术而言，需权衡利弊，减少因围手术期药物调整给长期服药患者带来的不良影响。

（2）呼吸系统药物　如吸入性 β 受体激动剂及抗胆碱类药物、糖皮质激素类药物，可降低术后肺部并发症发生的概率并维持肺功能，围手术期可继续使用，而茶碱类及白三烯抑制剂则建议术前停用。

（3）抗凝/抗血小板药物　包括华法林、新型口服抗凝药及阿司匹林、氯吡格雷、双嘧达莫等抗血小板药物，需根据手术类型评估出血风险，以决定术前是否需要停用或进行药物桥接。

（4）糖皮质激素　于 ERAS 围手术期使用，适应证包括替代治疗、术后恶心呕吐防治等。替代治疗方案需考虑患者使用糖皮质激素的时程、是否有 HPA 抑制、手术方式及手术持续时间。

（5）降糖药物　对围手术期高血糖患者进行分层管理以设定不同血糖控制

目标,围手术期血糖管理尽量避免低血糖、血糖大幅度波动和高血糖及其带来的感染风险,口服降糖药或者非胰岛素注射制剂(GLP-1类似物)治疗的患者建议在手术当日清晨停止原治疗方案,而胰岛素是围手术期控制血糖的首选治疗方案,非危重患者行大中型手术,术前采用基础-餐时胰岛素、预混胰岛素皮下注射、胰岛素泵皮下注射方式,术中改为胰岛素持续静脉输注方式,待患者饮食恢复后改为胰岛素皮下注射或过渡为术前治疗方案。

(6)其他类药物 包括风湿免疫类药物、肿瘤靶向药物、中草药及自服药物等。

药师需针对具体情况,对术前药物进行药物重整、处方精简,针对围手术期短期协定药物治疗方案个体化治疗的药学建议,将术前使用的药物进行停用或使用其他方案进行替代或者桥接,或者经评估后继续使用术前药物治疗方案,生成预评估记录,继而反馈给围手术期医疗团队,通过临床综合评估,确定下一步安排(图2-2-1)。

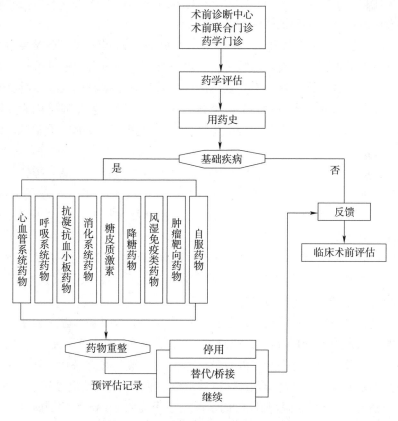

图2-2-1 预住院/门诊药学服务路径

二、术前药学评估与服务

围手术期全程化药物治疗管理的第二环节即术前药学评估服务，指针对经过门诊评估后入院行择期手术患者，纳入围手术期全程化管理。术前药学服务的重点如下。

（1）术前对患者进行围手术期用药教育。

1）疼痛　是影响患者术后是否快速恢复的决定性影响因素，其产生包括组织创伤导致的炎症反应或者直接的神经损伤，术后镇痛需综合考虑年龄、焦虑程度、手术方式及过程、个人机体情况、对药物或治疗的反应等因素；术前宣教应提供以患者及家属为中心的个性化宣教，内容包括术后疼痛治疗方案、计划及目标，从而减轻患者术前焦虑。

2）营养　围手术期营养不良会造成感染风险增加、伤口愈合缓慢、吻合口瘘、压疮发生风险增加、病死率增加、住院时间延长等不良临床结局，营养宣教的目的是让患者了解术前及术后营养支持的重要性，以及改善营养状况对保证手术顺利进行及达到快速康复目的的必要性。

3）术后恶心呕吐　PONV 是外科手术术后的常见并发症，不仅会增加患者的不适感，而且可能引起吸入性肺炎，营养不良，水、电解质紊乱等更为严重的后果，需根据患者因素、麻醉方式及麻醉药物选用、手术时程及手术种类等来评估发生 PONV 的风险，术前 PONV 宣教内容应包括 PONV 发生风险因素及药物预防 PONV 的可选择药物方案，以降低患者的焦虑及担心，缓解围手术期应激状态发生。

4）静脉血栓栓塞症　针对 VTE 风险患者的宣教包括禁烟酒、控饮食等常规健康宣教，亦包括心理疏导、术后预防 VTE 药物及活动方式，可使用 Caprini 模型对患者进行 VTE 风险评估，计算患者风险评分及判断患者风险等级，动态评估血栓及出血风险。

5）血糖　围手术期血糖波动不利于术后伤口愈合，高血糖可带来感染高风险，针对围手术期高血糖患者，需强调控制血糖的重要性以及对其术前、术中、术后的药物降血糖方案进行宣教。

6）感染　导致围手术期发生感染的原因包括手术因素、患者因素，个体化宣教需告知患者及家属是否具有术后感染高危因素，预防性使用抗生素的方案选择及使用疗程及目的，解答患者及家属的疑惑及缓解焦虑。

（2）术前需结合门诊药学预评估记录审核术前医嘱，确保药物重整正确执行。

（3）对于术前评估出现高风险的情况，于术前向 ERAS 治疗团队建议个体化用药干预方案，优化 ERAS 药物治疗方案。

1）术前使用糖皮质激素患者 未发生 HPA 抑制者，可改为使用等剂量静脉制剂；已发生 HPA 抑制的患者，需根据手术类型和时长来决定给药剂量，围手术期给予短效的氢化可的松。

2）术前使用抗凝药物患者 出血风险低可继续抗凝治疗，中高危出血风险患者术前应停用抗凝药物，使用华法林抗凝患者需根据患者发生血栓栓塞风险考虑是否进行桥接抗凝，使用新型口服抗凝药，同样需要根据手术出血风险判断围手术期是否停用，低出血风险手术可不中断抗凝治疗，而高风险手术术前需停用抗凝治疗，由于此类药物半衰期短，不需要肝素桥接抗凝治疗。

3）术前评估为 PONV 中高风险的患者 中等风险患者可使用 1 种或者 2 种处理方式进行预防，高危患者需采取 2 种以上处理方式进行预防。

4）术前进行营养风险筛查（NRS）及营养评定 对于营养不良需要行手术患者，或者营养情况正常但估计术后需要较长时间才能恢复胃肠功能的患者，围手术期使用口服营养补充（ONS）是 ERAS 最主要的营养治疗方式，存在明显营养不良患者，给予 ONS 作为术前营养治疗。

围手术期药物治疗方案的术前优化需根据患者自身条件以及预期手术类型及时间而个体化制订，从而向围手术期治疗团队提供个体化药物治疗方案（图 2-2-2）。

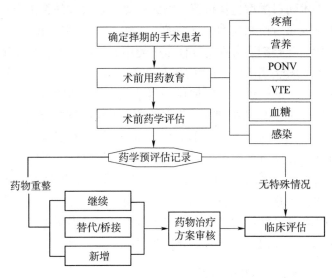

图 2-2-2 术前药学评估与服务路径

三、术中药学监护

患者术中主要是在麻醉手术室，术前评估阶段必须对患者进行宣教，评估患者的焦虑及疼痛状态，麻醉前可给予短效抗焦虑药和短效镇痛药，根据患者年龄及合并症情况给予适当的剂量，应避免使用长效的抗焦虑药和阿片类药物，老年患者应避免使用短效苯二氮䓬类药物。苯二氮䓬类药物是正式手术前的常规用药，可提供基础的镇静、抗焦虑作用，有助于稳定术中血流动力学，又可以减少焦虑和焦虑相关的并发症，有助于术后康复，而使用 α_2 受体激动剂及 β 受体阻滞剂可增强麻醉效能、减少麻醉药用量，有利于患者早期苏醒、稳定围手术期血流动力学和减轻术后疼痛，α_2 受体激动剂可减轻术后心肌缺血的发生以及有利于 2 型糖尿病患者血糖的控制，而 β 受体阻滞剂可抑制术中应激导致的儿茶酚胺升高，减少未知的冠脉疾病及心血管事件。高血糖是术中血糖紊乱最常见的表现形式，当患者合并心血管、感染等疾病时，中等程度的血糖升高与不良预后相关，术中高血糖是心脏手术术后并发症发生的独立危险因素，糖尿病患者心脏手术术后发病率及死亡率与血糖水平呈正相关，围手术期使用糖皮质激素可使包括糖尿病患者在内的高危患者血糖一过性升高，危重患者良好的手术预后与围手术期正常血糖水平相关。术中使用胰岛素进行血糖控制可降低糖尿病患者术后发病率及死亡率。

术中药学监护的重点如下。

（1）手术室预防性应用抗菌药物的适应证、品种、时机及追加情况是否适宜，针对不同手术切口类型选择抗菌药物的种类、频次及是否术中追加，若手术时间超过 3 小时或超过所用药物半衰期的 2 倍以上，或成人出血量超过 1500ml，术中应追加一次，并且需要考虑与其他术中使用的药物是否有相互作用。

（2）术中药物相互作用、药物配伍与药物不良反应，包括术前使用的苯二氮䓬类抗焦虑药物，抗生素，术中使用的丙泊酚、芬太尼等麻醉药物，胰岛素，糖皮质激素，5－HT$_3$受体拮抗剂等；重点监护方面包括阿片类药物、非甾体抗炎药、局麻药等镇痛药物使用种类，预防性及多模式镇痛方案，镇痛泵内药物种类、剂量及配比，以及气道管理、液体负荷及水、电解质的平衡。

（3）审核术后的医嘱，排查与术中使用药物相关的不良事件因素，术后需继续使用的药物，包括非甾体抗炎药及阿片类镇痛药、包括 5－HT$_3$受体拮抗剂在内的预防 PONV 的药物、胰岛素、糖皮质激素等，需根据患者个体化状态和疾病需求以及手术特殊情况来进行具体分析及评估。

四、术后药学再评估和监护

根据围手术期全程化药物治疗管理，术后需要对患者进行再评估，术后药学评估及药学监护为重点环节。针对术后常见并发症，包括术后疼痛、恶心呕吐、营养状态、静脉血栓栓塞症、术后感染等，对此阶段所用的治疗药物进行有效监护，从治疗疗效、安全性、依从性、执行正确率不佳的原因进行分析，行必要的术后药物重整，并进一步对药物治疗效果、不良反应、药物间相互作用、特殊人群药物使用情况进行动态药学监护（图2-2-3）。

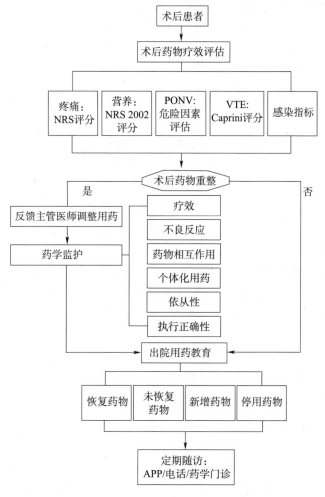

图2-2-3　术后药学再评估与监护路径

（一）术后疼痛评估

术后疼痛评估包括对疼痛强度、疼痛原因、可能导致的并发症、镇痛疗效等方面的评估，可采用视觉模拟评分法、数字等级评分法、语言等级评分法、Wong-Baker面部表情评分法等，并且需要对既定镇痛方案的效果进行评估，必要时调整镇痛方案。

综合疼痛评估结果、手术情况等制订镇痛方案，采用预防性镇痛、多模式镇痛以达到术后快速康复目的。多模式镇痛方案包括：对乙酰氨基酚或者其他

NSAID 联合阿片类药物或者曲马多，对乙酰氨基酚联合一种其他 NSAID 再联合阿片类药物或曲马多，全身性镇痛药物（NSAID 联合或不联合阿片类药物、曲马多）联合局麻药实施神经阻滞。临床药师和医生共同制订术后镇痛方案，对患者使用药物效果进行动态评估，并且参与镇痛药物剂量及种类的调整，对药物不良反应进行监测。

（二）术后恶心呕吐评估

评估术前已经制订的 PONV 预防方案的疗效，对患者术后发生恶心呕吐的情况进行密切观察，PONV 临床防治效果判定的标准为术后 24 小时内有效及完全无恶心呕吐。若发生术前预防失败的患者，根据风险因素可考虑更换药物种类进行恶心呕吐的治疗，或者考虑联合方案进行治疗。PONV 高危患者处理药物方式如下。

（1）抗胆碱药　东莨菪碱贴剂联合其他药物使用可以有效治疗恶心呕吐。

（2）抗组胺药　苯海拉明 1mg/kg 止呕效果与 5－HT_3 受体拮抗剂、地塞米松、氟哌利多效果类似。

（3）糖皮质激素类药物　麻醉诱导后给予地塞米松 4～5mg 效果优于术后给予，其疗效与 4mg 昂丹司琼或 1.25mg 氟哌利多类似，围手术期给予单次地塞米松不会增加伤口感染风险，但是有升高血糖风险，肥胖患者以及糖尿病患者需权衡利弊使用。

（4）5－HT_3 受体拮抗剂　不推荐多次给予，若效果不佳可使用另一类药物，不同药物之间未见疗效和安全性差异。

（5）吩噻嗪类药物　奋乃静用于预防 PONV 的使用剂量为 2.5～5mg；大剂量甲氧氯普胺才具有止呕作用，甲氧氯普胺 25～50mg 的预防晚期 PONV 疗效与昂丹司琼 4mg 类似。

（6）NK－1 受体拮抗剂　阿瑞匹坦于术后 24～48 小时预防恶心呕吐的效果优于昂丹司琼，但临床研究数据相对较少，不作为常规预防 PONV 使用药物。

（7）丁酰苯类药物　非预防 PONV 一线用药。小剂量氟哌利多可有效预防 PONV，但可导致 QT 间期延长和尖端扭转性室速，此不良反应是时间和剂量依耐性的，小剂量使用氟哌利多诱发此心血管事件可能性很低。氟哌啶醇为氟哌利多的替代品，麻醉诱导后给予氟哌啶醇 1mg 与氟哌利多 0.625mg 在预防 PONV 疗效间未见差异。

（8）麻醉药物　咪达唑仑可降低恶心呕吐的发生率，手术结束前 30 分钟给予 2mg 咪达唑仑与 4mg 昂丹司琼效果类似，咪达唑仑 0.075mg/kg 与地塞米松 10mg 预防 PONV 效果无差别。

（三）术后营养状态评估

根据术前筛查与评估患者的营养，包括体重、BMI 值、NRS 2002 评分、PG–SGA、SGA 等量表，在使用营养制剂过程中的代谢性指标，电解质、血糖、血脂等，监测肝、肾、呼吸功能，监护管路位置及耐受性/营养相关并发症。对人体体脂肌肉含量、握力、蛋白水平与氮平衡加以监护。对机体蛋白质评估，血浆白蛋白、前白蛋白、转铁蛋白水平，根据评估情况考虑是否调整营养支持方式以及方案，对肠内外营养相应不良反应进行监护及处理。营养不良是影响外科患者术后并发症发生的独立危险因素，并与患者病死率、住院时间、住院费用相关，围手术期营养支持需重点关注以下 3 类：术前需要并开始施行营养支持治疗；术前患者营养状况相对正常而手术创伤大造成术后短期内不可经口进食且时间较长；患者术后摄入的营养量不足以支持正常代谢而需要营养支持。

根据手术类型及患者状态而选择营养支持方式，围手术期营养支持首选口服营养补充（ONS）或肠内营养（EN），当 EN 无法实施或 EN 无法提供充足的能量和蛋白质时应补充或选择肠外营养（PN）。肠内营养较肠外营养支持治疗更符合生理需求，肠内营养支持治疗可维持肠黏膜细胞结构与功能完整性。其中，围手术期使用 ONS 是 ERAS 最主要的营养治疗方式，存在明显营养不良患者，给予 ONS 作为术前营养治疗，术后早期进食或给予 ONS 可保护肠道黏膜及促进肠道功能恢复，减少全身感染、胰岛素抵抗的发生。根据手术部位、手术类型、原发疾病、患者营养状态等来选择肠内外营养的成分及比例。ONS 及 EN 出现的最常见并发症是胃肠道并发症，表现为腹胀、腹泻、恶心、呕吐、肠痉挛等，发生时需判断是否存在机械性或者麻痹性肠梗阻，是否与制剂种类性质相关，是否与患者其他处理及用药相关，再进行相关对症、对因处理或者停止 ONS 或 EN。

然而在临床实践中常见患有放射性肠炎及炎性肠病并发的肠梗阻及肠狭窄、创伤，或手术应激后胃排空障碍、肠动力障碍诱发的肠内营养耐受不良，或者动力性肠梗阻等疾病的患者，无法耐受肠内营养支持治疗来获得机体所需能量及蛋白质需求，此时需根据具体情况来使用肠外营养支持。合理施行肠外营养或补充性肠外营养支持治疗可改善患者免疫功能，但尽早恢复肠内营养支持治疗，必要时进行补充性肠外营养支持治疗，保证充足的能量及蛋白质供给，是围手术期营养支持治疗的关键。

（四）术后静脉血栓栓塞情况评估

动态监测患者凝血指标，观察患者术后出血情况，使用低分子肝素前充分评估，根据体重、肾功能情况、凝血指标、出血情况调整药物剂量，综合评估患者情况确定患者术后抗凝时间，以及有基础疾病患者恢复术前抗凝/抗血小板药物的时机，比如，使用华法林的患者术后根据不同出血风险选择 24～72 小时开始使用低分子肝素，对于出血风险高的大手术，低分子肝素于术后 48～72 小时恢复，而术后后患者血流动力学稳定应 12～24 小时内恢复华法林治疗；而使用新型口服抗凝药的患者，大部分外科手术和操作应在术后 1～2 天出血风险下降后再开始服用新型口服抗凝药，并且需要降低剂量使用，一般 72 小时内恢复至完整剂量；术前停用阿司匹林、替格瑞洛或氯吡格雷的患者，一般 24 小时内恢复使用。

（五）术后感染防治

预防术后感染的策略包括停用非必须的药物，尤其是抗生素。对于大多数并不复杂的手术，需在术后 24 小时内停止预防性使用抗生素，尽早拔除包括尿管、鼻胃管、中心静脉导管在内的各类导管，有计划地减少呼吸机相关性肺炎，尽早使用肠内营养替代肠外营养等。术后 72 小时出现的发热、持续多日的发热以及高热均被认为是有意义的术后发热。回顾患者术前及术中预防感染用药指征、时机、品种及用法用量，术后密切监测患者感染指标及临床症状，重点观察患者术后切口及手术部位、呼吸系统、泌尿系统等常见感染表现，结合有无医院感染高危因素、多重耐药菌感染高危因素，及时发现感染征象，并应用 PK/PD 原理指导用药。

（六）术后药物重整

对于术前服用多种药物的患者，术后医生及临床药师应对患者术后恢复情况、原有疾病情况进行综合评估并实施药物重整。药师建议药物恢复使用的时机，是否对药物品种、剂量、给药方式进行调整，同时需对药物间相互作用、药物不良反应进行监护，并且对患者进行相关用药教育。

五、出院后用药教育与随访

（一）用药教育

对于术后患者的用药教育，可以根据疾病类型、手术类别及使用药物进行，原则上可以有以下几点：①按医嘱定时、定量服药；②对日常情况进行记录；③需要长期服用的药物（如营养制剂、镇痛药物）需要定期做相关的评估；④定期进行门诊复查；⑤反馈药物使用过程中可能出现的不良反应；⑥交代其他注意事项：如饮食、运动、心理调节等，告知患者正确的服药时机及剂量和种类，告知患者使用药物的常见不良反应，用药期间注意监测，按医嘱定期检查相关指标，减少不良反应发生，并且需要教育患者，特别是家属按时服药的重要性，保证服药的依从性。

（二）患者随访

出院后可进行患者随访，随访人群主要包括长期规律性服药的患者，可结合移动应用、药学门诊、随访信息系统、电话、邮件等形式进行随访，随访的主要内容如下。

（1）建立手术患者健康档案。健康档案包括患者基本情况、手术时间、手术类型、是否需要再次手术、出院时的临床症状及体征、目前服药情况，以及肝、肾功能和循环系统功能等重要指标。

（2）评估患者的用药依从性，确认是否出现了新的药物治疗问题。

（3）确定药物疗效、可能出现的不良反应及相关的复查指标，如血、尿常规，肝、肾功能，血药浓度等。

（4）根据疾病和所服药物设定随访时间及随访形式，对于涉及器官移植、恶性肿瘤及伴有慢性疾病的患者应加强随访。

（黎小妍 高旻）

参考文献

［1］广东省药学会.加速康复外科围手术期药物治疗管理医药专家共识［J］.今日药学,2020,30(06):361-371.

［2］高卉.围术期血糖管理专家共识(快捷版)［J］.临床麻醉学杂志,2016,32(01):93-95.

［3］广东省药学会.围手术期血糖管理医-药专家共识［J］.今日药学,2018,28(2):73-83.

［4］Booth G,Cheng AY. Canadian Diabetes Association 2013 clinical practice guidelines for the prevention and management of diabetes in Canada Methods［J］. Canadian Journal of Diabetes,2013,37(1):S4-7.

［5］Buchleitner A M,Martinez-Alonso M,Hernandez M,et al. Perioperative glycaemic control for diabetic patients undergoing surgery［J］. The Cochrane Database of Systematic Reviews,2012:CD007315.

［6］Hornor M A,Duane T M,Ehlers A P,et al. American College of Surgeons' Guidelines for the Perioperative Management of Antithrombotic Medication［J］. Journal of the American College Surgeons,2018,227:521-536 e1.

［7］刘凤林,张太平.中国普通外科围手术期血栓预防与管理指南［J］.中国实用外科杂志,2016,36(5):469-474.

［8］Kristensen S D,Knuuti J,Saraste A,et al. 2014 ESC/ESA Guidelines on non-cardiac surgery:Cardiovascular Assessment and Management［J］. Revista Española de Cardiología(English Edition),2014,67(12):1052.

［9］Narouze S,Benzon H T,Provenzano D,et al. Interventional Spine and Pain Procedures in Patients on Antiplatelet and Anticoagulant Medications(Second Edition):Guidelines From the American Society of Regional Anesthesia and Pain Medicine,the European Society of Regional Anaesthesia and Pain Therapy［J］. Regional Anesthesia and Pain Medicine,2018,43(3):225-262.

［10］Diener H C,Cunha L,Forbes C,et al. European Stroke Prevention Study. 2. Dipyridamole and acetylsalicylic acid in the secondary prevention of stroke［J］. Journal of the Neurological Sciences,1996,143(1-2):1-13.

［11］White P F,Tang J,Song D J,et al. Transdermal Scopolamine:An Alternative to Ondansetron and Droperidol for the Prevention of Postoperative and Postdischarge Emetic Symptoms［J］. Anesthesia & Analgesia,2007,104

(1):92 - 96.

[12] Collaborators D T, West Midlands Research C. Dexamethasone versus standard treatment for postoperative nausea and vomiting in gastrointestinal surgery: randomised controlled trial(DREAMS Trial)[J]. BMJ, 2017, 357 (apr18 6):j1455.

[13] Isazadehfar K, Entezariasl M, Shahbazzadegan B, et al. The Comparative Study of Ondansetron and Metoclopramide Effects in Reducing Nausea and Vomiting After Laparoscopic Cholecystectomy[J]. Acta Medica Iranica, 2017, 55(4):254 - 258.

[14] Habib A S, Keifer J C, Borel C O, et al. A Comparison of the Combination of Aprepitant and Dexamethasone Versus the Combination of Ondansetron and Dexamethasone for the Prevention of Postoperative Nausea and Vomiting in Patients Undergoing Craniotomy[J]. Anesthesia & Analgesia, 2011, 112(4):813 - 818.

[15] Chan M T, Choi K C, Gin T, et al. The Additive Interactions Between Ondansetron and Droperidol for Preventing Postoperative Nausea and Vomiting[J]. Anesthesia & Analgesia, 2006, 103(5):1155 - 1162.

[16] 国家卫生健康委员会医管中心加速康复外科专家委员会, 浙江省医师协会临床药师专家委员会, 浙江省药学会医院药学专业委员会. 中国加速康复外科围手术期非甾体抗炎药临床应用专家共识[J]. 中华普通外科杂志, 2019, 34(3):283 - 288.

[17] 冷希圣, 韦军民, 刘连新, 等. 普通外科围手术期疼痛处理专家共识[J]. 中华普通外科杂志, 2015, 30(2):166 - 173.

[18] 王国林, 仓静, 邓小明, 等. 成年人非阿片类镇痛药围手术期应用专家共识[J]. 国际麻醉学与复苏杂志, 2019, 40(1):1 - 6.

[19] Oscier C D, Milner Q J W. Perioperative use of paracetamol[J]. Anaesthesia, 2009, 64(1):65 - 72.

[20] Malan T P, Gordon S, Hubbard R, et al. The Cyclooxygenase - 2 - Specific Inhibitor Parecoxib Sodium is as Effective as 12mg of Morphine Administered Intramuscularly for Treating Pain After Gynecologic Laparotomy Surgery[J]. Anesthesia & Analgesia, 2005, 100(2):454 - 460.

[21] Su C H, Su Y H, Chou C W, et al. Intravenous flurbiprofen for post - thymectomy pain relief in patients with myasthenia gravis[J]. Journal of Cardiothoracic Surgery, 2012, 7:98.

[22] Ong C K S, Lirk P, Tan C H, et al. An evidence - based update on nonsteroidal anti - inflammatory drugs[J]. Clinical Medicine & Research, 2007, 5(1):19 - 34.

[23] Bajaj P, Ballary C C, Dongre A, et al. Comparison of the effects of parecoxib and diclofenac in preemptive analgesia: A prospective, randomized, assessor - blind, single - dose, parallel - group study in patients undergoing elective general surgery[J]. Current Therapeutic Research, 2004, 65(5):383 - 397.

[24] Wischmeyer P E, Carli F, Evans D C, et al. American Society for Enhanced Recovery and Perioperative Quality Initiative Joint Consensus Statement on Nutrition Screening and Therapy Within a Surgical Enhanced Recovery Pathway[J]. Anesthesia & Analgesia, 2018, 126(6):1883 - 1895.

[25] Weimann A, Braga M, Carli F, et al. ESPEN Guideline: Clinical Nutrition in Surgery[J]. Clinical Nutrition, 2017, 36:623 - 650.

[26] 吴国豪, 毛翔宇. 成人围手术期营养支持指南[J]. 中华外科杂志, 2016, 54(9):641 - 657.

[27] 广东省药学会. 肠内营养临床药学共识(第二版)[J]. 今日药学, 2017, 27(6):361 - 371.

[28] 广东省药学会. 肠外营养临床药学共识(第二版)[J]. 今日药学, 2017, 27(5):289 - 303.

第三篇

围手术期
药物治疗

第一章 | 概论

外科手术患者用药种类多，且手术本身、基础疾病以及在术前或术后对患者的处理均可能对药物代谢动力学产生影响。外科手术患者的医疗质量不但与手术本身有关，也与药物治疗息息相关。手术后并发症、合并症恶化以及不合理的用药都可能导致患者出现严重后果甚至死亡。外科是临床药师开展临床药学工作的重要岗位和阵地，临床药师可以发挥自身专业优势，全程监护患者的用药和开展药学服务，提高患者药物治疗的有效性、安全性和经济性。

围手术期患者具有独特的病理生理特点，如何针对围手术期患者采取个体化的药物治疗方案是外科药师的主要关注方向。外科药师参与围手术期药物治疗管理，制订以患者为核心的临床药物治疗策略，开展以合理用药为主导的药学治疗管理工作，应重点关注围手术期患者的疼痛、营养、恶心呕吐、血糖、血压、血栓、糖皮质激素、液体管理及预防感染等问题。

第一节　围手术期感染治疗

一、意义

感染是术后最常见的并发症，正确预防性应用抗菌药物有助于减少手术部位感染（surgical site infection，SSI）的发生，节约医疗资源和费用，减少耐药菌株的产生。预防性应用抗菌药物是围手术期感染治疗的重要组成部分，其目的是预防手术部位的感染，包括浅表切口感染、深部切口感染和手术所涉及的器官/腔隙感染，但不包括与手术无直接关系的、术后可能发生的其他部位感染。应注意的是，预防性应用抗菌药物不能替代严格的无菌操作，做好消毒隔离，对术间环境进行净化管理对于控制术后感染是至关重要的。

二、用药监护要点

围手术期预防性应用抗菌药物有助于预防 SSI，但其使用应把握预防用药的原则，根据患者手术切口的类别、手术创伤的程度、可能的污染菌的种类、手术的持续时间、感染发生的概率以及感染发生后的严重程度以及抗菌药物预防的效果进行循证医学评估、对细菌耐药性的影响以及经济学评估等因素进行综合判断是否需要预防性应用抗菌药物，且需要综合考虑适宜的抗菌药物品种及制订合适的给药方案。

第二节　围手术期抗血栓治疗

一、意义

随着我国老龄化人口的增多以及血栓性疾病管理规范化水平的提高，术前长期服用抗血栓药物的患者在外科手术患者中所占的比例不断增加，外科手术患者是易于发生血栓栓塞的高危患者。对于该类患者，围手术期如果继续服用抗血栓药物可增加手术出血风险，如果停用则可能导致血栓栓塞事件的风险增加。血栓可导致血管管腔狭窄或堵塞，或血栓由形成部位脱落，在随血流移动的过程中部分或全部堵塞某些血管，引起相应组织和器官缺血、缺氧、坏死。重要脏器的栓塞会引起大面积组织坏死或休克、死亡的严重后果，如脑栓塞、肺栓塞、肠系膜动脉栓塞和冠状动脉栓塞等。发生静脉栓塞时可引起回流受阻，导致血管远心端局部组织淤血、水肿。发生在心瓣膜的栓塞还容易合并有致病菌感染，并随着脱落栓子将感染扩散到其他脏器和组织。恶性肿瘤、复杂性手术、化疗和长时间卧床是静脉血栓栓塞症的危险因素，存在危险因素的患者若无预防性抗血栓治疗，术后深静脉血栓形成发生率可达30%，致死性肺栓塞发生率近1%。抗血栓药物的停药时机和桥接方案、围手术期抗血栓药物的管理等对降低此类患者围手术期心脑血管事件和出血不良事件，保障患者围手术期安全具有重要意义。

二、用药监护要点

围手术期抗血栓治疗药物主要包括抗凝血药、抗血小板药和溶栓药，主要用于血栓栓塞性疾病的预防与治疗，且以预防为主。面对围手术期的各种出血风险，外科药师应充分权衡患者围手术期出血风险和血栓栓塞形成的风险，遵循个体化原则制订最终方案，根据药物的半衰期决定术前的停药时机，根据药物的起效时间决定术后恢复使用药物的时机。加强术前相关药物的使用或停用管理、预防术后静脉血栓。应用长效抗血栓药物的患者接受有创操作前可以采用桥接作为替代治疗，不同类型抗血栓药物围手术期桥接的获益不尽相同，外科药师应根据各类常见的抗血栓药物推荐围手术期是否需要进行抗凝、抗血小板桥接以及具体桥接方案，外科围手术期需要关注的抗血栓治疗药物如下。

1. 抗凝血药 主要用于预防和治疗各种静脉血栓栓塞疾病，包括深静脉血栓（DVT）和肺栓塞（PE）。传统的抗凝血药有肝素、低分子量肝素、华法林等，不良反应多，个体差异大，药物代谢动力学及药物效应动力学复杂，常需实验室检测。直接口服抗凝药（如利伐沙班、阿哌沙班和达比加群酯等）克服了传统抗凝血药的不足，具有起效快，不良反应少，个体差异小，量–效关系可预测，药物、食物相互作用少的优点。

华法林是最常用的抗凝药物。长期服用华法林的患者需根据手术类型行手术前出血与血栓风险评估，出血风险低可继续华法林抗凝治疗，出血风险高应于术前停用抗凝药物，并评估血栓形成风险。中高血栓栓塞风险手术包括全身性栓塞、术前 12 周新发生卒中、机械二尖瓣和主动脉瓣置换、深静脉栓塞、近期支架置入术、有抗凝治疗中断期间发生血栓栓塞史等，可使用肝素或低分子肝素桥接抗凝治疗，不建议使用直接口服抗凝药。

2. 抗血小板药 主要用于动脉血栓形成的一级和二级预防。建议进行心血管风险评估，根据手术类型评估术后 30 天内发生不良心脏反应时间的风险等级，必要时由多学科专家团队进行术前评估。

阿司匹林是抗血小板治疗的经典代表药物，也是目前应用最广泛的一线抗血小板药。对于急性冠脉综合征和经皮冠脉介入治疗的患者，阿司匹林和氯吡格雷双联使用已成为抗血小板治疗的标准方案。服用阿司匹林单药患者，出血风险小可不停用；心血管事件低危者，术前 7~10 天停用，术后 24 小时恢复；心血管事件高危者，可不停药，注意出血风险；术中血流动力学难控制者，术前暂停使用阿司匹林。阿司匹林不会干扰麻醉药物神经阻滞的作用，对椎管内导管拔除的时间或术后检测无影响。

具有冠脉支架置入史服用双联抗血小板药物患者，金属裸支架置入至少 1 个月或者药物洗脱支架置入后 12 个月（第一代 DES）或 6 个月（新一代 DES）行手术治疗，围手术期继续使用阿司匹林，术前停用替格瑞洛或氯吡格雷 5 天，或停用普拉格雷 7 天，术后 24 小时后恢复；金属裸支架置入 1 个月内或药物洗脱支架置入 6 或 12 个月内需行外科手术时，建议术前继续原治疗方案，若发生严重出血，可输注血小板或其他止血药物。目前尚无长期服用抗血小板药物患者围手术期需使用肝素桥接的证据。

第三节　围手术期疼痛药物治疗

一、意义

围手术期疼痛主要是指手术后疼痛（简称术后疼痛），即手术后即刻发生的急性疼痛，也是术后主要的应激因素之一。术后疼痛可导致患者术后早期下床活动或出院时间延迟，阻碍外科患者术后康复、影响患者术后生命质量。术后疼痛的原因包括组织创伤（即手术切开、分离、烧灼）所致炎症或直接的神经损伤（即神经离断、牵拉或受压）。研究发现，在术后 1~3 个月的时间内，有 27.2% 的患者仍然存在术后疼痛，而急性疼痛控制不良将导致慢性疼痛的发生与发展，其性质也可能转变为神经病理性疼痛或混合性疼痛。住院患者的术前心理状态和术后疼痛状况调查发现，患者最关心的 13 个问题中有 7 个与疼痛相关，包括手术后会不会痛、手术过程中会不会痛、麻醉药或镇痛药会不会成瘾等。

二、用药监护要点

（一）主要治疗药物

围手术期疼痛的主要治疗药物包括阿片类药物、非甾体抗炎药、曲马多以及局部麻醉药。为促进术后患者快速康复，国内外指南和专家共识均推荐采用多模式镇痛（multimodal analgesia）的方法，以改善患者的舒适度，提高患者的满意度，减少术后并发症。

1. 阿片类药物 根据镇痛强度不同可分为强阿片类药物和弱阿片类药物。强阿片类药物包括吗啡、芬太尼、哌替啶、羟考酮、舒芬太尼等，主要用于术后中重度疼痛的治疗；弱阿片类药物包括可待因、双氢可待因等，可用于轻中度急性疼痛的治疗。此外，还包括阿片类激动-拮抗剂，如地佐辛、喷他佐辛及部分激动剂丁丙诺啡。

2. 非甾体抗炎药（NSAID） 可分为非选择性 NSAID 和选择性 COX-2 抑制剂，非选择性 NSAID 包括氟比洛芬酯、布洛芬、双氯芬酸、美洛昔康、氯诺昔康、酮咯酸等，选择性 COX-2 抑制剂包括塞来昔布、帕瑞昔布等。NSAID 可用于术后轻中度疼痛或中重度疼痛的多模式镇痛治疗，研究发现，术后使用 NSAID 的镇痛效果可能与小剂量吗啡或羟考酮相当。与阿片类药物不同的是，NSAID 具有天花板效应，即镇痛效果达到一定程度后，其镇痛效果不会随着药物剂量的增加而增强，因此不建议超剂量使用 NSAID，且应避免两种 NSAID 联合用药。

3. 曲马多 为非阿片类中枢性镇痛药，可与对乙酰氨基酚、NSAID 联合用于中重度疼痛的治疗。当用于术后镇痛时，曲马多等效剂量与哌替啶的镇痛效果相当，但相对于阿片类药物，曲马多的呼吸抑制风险和胃肠功能抑制作用较小。

局部麻醉药可通过浸润麻醉、表面麻醉以及神经阻滞等方法进行术后镇痛治疗，其与阿片类药物的联合使用可增强镇痛作用、延长镇痛时间。

（二）用药监护点

患者的术后疼痛可能与年龄、焦虑程度、机体情况、手术方式、手术过程、对药物或治疗的反应等相关，外科药师应提供围手术期疼痛患者的疼痛评估和用药安全教育，提供阿片类药物转换及循证医学证据等药学服务，对患者及家属提供疼痛健康教育及镇痛用药意见，对疼痛评估工作进行质控，参与疼痛会诊等。

阿片类药物的镇痛作用和不良反应呈现剂量依赖性和受体依赖性，无天花板效应，其应用遵循可达到最大镇痛作用且不产生难以忍受的不良反应的原则。

NSAID 的使用应注意其相关的不良反应，包括对肾功能的损伤及引起心血管风险的增加等，对具有危险因素的患者应慎重使用，静脉用药一般不超过 3 ~ 5 天。非选择性 NSAID 预防性镇痛的效果存在争议，使用时应注意评估其危险因素，其胃肠道不良反应较大，尤其是同时使用抗凝剂、阿司匹林、糖皮质激素或有消化道溃疡病史的患者，必要时可加用 H_2 受体拮抗剂、PPI 等，或者使用选择性 COX - 2 抑制剂。

第四节　围手术期营养治疗

一、意义

营养不良是导致患者术后预后不良的独立危险因素。围手术期营养支持可以改善外科临床结局，降低感染性并发症的发生率及病死率。营养支持是指在饮食摄入不足或不能摄入的情况下，通过肠内或肠外途径进行补充，为患者提供全面、充足的营养素，以达到预防和纠正患者营养不良、增强患者对手术创伤的耐受力、促进患者早日康复的目的。术后营养支持对维持术后处于分解代谢为主的患者的营养状况至关重要。术后尽早足量的口服营养支持符合快速康复的理念要求。有研究显示：在应用快速康复方案的结直肠肿瘤手术患者中，术后第 1 天恢复口服营养可能是术后 5 年生存率的独立影响因素。

二、用药监护要点

围手术期患者常见营养制剂包括口服营养补充（ONS）、肠内营养（EN）以及肠外营养（PN）。患者术前应进行营养风险筛查（NRS 2002）以及营养评定，营养评定方法包括体重丢失量、体重指数、去脂体重指数、营养风险指数及主观综合评价方法等。合理的营养支持治疗应充分了解机体各种状况下的代谢变化，正确进行营养状况评估，选择合理的营养支持途径，提供合适的营养底物，尽可能地避免或减少并发症的发生。

肠内营养制剂的主要评价参数包括能量密度、蛋白质含量、蛋白质来源（氨基酸混合物、水解蛋白、整蛋白）和喂养途径，次要评价指标包括渗透压、脂肪含量、脂肪来源、膳食纤维含量、乳糖含量、电解质、矿物质及维生素含量、剂型和价格。ONS 及 EN 最常见的并发症是胃肠道反应，包括腹胀、腹泻、恶心、呕吐及肠痉挛等。当患者发生胃肠道并发症时，需评估患者情况、制剂种类以及其他用药情况等。肠外营养配方包括水、葡萄糖、氨基酸、脂肪乳、电解质、多种微量元素、维生素等，谷氨酰胺和 ω - 3 脂肪酸也可加入混悬液中。添加物、添加顺序及添加方式可能会影响肠外制剂的稳定性和相容性。

第五节　围手术期血糖治疗

一、意义

血糖异常是围手术期的常见问题，包括高血糖、低血糖和血糖波动。血糖异常与外科手术之间互相影响，一方面，大量证据表明，围手术期血糖异常增加手术患者的死亡率，增加感染、伤口不愈合以及心血管等并发症的发生率，延长住院时间，影响远期预后；另一方面，手术麻醉、创伤等应激可使胰岛素拮抗激素（如儿茶酚胺、皮质醇等）分泌增加，引起血糖升高。此外，围手术期的一些其他因素，如脓毒症、禁食、高营养支持以及呕吐等之间复杂的相互作用也会加重糖代谢紊乱。最新的研究发现，糖化血红蛋白 <6.5% 或 >9.0% 可能与一年内 2 型糖尿病患者死亡率增加相关，年龄越小，相对风险越大。严格的血糖控制已经成为围手术期患者越来越重要的管理目标。研究表明，医师与药师合作管理对围手术期患者的血糖及与糖尿病相关的疾病有积极的影响。

二、用药监护要点

围手术期血糖管理应尽量避免低血糖、血糖大幅度波动、高血糖以及高血糖带来的感染风险。外科药师应发挥临床药师职能，结合手术类型、患者情况以及住院期间的用药情况等，对围手术期存在血糖异常的患者进行评估，对围手术期高血糖患者进行分层管理以设定不同血糖控制目标，应关注患者所用药物对血糖的影响或与降糖药物之间的相互作用，进行药物重整。对血糖异常的患者进行药学监护，制订个体化血糖控制目标、治疗方案及血糖监测计划。

胰岛素是围手术期控制血糖的首选治疗方案。非危重患者行大中型手术，术前采用基础－餐时胰岛素、预混胰岛素皮下注射、胰岛素泵皮下注射方式；术中停止皮下注射胰岛素，选择胰岛素持续静脉输注方式；术后于患者恢复正常饮食前继续给予胰岛素静脉输注，待患者饮食恢复后改为胰岛素皮下注射或过渡为术前治疗方案。血糖控制良好且行小型手术后可正常进食患者，术前继续原治疗方案，手术当天改为半剂量中效胰岛素或全剂量长效胰岛素类似物，术中若发生应激性高血糖可给予皮下注射速效胰岛素，术后患者正常饮食后恢复原有治疗方案，若患者血糖控制不佳，则按大中型手术处理。危重症患者围手术期使用持续静脉输注胰岛素治疗是首选方式，根据血糖波动情况调整胰岛素剂量，术后患者恢复正常饮食后可改为皮下注射胰岛素。使用非胰岛素注射制剂（GLP－1 类似物）治疗的患者，建议在手术当日晨停止原治疗方案。使用口服降糖药物的患者，建议在手术当日晨停用原治疗方案，术后恢复正常饮食可按照原治疗方案使用，但是对于疑似肾脏低灌注的患者，二甲双胍需要待临床明确肾功能正常后再恢复使用。

应对出院患者进行用药教育，如胰岛素的使用与保存、口服降糖药物的服用方法及低血糖的防治等，提高患者的用药依从性。

第六节　围手术期血压治疗

一、意义

围手术期血压异常波动包括围手术期高血压和围手术期低血压。对于既往有高血压病史，特别是舒张压（DBP）超过 110mmHg 者更易出现围手术期血流动力学的不稳定，存在较高的心血管风险。各种应激反应同样会导致患者术后血压波动，现代应激理论认为，人在受到或即将受到有害刺激（如手术、创伤等）时，神经－内分泌系统会释放儿茶酚胺，使心率加快、血压升高，即使无高血压病史的患者血压也会呈现升高状态。围手术期血压波动直接影响患者预后，血压过高会引起吻合口破裂、出血、脑血管意外等危险，血压过低又会出现重要脏器的血液供应不足的情况。良好的围手术期血压管理可减少并发症、降低死亡率及总住院费用，因此，对围手术期血压进行管理具有重要意义。国内外均有研究表明，医师和药师合作是一种较好的血压管理模式。临床药师参与高血压管理的 Meta 分析表明，临床药师参与高血压管理有助于提高对血药控制的治疗效果。

二、用药监护要点

外科药师围手术期血压管理主要是针对长期服用降压药物的患者的管理。对于长期服用降压药物的择期手术患者，需要权衡利弊，减少因围手术期药物调整带来的不良影响。围手术期高血压治疗的目标是维持心肌氧供应和需求间的平衡，对于术后患者应继续进行药学监护并协助医生调整及制订血压控制方案；对于出院患者，应对患者进行用药教育，如口服降压药的服用方法、注意事项、低血压的防治等，提高患者的用药依从性，外科围手术期需要关注的血压治疗药物如下。

1. β受体阻滞剂 β受体阻滞剂可通过拮抗神经递质和儿茶酚胺对β受体的激动作用，从而减少心肌氧耗，预防或者控制心律失常；长期服用β受体阻滞剂的患者若突然停药会增加心肌缺血的风险，增加并发症甚至病死率。对于有药物使用指征的患者，建议围手术期及整个住院时期继续使用β受体阻滞剂，但是应调整其剂量以达到维持血压、心率的最优状态。非心脏手术患者若需启动使用β受体阻滞剂进行治疗，应避免在术前2~4小时开始使用。选择性$β_1$受体阻滞剂较非选择性的β受体阻滞剂而言，较少影响肺部及外周血管的反应，但已长期使用非选择性β受体阻滞剂的患者，围手术期不需要更换成选择性$β_1$受体阻滞剂。

2. 钙通道阻滞剂 围手术期使用钙通道阻滞剂可能存在益处，Meta分析提示，钙通道阻滞剂与非心脏手术患者缺血及房性心律失常的发生相关。钙通道阻滞剂停药后戒断反应不明显，建议术前已使用的患者在围手术期继续使用。短效钙通道阻滞剂硝苯地平可快速降低血压，应避免围手术期使用。

3. 血管紧张素转化酶抑制剂（ACEI）及血管紧张素受体阻滞剂（ARB） 在心脏手术、非心脏手术以及不同麻醉方式情况下，ACEI及ARB的效果均不同。ACEI和ARB药物术前使用的大多数研究表明，其可以导致围手术期或术后低血压风险增加，并且可增加发生血管性休克的风险，因此，建议根据适应证、患者血压、手术类型、麻醉方式来决定是否术前停用ACEI。对于大多数患者，通常建议于手术当天早晨停用药物。但是对于顽固性高血压及心衰患者，建议权衡利弊后可继续使用以避免病情恶化。建议术后尽快恢复ACEI的使用，有研究表明术后48小时内未恢复使用ARB与30天内死亡率增加相关。可以参考已发布ACEI及ARB于围手术期使用的指南。

4. 利尿剂 围手术期是否使用取决于用药目的及患者病史。袢利尿剂和噻嗪类利尿剂对机体主要的影响为低钾血症及低血容量症。低钾血症可增加围手术期心律失常风险，并且可以增强麻醉期间肌松药物的作用，以引起麻痹性肠梗阻。在使用利尿剂的患者中，麻醉药物的血管舒张作用可能会诱导低血压的发生，但是有研究表明，长期使用呋塞米治疗的患者进行非心脏手术，手术当天使用呋塞米并未增加手术过程中低血压的发生率。建议使用利尿剂作为降压治疗的患者于手术当天早晨停止服药。对于使用利尿剂治疗心衰的患者，需根据体循环容量状态的评估来决定围手术期药物的使用。对于稳定的循环血容量以及症状控制良好的心衰患者，通常建议于手术当天早晨停止使用利尿剂，对于心衰症状控制不佳、容量过负荷的患者，建议围手术期继续使用利尿剂。对于围手术期需要使用利尿剂患者，应密切注意血钾及容量的变化。

第七节　围手术期液体治疗

一、意义

体液容量、渗透压和电解质是维持机体细胞代谢和器官功能的必要条件。维持内环境稳定是手术成功的基本保证。多种外科疾病，如消化道瘘、肠梗阻、创伤、急性胰腺炎等均会导致水、电解质和酸碱平衡失调。体液失衡引起肠壁水肿或局部电解质紊乱，从而导致胃肠道功能受损，及时识别并纠正体液失衡是治疗的首要任务之一。研究表明，术中液体输入量或者体液平衡影响术后转归，术中液体管理与胃肠道术后肠道功能恢复之间存在相关性。

二、用药监护要点

临床上常用的液体治疗药物有晶体溶液和胶体溶液，其中晶体溶液包括生理氯化钠溶液、葡萄糖溶液、复方电解质、乳酸林格液等，胶体溶液包括白蛋白溶液、羟乙基淀粉、明胶代血浆和右旋糖酐等。液体治疗的目的是通过优化循环容量以改善组织灌注，使患者的血容量和心血管功能相匹配，避免容量不足及容量过负荷，同时保障液体分布平衡，保证机体内环境的稳定。外科药师必须了解人体体液生理病理改变特点，掌握液体治疗药物的合理应用原则，以达到优化围手术期液体管理的目的。

第八节　围手术期糖皮质激素治疗

一、意义

糖皮质激素（glucocorticoid）是围手术期广泛使用的药物，具有强大的抗炎、抗毒素、抗休克、免疫抑制和抗过敏作用，可用于围手术期的替代治疗（如肾上腺皮质功能不全等的替代治疗）、PONV 的防治、抑制高气道反应、辅助镇痛治疗、减轻术后水肿、降低术后炎症反应、防治术后支气管痉挛、过敏反应的治疗、抑制器官移植排斥反应等。虽然糖皮质激素在围手术期发挥着重要的作用，但是它同时具有增加感染风险、延缓伤口愈合、诱发应激性溃疡、增高血糖和导致高脂血症、高血压、骨质疏松、出血倾向的缺点，因此正确认识和把握围手术期糖皮质激素的应用有助于最大限度发挥其生理作用。

二、用药监护要点

糖皮质激素可分为短效、中效和长效，代表药物包括氢化可的松、泼尼松和地塞米松等。一般情况下，糖皮质激素所有的不良反应均是时间和剂量依赖性的，使用时应注意避免其不良反应，主张短期用药，并尽量使用作用时间较短的药物。围手术期糖皮质激素常用于替代治疗及 PONV 的防治，应注意尽量短疗程、低剂量、不制动。糖皮质激素用于替代治疗方案需考虑患者使用的时程以及判断是否有 HPA 抑制，长期用药者减药过快或突然停药会引起肾上腺功能不全或危象。对于未发生 HPA 抑制的患者，建议围手术期继续使用等效剂量的糖皮质激素，可使用静脉制剂，此类患者无需增加剂量，也不需要进行 HPA 活性的评估。对于已发生 HPA 抑制的患者，需根据手术类型和时长来决定给药剂量。原发性肾上腺皮质功能不全和继发性肾上腺皮质功能不全患者，可经验性治疗预防肾上腺皮质危象。地塞米松可用于预防 PONV 的发生，因其起效需要一定的时间，因此需要在麻醉诱导前用药，常用剂量及用法为 8～10mg 静脉注射，儿童剂量为 150μg/kg。对于术后出现的 PONV，已经使用地塞米松预防性治疗失败的患者不再给予地塞米松，可选用等效剂量的甲泼尼龙。

第九节　围手术期恶心呕吐治疗

一、意义

围手术期恶心呕吐主要指术后恶心呕吐（postoperative nausea and vomiting，PONV），是术后最常见的不良事件，发生率在一般外科手术人群中高达 30%，在高危人群中高达 80%。PONV 的发生与患者因素、麻醉方式及麻醉药物使用、手术时程以及手术种类等有关，此外，PONV 的发生还和患者在麻醉后恢复室（PACU）的停留时间相关。PONV 可导致患者出现不同程度的不适，严重者可引起水、电解质平衡紊乱，伤口裂开，切口疝形成，误吸和吸入性肺炎等，是导致患者住院时间延长和医疗费用增加的重要因素。对 PONV 进行药物治疗管理可以有效缓解患者的不适症状，减少住院费用，缩短住院时间。

二、用药监护要点

（一）主要治疗药物

PONV 的主要治疗药物包括抗胆碱药（如东莨菪碱）、抗组胺药（如苯海拉明）、糖皮质激素（如地塞米松）、5-羟色胺受体拮抗剂（如昂丹司琼、托烷司琼、帕洛诺司琼）、吩噻嗪类（如奋乃静）、NK-1 受体拮抗剂（如阿瑞匹坦）、丁酰苯类药物（如氟哌利多、氟哌啶醇）、麻醉药物（如咪达唑仑）等。

（二）用药监护点

外科药师应对患者进行 PONV 风险评定，并根据患者风险分级采取不同的预防措施，低风险患者可不进行预防用药，中等风险患者可使用 1～2 种处理方式进行预防，高危患者需采取 2 种以上处理方式进行预防。在术后 24 小时内进行 PONV 临床防治效果判定有效或完全无恶心呕吐。预防无效时，可使用不同作用机制的药物。外科药师应注意药物的正确使用方法、剂量、时机及用药注意事项等。对于术后 6 小时内出现的 PONV，已使用 5-HT$_3$ 受体拮抗剂、糖皮质激素或丁酰苯类药物预防失败的患者，6 小时内不推荐重复使用此三类药物，推荐选用其他类别药物。对于术后 6 小时后出现的 PONV，除糖皮质激素及抗组胺药外，其他预防 PONV 的药物可重复使用，当初始方案包含 5-HT$_3$ 受体拮抗剂时，选用不同种类的 5-HT$_3$ 受体拮抗剂。

（黎小妍　薛静）

参考文献

[1] 伍俊妍,张梅,王若伦,等. 构建外科药师的知识体系——外科药学（Surgical Pharmacy）[J]. 今日药学,2021,31(1):1-8.

[2] 广东省药学会. 围手术期血压管理医-药专家共识[J]. 今日药学,2019,29(5):289-303.

[3] 广东省药学会. 围手术期血糖管理医-药专家共识[J]. 今日药学,2018,28(2):73-83.

[4] Apfel C C,Läärä E,Koivuranta M,et al. A Simplified Risk Score for Predicting Postoperative Nausea and Vomiting:Conclusions from Cross-validations between Two Centers [J]. Anesthesiology,1999,91(3):693-700.

[5] Habib A S,Chen Y T,Taguchi A,et al. Postoperative nausea and vomiting following inpatient surgeries in a teaching hospital:a retrospective database analysis[J]. Current Medical Research and Opinion,2006,22(6):1093-1099.

[6] 张明,冯艺. 住院患者术前心理状态与术后疼痛状况调查[J]. 实用医学杂志,2012,28(17):2957-2959.

[7] Thacker J K,Mountford W K,Ernst F R,et al. Perioperative Fluid Utilization Variability and Association With Outcomes:Considerations for Enhanced Recovery Efforts in Sample US Surgical Populations[J]. Annals of Sur-

gery,2016,263(3):502 - 510.

[8] Shin C H,Long D R,Mclean D,et al. Effects of Intraoperative Fluid Management on Postoperative Outcomes:A Hospital Registry Study[J]. Annals of Surgery,2018,267(6):1084 - 1092.

[9] Greco M,Capretti G,Beretta L,et al. Enhanced Recovery Program in Colorectal Surgery:A Meta - analysis of Randomized Controlled Trials[J]. World Journal of Surgery,2014,38(6):1531 - 1541.

[10] Kelly D J,Ahmad M,Brull S J. Preemptive analgesia I:physiological pathways and pharmacological modalities [J]. Canadian Journal of Anaesthesia,2001,48(10):1000 - 10.

[11] Nicholas J,Charlton J,Dregan A,et al. Recent HbA1c values and mortality risk in type 2 diabetes. Population - based case - control study[J]. PLoS One,2013,8(7):e68008.

[12] Richter A,Listing J,Schneider M,et al. Impact of treatment with biologic DMARDs on the risk of sepsis or mortality after serious infection in patients with rheumatoid arthritis [J]. Annals of Rheumatic Diseases,2016,75 (9):1667 - 1673.

[13] Tiernan J P,Liska D. Enhanced Recobery After Surgery:Recent Developments in Colorecatl Surgery[J]. Surgical Clinics of North America,2018,98(6):1241 - 1249.

[14] Jia F J,Yan Q Y,Sun Q,et al. Liberal versus restrictive fluid management in abdominal surgery:a meta - analysis[J]. Surgery Today,2017,47(3):344 - 356.

[15] Wu C L,Raja S N. Treatment of acute postoperative pain[J]. The Lancet,2011,377(9784):2215 - 2225.

[16] 中国抗癌协会肿瘤麻醉与镇痛专业委员会. 中国肿瘤患者围术期疼痛管理专家共识(2020 版)[J]. 中国肿瘤临床,2020,47(14):703 - 710.

[17] 中华医学会肠外肠内营养学分会,中国医药教育协会加速康复外科专业委员会.加速康复外科围术期营养支持中国专家共识(2019 版)[J]. 中华消化外科杂志,2019,18(10):897 - 902.

第二章　围手术期常见感染的防治

围手术期感染是指患者在外科手术期间发生的感染，可能与手术部位相关，也可能与手术无关。例如，老年患者行急性化脓性阑尾炎手术，术后发生的切口感染、腹腔脓肿、肺部感染、静脉导管性血流感染、尿管相关性尿路感染等等，都是围手术期感染。近年，提出了手术部位感染（SSI）的概念，是指手术切口与手术涉及的组织、器官、腔隙的感染。这一概念比传统意义上的"切口感染"要宽，除了"切口"之外，还包含了手术所涉及的器官和组织腔隙的感染。但是又比"围手术期感染"的概念要窄，不包含与手术没有直接关系的器官的感染。SSI 是院内感染管理重点监控的指标之一，国内统计 SSI 占医院感染的13% ~18% 。但是，在临床实践中，外科医师对围手术期的感染更为关注，它直接影响到手术治疗的成败。

第一节　手术部位感染的预防与治疗

手术预防用药的目的是预防手术部位感染，不包括与手术无直接关系以及术后可能发生的其他部位感染。预防用药应根据手术切口类别、创伤程度、手术持续时间、感染发生机会和后果严重程度，手术可能污染细菌种类、抗菌药物预防效果的循证医学证据、对细菌耐药性的影响和经济学评估等，综合各种因素考虑决定是否预防用药和如何预防用药。

一、预防

（一）手术预防用药的指征

根据《抗菌药物临床应用指导原则（2015 年版）》（以下简称《指导原则》），手术切口分为Ⅰ、Ⅱ、Ⅲ、Ⅳ类，手术切口类别定义见表 3 - 2 - 1。

（1）Ⅰ类切口手术　手术部位或者手术路径为人体无菌部位，不涉及呼吸道、消化道、泌尿生殖道等人体与外界相通的器官。手术部位无感染、无污染，局部无损伤，通常不需预防性应用抗菌药物。但在下列情况感染风险增加，可考虑预防用药：①手术范围大、手术时间长、污染机会增加；②手术涉及重要脏器，一旦发生感染将造成严重后果者，如颅脑手术、心脏手术等；③异物植入手术，如人工心脏瓣膜植入、永久性心脏起搏器放置、人工关节置换等；④有感染高危因素，如高龄、糖尿病、免疫功能低下（尤其是接受器官移植者）、营养不良等患者。

（2）Ⅱ类切口和Ⅲ类切口　由于手术部位存在大量人体寄生定殖菌群，或者已造成严重污染，手术暴露时污染的细菌可能引致手术部位感染，故此类手术通常需预防性应用抗菌药物。

（3）Ⅳ类切口手术　在手术前已开始治疗性应用抗菌药物，术中、术后继续治疗，不属预防应用范畴。

表 3 – 2 – 1　手术切口类别定义

切 口 类 别	定 义
Ⅰ类切口（清洁手术）	手术不涉及感染、炎症区域，不涉及呼吸道、消化道、泌尿生殖道等与外界相通的器官
Ⅱ类切口（清洁－污染手术）	呼吸道、消化道、泌尿生殖道手术，或经以上器官的手术，如经口咽部手术、胆道手术、子宫全切除术，经直肠前列腺手术以及开放性骨折或创伤手术等
Ⅲ类切口（污染手术）	手术部位有严重污染的手术，包括：手术涉及急性炎症但未化脓、坏疽区域；胃肠道内容物有明显溢出污染；新鲜开放性创伤并未及时扩创；无菌技术有明显缺陷，如开胸心脏按压
Ⅳ类切口（污秽－感染手术）	有失活组织的陈旧创伤手术；已有临床感染化脓、坏疽、脏器穿孔的手术

目前，我国病案首页将手术切口分为0、Ⅰ、Ⅱ、Ⅲ类，其Ⅱ类切口相当于《指导原则》的Ⅱ、Ⅲ类，Ⅲ类切口相当于《指导原则》的Ⅳ类切口。病案首页的0类切口是指体表无切口，手术经人体自然腔道进行或者经皮单孔腔镜手术。前者手术野有细菌定植有预防用药指征，后者视手术部位是否有细菌定植或感染而定是否有预防用药指征。

（二）手术预防用药的选择

预防用药的选择应根据手术切口可能的污染菌种类及其对抗菌药物敏感性、药物能否在手术部位达到有效浓度等综合考虑。首选对污染菌针对性强、有充分的预防有效的循证医学证据、安全、使用方便及价格适当的品种。头孢菌素具有抗菌谱广、抗菌效力强特点，安全性与经济性有优势，是手术预防用药的首选。

药物的选择要考虑手术部位或者手术路径中可能存在污染菌的特点。如心血管、头颈、胸腹壁、四肢软组织和骨科手术等经皮肤的手术，可选择针对金黄色葡萄球菌的一代头孢；结肠、直肠和盆腔手术，应选用对革兰氏阳性菌、阴性菌和厌氧菌都有效的头霉素类，或者选择二代头孢联合对厌氧菌有效的咪唑类抗菌药物。目前认为，有循证证据的一代头孢药物首选头孢唑林、二代头孢药物首选头孢呋辛。不宜随意选用广谱抗菌药物作为围手术期预防用药。鉴于国内肠杆菌科细菌对喹诺酮类药物耐药率高，应严格控制喹诺酮类药物作为外科围手术期预防用药。

头孢菌素过敏者的预防用药选择：针对革兰氏阳性菌可用万古霉素、去甲万古霉素、克林霉素；针对革兰氏阴性杆菌可用氨曲南、磷霉素或氨基糖苷类。对于可能混合感染的手术切口，如涉及消化道、生殖道的Ⅱ类、Ⅲ类切口手术，建议克林霉素联合氨基糖苷类，或者氨基糖苷类联合甲硝唑。

各种手术以及特殊有创操作的预防性应用抗菌药物的品种选择见表3-2-2，表3-2-3。

表3-2-2　围手术期预防性应用抗菌药物的品种选择

手术名称	切口类别	抗菌药物
脑外科手术（清洁，无植入物）脑脊液分流术	Ⅰ	第一、二代头孢菌素，MRSA 感染高发医疗机构的高危患者可用（去甲）万古霉素
脑外科手术（经鼻窦、鼻腔、口咽部手术）	Ⅱ	第一、二代头孢菌素±①甲硝唑，或克林霉素＋庆大霉素
眼科手术（如白内障、青光眼或角膜移植、泪囊手术、眼穿通伤）	Ⅰ、Ⅱ	局部应用妥布霉素或左氧氟沙星等
头颈部手术（经口咽部黏膜）	Ⅱ	第一、二代头孢菌素±①甲硝唑，或克林霉素＋庆大霉素
颌面外科（下颌骨折切开复位或内固定，面部整形术有移植物手术，正颌手术）	Ⅰ	第一、二代头孢菌素
耳鼻喉科（复杂性鼻中隔鼻成形术，包括移植）	Ⅱ	第一、二代头孢菌素
乳腺手术（乳腺癌、乳房成形术，有植入物如乳房重建术）	Ⅰ	第一代头孢菌素
胸外科手术（食管、肺）	Ⅱ	第一、二代头孢菌素
胸外科手术（心脏手术、安装永久性心脏起搏器、腹主动脉重建）	Ⅰ	第一代头孢菌素、MRSA 感染高发医疗机构的高危患者可用（去甲）万古霉素
血管手术（下肢手术切口涉及腹股沟、任何血管手术植入人工假体或异物）	Ⅰ	第一代头孢菌素

续表

手术名称	切口类别	抗菌药物
肝、胆系统及胰腺手术 结肠、直肠、阑尾手术	Ⅱ、Ⅲ	第一、二代头孢菌素或头孢曲松±[①]甲硝唑，或头霉素类
胃、十二指肠、小肠手术	Ⅱ、Ⅲ	第一、二代头孢菌素，或头霉素类
泌尿外科手术：进入泌尿道或经阴道的手术（经尿道膀胱肿瘤或前列腺切除术、异体植入及取出，切开造口、支架的植入及取出）及经皮肾镜手术	Ⅱ	第一、二代头孢菌素，或氟喹诺酮类[②]
泌尿外科手术：涉及肠道的手术	Ⅱ	第一、二代头孢菌素，或氨基糖苷类+甲硝唑
经直肠前列腺活检	Ⅱ	氟喹诺酮类[②]
妇科手术：经阴道或经腹腔子宫切除术、腹腔镜子宫肌瘤剔除术（使用举宫器）	Ⅱ	第一、二代头孢菌素（经阴道手术加用甲硝唑），或头霉素类
产科手术：羊膜早破或剖宫产术、人工流产-刮宫术引产术、Ⅲ度、Ⅳ度会阴撕裂修补术	Ⅱ	第一、二代头孢菌素±[①]甲硝唑
皮瓣转移术（游离或带蒂）或植皮术	Ⅱ	第一、二代头孢菌素
关节置换成形术、截骨、骨内固定术、腔隙植骨术、脊柱术（应用或不用植入物、内固定物）	Ⅰ	第一、二代头孢菌素，MRSA感染高发医疗机构的高危患者可用（去甲）万古霉素
外固定架植入术	Ⅱ	第一、二代头孢菌素
截肢术、开放骨折内固定术	Ⅰ、Ⅱ	第一、二代头孢菌素±[①]甲硝唑

资料来源：《抗菌药物临床应用指导原则（2015年版）》《国家抗微生物治疗指南》。

注：1. 有循证医学证据的第一代头孢菌素主要为头孢唑啉，第二代头孢菌素主要为头孢呋辛。

　　2. 胃十二指肠手术、肝胆系统手术、结肠和直肠、阑尾手术、Ⅱ或Ⅲ类切口的妇产科手术，如果患者对β-内酰胺类抗菌药物过敏，可用克林霉素+氨基糖苷类，或氨基糖苷类+甲硝唑。

①"±"是指两种及两种以上药物可联合应用，或可不联合应用。

②我国大肠埃希菌对氟喹诺酮类耐药率高，预防性应用需严加限制。

表3-2-3　特殊诊疗操作的抗菌药物预防应用

诊疗操作名称	预防用药建议	推荐药物
经血管介入手术（包括冠状动脉造影术、成形术、支架植入术及导管内溶栓术）	不推荐常规预防用药。对于7天内再次行血管介入手术者、需要留置导管或导管鞘超过24小时者，则应预防用药	第一代头孢菌素

诊疗操作名称	预防用药建议	推 荐 药 物
主动脉内支架植入术高危患者	使用 1 次	第一代头孢菌素
先天性心脏病封堵术	使用 1 次	第一代头孢菌素
脾动脉、肾动脉栓塞术	使用 24 小时内	第一代头孢菌素
肝动脉化疗栓塞（TACE）	使用 24 小时内	第一、二代头孢菌素 ± 甲硝唑
食管静脉曲张硬化治疗	使用 24 小时内	第一、二代头孢菌素
经颈静脉肝内门腔静脉分流术（TIPS）	使用 24 小时内	氨苄西林/舒巴坦或阿莫西林/克拉维酸
经皮椎间盘摘除术及臭氧、激光消融术	使用	第一、二代头孢菌素
经内镜逆行胰胆管造影（ERCP）	使用 1 次	第二代头孢菌素或头孢曲松
经皮肝穿刺胆道引流或支架植入术	使用	第一、二代头孢菌素，或头霉素类
经皮内镜胃造瘘置管	使用 24 小时内	第一、二代头孢菌素
腹膜透析管植入术	使用 1 次	第一代头孢菌素

注：1. 操作前半小时静脉给药。

2. 手术部位感染预防用药有循证医学证据的第一代头孢菌素主要为头孢唑啉，第二代头孢菌素主要为头孢呋辛。

（三）手术预防用药的方法

手术操作给细菌污染创造机会，在发生细菌污染而未发生感染时，给予足量的抗菌药物，将产生最佳的预防效果，因此首次预防用药的给药时机极为重要。目前推荐的给药方法是：在皮肤、黏膜切开前 0.5～1 小时内或麻醉开始时，用少量溶媒快速静脉给药，在开始手术时输注完毕，保证手术部位暴露时，局部组织中抗菌药物已达到足以杀灭手术过程中污染细菌的药物浓度。万古霉素、去甲万古霉素或氟喹诺酮类等由于需输注较长时间，应在手术前 1～2 小时开始给药。

手术预防性应用抗菌药物的有效覆盖时间应包括整个手术过程。手术时间较短（<2 小时）的清洁手术术前给药一次即可。如手术时间超过 3 小时或超过所用药物半衰期的 2 倍以上，或成人出血量超过 1500ml，术中应追加一次，手术时间特别长时可以考虑用第 3 次，或者直接选择半衰期长的药物在术前 30 分钟用药，术中不再追加。

手术预防给药途径大部分为静脉输注，仅有少数为口服或局部给药，例如：

人工流产手术、膀胱镜检查、经直肠前列腺穿刺等，建议术前 1~2 小时口服给药；眼科手术建议在术前 24 小时之内开始滴眼药水；下消化道手术，术前 1 日分次给予口服不吸收或者少吸收的药物，并同时给予口服导泻药或清洁灌肠。

（四）手术预防用药时间

研究发现，延长抗菌药物的预防用药时间，并不能降低 SSI 的发生率。对于手术时间短（2 小时以内）、有预防用药指征的 I 类切口（如起搏器安装、周围血管手术、眼科手术等），以及择期的消化道、泌尿道、生殖道的 II 类切口手术（如胆囊、阑尾、子宫肌瘤、卵巢囊肿等），建议术前 1 次即可，预防用药时间不超过术后 24 小时。对于手术时间较长的清洁手术如心脏手术、人工关节手术可视情况延长至 48 小时。手术时间长（超过 2 小时）的 II 类切口和 III 类切口手术的预防用药时间必要时延长至 48 小时。目前建议手术预防用药时间不超过术后 48 小时，长时间预防用药并不能提高预防效果，反而会导致耐药菌感染机会增加。

二、治疗

SSI 直接与手术野的细菌污染程度有关，目前 SSI 分为三类：浅表切口感染、深部切口感染和手术涉及的器官/腔隙感染。手术切口愈合分为甲、乙、丙三级。甲级：无不良反应的初期愈合；乙级：切口愈合欠佳，但未感染化脓；丙级：切口感染化脓，需要敞开或者切开引流。

（一）诊断标准

（1）浅表切口感染 术后 30 天内发生，累及皮肤及皮下组织的感染，并至少具备以下情况之一：①切口浅层有脓性分泌物；②切口浅层分泌物培养出细菌；③有下列症状之一：红、肿、皮温高、渗液、疼痛或压痛，因而需要开放切口者；④外科医生诊断为浅表切口感染。缝线脓点及戳孔周围感染不列为切口感染。

（2）深部切口感染 术后 30 天内（如有人工植入物则术后 1 年内）发生，累及切口深部筋膜及肌层的感染，并至少具备以下情况之一：①从切口深部流出脓液；②切口深部自行裂开或由医生主动打开，且具备以下症状体征之一：体温 >38℃ 或局部疼痛或压痛；③临床或经手术或病理组织学或影像学诊断发现切口深部有脓肿；④外科医师诊断为深部切口感染。感染同时累及切口浅部和深部者，列为深部感染。

（3）手术涉及的器官/腔隙感染 术后 30 天内（如有人工植入物则术后 1 年内）发生在手术曾涉及部位的器官/腔隙的感染，通过手术打开或者其他手术处理，并至少具备以下情况之一：①放置于器官/腔隙的引流管有脓性引流物；②器官/腔隙的液体或组织培养有致病菌；③经手术或病理组织学或影像学诊断器官/腔隙有脓肿；④外科医师诊断为器官/腔隙感染。

（二）常见病原菌

SSI的细菌是大多数是内源性的，也可以是外源性的。内源性细菌来自患者的皮肤、黏膜及空腔脏器。皮肤携带的致病菌以革兰氏阳性菌为主，最常见的是金黄色葡萄球菌和凝固酶阴性葡萄球菌。但是在会阴、腹股沟区，常被粪便污染而带有革兰氏阴性杆菌和厌氧菌。手术涉及消化道、泌尿生殖道黏膜时，SSI的致病菌则以革兰氏阴性肠道杆菌和阳性球菌（肠球菌）为主，在结直肠还有拟杆菌、梭菌等厌氧菌。不同的手术部位发生感染的菌群有所不同，可据此进行SSI的预防，但是如果发生了感染，病原微生物除了上述细菌之外，可能更为复杂，尤其对长时间使用抗菌药物预防的手术，耐药菌的感染也在考虑之内。外科感染常见病原菌见表3-2-4。

表3-2-4 外科感染常见病原菌

感 染 种 类	常见病原菌
一般软组织感染	
疖、痈、蜂窝织炎、乳腺炎	金黄色葡萄球菌、凝固酶阴性葡萄球菌、肠道杆菌
丹毒、淋巴管炎	乙型溶血性链球菌
软组织混合感染（坏死性筋膜炎、糖尿病足、咬伤感染）	厌氧消化链球菌、葡萄球菌、链球菌、肠道杆菌、厌氧类杆菌
梭菌性肌肉坏死及蜂窝织炎	厌氧产气荚膜梭状芽孢杆菌
破伤风	厌氧破伤风梭状芽孢杆菌
烧伤感染创面感染	金黄色葡萄球菌、铜绿假单胞菌、肠道杆菌*
骨髓炎	
血行性	葡萄球菌、链球菌
人工关节或胸骨劈开术后	金黄色葡萄球菌、表皮葡萄球菌
骨折复位及内固定术后	肠道杆菌*、葡萄球菌、铜绿假单胞菌
慢性骨髓炎（死骨形成）	金黄色葡萄球菌、肠道杆菌*、凝固酶阴性葡萄球菌、铜绿假单胞菌
化脓性关节炎（手术或注射后）	金黄色葡萄球菌、表皮葡萄球菌、肠道杆菌*、铜绿假单胞菌
脑脓肿	
原发性或源自邻近感染	链球菌、金黄色葡萄球菌、厌氧类杆菌、肠道杆菌*
创伤或手术后	金黄色葡萄球菌、肠道杆菌*
脑膜炎、脑室炎	金黄色葡萄球菌、凝固酶阴性葡萄球菌、肠道杆菌*

续表

感 染 种 类	常 见 病 原 菌
脓胸	链球菌、葡萄球菌、肠道杆菌*、厌氧类杆菌
肝脓肿	
阿米巴性	无菌生长
血行性	金黄色葡萄球菌
胆源性	肠道杆菌*、厌氧类杆菌、肠球菌、铜绿假单胞菌
胆囊炎、胆管炎	肠道杆菌*、不动杆菌、厌氧类杆菌、肠球菌、铜绿假单胞菌
胰腺感染	肠道杆菌*、不动杆菌、铜绿假单胞菌、厌氧类杆菌、肠球菌、金黄色葡萄球菌
脾脓肿	
血行性	金黄色葡萄球菌、链球菌
腹腔源性	肠道杆菌*、肠球菌、铜绿假单胞菌
严重免疫低下	念珠菌、结核杆菌
腹、盆腔脓肿	肠道杆菌*、铜绿假单胞菌、不动杆菌、厌氧类杆菌、肠球菌
原发性腹膜炎	肠道杆菌*、链球菌、肠球菌
术后切口感染	
头、颈、四肢手术	金黄色葡萄球菌
肠、腹腔、盆腔手术	肠道杆菌*、厌氧类杆菌
手术后肺部感染	金黄色葡萄球菌、肠球菌、肠道杆菌*、厌氧类杆菌、铜绿假单胞菌
静脉导管感染	金黄色葡萄球菌、凝固酶阴性葡萄球菌、大肠埃希菌、铜绿假单胞菌、真菌
导管相关性尿路感染	大肠埃希菌、铜绿假单胞菌、肠球菌、金黄色葡萄球菌
中毒性休克综合征	金黄色葡萄球菌
伪膜性肠炎	厌氧难辨梭状芽胞杆菌

注：*指肠道杆菌科细菌，包括大肠埃希菌、克雷伯杆菌、肠杆菌属等。

（三）治疗策略

SSI 治疗最为重要的原则是对感染灶进行积极的干预，寻找感染灶，暴露、清创、穿刺引流，或其他积极的外科处理，其次是给予恰当的抗菌药物治疗。在启动 SSI 经验治疗之前，应根据感染灶特点，尽可能留取合格标本（尤其是血液等无菌部位标本），送病原学检查，以尽早明确病原菌和药敏试验结果，为下一步的目标治疗做准备。

1. 经验治疗 在未获取感染的病原微生物之前，可以参照表3-2-4，根据感染的部位、性质及患者的基础疾病，分析可能的致病菌，并结合当地细菌耐药性监测数据、临床常见病原菌的目标治疗（表3-2-5），选择相应的治疗药物，制订合理的给药方案。待获知病原学检测及药敏试验结果后，结合先前的治疗反应调整用药方案；对培养结果阴性的患者，根据经验治疗的效果和患者情况采取进一步诊疗措施。

表3-2-5 临床常见病原菌的目标治疗

菌 种	首 选	次 选	备 注
甲氧西林敏感金黄色葡萄球菌（MSSA）、凝固酶阴性葡萄球菌	苯唑西林、氯唑西林、头孢唑林、头孢呋辛	万古霉素或去甲万古霉素、替考拉宁、克林霉素（多用于对β-内酰胺过敏者）	多数β-内酰胺类、β-内酰胺类/β-内酰胺酶抑制剂、氟喹诺酮类、利奈唑胺、达托霉素、磺胺甲噁唑/甲氧苄啶治疗也有效果，但一般情况下不选择
耐甲氧西林金黄色葡萄球菌（MRSA）、凝固酶阴性葡萄球菌	万古霉素或去甲万古霉素	利奈唑胺、替考拉宁、达托霉素、磺胺甲噁唑/甲氧苄啶	替加环素对MRSA具有抗菌活性，特殊情况下（如多种细菌混合感染）可以使用替加环素，但缺乏临床研究依据
化脓链球菌	青霉素	除青霉素外的β-内酰胺类药物均可选用	喹诺酮类药物也有效
万古霉素敏感的粪肠球菌	青霉素或氨苄西林（体外试验敏感）；呋喃妥因、磷霉素（仅限于泌尿道感染）	万古霉素或去甲万古霉素、替考拉宁，利奈唑胺	达托霉素、替加环素也有效
万古霉素敏感的屎肠球菌	青霉素或氨苄西林（体外试验敏感）；万古霉素或去甲万古霉素、替考拉宁，呋喃妥因、磷霉素（仅限于泌尿道感染）	利奈唑胺	达托霉素、替加环素体外敏感

续表

菌 种	首 选	次 选	备 注
肺炎克雷伯菌、产酸克雷伯菌	第三代头孢菌素类（体外试验敏感）、厄他培南、β–内酰胺类/β–内酰胺酶抑制剂、头孢吡肟、氟喹诺酮类	亚胺培南/西司他丁、美罗培南、拉氧头孢、磺胺甲噁唑/甲氧苄啶、替加环素、氨基糖苷类	脓毒症、医院获得性肺炎、化脓性腹腔感染、尿路感染菌株之间敏感性差异大，需药敏试验
大肠埃希菌	第三、四代头孢菌素（体外试验敏感）、哌拉西林/他唑巴坦	厄他培南、头孢哌酮/舒巴坦、拉氧头孢 严重感染：亚胺培南/西司他丁、美罗培南、帕尼培南/倍他米隆	对产 AmpC 酶菌株、碳青霉烯类耐药菌株见本表相应条目
	体外试验敏感：磺胺甲噁唑/甲氧苄啶、氟喹诺酮类 第三、四代头孢菌素	哌拉西林/他唑巴坦、头孢哌酮/舒巴坦、头孢美唑、头孢米诺、呋喃妥因	尿路感染
	体外试验敏感：头孢他啶、头孢噻肟、头孢曲松、哌拉西林/他唑巴坦	头孢吡肟、拉氧头孢、厄他培南、头孢哌酮/舒巴坦 严重感染：美罗培南、亚胺培南/西司他丁、帕尼培南/倍他米隆	血流感染
产超广谱 β–内酰胺酶（ESBL）肠杆菌科细菌	哌拉西林/他唑巴坦、头孢哌酮/舒巴坦、拉氧头孢、头孢美唑、头孢米诺	厄他培南 严重感染：亚胺培南/西司他丁、美罗培南、帕尼培南/倍他米隆	尿路感染：磷霉素、呋喃妥因 头孢他啶 MIC ≤ 2μg/ml 时可能有效，目前不推荐常规测试 ESBL，治疗参考 MIC 值
产 AmpC 酶肠杆菌科细菌	头孢吡肟	厄他培南、亚胺培南/西司他丁、美罗培南、帕尼培南/倍他米隆	

续表

菌 种	首 选	次 选	备 注
产碳青霉烯酶肠杆菌科细菌（包括 NDM - 1 细菌等）	多黏菌素 E（黏菌素）、多黏菌素 B、替加环素、磷霉素		大多数情况下需要联合治疗；可选择相对敏感或 MIC 较低的低耐药的药物联合用药 此类菌可能对所有青霉素类、头孢菌素类、氨曲南、碳青霉烯类、氟喹诺酮类、氨基糖苷类耐药 肺炎克雷伯菌对黏菌素、替加环素已有耐药菌株
铜绿假单胞菌	哌拉西林、哌拉西林/他唑巴坦、头孢哌酮/舒巴坦、头孢他啶、亚胺培南/西司他丁、美罗培南、帕尼培南/倍他米隆、环丙沙星	对泛耐药的菌株，可选多黏菌素 B	β - 内酰胺类抗生素治疗期间可能出现耐药 严重感染：抗假单胞菌β - 内酰胺类＋环丙沙星或阿米卡星联合用药治疗，但联合治疗的价值有争议，对泌尿道感染，通常单一药物有效
嗜麦芽窄食单胞菌	磺胺甲噁唑/甲氧苄啶、替卡西林/克拉维酸	头孢哌酮/舒巴坦、左氧氟沙星、莫西沙星、环丙沙星	（头孢他啶或替卡西林/克拉维酸）＋（磺胺甲噁唑/甲氧苄啶或环丙沙星）
碳青霉烯类敏感的鲍曼不动杆菌	头孢他啶、头孢哌酮/舒巴坦	亚胺培南/西司他丁、美罗培南、帕尼培南/倍他米隆、环丙沙星、左氧氟沙星、头孢吡肟	米诺环素、多西环素
脆弱拟杆菌	甲硝唑、奥硝唑、左奥硝唑、阿莫西林/克拉维酸、哌拉西林/他唑巴坦、氨苄西林/舒巴坦、替卡西林/克拉维酸	克林霉素、厄他培南、莫西沙星	严重感染：亚胺培南/西司他丁、美罗培南、帕尼培南/倍他米隆

菌　　种	首　　选	次　　选	备　　注
艰难梭菌	甲硝唑（口服）	万古霉素（口服）或去甲万古霉素（口服）	杆菌肽（口服）
产气荚膜梭菌	青霉素±克拉霉素	多西环素	红霉素、氯霉素、头孢唑林、哌拉西林、碳青霉烯类
破伤风梭菌	甲硝唑或青霉素	多西环素	抗假单胞菌青霉素

重症感染患者的经验治疗要贯彻"重拳出击，全面覆盖"的策略，选用强有力的广谱抗菌药物作为起始治疗，迅速控制可能感染的致病菌，阻止病情恶化。通常选用第三、四代头孢菌素，β-内酰胺酶抑制剂的复方制剂以及碳青霉烯类，必要时还需联合用药。在获得细菌培养及药物敏感试验结果后，不要过度依赖检验结果，要坚持以临床为主的原则，重新评估原治疗方案的治疗效果，再决定是否启动针对检测菌株的目标治疗，也可以通过调整原治疗药物的用法用量和给药间隔等，以实现感染部位达到最佳的药物浓度。

2. 治疗方案　根据药物的抗菌谱、药动学和药效学特点选择治疗用药和制订治疗方案，快速控制 SSI，把风险降至最低。β-内酰胺类药物是临床最常用的杀菌剂，抗菌效力强、疗效确切，为 SSI 治疗的首选药物。按照药物的治疗剂量范围给药，重症感染及药物不易达到的部位的感染（如中枢神经系统感染等），剂量宜在治疗剂量范围高限；轻中度感染或药物浓集的部位感染（如尿路感染），选择治疗剂量范围低限。β-内酰胺类药物呈时间依赖性，缩短用药间隔是重要的治疗策略。对轻中度感染，宜每 8~12 小时给药一次；对重度感染，应每 6~8 小时甚至每 4 小时给药一次。而对于杀菌作用呈浓度依赖性的氨基糖苷类抗生素和喹诺酮类抗菌药物，宜将全天剂量一次给予。感染严重、病情进展迅速的情况下，首选静脉注射，轻、中度感染可口服吸收良好的抗菌药物品种。

在以下情况有指征联合用药：①病原菌尚未查明的严重感染，包括免疫缺陷者的严重感染；②单一抗菌药物不能控制的严重感染；③需氧菌及厌氧菌混合感染，以及多重耐药菌或泛耐药菌感染。联合用药时宜选用具有协同或相加作用的药物联合。

SSI 治疗的疗程，一般在感染症状、体征消失，体温正常 3 天，感染指标明显改善后停药。如果感染只是得到基本控制，并未完全消除，可以考虑调整给药间隔、降低给药剂量，或者停用广谱全覆盖的药物，改用相对窄谱的抗菌药物等策略，直到感染完全消除。

（四）案例分析

1. 案例一 患者信息见表3-2-6。

表3-2-6 案例一患者信息

患者基本信息	张某，男，69岁，体重65kg
主诉	右髋部疼痛2年余，加重1个月
既往病史	无药物、食物过敏史，酗酒，0.8~1斤白酒/日，20余年
诊断	①股骨颈坏死；②肝硬化
手术名称	髋关节置换术
手术时间	1.7小时，出血200ml
抗感染方案	克林霉素0.9g+0.9%NS 250ml ivgtt 术前30分钟 克林霉素0.9g+0.9%NS 250ml ivgtt bid×3天

案例分析

（1）围手术期是否有预防用药指征?

该患者行髋关节置换术，为Ⅰ类切口手术，手术有人工关节植入，有预防用药指征。

（2）手术预防用药选择是否合理?

根据《指导原则》，患者没有药物过敏，推荐使用头孢唑林钠作为手术预防用药，但是考虑患者有酗酒的情况，为避免头孢菌素导致的双硫仑样反应，使用克林霉素预防用药合理。

（3）手术预防用药方案是否合理?

克林霉素不同的厂家建议的溶媒量不同，参照药品说明书，若0.9g可以用100ml溶媒，30分钟内滴注完成，则可以术前30分钟开始给药；若说明书要求用250ml溶媒，1小时以上滴注完成，则应在术前1小时开始给药。手术预防用药时间应在术后24小时停药，最长不应超过48小时。

2. 案例二 患者信息见表3-2-7。

表3-2-7 案例二患者信息

患者基本信息	陈某，男，77岁，体重66kg
主诉	小便不畅3年余，加重2个月
既往病史	高血压病史8余年，平素予苯磺酸氨氯地平10mg qd降压，自诉血压波动在130/80mmHg左右

续表

诊断	前列腺结节状增生；高血压
手术名称	经尿道前列腺电切术（TURP）
手术时间	1.1 小时，出血 50ml
抗感染方案	头孢呋辛钠 1.5g＋0.9% NS 100ml ivgtt 术前 30 分钟及术后 4 小时各 1 次 硫酸庆大霉素注射液 24 万单位＋0.9% NS 1500ml 持续 3 天膀胱冲洗 24 小时

案例分析

（1）围手术期是否有预防用药指征？

该患者择期行经尿道前列腺电切术（TURP），术前没有泌尿道感染，为Ⅱ类切口手术，有预防用药指征。

（2）手术预防用药选择是否合理？

根据《指导原则》，推荐使用头孢呋辛钠作为手术预防用药，但是不建议使用氨基糖苷类。

（3）手术预防用药方案是否合理？

根据《指导原则》，推荐术前 30 分钟、术后 24 小时停药，头孢呋辛钠 1.5g，溶媒 100ml，静脉滴注，可以在半小时内滴注完成。用法用量、用药时机以及用药时间等都符合要求。但是，术后给予硫酸庆大霉素注射液＋0.9% NS 1500ml 持续膀胱冲洗 24 小时，抗菌药物局部冲洗药物与细菌接触时间短，不足以杀灭细菌，可能诱发细菌耐药，不建议抗菌药物局部冲洗用药。可以用生理氯化钠溶液持续冲洗，以避免产生血凝块堵塞尿路。

3. 案例三　患者信息见表 3－2－8。

表 3－2－8　案例三患者信息

患者基本信息	李某，女，27 岁，体重 62kg
主诉	停经 40 周，阴道流液 2 小时
既往病史	既往体健，产前的 GBS 筛查（－）
诊断	G2P1，宫内妊娠 40^{+3} 周；胎膜早破
手术名称	剖宫产
手术时间	43 分钟，出血 50ml
抗感染方案	头孢呋辛钠 1.5g＋0.9% NS 100ml ivgtt 头孢呋辛钠 1.5g＋0.9% NS 100ml ivgtt　bid×2 天

案例分析

（1）围手术期是否有预防用药指征？

该患者急诊行剖宫产手术，为Ⅱ类切口手术，有预防用药指征。该患者明确诊断为胎膜早破也有预防用药指征。

（2）手术预防用药选择是否合理？

根据《指导原则》，推荐使用头孢呋辛钠作为手术预防用药。

（3）手术预防用药方案时机是否合理？

胎膜早破 >18 小时即可启动抗菌药物预防感染，用药时机合理；剖宫产手术开始的时间距离前一次的用药时间超过 4 小时，也超过了头孢呋辛半衰期 2 倍时间，应在术前 30 分钟给予 1 个剂量用药，以期有效药物浓度可以覆盖整个手术期间。

（4）手术预防用药时间是否合理？

根据《指导原则》，应在术后 24 小时停药，不宜用药 2 天。

第二节　脓毒症与脓毒症休克

脓毒症（sepsis）是指因感染引起宿主反应失调而导致危及生命的器官功能障碍。脓毒症休克（septic shock）是脓毒症的一种，存在循环、细胞/代谢功能异常，具有比较高的病死率。全球每年有数百万人罹患脓毒症，病死率高达 20%，在初始几小时内尽快识别与恰当处理可改善脓毒症患者的预后，是提高患者生存率的关键。

一、脓毒症的定义与临床诊断

1991 年脓毒症定义为：感染引起的全身炎症反应综合征（SIRS）。该定义为 1.0 版本，其重要贡献是提出了 SIRS 的概念，缺陷是敏感度高、特异度低，可能造成脓毒症的过度诊断。2001 年美国华盛顿联席会议对其进行修订，提出了脓毒症 2.0 定义与诊断标准。保留了脓毒症、严重脓毒症（severe sepsis）、脓毒症休克（septic shock）的概念，提出更为严格的诊断标准，包括感染、炎症反应、器官障碍、血流动力学、组织灌注等 21 个指标及参数，以帮助医师临床诊断。不足的是，该诊断标准过于复杂，阻碍了其临床应用。

2016 年 2 月，美国重症医学会（SCCM）与欧洲重症医学会（ESICM）联合发布脓毒症 3.0 定义：机体对感染的反应失调而导致危及生命的器官功能障碍。定义以机体对感染的反应失调和器官功能障碍为核心，超越了感染本身的潜在危险性，更关注机体应对感染时所发生的复杂病理生理反应。"严重脓毒症"概念不复存在，脓毒症休克是指脓毒症合并出现严重的循环障碍和细胞代谢紊乱，临床表现为持续性低血压，在充分容量复苏后仍需血管收缩药以维持平均动脉压 ≥ 65mmHg，血清乳酸浓度 >2mmol/L。有关脓毒症与脓毒症休克的临床诊断流程见图 3 - 2 - 1。

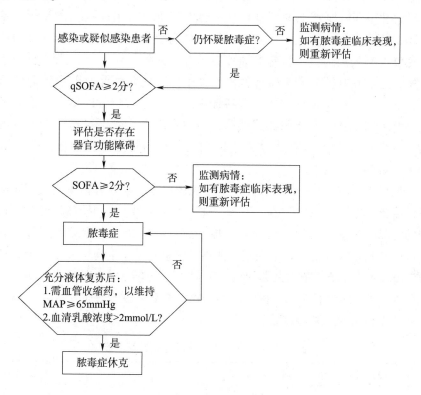

图 3 - 2 - 1　脓毒症和脓毒症休克的临床诊断流程图

（资料来源：《中华麻醉学杂志》2016 年第 36 卷第 3 期）

qSOFA 评分：呼吸频率≥22 次/min：1 分；意识状态改变：1 分；收缩压≤100mmHg：1 分

二、抗感染治疗

对于无感染源的严重炎症状态的患者，例如重症胰腺炎、大面积烧伤、闭合性创伤等，不推荐持续全覆盖使用抗菌药物预防感染，因为可能会引发病原体多重耐药或出现药物相关的不良反应。怀疑脓毒症或者脓毒症休克时，在不影响抗感染治疗的前提下，常规使用抗菌药物之前进行病原体检查（推荐血培养），并在 1 小时内尽快静脉使用抗菌药物。推荐经验性使用广谱药物治疗，必要时考虑联合用药以覆盖可能的病原体（包括细菌以及潜在的真菌或者病毒）。

（一）经验治疗与目标治疗

对于大多数的菌血症及没有休克的脓毒症患者，不应常规使用联合方案进行持续的治疗，但是对于严重感染、脓毒症休克的早期处理中，初始经验治疗需要广覆盖，经验性联合使用至少两种不同种类的抗菌药物以覆盖最可能的细菌病原体。经验性用药需要考虑的因素包括：感染部位、临床现状、合并症、慢性器官衰竭、既往病史、体内植入物、近期感染病史、近3个月内使用过的抗菌药物、免疫抑制剂用药史、特殊病原体定植等。此外，还要了解患者感染所处在的场所，发病在社区、养老院或医院，发生感染的病原体有差别。而病原体的耐药状况，则要以当地病原体流行特征为准，经验用药可以参照当地的细菌耐药监测结果来选择。对于脓毒症或脓毒症休克患者，除了药物选择，抗菌药物的给药方案基于药效学/药代动力学原则及药物的特性进行优化，也是非常重要的治疗策略。

常见的病原体是 G^- 菌、G^+ 菌，需厌氧菌混合感染，有宿主高危因素的部分患者还需要考虑侵袭性念珠菌、中毒性休克综合征及其他少见病原体的可能性。特殊的情况应考虑不典型或耐药病原体的感染，例如，包括耐药的 G^- 肠杆菌、非发酵菌及假丝酵母菌等。医院获得性感染的患者易发生耐甲氧西林金黄色葡萄球菌（MRSA）或肠球菌感染而导致脓毒症。可以选择碳青霉烯类，第三、四代头孢菌素，加酶抑制剂的 β-内酰胺类药物，必要时联合糖肽类药物。脓毒症及脓毒症休克感染的经验治疗见表3-2-9。

表3-2-9 外科常见血流感染经验治疗

类型/伴随情况	病 原 体	首 选 治 疗	备 选 治 疗
胆囊炎、胆管炎	肠杆菌科细菌、肠球菌、拟杆菌、芽孢杆菌属，极少为念珠菌	哌拉西林/他唑巴坦，替卡西林/克拉维酸，或头孢哌酮/舒巴坦，或拉氧头孢	碳青霉烯类（亚胺培南/西司他丁，或美罗培南，或帕尼培南/倍他米隆或比阿培南）或头孢吡肟
泌尿系统感染	肠杆菌科细菌（大肠埃希菌）、铜绿假单胞菌、肠球菌，金黄色葡萄球菌极少	哌拉西林/他唑巴坦，或碳青霉烯类（亚胺培南/西司他丁，美罗培南，帕尼培南/倍他米隆或，比阿培南）	氟喹诺酮类如环丙沙星、左氧氟沙星或头孢他啶或头孢吡肟
腹膜炎	肠杆菌科细菌、拟杆菌属、肠球菌	哌拉西林/他唑巴坦，替卡西林/克拉维酸，头孢哌酮/舒巴坦，或厄他培南	亚胺培南/西司他丁，或美罗培南，或帕尼培南/倍他米隆，或比阿培南

续表

类型/伴随情况		病 原 体	首选治疗	备选治疗
社区获得性肺炎		肺炎链球菌、流感嗜血杆菌、卡他莫拉菌、非典型病原菌（如军团菌）	头孢曲松＋阿奇霉素；有耐青霉素肺炎链球菌（PRSP）感染风险时，大剂量氨苄西林＋阿奇霉素＋呼吸氟喹诺酮类疑有假单胞菌感染者，选择抗假单胞菌β–内酰胺类＋呼吸氟喹诺酮类或氨基糖苷类	厄他培南＋阿奇霉素，或呼吸喹诺酮类如左氧氟沙星或莫西沙星
医院获得性肺炎		肠杆菌科细菌、不动杆菌属、铜绿假单胞菌、耐甲氧西林金黄色葡萄球菌	亚胺培南/西司他丁，或美罗培南，或帕尼培南/倍他米隆，或比阿培南，或头孢哌酮/舒巴坦±万古霉素或利奈唑胺或替考拉宁或去甲万古霉素	如疑有铜绿假单胞菌感染，经验性使用2种抗假单胞菌药物±抗MRSA药物
静脉导管	相关免疫功能正常	表皮葡萄球菌、金黄色葡萄球菌	苯唑西林/氯唑西林，万古霉素	
	免疫功能抑制（烧伤、粒细胞缺乏）	表皮葡萄球菌、金黄色葡萄球菌（MSSA和MRSA）、假单胞菌属、肠道杆菌、杰氏棒状杆菌、曲霉、根霉	万古霉素＋抗假单胞菌药物或抗假单胞菌药物＋氨基糖苷类（如阿米卡星）	
	静脉营养	表皮葡萄球菌、金黄色葡萄球菌，念珠菌较常见	万古霉素＋氟康唑或伏立康唑	
	静脉脂肪乳	表皮葡萄球菌	万古霉素	去甲万古霉素，或替考拉宁
		糠秕马拉色菌	氟康唑	

在明确病原微生物、获得药敏试验结果并且患者临床情况已充分改善的情况下，可缩小经验性抗菌药物治疗的范围，将经验性治疗转化为窄谱、有针对性的目标治疗。对于初始启动了联合治疗的脓毒症休克，在临床症状好转且感染缓解后，停止使用联合治疗，参考药敏试验结果更改抗感染治疗方案，进行降阶梯。

（二）评估与疗程

脓毒症以及脓毒症休克患者应每日评估疗效，除了症状、体征之外，应同时监测血常规、C 反应蛋白、降钙素原（PCT）及血清淀粉样蛋白等检验指标，PCT 值的变化可作为经验性治疗的停药指标以及降阶梯用药的证据。通过监测 PCT 的水平，缩短脓毒症患者抗感染疗程。对于大多数严重感染相关脓毒症以及脓毒症休克，一般抗感染治疗疗程为 7～10 天。对于感染源有效控制者，临床症状缓解快的腹腔或者尿路感染相关的脓毒症，可以缩短疗程。对于临床改善缓慢，感染源难以控制，金黄色葡萄球菌、真菌相关菌血症，或者免疫缺陷（包括中性粒细胞减少症），可以适当延长治疗疗程。

三、感染源的控制

尽早明确脓毒症/脓毒症休克患者的感染源，感染源控制的原则如下。

（1）通过特异性检验、影像学检查等方法，明确感染的部位，例如：腹腔脓肿、胃肠道穿孔、肠缺血或肠扭转、胆管炎、胆囊炎、肾盂肾炎伴有梗阻或脓肿、坏死性软组织感染、其他深部间隙感染（如脓胸或化脓性关节炎）和植入装置感染等。

（2）对感染部位进行积极的外科干预措施，包括脓肿穿刺引流、感染坏死组织清创或手术、去除潜在感染的装置等，并最终控制持续微生物感染的来源。临床经验表明，感染源没有得到足够的控制，即使快速复苏和给予抗感染治疗，临床表现也不稳定。因此，对于严重的脓毒症休克的患者，仅延长抗感染治疗时间或者加强抗感染治疗而不进行感染源的干预，其疗效是不理想的。感染源干预可能会导致新的并发症，如出血、瘘或无意的器官损伤。因此，必须充分权衡利益和风险，以最小侵入性措施来有效地干预感染源。

四、导管相关性血流感染

导管相关性血流感染（catheter – related bloodstream infection，CRBSI）是临床常见的脓毒症和脓毒症休克的原因，以中心静脉导管、PICC、完全植入式静脉输液港（简称输液港）较为多见。细菌入侵的途径有：皮肤插管部位、导管接头、其他感染灶的血行播散、静脉输液污染等。致病菌常为皮肤定植菌，以葡萄球菌多见，尤其是凝固酶阴性葡萄球菌。G⁻杆菌常由胃肠道经血行播散所致。CRBSI 的临床表现主要为发热和（或）局部插管部位的蜂窝织炎。出现无法解释的发热，怀疑 CRBSI 并可疑是脓毒症感染的来源时，应该立即去除。管尖送细菌培养，同时送血培养，以确定感染源。一些植入的、隧道式导管，无法移除时，在没有发生脓毒症休克的情况下，如果抗菌药物治疗有效，可能需要长期抗感染治疗。

五、案例分析

1. 案例四　患者信息见表 3-2-10。

表 3-2-10　案例四患者信息

患者基本信息	梁某，男，41 岁，身高 172cm，体重 76kg
主诉	双下肢凹陷性水肿 1 周合并左下肢红、肿、痛 1 天
现病史	10 余天前无明显诱因出现腹胀伴全身皮肤黏膜黄染，无腹痛、腹泻，无恶心、呕吐。近日双下肢凹陷性水肿，并有左下肢明显的红、肿、热、痛
既往史	乙型肝炎病史多年，未做正规治疗；无药物、食物过敏史
入院查体	T 39.3℃，HR 90 次/分，R 22 次/分，BP 129/75mmHg 全身皮肤黏膜色泽中度黄染，巩膜黄染，全身未见皮疹、皮下出血点及瘀斑，未见肝掌、蜘蛛痣。双下肢呈重度凹陷性水肿，其中左足、左小腿肿胀，皮肤表面潮红，中央部颜色较深，周围色浅，皮温稍高，轻压痛，足动脉搏动正常，下肢活动受限
辅助检查	肝功能：AST 107U/L↑，ALT 70U/L↑，TBIL 178.4μmol/L↑，结合胆红素：96.3μmol/L↑，ALB 22g/L↓、血氨：72μmol/L↑ 凝血功能：PT 33.600sec↑，PT INR 3.210↑，APTT 50.000sec↑ 血肌酐：123μmol/L↑、血糖：6.690mmol/L↑ 血常规：WBC $14.36×10^9$/L↑，中性粒细胞比例 0.821↑ 感染三项：PCT 0.61ng/ml↑，IL-6 701.40pg/ml↑，PCR 30.20mg/L↑ 胸片提示：右侧胸腔少量积液 心电图提示：窦性心动过速
诊断	左下肢蜂窝织炎；慢性乙型病毒性肝炎（活动期）；肝炎后肝硬化失代偿期

2. 治疗经过摘要

入院第 1 天：患者神清、表情淡漠，对答切题。送血培养，给予青霉素 400 万单位，每 8 小时一次，静脉滴注，抗感染治疗，同时给予退热、护肝、利尿、抑酸护胃对症处理。当晚 21：10 诉：胸闷、心慌。查体：神志尚清，烦躁、焦虑、神情紧张，面色和皮肤苍白，口唇和甲床轻度发绀，手足湿冷；心率增快，呼吸深而快，BP 80/50mmHg，考虑休克。即予面罩吸氧、心电监护；开通静脉通道，快速扩容；测 CVP，急查血气、血常规、心肌酶、电解质等。静脉给予去甲肾上腺素、多巴胺等，血压恢复，更改抗感染治疗方案：亚胺培南/西司他丁 1g，每 8 小时一次，静脉滴注。急查结果回报：血常规：WBC $17.96×10^9$/L↑，中性粒细胞比例 0.871↑；血气分析：pH 值 7.343↓，PCO_2 36.6 mmHg，HCO_3^- 19.9mmol/L↓，PO_2 64.8mmHg↓，O_2 sat 90.6%↓；电解质：K^+ 2.98mmol/L，

Na^+、Cl^-、Ca^{2+}、Mg^{2+}、HPO_4^- 基本正常。肌酸激酶（CK）：302U/L↑，天门冬氨酸氨基转移酶（AST）：234U/L↑，乳酸脱氢酶（LDH）：356U/L↑。

第2天：患者神情疲倦面容，发热，最高体温37.8℃，HR 82次/分，R 20次/分，BP 130/85mmHg；有腹胀，无腹痛，双下肢肿胀，以左下肢肿胀明显伴有红肿热痛。治疗同前并输入新鲜血浆、白蛋白等纠正低蛋白血症。血培养报阳，涂片示：G^+球菌。

第3天：患者无发热、仍有腹胀但腹壁较前稍松弛，双下肢肿胀，左下肢伴有红肿，疼痛较前减轻。辅助检查的肝功能及凝血功能较入院时有改善；血常规：WBC 11.840×10^9/L，中性粒细胞比例0.699；PCT：1.50ng/ml。

第4天：患者腹胀有所减轻，双下肢肿胀但较前缓解，有红肿热痛较前减轻。血常规：WBC 8.45×10^9/L，中性粒细胞比例0.624；PCT 0.72ng/ml。血培养结果：甲氧西林敏感的金黄色葡萄球菌（MSSA）对青霉素耐药，苯唑西林敏感，甲氧西林酶测试（-）。更改抗感染治疗：头孢唑林钠2g，每8小时一次，继续抗感染治疗。

第7天：患者腹胀及双下肢肿胀较前明显好转，左下肢疼痛较前减轻，颜色较前变浅。3天后出院。

3. 案例分析

（1）患者是否符合脓毒症、脓毒症休克诊断？

患者明确为下肢蜂窝织炎，感染灶明确；发热，体温超过38.5℃；心率超过90次/分，气促、烦躁、焦虑、神情紧张，面色和皮肤苍白，口唇和甲床轻度发绀，手足湿冷；心率增快，呼吸深而快，符合脓毒症的一般临床特征，也符合休克的临床表现。白细胞超过 12×10^9/L、CRP和PCT超过2个标准差，炎症指标的改变支持脓毒症，SOFA评分已超过2分。肝功能、凝血功能异常符合器官功能障碍指标变化，也符合脓毒症改变，但也不排除患者为乙肝肝硬化继发肝功能损害。血压80/50mmHg，明显下降，血流动力学发生了改变，但是在给予扩容、液体复苏以及血管活性药物后，可以纠正。因此，患者符合脓毒症以及感染性休克的诊断，还没有到脓毒症休克的诊断标准。

（2）患者的抗感染经验治疗分析

根据《指导原则》，社区获得性皮肤软组织感染的病原菌常为 G^+ 球菌，金黄色葡萄球菌、链球菌等为多见，给予青霉素经验性抗感染治疗符合指南推荐。但是，目前对细菌耐药监测的结果提示，金黄色葡萄球菌对青霉素类药物的耐药率超过80%，治疗失败的风险较高。

（3）患者明确脓毒症诊断后，升级抗感染治疗方案是否合理？

患者入院时明确有下肢蜂窝织炎，以 G^+ 球菌为治疗目标，但是，患者有肝硬化、腹胀、黄疸，有继发腹腔感染的高风险，病原菌又是以肠道定植菌（如 G⁻杆菌、肠球菌、厌氧菌等）为主。因此，在明确脓毒症、感染性休克的临床诊断后，给予广谱强效的碳青霉烯类药物抗感染治疗，对 G⁺球菌、G⁻杆菌以及厌氧菌都有较好的覆盖，符合指南推荐的"重锤出击"治疗策略。

（4）患者的抗感染目标治疗分析

患者在感染性休克抢救成功并给予广谱强效的感染治疗后，感染得到较好的控制，血培养结果提示为 MSSA，针对培养的目标菌，降级使用敏感的头孢唑林进行抗感染治疗，符合指南推荐，也降低了诱导耐碳青霉烯类肠杆菌科细菌耐药性的风险。

第三节　腹腔感染

腹腔感染是外科常见病和多发病，表现为腹膜炎和（或）腹腔脓肿。按感染的严重程度可分为轻、中、重度腹腔感染。从不同的角度分型，可分为局限性和弥漫性腹膜炎、原发性和继发性腹膜炎、社区获得性和医院获得性腹膜炎。一些患者由于各种原因腹腔感染治疗缓解后反复发作，形成特别难处理的顽固性腹腔感染，称为第三型腹膜炎。本节重点讨论与手术相关的腹腔感染。

一、临床表现

常见的腹腔感染有：阑尾化脓、坏疽、穿孔、周围脓肿；消化道穿孔（肠道、胆道）或者术后吻合口瘘导致的弥漫性化脓性腹膜炎、局限性的脓肿，严重者进展为脓毒症甚至脓毒症休克，临床表现为发热、腹痛、肌紧张，血常规检查白细胞计数升高，降钙素原、C反应蛋白、IL-6、血清淀粉样蛋白等感染指标升高，超声、MR和CT等物理检查提示感染的病原菌通常来源于消化道，多为肠杆菌科细菌、肠球菌属和拟杆菌属等厌氧菌的混合感染。

二、治疗原则

在给予抗菌药物治疗之前应留取相关标本送病原学检查。一旦确诊应尽早开始抗菌药物的经验治疗，应选用能覆盖革兰氏阴性肠杆菌和脆弱拟杆菌等厌氧菌的药物。获病原学检测结果后应根据治疗反应和检查结果调整治疗方案，首选静脉给药以快速达到有效药物治疗浓度，病情好转后可改为口服或肌内注射。重视感染病灶的处理，有手术指征者应进行外科处理，清除感染原、清除坏死组织、局限性脓肿引流等。手术过程中应采集感染部位标本送病原学检查。

三、抗感染药物治疗

明确为腹腔感染的患者，结合病情评估感染的程度，可按表 3 - 2 - 11 选择相应的治疗方案进行经验治疗。一旦获得细菌培养及药物敏感试验结果，根据病情变化和治疗反应，参照药敏试验结果和表 3 - 2 - 12 的建议进行目标治疗。可疑合并真菌感染时进行抗真菌经验治疗等。

表 3 - 2 - 11   腹腔感染的经验治疗

轻中度感染	重 度 感 染
氨苄西林/舒巴坦、阿莫西林/克拉维酸钾	头孢哌酮/舒巴坦、哌拉西林/他唑巴坦、替卡西林/克拉维酸钾
厄他培南	亚胺培南/西司他丁、美罗培南、帕尼培南
头孢唑林或头孢呋辛 + 甲硝唑	第三代或第四代头孢菌素（头孢噻肟、头孢曲松、头孢他啶、头孢吡肟）
环丙沙星或左氧氟沙星 + 甲硝唑、莫西沙星	环丙沙星 + 甲硝唑 氨曲南 + 甲硝唑 替加环素（可用于中重度有耐药危险因素的腹腔感染）

表 3 - 2 - 12   腹腔感染的目标治疗

病 原 体	宜 选 药 物	可 选 药 物
大肠埃希菌、变形杆菌	氨苄西林/舒巴坦、阿莫西林/克拉维酸钾、第二代或第三代头孢菌素	头孢哌酮/舒巴坦、哌拉西林/他唑巴坦、替卡西林/克拉维酸钾、氟喹诺酮类、氨基糖苷类、碳青霉烯类
克雷伯菌属	第二代或第三代头孢菌素	β - 内酰胺/β - 内酰胺酶抑制剂、氟喹诺酮类、氨基糖苷类、碳青霉烯类
肠杆菌属	头孢吡肟、氟喹诺酮类	碳青霉烯类
肠球菌属	氨苄西林或阿莫西林或青霉素 + 庆大霉素	糖肽类
拟杆菌属等厌氧菌	甲硝唑	克林霉素、β - 内酰胺/β - 内酰胺酶抑制剂、头霉素类、碳青霉烯类

四、案例分析

1. 案例五   患者信息见表 3 - 2 - 13。

表 3-2-13 案例五患者信息

患者基本信息	梁某，女，35 岁，身高 161cm，体重 67kg
主诉	转移性右下腹疼痛 3 天
现病史	患者 3 天前无明显诱因出现上腹痛，当时未就医，后转移至右下腹，呈持续性胀痛，无放射性痛，不能缓解，伴有发热、恶心、呕吐，呕吐物为胃内容物，并有腹泻，无头晕、头痛，无身目黄染，无黏液脓血便，遂至急诊就诊并收入院
既往史	10 年前曾行剖宫产术；1 年前明确诊断结缔组织病，给予免疫抑制剂治疗，病情控制理想。有"青霉素"过敏史
入院查体	T 37.5℃，HR 80 次/分，R 20 次/分，BP 100/70mmHg，查体急性面容，腹平坦，右下腹腹肌紧张，剑突下轻压痛，麦氏点有明显压痛、反跳痛，墨菲征（－），肠鸣音正常，3～4 次/分，未闻及气过水声，结肠充气试验（＋），腰大肌试验（＋），闭孔内肌试验（＋）
辅助检查	急诊查血常规示白细胞 $12.12 \times 10^9/L$，中性粒细胞比例 82.8%，电解质、肝功能、肾功能检查未见明显异常
诊断	腹痛查因：急性阑尾炎？

2. 治疗经过摘要

入院第 1 天：患者精神欠佳，胃纳、睡眠较差，右下腹痛明显，低热，T 37.6℃，无恶心、呕吐。影像学检查考虑："急性阑尾炎并穿孔"可能，急诊在全身麻醉下行腹腔镜阑尾切除术。术中见阑尾位于腹膜后，充血水肿明显，直径约 2.0cm，长约 5.0cm，阑尾根部坏疽，根部周围结肠壁充血水肿明显，部分浆肌层糜烂；右髂窝见约 40ml 脓液，盆腔见约 30ml 淡黄色液体渗出，大网膜、回肠与腹壁有粘连。游离至阑尾根部切除阑尾，于根部及浆肌层处行 8 字缝合，右髂窝放一引流管，术程顺利，手术时间：1.8 小时，术中出血约 20ml。患者安返病房，予心电监护，生命体征尚平稳。有低热，最高体温 37.8℃。

抗感染治疗方案：注射用头孢孟多酯钠 2g ＋ 氯化钠注射液 100ml，立即静脉滴注（术前 30 分钟），一日两次，甲硝唑注射液 0.5g，静脉滴注，一日两次。

第 2 天：术后第 1 天，腹痛明显减轻，偶有恶心，无呕吐，低热，T 37.3℃，精神、睡眠一般，未排气、排便。查体：腹平坦，全腹软，无腹肌紧张，右下腹稍压痛，手术切口无红肿、渗液，恢复良好。右髂窝引流管引流出液体 10ml。复查血常规：WBC $13.71 \times 10^9/L$，中性粒细胞比例 92.2%。抗感染治疗同前。

第 4 天：术后第 3 天，精神、睡眠一般，已排气、排便。低热，T 37.8℃，右下腹隐痛不适，无恶心、呕吐，查体：腹平坦，全腹软，无腹肌紧张，右下腹稍压痛，手术切口无红肿、渗液，恢复良好。右髂窝引流管无液体引出，今拔管拟近日出院。抗感染治疗同前。

第7天：术后第6天，高热，T 39.3℃，无诉腹痛，无恶心、呕吐，查体：全腹软，右下腹压痛，手术切口无红肿、渗液。急查血常规：WBC 15.71×10⁹/L，中性粒细胞比例91.2%，PCT 0.52ng/ml，IL－6 32.89 pg/ml，hs－CRP 127.5 mg/L；血清真菌二项：G试验与GM试验均为阴性；肝、肾功能及电解质未见异常。调整抗感染药物：头孢哌酮/舒巴坦3g，每8小时一次，甲硝唑注射液0.5g，每日两次。

第10天：术后第9天，发热，T 38.7℃，无诉腹痛，无恶心、呕吐，查体：全腹软，右下腹压痛，手术切口无红肿、渗液。急查血常规：WBC 11.71×10⁹/L，中性粒细胞比例84.2%，PCT 0.226ng/ml。行腹部CT检查示腹腔包裹性积液，行CT引导下穿刺引流术，抽出淡黄色混浊液约80ml，置管引流，穿刺液送培养[2天后回报：阴沟肠杆菌，ESBL（＋）]。抗感染治疗同前。

第15天：术后第14天，无发热3天，无诉腹痛，无恶心、呕吐，查体：全腹软，无压痛，手术切口无红肿、渗液。复查血常规：WBC 7.71×10⁹/L，中性粒细胞比例64.2%。引流管已2天无液体引出，精神睡眠可。停用甲硝唑，继续应用头孢哌酮/舒巴坦3g，每8小时一次，拟近日出院。

3. 案例分析

（1）患者初始抗感染治疗方案分析

患者术前明确诊断为阑尾炎，发热、白细胞计数高，有抗感染治疗指征，考虑到在急诊已行抗感染治疗，故在急诊手术的术前30分钟给予1剂，给药时机适宜，但是，头孢孟多代谢快，半衰期只有32分钟，手术时间接近2小时，有效药物浓度不足以覆盖整个手术期间，药物选择不适宜。术中确诊为阑尾坏疽穿孔并局限性腹膜炎，中重度感染，结合患者病史，有免疫抑制剂用药史，更应升级抗感染治疗方案，不宜继续使用头孢孟多2g＋甲硝唑0.5g治疗。

（2）患者术后突发高热原因与处置分析

患者术后多日体温、白细胞计数尚未正常，术后第6天突发高热，结合病史、用药史以及术中所见，最大的可能性是腹腔感染。血常规以及感染三项检查结果支持感染加重，升级抗感染治疗，但是疗效不理想。在术后第9天，CT检查证实了患者在手术野有包裹性积液，符合器官/腔隙SSI。在穿刺抽液引流后，感染症状得以缓解，再次印证了积极的感染灶干预是外科感染控制的关键。

（3）腹腔感染的经验治疗与目标治疗

患者术中明确为阑尾坏疽、穿孔并局限性腹膜炎，结合检查指标评估为中重度感染，有免疫抑制剂治疗史，耐药菌感染高风险。患者有青霉素过敏史，参照经验治疗推荐，应在术后及时升级使用碳青霉烯或者第三代头孢菌素/β－内酰胺酶抑制剂皮试阴性后使用，加强对 G⁻杆菌以及厌氧菌的抗菌治疗。患者仅给予第二代头孢＋甲硝唑，不足以达到良好的治疗效果。在获知培养结果后，所用药物能较好的覆盖目标菌，在对感染灶穿刺引流后，更有利于感染的控制。

第四节　骨、关节感染与植入物相关感染

骨外科感染分为非特异性感染和特异性感染。非特异性感染有急、慢性化脓性骨髓炎、关节炎以及与植入物相关的感染，即人工关节感染和内固定植入物的感染；特异性感染主要是指结核感染。感染的途径包括血行感染、邻近感染部位蔓延以及直接种植。

一、骨髓炎

骨髓炎是发生于骨组织的感染，可分为急性骨髓炎和慢性骨髓炎，或血源性骨髓炎和邻近部位感染导致的骨髓炎。血源性骨髓炎多见于婴幼儿、儿童和老年人，成人的骨髓炎大多继发于邻近部位感染、开放骨折以及使用了植入物的手术。急性血源性骨髓炎通常只用抗菌药物治疗，而慢性骨髓炎一般需外科手术，抗菌药物仅作为辅助治疗。

（1）急性血源性骨髓炎　在获得血液标本后立即开始经验用药，如病变部位有脓液形成，早期开窗减压。用药方式通常为静脉给药，用药时间通常为 4 ~ 6 周。

（2）慢性骨髓炎　不推荐经验用药，尽量在彻底手术清创并获得术中标本细菌培养结果的基础上，进行针对性目标治疗。如未能获得培养结果，可联合使用对金黄色葡萄球菌（如 MRSA）和革兰氏阴性杆菌有效的药物。

各型骨髓炎常见致病菌以及相应的抗菌药物经验治疗方案见表 3 - 2 - 14。

表 3 - 2 - 14　各型骨髓炎常见致病菌以及相应的抗菌药物经验治疗

骨髓炎类型	易 感 染 者	常见致病菌	首选方案	备选方案
急性血源性骨髓炎	一般人群	金黄色葡萄球菌、链球菌	苯唑西林或氯唑西林	克林霉素、万古霉素
	镰状细胞贫血	沙门菌属	头孢曲松、氟喹诺酮类	第三代头孢菌素、氨基糖苷类
	吸毒、血液透析者	金黄色葡萄球菌、铜绿假单胞菌	苯唑西林或氯唑西林＋妥布霉素或环丙沙星	万古霉素＋妥布霉素或环丙沙星

续表

骨髓炎类型	易感染者	常见致病菌	首选方案	备选方案
不伴有血供不足的邻近部位骨髓炎	骨折复位内固定术后	肠道杆菌、金黄色葡萄球菌、铜绿假单胞菌	苯唑西林或氯唑西林 + 妥布霉素或环丙沙星	—
	胸骨劈开术后	金黄色葡萄球菌、表皮葡萄球菌	苯唑西林或氯唑西林	万古霉素
	足底钉刺创伤后	铜绿假单胞菌	头孢他啶或头孢吡肟	环丙沙星、氨基糖苷类
伴有血供不足的邻近部位骨髓炎	神经系统损害压疮、糖尿病足，动脉粥样硬化外周血管病	病原菌多样化，革兰氏阳性球菌、阴性杆菌、厌氧菌	轻症：阿莫西林克拉维酸钾、氨苄西林舒巴坦 重症：哌拉西林他唑巴坦或头孢吡肟 + 甲硝唑或氨曲南 + 万古霉素 + 甲硝唑	—
慢性骨髓炎	—	金黄色葡萄球菌、肠道杆菌、铜绿假单胞菌	不推荐经验用药 急性发作参照急性骨髓炎治疗	—

二、化脓性关节炎

化脓性关节炎是细菌导致的关节感染，最常见的原因是血行感染，其次为继发于关节创伤、手术及穿刺的感染，由邻近部位感染蔓延造成的关节炎较少见。感染的关节渗出液中含有的细菌毒素、蛋白酶以及细胞因子等会造成关节软骨的破坏，导致严重的关节功能障碍。

成人化脓性关节炎最常见的致病菌是金黄色葡萄球菌（占 60% ~ 70%），其次为溶血性链球菌（约占 20%）和革兰氏阴性杆菌（约占 10%）。金黄色葡萄球菌最多见于类风湿关节炎患者，B 型链球菌感染多见于糖尿病患者，关节穿刺、关节镜检查等关节手术后感染多为凝固酶阴性葡萄球菌所致，革兰氏阴性菌感染多见于老年患者和患有慢性疾病的患者。在获得血液和脓性关节液标本做细菌培养和药敏试验的同时，应开始抗感染治疗，通常静脉给药 4 ~ 6 周。一般不采用单纯关节内注射给药，但抗菌药物持续灌注 + 关节持续引流被视为有效的治疗方法。治疗的关键是早期充分引流脓性关节液、及时正确使用抗菌药物和积极的康复锻炼。不同类型化脓性关节炎常见致病菌以及经验用药方案见表3－2－15。

表3－2－15　不同类型化脓性关节炎常见致病菌以及经验用药方案

类型或人群	常见致病菌	首选方案	备选方案
婴儿（<3个月）	金黄色葡萄球菌、肠道杆菌、链球菌、淋球菌	苯唑西林或氯唑西林＋第三代头孢菌素	苯唑西林或氯唑西林 MRSA高发：万古霉素＋第三代头孢菌素
儿童（3个月～14岁）	金黄色葡萄球菌、链球菌、流感嗜血杆菌、革兰氏阴性杆菌	苯唑西林或氯唑西林＋第三代头孢菌素	万古霉素＋第三代头孢菌素
成人急性单关节（无性传播高危因素）	金黄色葡萄球菌、链球菌、革兰氏阴性杆菌	苯唑西林或氯唑西林＋第三代头孢菌素	苯唑西林或氯唑西林＋氨基糖苷类或环丙沙星
成人急性单关节（有性传播高危因素）	淋球菌、金黄色葡萄球菌、链球菌，革兰氏阴性杆菌少见	头孢曲松或其他第三代头孢菌素	氯唑西林/苯唑西林＋氨基糖苷类
成人急性多关节	淋球菌等	头孢曲松或其他第三代头孢菌素	
关节穿刺或关节镜手术后	金黄色葡萄球菌、表皮葡萄球菌、肠道杆菌、假单胞菌	万古霉素＋抗铜绿假单胞菌氨基糖苷类或第四代头孢菌素	

三、骨科植入物相关感染

骨科植入物相关感染包括人工关节感染以及脊柱和四肢内固定术后感染，通常分为早期感染、迟发感染和晚期感染。早期感染多发生在术后1个月内，迟发感染通常指发生在术后3个月～2年内的感染（但最近有文献将迟发感染的时间由术后3个月缩短为术后1个月），这是骨科人工植入物感染最常见的类型；晚期感染多发生在术后2年以上，多为血源性感染。绝大多数的骨科人工植入物感染是在手术时病原菌污染造成的，皮肤低毒菌群是这类感染重要的致病菌，由于这类细菌需要达到一定数量和毒力且在机体防御能力下降时才能引起临床症状，因此多为迟发感染，而且常是多种细菌的混合感染。这类感染的治疗通常需要去除植入物、彻底清创并辅以长时间的抗感染治疗。同时，这类感染不仅细菌检测较困难，而且没有普遍适用的经验用药方案，因而影响到抗菌药物的正确选择和治疗效果。

骨科植入物感染中约有 80% 为单一致病菌所致，10% 为混合感染，另有约 10% 找不到致病菌。其中最常见的是革兰氏阳性球菌（约占 50%），尤其是凝固酶阴性葡萄球菌（约占 25%）。人工关节感染的治疗主要是手术去除假体，彻底清创，辅助以适当的抗菌药物治疗，一般采用静脉给药。含缓释抗菌药物骨水泥的局部用药已被用于人工关节感染的防治，可根据病情酌情使用。人工关节感染的抗菌药物应用尚无成熟经验可循，疗程、用药途径、是否联合用药以及如何联合用药等方面仍存争议。一般优先使用对 G⁺ 球菌有效的苯唑西林、氯唑西林或第一代头孢菌素（头孢唑啉、头孢拉定）或克林霉素，同时口服利福平可能增强疗效。若病区内 MRSA 高发，宜用万古霉素。疗效不好时用药应覆盖革兰氏阴性杆菌，改用对 G + 菌有效的第三代头孢菌素（头孢噻肟、头孢曲松、头孢唑肟），严重感染可用美罗培南或亚胺培南。应尽可能确定致病菌，进行感染的目标治疗。内固定感染在骨折未愈合或骨未融合的情况下，应尽可能保留内固定或改用外固定以保证骨折或骨融合稳定，否则抗感染治疗难以获得理想的效果。治疗药物的选择可参考表 3 – 2 – 14。

骨关节感染抗菌药物的目标治疗必须尽早、尽可能地收集临床标本（包括脓液、穿刺液、渗出液或坏死组织等）做涂片染色、细菌培养和抗菌药物敏感试验，以便进行目标性抗菌治疗。但是，在获得细菌培养及药敏试验结果后，原有用药方案是否需要修改应慎重考虑，尤其对于初步用药非常有效的情况。而且，慢性骨髓炎和人工关节的迟发感染时，对细菌培养及药敏试验结果的解释要慎重。尽量选用一种敏感的抗菌药物，原则上应足量、长程，细菌对之敏感的抗菌药物，最少用 4~6 周，具体时间取决于细菌的毒力、对治疗的反应、手术方式以及手术清创的彻底程度等多种因素。抗菌药物应用终点通常参考以下因素：全身和局部症状缓解；炎症指标正常；以化脓性关节炎的关节液培养及其他检查结果作为停药指标则不够准确。

四、案例分析

1. 案例六　患者基本信息见表 3 – 2 – 16。

表 3 – 2 – 16　案例六患者信息

患者基本信息	朱某，男，67 岁，身高 167cm，体重 70kg
主诉	腰骶部疼痛伴右下肢麻木、无力 3 天
现病史	患者 3 天前无明显诱因出现腰骶部疼痛，双下肢麻木无力，右下肢为甚，拟以腰椎椎管狭窄收入院进一步治疗

续表

既往史	2 型糖尿病病史 20 年，给予胰岛素、阿卡波糖治疗，血糖控制理想；高血压 3 级，极高危，口服氯沙坦降压，血压控制达标；乙肝病史 30 年、肝硬化 7 年，长期服用恩替卡韦治疗
入院查体	跛行入院，双髋部无肿胀破溃，腰椎无明显侧凸，$L_{3/4}$、$L_{4/5}$、L_5/S_1 棘突间及右旁压痛（±），双下肢提臀试验（±），右下肢肌力 4 级，左下肢肌力 5 级，双下肢皮肤感觉无明显减弱，双足无明显肿胀
辅助检查	腰椎 CT：$L_{3/4}$、$L_{4/5}$ 椎间盘明显向后突出并椎管狭窄，以 $L_{3/4}$ 显著，$L_{4/5}$ 椎体上缘施莫尔结节形成
诊断	腰椎椎管狭窄；椎间盘突出；2 型糖尿病；高血压 3 级，极高危；乙肝、肝硬化
手术名称	后路 $L_{3/4}$ 椎管减压、椎间盘切除、植骨融合内固定术
手术时间	3 小时 50 分钟，出血 200ml
使用药物	头孢呋辛 1.5g，术前 30 分钟；术后：头孢呋辛 1.5g，一日 2 次

2. 治疗经过摘要

术后第 2 天：患者诉伤口疼痛可忍，精神可，无发热、畏寒，无咳嗽咳痰，伤口无红肿、渗液，辅料干洁。复查：血常规 WBC 12.71×10^9/L，中性粒细胞比例 81.2%，继续给予头孢呋辛预防感染。

术后第 7 天：患者诉伤口疼痛可忍，精神可，无发热畏寒、无咳嗽咳痰，伤口少量渗液，未除外脂肪液化，加强换药。复查：血常规 WBC 10.16×10^9/L，中性粒细胞比例 75.2%，红细胞沉降率 60mm/h，PCT 0.301ng/ml，hs‐CRP 124ng/ml，继续给予头孢呋辛预防感染，联合庆大霉素注射液 8 万单位，一日 2 次，加强抗感染治疗。随后 1 周，伤口疼痛未减轻，拆 2 针行胶片引流，仍有渗液。

术后第 16 天：在全身麻醉下行腰椎术口切开探查术，术中见伤口中上段有少许黄色液体流出，留取标本送细菌培养。伤口深筋膜缝合口上段缝线松动，周围少许坏死组织，予以清创间断缝合。手术时间 45 分钟，出血 100ml，术前 30 分钟给予头孢呋辛 1.5g，术后继续改为一日 2 次继续给药。复查：血常规 WBC 13.16×10^9/L，中性粒细胞比例 79.2%，红细胞沉降率 56mm/h，PCT 0.261ng/ml，hs‐CRP 147ng/ml。

二次术后第 3 天，细菌培养回报：屎肠球菌，万古霉素敏感。抗感染治疗改为：万古霉素 1g，每 12 小时 1 次。第 3 天，查万古霉素血药浓度：7.6μg/ml，调整为 1g，每 8 小时 1 次，继续治疗。1 周后复查万古霉素血药浓度：15.4μg/ml。继续治疗至 4 周满疗程，并每周 1 次监测肾功能以及万古霉素血药浓度。

3. 案例分析

（1）手术预防用药规范问题

内固定手术虽然是清洁切口，但由于有人工植入物，有预防用药指征。术前30分钟给予头孢呋辛，符合预防用药原则，但是，手术时间长，超过头孢呋辛的2个半衰期，至手术结束，体内药物剂量剩余不足20%。应在术中3小时追加1剂，使有效药物浓度能覆盖整个手术期间。患者术中没有按原则要求追加1剂，可能是术后感染的其中一个危险因素。

（2）手术预防用药时间问题

一般而言清洁手术的预防用药时间不超过24小时，大量的研究证据表明，术后长时间用药未能降低SSI的发生。患者在术后虽然一直用药，但并不能阻断感染的发生，伤口筛选出对头孢菌素天然耐药的屎肠球菌。

（3）万古霉素目标治疗的监护问题

万古霉素是窄谱抗菌药物，对G$^-$菌无效，对产酶的G$^+$球菌有效。术中留取标本培养结果为G$^+$球菌：屎肠球菌，选择敏感的万古霉素，在骨关节高分布，药物选择适宜。按说明书推荐剂量2g/d，分2~4次给药，给药方案适宜。万古霉素个体差异大，治疗窗窄，肾毒性与血药浓度正相关，因此，在3~4个给药剂量后，应检测血药浓度进行评估。推荐有效治疗的谷浓度：10~20μg/ml，有报道指出：最低血药浓度持续超过30μg/ml以上，可出现肾、听力损害等不良反应。按照《指导原则》建议，疗程应为4~6周，因此，对万古霉素进行血药浓度监测很有必要，建议每周1次，并每周检测1次血肌酐。用药注意事项如下。

①快速推注或短时内静脉滴注本药可使组胺释放出现红人综合征（面部、颈躯干红斑性充血、瘙痒等）、低血压等不良反应，所以每次静脉滴注应在60分钟以上，再次静脉滴注时应更换部位。

②因可引起血栓性静脉炎，所以应十分注意药液的浓度和静脉滴注的速度。

③药液渗漏于血管外可引起坏死，所以在给药时应慎重，不要渗漏于血管外。

第五节　泌尿外科手术部位感染的防治

泌尿外科手术部位感染指泌尿外科手术切口/伤口和手术涉及的器官或腔隙的感染，如尿路是一个腔隙，因经尿路行手术治疗而出现的尿路感染也被认为是SSI。SSI是泌尿外科手术与操作最常见的并发症，如何防治相关感染对患者的治疗、生存质量及预后都至关重要。

一、严重程度分类

（1）轻症感染　包括手术部位的切口浅部组织感染、尿路的无症状菌尿和有症状的下尿路感染、附睾炎及菌血症。

（2）重症感染　包括切口深部组织感染、切口脓肿、肾盂肾炎，以及伴寒战、发热等全身症状的尿路感染、急性细菌性前列腺炎、败血症/脓毒症、脓毒性栓塞等。

二、术前手术部位感染高危因素的评估

泌尿外科手术围手术期感染的危险因素如下。

（1）全身因素　高龄、营养不良、免疫缺陷状态、吸烟、身体质量指数（BMI）过高和糖尿病等。

（2）泌尿外科相关危险因素　术前长期住院、反复泌尿系感染、涉及肠道的手术、长期留置尿路引流管、存在尿路梗阻和泌尿系结石等。

术前应认真评估以上危险因素，特别是泌尿外科相关危险因素，除积极纠正低蛋白血症、高血糖、贫血等全身危险因素外，涉及尿路的手术术前应注意无症状菌尿的筛查和治疗、有症状尿路感染的治疗等方面的处理。术前尿培养阳性者，操作或者手术前应针对分离出的病原体、药敏试验结果、抗菌药物 PK/PD 选择有效的抗菌药物抗感染治疗。

三、术中手术部位感染的预防

（1）围手术期预防性抗菌药物的应用策略根据《指导原则》管理规定，清洁手术不推荐使用抗菌药物；清洁 – 污染手术推荐使用第一、二代头孢菌素或氟喹诺酮类，术前开始应用，总疗程不超过 24 小时；污染手术仍推荐使用第一、二代头孢菌素或氟喹诺酮类，术前开始应用，总疗程应在 24 小时内，必要时可延长至 48 小时。参考《泌尿外科手术部位感染预防中国专家共识（2019 版）》，常见泌尿外科手术或操作围手术期预防性抗菌药物应用方案见表 3 – 2 – 17。虽然目前国内肠杆菌科细菌对头孢菌素、氟喹诺酮类药物具有高耐药率，但头孢菌素在血液、尿液中分布浓度高，氟喹诺酮类药物（如左氧氟沙星、环丙沙星）在血液、尿液和前列腺组织分布浓度均高，因此仍然是泌尿外科手术围手术期预防用药的首选。

（2）围手术期 SSI 的非抗菌药物应用策略除了抗菌药物的应用、围手术期 SSI 的预防，还需注意手术室条件和设备、手术区域皮肤的准备、手术过程的无菌操作、手术器械的消毒和灭菌、医生的手术综合能力等。

表 3-2-17 常见泌尿外科手术或操作围手术期预防性抗菌药物应用方案

手术或操作名称	易感部位	抗菌药物预防指征	首选抗菌药物	备选抗菌药物	预防时限	备注
经尿道检查和治疗（留置尿管、拔除尿管、膀胱造影、尿动力学检查、膀胱镜检查等）	尿路、生殖系统	术前或操作前尿液检查无菌，无需预防用药 存在易感高危因素者可予预防用药	氟喹诺酮类（左氧氟沙星、环丙沙星）	磷霉素氨丁三醇	单剂	易感高危因素：检查用药前留置尿管、长期留置尿管、神经源性膀胱、间歇性导尿、近期泌尿生殖道感染史等
经直肠前列腺穿刺活检	尿路、生殖系统	所有患者	氟喹诺酮类（左氧氟沙星、环丙沙星）、磷霉素氨丁三醇	第一、二代头孢菌素	≤48 小时	穿刺前使用聚维酮碘进行直肠消毒
经会阴前列腺穿刺活检	皮肤软组织、尿路、生殖系统	所有患者	第一、二代头孢菌素、氟喹诺酮类（左氧氟沙星、环丙沙星）	—	单剂	既往有尿路感染病史者更易出现感染
经尿道前列腺手术、经尿道膀胱肿瘤手术	尿路、生殖系统	所有患者	氟喹诺酮类（左氧氟沙星、环丙沙星）、第一、二代头孢菌素	磷霉素氨丁三醇、广谱青霉素＋β-内酰胺酶抑制剂	≤24 小时	术前尿路感染患者依据药敏试验结果用药，术前晚或手术当日开始应用，术后直至拔除尿管才停抗菌药物

续表

手术或操作名称	易感部位	抗菌药物预防指征	首选抗菌药物	备选抗菌药物	预防时限	备注
不具备感染高危因素患者的上尿路结石手术（ESWL, URL, PCNL）	尿路	所有患者	氟喹诺酮类（左氧氟沙星、环丙沙星）、第一、二代头孢菌素	磷霉素氨丁三醇	≤24 小时	感染高危因素包括结石负荷高大，合并中到重度肾积水，近期有尿路感染发作史、术前长期留置肾造瘘管或双 J 管，术前尿培养阳性
具备感染高危因素患者的上尿路结石手术（ESWL, URL, PCNL）	尿路	所有患者	氟喹诺酮类（左氧氟沙星、环丙沙星）、第一、二代头孢菌素	—	≤48 小时	术前尿培养阳性试验结果依据药敏试验结果用药，建议术前目标性抗菌药物治疗至少 1 周
不涉及尿路的开放手术和腹腔镜、机器人手术	皮肤软组织	手术范围大，手术时间长；异物植入人；存在感染高危因素	第一、二代头孢菌素、氟喹诺酮类（左氧氟沙星、环丙沙星）	—	≤24 小时	感染高危因素包括高龄、糖尿病、免疫抑制/功能低下、营养不良等；涉及异物植入者需个体化治疗
涉及尿路的开放手术和腹腔镜、机器人手术	皮肤软组织、尿路	所有患者	氟喹诺酮类（左氧氟沙星、环丙沙星）、第一、二代头孢菌素	广谱青霉素 + β - 内酰胺酶抑制剂	≤24 小时	术前尿培养阳性试验结果依据药敏试验结果用药、术前晚或手术当日开始应用，总疗程≤72 小时

续表

手术或操作名称	易感部位	抗菌药物预防指征	首选抗菌药物	备选抗菌药物	预防时限	备注
肠代膀胱手术	皮肤软组织、尿路	所有患者	第一、二代头孢菌素，氟喹诺酮类（左氧氟沙星、环丙沙星），广谱青霉素＋β－内酰胺酶抑制剂，氧头孢烯类	氨基糖苷类＋甲硝唑	≤72 小时	—

四、术后并发尿路感染的治疗

应用抗菌药物前留取尿培养。导管、植入物相关性尿路感染，需经临床评估后拔除或更换导管、植入物，以去除感染原。泌尿外科手术后并发的尿路感染，可能的致病菌主要为革兰氏阴性杆菌，其中大肠埃希菌最为常见，其他还包括肠球菌属、变形杆菌属、克雷伯菌、铜绿假单胞菌、葡萄球菌属、念珠菌属等。由于大肠埃希菌对氟喹诺酮类药物耐药率高，对于尿路感染的治疗，氟喹诺酮类即使具有较高的尿液浓度，也未作为经验治疗首选，目标治疗选用时注意参考药敏试验结果。参考《指导原则》，尿路感染的经验治疗见表 3 - 2 - 18，病原治疗见表 3 - 2 - 19。

表 3 - 2 - 18　尿路感染的经验治疗

感染类型	可能的病原菌	宜选药物	可选药物	备注
膀胱炎（非孕妇）	大肠埃希菌 腐生葡萄球菌 肠球菌属	SMZ/TMP； 或呋喃妥因； 或磷霉素氨丁三醇； 或阿莫西林/克拉维酸	头孢氨苄或头孢拉定	一般口服，疗程 3～5 天，临床症状超 7 天、近期有尿路感染史、年老、妊娠患者 7 天
膀胱炎（孕妇）	大肠埃希菌 腐生葡萄球菌 肠球菌属	呋喃妥因（孕 38 周以上足月孕妇禁用）； 或头孢克肟	磷霉素氨丁三醇或阿莫西林/克拉维酸	
急性肾盂肾炎	大肠埃希菌等肠杆菌科细菌 腐生葡萄球菌 肠球菌属	氨苄西林； 或阿莫西林； 或第一、二、三代头孢菌素	哌拉西林/他唑巴坦； 或氨苄西林/舒巴坦； 或阿莫西林/克拉维酸； 或氟喹诺酮类； 或碳青霉烯类[*]	疗程一般 2 周
反复发作尿路感染	大肠埃希菌等肠杆菌科细菌 腐生葡萄球菌 肠球菌属	哌拉西林/他唑巴坦； 或氨苄西林/舒巴坦； 或阿莫西林/克拉维酸	呋喃妥因； 或磷霉素； 或氟喹诺酮类； 或碳青霉烯类[*]	疗程一般 2～3 周

注：[*]碳青霉烯类用于重症或伴血流感染者。

表3-2-19 尿路感染的病原治疗

感染类型	可能的病原菌	宜选药物	可选药物	备 注
特异性尿道炎	淋病奈瑟菌	头孢曲松或头孢克肟（孕妇选阿莫西林）	头孢噻肟或头孢唑肟（孕妇头孢克肟）	应筛查梅毒，同时检查性伴侣
	沙眼衣原体	阿奇霉素	多西环素或米诺环素（孕妇选红霉素）	
膀胱炎	大肠埃希菌（ESBL阴性）	呋喃妥因；或磷霉素氨丁三醇；或SMZ/TMP	头孢氨苄或头孢拉定	—
	大肠埃希菌（ESBL阳性）	阿莫西林/克拉维酸或氨苄西林/舒巴坦	呋喃妥因或磷霉素氨丁三醇	
	腐生葡萄球菌	苯唑西林；或氯唑西林；或SMZ/TMP	第一、二代头孢菌素或磷霉素	
	肠球菌属	氨苄西林；或阿莫西林；或阿莫西林/克拉维酸	呋喃妥因；或糖肽类；或磷霉素氨丁三醇	
肾盂肾炎	大肠埃希菌、克雷伯菌属等肠杆菌科细菌（ESBL阴性）	第二代或第三代头孢菌素	氟喹诺酮类；或氨苄西林/舒巴坦；或阿莫西林/克拉维酸	重症患者可联合氨基糖苷类
	大肠埃希菌、克雷伯菌属等肠杆菌科细菌（ESBL阳性）	哌拉西林/他唑巴坦；或氨苄西林/舒巴坦；或阿莫西林/克拉维酸	碳青霉烯类或法罗培南	
	腐生葡萄球菌（非MRS）	苯唑西林或氯唑西林	第一、二代头孢菌素或氟喹诺酮类	
	腐生葡萄球菌（MRS）	糖肽类		
	肠球菌属	氨苄西林；或阿莫西林；或阿莫西林/克拉维酸	糖肽类	
	铜绿假单胞菌	头孢他啶或头孢吡肟±氨基糖苷类	环丙沙星；或哌拉西林/他唑巴坦±氨基糖苷类；亚胺培南或美罗培南	
	念珠菌属	氟康唑	两性霉素B	

五、案例分析

1. 患者基本信息及诊疗过程

患者，女，67 岁。半月前，患者无明显诱因出现无痛性肉眼血尿，无其他不适，行尿常规提示白细胞反应 3 +/镜检，超声未见异常，口服抗菌药物（具体不详）治疗后，血尿症状好转，1 周前再次出现无痛性肉眼血尿，无发热，复查超声提示膀胱异常回声，约 1.5cm×1.8cm，为进一步治疗住院。既往有高血压病史 10 年，口服厄贝沙坦和苯磺酸左旋氨氯地平治疗，血压控制可。入院后完善相关检查，尿常规未见异常，考虑膀胱右侧壁占位，膀胱癌可能性大，在脊椎麻醉下行"膀胱镜检查 + 肿瘤等离子电切除术"，术前 30 分钟给予注射用头孢替安 2g + 氯化钠注射液 100ml 静脉滴注，术后再给予 1 次头孢替安 2g 静脉滴注，未再给予抗菌药物。术后第 5 天，患者突发高热，T 39.3℃，伴有畏寒，肺部听诊、腹部查体、腹部超声未见明显异常；血常规：WBC 12.80×10^9/L，中性粒细胞比例 81.6%；PCT 0.157ng/ml，hs－CRP 36.50mg/L；尿常规：WBC 2563 个/μl。考虑术后并发尿路感染，予盐酸左氧氟沙星注射液 0.4g，静脉滴注，每日 1 次，抗感染治疗。术后第 10 天，患者无发热、畏寒，无血尿，查体尿道口无红肿，血常规：WBC 6.89×10^9/L，中性粒细胞比例 40.2%；PCT 0.05ng/ml，hs－CRP 5.81mg/L；尿常规：WBC 299 个/μl。术后第 14 天，血常规、尿常规均恢复正常，未见尿频、尿痛、血尿，术后病理示高级别浸润性尿路上皮癌，予出院，定期行注射用 A 群链球菌膀胱灌注治疗。

2. 案例分析

（1）手术预防用药分析

患者术前除血尿外，无尿急、尿痛等症状，无发热，尿常规未见异常，无尿路感染，在脊椎麻醉下行"膀胱镜检查 + 肿瘤等离子电切除术"，属于清洁－污染手术（Ⅱ类切口），根据《指导原则》等管理规定，推荐使用第一、二代头孢菌素或氟喹诺酮类，术前 0.5～1 小时开始应用，总疗程不超过 24 小时。该患者预防用药选择的是头孢替安，虽然属于第二代头孢菌素，但其半衰期仅为 0.6～1.1 小时，手术预防用药循证证据不足，建议应用具有循证医学证据的第一代头孢菌素头孢唑林或第二代头孢菌素头孢呋辛。预防用抗菌药物的时机和用药疗程均符合指导原则的规定。

（2）术后尿路感染的治疗分析

患者术后第 5 天，突发高热，T 39.3℃，伴有畏寒，排除肺部感染、胆囊炎、阑尾炎等，血常规和尿常规均提示感染指标升高，尿 WBC 2563 个/μl，考虑术后并发尿路感染，选择盐酸左氧氟沙星注射液治疗不作为建议的经验治疗，但从患者治疗效果看，左氧氟沙星是有效的，治疗 5 天左右，患者血常规已恢复正常，尿常规白细胞数也明显下降，可继续治疗，无需换药，9 天后感染指标均已恢复正常。

第六节　手术后肺炎的防治

手术后肺炎（postoperative pneumonia，POP）是指外科手术患者在手术后 30 天内新发的肺炎，包括出院后但在术后 30 天内发生的肺炎。POP 为外科手术后常见并发症之一，是医院感染的重要组成部分，占所有医院获得性肺炎的 50%。POP 不仅发生率高，病死率也很高。

一、危险因素

凡是能降低患者对呼吸道感染的防御能力、增加病原微生物进入下呼吸道的机会、影响气道黏液清除的因素，均可成为 POP 的危险因素。因此，POP 的危险因素复杂，不同手术部位的危险因素均有差异，一般可分为不可调整的危险因素和可调整的危险因素。

（1）不可调整的危险因素　包括年龄（≥70 岁）、男性、手术部位（胸部、上腹部）、麻醉方式（全身麻醉）等。

（2）可调整的危险因素　包括吸烟、酗酒、高血糖、术前住院时长、术前肺炎、休克、肺不张、腹腔积液等的控制、肠外营养、气管切开者气道开放时长、侵入性治疗、留置鼻胃管、机械通气、失血量、血尿素氮高、术后卧床时长、术后住院时长≥15 天等。

二、诊断标准

2018 年《术后肺炎预防和控制专家共识》指出，诊断 POP 需同时满足以下条件。

（1）至少行两次胸片检查（对无心、肺基础疾病，如呼吸窘迫综合征、支气管肺发育不良、肺水肿、慢性阻塞性肺疾病或充血性心力衰竭等的患者，可行一次胸片检查），并至少符合以下一项，如新出现或进行性发展且持续存在的肺部浸润阴影、实变、和空洞形成。

（2）至少符合以下一项，如发热（T > 38℃）且无其他明确原因，外周血 WBC $> 12 \times 10^9/L$ 或 $< 4 \times 10^9/L$，年龄≥70 岁的老年人没有其他明确原因而出现神志改变。

（3）至少符合以下两项，如新出现的脓痰或痰的性状发生变化，或呼吸道分泌物增多，或需要吸痰次数增多，新出现的咳嗽、呼吸困难或呼吸频率加快，或原有的咳嗽、呼吸困难或呼吸急促加重，肺部啰音或支气管呼吸音，气体交换情况恶化，氧需求量增加或需要机械通气支持。

三、预控措施

POP 的预防控制的总体原则是降低患者的易感性、消灭或控制感染原、尽可能切断感染途径，其防控措施可分为基本措施和额外措施 2 类，见表 3 - 2 - 20。

表 3 - 2 - 20　术后肺炎防控措施

措施分类	干预措施	说　明	推荐等级
基本措施	抬高床头 30°～45°	无禁忌时抬高，患者不耐受或治疗＋护理需要时放平	I a
	术后肠内营养	术后无禁忌时优先肠内营养	I a
	围手术期呼吸训练	如咳嗽、深呼吸训练、端坐位腹式呼吸、术前呼吸肌伸展训练、使用可以测量和调节呼吸压力的电子呼吸练习设备等，至少术前 2 周开始	I b
	戒烟	至少术前 1 个月开始	I b
	术前口腔清洁	至少术前 1 周开始，5 次/日（醒来、三餐后和睡前）	I b
额外措施	用含氯己定的制剂进行口腔护理	围手术期进行	I b
	预防误吸	术后恢复饮食前实施	II b
	吞咽能力评估	术后经口喂食前实施	II b
	健康教育	对相关人员进行预防宣教	II c
	尽早下床活动	无禁忌时术后第 2 天开始，包括坐到床旁椅子上或行走，至少每天 1 次	II c
	改善术后镇痛	术后实施	III

四、监测

POP 的发生率和死亡率均较高，导致的后果严重，但具有可预防性，因此，医疗机构应结合自身实际，决定是否开展 POP 的监测以及监测的方式。有条件的医院（如三级甲等教学医院）宜开展 POP 的目标性监测，在充分风险评估的基础上确定监测的人群和手术部位，以明确监测范围，完善监测前准备，如参与监测人员的培训，保证收集数据的质量和一致性，持续观察监测对象，及时发现 POP 病例并追踪。如不具备监测条件，可结合医院感染综合性监测或横断面调查结果进行分析以获得 POP 的相关数据。定期对监测数据进行总结，形成分析报告，及时反馈临床，持续改进。

五、抗菌药物治疗

拟诊 POP 后，应第一时间采集并送检病原学标本，之后尽快开始经验抗感染治疗。在经验抗感染治疗前，对患者 POP 病情及危险因素进行评估：①严重程度；②发病距手术的时间；③手术类型及其对 POP 的影响；④术后抗菌药物使用情况；⑤免疫低下、长期使用皮质激素等特殊危险因素；⑥可能的感染途径；⑦局部环境污染情况，如病区流行菌株；⑧当地、所在医院获得性肺炎流行病学及细菌耐药情况；⑨可能影响抗感染治疗的其他因素如基础疾病、全身状况等。

手术后患者的特点是，经受了手术创伤，全身防御机制受损，重症者行气管插管并呼吸机辅助呼吸，病原体进入下呼吸道机会增多，气道黏液清除不畅，存在口咽部分泌物误吸，大多患者正在使用广谱抗菌药物，少数患者还可能存在血行播散，故感染病原体的判断非常复杂。对于一般患者而言，POP 抗感染治疗主要针对革兰氏阴性杆菌，兼顾革兰氏阳性球菌，我国医院获得性肺炎患者常见细菌包括鲍曼不动杆菌、铜绿假单胞菌、肺炎克雷伯菌、金黄色葡萄球菌、大肠埃希菌、阴沟肠杆菌、嗜麦芽窄食单胞菌，且这些细菌为多重耐药菌的概率非常高，特别是入住重症监护室（ICU）、气管插管、呼吸机辅助的情况下。因此，经验抗菌药物治疗需综合评估病情的严重程度、可能的病原菌及其耐药危险因素，根据抗菌药物的理化特性和 PK/PD 参数确定药物的种类、单药还是联合、负荷剂量和维持剂量，医院获得性肺炎（hospital acquired pneumonia，HAP）和呼吸机相关性肺炎（ventilator – associated pneumonia，VAP）的初始经验抗感染治疗可参考《中国成人医院获得性肺炎与呼吸机相关性肺炎诊断和治疗指南（2018 年版）》，见表 3 – 2 – 21，表 3 – 2 – 22。口咽部分泌物误吸所致肺炎患者病原菌以链球菌、各种厌氧菌为主，有时还有念珠菌；距离手术的时间越长，程度越重，则革兰氏阴性杆菌、厌氧菌、真菌感染或混合感染的可能性越大，耐药菌发生概率越高，故抗菌药物选择时需考虑混合感染。出院后且在手术后 30 天内新发的肺炎，可参考《成人社区获得性肺炎的诊断和治疗指南（2016 年版）》《成人社区获得性肺炎基层诊疗指南（实践版 2018）》等。

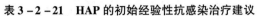

表 3 - 2 - 21 HAP 的初始经验性抗感染治疗建议

非危重患者		危重患者
MDR 菌感染低风险	MDR 菌感染高风险	
单药治疗	单药或联合治疗	联合治疗
• 抗铜绿假单胞菌青霉素类（哌拉西林等） • 或 β - 内酰胺酶抑制剂合剂（阿莫西林/克拉维酸、哌拉西林/他唑巴坦、头孢哌酮/舒巴坦等） • 或第三代头孢菌素（头孢噻肟、头孢曲松、头孢他啶等） • 或第四代头孢菌素（头孢吡肟、头孢噻利等） • 或氧头孢烯类（拉氧头孢、氟氧头孢等） • 或喹诺酮类（环丙沙星、左氧氟沙星、莫西沙星等）	• 抗铜绿假单胞菌 β - 内酰胺酶抑制剂合剂（哌拉西林/他唑巴坦、头孢哌酮/舒巴坦等） • 或抗铜绿假单胞菌头孢菌素类（头孢他啶、头孢吡肟、头孢噻利等） • 或抗铜绿假单胞菌碳青霉烯类（亚胺培南、美罗培南、比阿培南等） 以上药物单药或联合下列中的一种 • 抗铜绿假单胞菌喹诺酮类（环丙沙星、左氧氟沙星等） • 或氨基糖苷类（阿米卡星、异帕米星等） 有 MRSE 感染风险时可联合糖肽类（万古霉素、去甲万古霉素、替考拉宁等）或利奈唑胺	• 抗铜绿假单胞菌 β - 内酰胺酶抑制剂合剂（哌拉西林/他唑巴坦、头孢哌酮/舒巴坦等） • 或抗铜绿假单胞菌碳青霉烯类（亚胺培南、美罗培南、比阿培南等） 以上药物单药或联合下列中的一种 • 抗铜绿假单胞菌喹诺酮类（环丙沙星、左氧氟沙星等） • 或氨基糖苷类（阿米卡星、异帕米星等） 有 XDR 阴性菌感染风险时可联合多黏菌素或替加环素 有 MRSE 感染风险时可联合糖肽类（万古霉素、去甲万古霉素、替考拉宁等）或利奈唑胺

注：MDR：多重耐药；XDR：广泛耐药；MRSE：耐甲氧西林表皮葡萄球菌；危重患者包括需要机械通气和感染性休克患者；通常不采用 2 种 β - 内酰胺类药物联合治疗；氨基糖苷类药物仅用于联合治疗。

表 3 - 2 - 22 VAP 的初始经验性抗感染治疗建议

MDR 菌感染低风险	MDR 菌感染高风险
单药或联合治疗	联合治疗
• 抗铜绿假单胞菌青霉素类（哌拉西林等） • 或抗铜绿假单胞的第三、四代头孢菌素类（头孢他啶、头孢吡肟、头孢噻利等） • 或 β - 内酰胺酶抑制剂合剂（哌拉西林/他唑巴坦、头孢哌酮/舒巴坦等） • 或抗铜绿假单胞菌碳青霉烯类（亚胺培南、美罗培南、比阿培南等） • 或喹诺酮类（环丙沙星、左氧氟沙星等）	• 抗铜绿假单胞菌 β - 内酰胺酶抑制剂合剂（哌拉西林/他唑巴坦、头孢哌酮/舒巴坦等） • 或抗铜绿假单胞菌的第三、四代头孢菌素类（头孢他啶、头孢吡肟、头孢噻利等） • 或氨曲南 • 或抗铜绿假单胞菌碳青霉烯类（亚胺培南、美罗培南、比阿培南等） • 或抗铜绿假单胞菌喹诺酮类（环丙沙星、左氧氟沙星等）

MDR 菌感染低风险	MDR 菌感染高风险
单药或联合治疗	联合治疗
• 或氨基糖苷类（阿米卡星、异帕米星等）	或氨基糖苷类（阿米卡星、异帕米星等） 有 XDR 阴性菌感染风险时可联合多黏菌素或替加环素 有 MRSE 感染风险时可联合糖肽类（万古霉素、去甲万古霉素、替考拉宁等）或利奈唑胺

注：特殊情况下才采用 2 种 β-内酰胺类药物联合治疗；氨基糖苷类药物仅用于联合治疗。

六、案例分析

1. 患者基本信息及诊疗过程

患者，男，44 岁，因"发热伴畏寒、寒战、咳嗽、咳痰 1 天"入院。10 天前，患者因"右侧桥小脑角区表皮样囊肿"行"气管插管全身麻醉下行右侧乙状窦后入路桥小脑角胆脂瘤切除术 + 硬脑膜修补术 + 颅骨修补术"，术后返回 ICU，呼吸机辅助呼吸，恢复可。术后第 9 天，停呼吸机，拔除气管插管，但第 10 天出现发热，体温最高达 39.5℃，伴有畏寒、寒战，有咳嗽、咳痰，为黄白黏痰，较难咳出。患者既往有"2 型糖尿病、痛风"多年，目前使用"甘精胰岛素注射液 12U 皮下注射"控制血糖，血糖波动在 6 ~ 13mmol/L。入院查体：T 38.5℃，R 20 次/分，P 105 次/分，BP 130/65mmHg；双肺呼吸音粗，双侧肺野未闻及干湿啰音。

入院急查血常规示 WBC 12.05×10^9/L，中性粒细胞比例 78.0%；感染三项示 PCT 1.06ng/ml，IL-6 46.46pg/ml，hs-CRP 55.28ug/ml；呼吸道抗原五联未见异常；胸片考虑左下肺少许炎症。入院后经验性给予头孢哌酮/舒巴坦 3g，静脉滴注，每 8 小时 1 次，抗感染治疗，患者体温及各项感染指标均逐渐恢复正常。第 8 天患者无发热、畏寒，偶尔咳嗽、咳痰，痰能咳出，肺部听诊双肺呼吸音可，未闻及干湿啰音；血常规示 WBC 6.78×10^9/L，中性粒细胞比例 67.4%；PCT 0.05ng/ml，病情稳定予以出院。

2. 案例分析

（1）POP 的判定

根据临床资料，患者为神经外科术后 30 天内出现的，无其他明确病因的肺炎，根据《术后肺炎预防和控制专家共识》符合 POP 的诊断。

（2）呼吸机相关性肺炎的诊断

根据《中国成人医院获得性肺炎与呼吸机相关性肺炎诊断和治疗指南（2018

年版)》，VAP 是指气管插管或气管切开患者接受机械通气 48 小时后发生的肺炎，机械通气撤机、拔管后 48 小时内出现的肺炎也属于 VAP 范畴。综合患者的临床资料，已明确为 POP，且患者是在拔除气管插管后 1 天（48 小时内）发生的肺炎，故诊断为 VAP。

（3）经验性抗感染治疗分析

患者为术后肺炎且为呼吸机相关性肺炎。患者 10 天前术前行气管插管，术后入住神经外科重症监护室；术后第 9 天停呼吸机，拔除气管插管，存在皮肤黏膜屏障破坏的风险，故具有可能的耐药危险因素，需要覆盖铜绿假单胞菌等耐药菌。但患者无严重基础疾病，无反复或长期住院病史，无感染性休克等，术后恢复可，病情较为平稳，肺部感染症状较轻，选择"头孢哌酮/舒巴坦 3g，静脉滴注，每 8 小时 1 次"治疗可覆盖可能的致病菌。最终，患者经抗感染治疗后，体温及各项感染指标均逐渐恢复正常，8 天后出院。

第七节　神经外科术后中枢神经系统感染

神经外科术后中枢神经系统感染（postoperative central nervous system infection after neurosurgery，PCNSI）是指神经外科手术及各种操作后 30 天内以及体内植入人工材料/装置术后 1 年内发生的中枢神经系统感染。PCNSI 一旦发生，会进一步加重神经外科重症患者的病情，归因病死率可高达 15% ~30%。

一、病原菌分布

PCNSI 常见的病原菌主要是凝固酶阴性葡萄球菌、金黄色葡萄球菌、肠球菌等革兰氏阳性菌，约占 60%，其中耐甲氧西林金黄色葡萄球菌（MRSA）多见，但近年来革兰氏阴性菌，特别是鲍曼不动杆菌感染有增多趋势。《指导原则》中，神经外科手术、脑外伤或耳蜗植入术后常见的病原菌包括肺炎链球菌、金黄色葡萄球菌、凝固酶阴性葡萄球菌、需氧革兰氏阴性杆菌（包括铜绿假单胞菌）。此外，2019 年三级医院脑脊液标本分离菌前 5 位为表皮葡萄球菌、鲍曼不动杆菌、人葡萄球菌、肺炎克雷伯菌和头状葡萄球菌。

二、危险因素

脑组织由于有头皮、颅骨、脑膜、血脑屏障多重保护，正常情况下中枢神经系统感染率低，然而，血脑屏障缺少补体及抗体、吞噬细胞较少，又是细菌的良好培养基，颅脑外伤或手术等操作易导致屏障破坏，故 PCNSI 的风险增大。PCNSI 主要的危险因素包括：手术时间 >4 小时、脑脊液漏、高龄、有开放性伤口、近期接受化疗以及免疫抑制剂治疗、大剂量糖皮质激素应用、颅内引流管或腰池引流管放置 > 72 小时、糖尿病或血糖控制不良、术中大量失血 9 个方面。

三、诊断标准

（1）临床表现　体温异常（ > 38℃或 < 36℃）、头痛、呕吐、乳头水肿，进行性意识状态下降等症状，多数患者会出现颈抵抗、克氏征（ + ）、布氏征（ + ）等，也可伴发局灶性炎症症状、癫痫、低钠血症、下丘脑垂体功能降低等症状，脑室腹腔分流的患者还可出现腹部压痛、反跳痛等急性腹膜炎症状。

（2）临床影像学检查　头颅 CT 或 MR 可有脑内弥漫性水肿、硬膜增厚强化或脑室系统扩张，病史较长者可出现典型环形强化占位性病变。

（3）外周血常规检查　$WBC > 10 \times 10^9/L$，中性粒细胞比例 > 80%。

（4）颅内压及脑脊液检查　①颅内压 > $180mmH_2O$（多数 > $200mmH_2O$）；②脑脊液性状：急性期多浑浊、呈黄色或者典型的脓性，有局限包裹的情况下可以是清亮透明的；③脑脊液常规：多数患者 $WBC > 1000 \times 10^6/L$，中性粒细胞百分比≥80%，蛋白含量 > 0.45g/L（多数为 1 ~ 5g/L）；④脑脊液生化：葡萄糖含量 < 2.6mmol/L（多数 < 2.2mmol/L），血糖异常患者脑脊液葡萄糖/血清葡萄糖比值 < 0.66，甚至更低；⑤乳酸升高（ > 0.35g/L）。

（5）病原学检查　病原学检查阳性是诊断 PCNSI 的金标准，包括脑脊液、手术切口分泌物、手术标本细菌学检查，但阳性率不高，可采取 PCR 等分子生物学技术提高病原学鉴定阳性率。

四、治疗

1. 抗菌药物治疗

（1）基本原则　①怀疑 PCNSI 立即留取相关标本送病原学检查，包括细菌涂片和培养，尽早开始经验性抗菌药物治疗；②根据 PK/PD 特点选用易透过血脑屏障的抗菌药物（首选杀菌剂），并推荐静脉途径给药；③剂量建议使用说明书允许的最大剂量以及可能的长疗程治疗；④经验性抗菌药物治疗 > 72 小时无疗效或者疗效不佳，尤其是病原学检查结果出来后，考虑根据药敏试验结果调整治疗方案。

（2）根据《指导原则》，PCNSI 的经验性抗菌药物治疗见表 3 - 2 - 23。

表 3 - 2 - 23　PCNSI 的经验性抗菌药物治疗

感染相伴情况	可能致病菌	宜选药物	可选药物
神经外科手术后、脑外伤或耳蜗植入术后细菌性脑膜炎	肺炎链球菌、金黄色葡萄球菌、凝固酶阴性葡萄球菌、需氧革兰氏阴性杆菌（包括铜绿假单胞菌）	万古霉素 + 头孢他啶或头孢吡肟	美罗培南 + 万古霉素
脑脊液分流后细菌性脑膜炎	凝固酶阴性葡萄球菌（特别是表皮葡萄球菌）、金黄色葡萄球菌、需氧革兰氏阴性杆菌（包括铜绿假单胞菌）	万古霉素 + 头孢吡肟或头孢他啶或美罗培南	
创伤或颅脑术后脑脓肿	金黄色葡萄球菌、肠杆菌科细菌	苯唑西林或氯唑西林 + 头孢曲松或头孢噻肟(怀疑铜绿假单胞菌时换为头孢他啶或头孢吡肟)	万古霉素 + 头孢曲松或头孢噻肟；美罗培南脓肿 > 2.5cm 者考虑手术引流

（3）病原学诊断明确者，评估疗效后，可根据病原菌类型、药敏试验结果进行目标性抗菌药物治疗，见表 3 - 2 - 24。

表 3 - 2 - 24　PCNSI 常见病原菌的目标性抗菌药物治疗

病　原　菌	宜选药物	可选药物
肺炎链球菌		
青霉素敏感（MIC ≤0.06mg/L）	青霉素或氨苄西林	氯霉素
青霉素中介（MIC 0.12 ~ 1.0mg/L）	头孢曲松或头孢噻肟	美罗培南、头孢吡肟、万古霉素 ± 利福平
青霉素耐药（MIC ≥ 2.0mg/L）	万古霉素 + 头孢曲松或头孢噻肟 ± 利福平	美罗培南、莫西沙西
葡萄球菌属		
甲氧西林敏感	苯唑西林或氯唑西林	万古霉素（青霉素过敏者）、利奈唑胺、SMZ/TMP
甲氧西林耐药	万古霉素 + 磷霉素	—
大肠埃希菌	头孢曲松或头孢噻肟	头孢吡肟、美罗培南
克雷伯菌属	头孢曲松或头孢噻肟	头孢吡肟、美罗培南
铜绿假单胞菌	头孢他啶 + 氨基糖苷类	环丙沙星 + 氨基糖苷类 美罗培南 + 氨基糖苷类

（4）在《抗菌药物的药代动力学/药效学理论临床应用专家共识》中，对常见抗菌药物的脑脊液/血药浓度分布进行了汇总，见表3-2-25。

表3-2-25 常用抗菌药物的脑脊液/血药浓度分布

脑脊液/血药浓度（%）			脑脊液药物浓度
≥50	5~50	<5	微量或不可测
磺胺嘧啶	磺胺甲噁唑	亚胺培南[3]	苯唑西林	克林霉素
甲硝唑	甲氧苄啶	美罗培南	头孢唑林	红霉素
氟康唑	氨苄西林	帕尼培南	头孢西丁	克拉霉素
氟胞嘧啶	替卡西林[1]	左氧氟沙星		阿奇霉素
异烟肼	哌拉西林[1]	氧氟沙星		罗红霉素
吡嗪酰胺	青霉素G[2]	环丙沙星		多黏菌素[4]
齐多夫定	头孢吡肟	万古霉素		伊曲康唑
阿昔洛韦	头孢唑肟	利福平		两性霉素B[4]
	头孢他啶	乙胺丁醇		
	头孢噻肟	更昔洛韦		
	头孢曲松	氨基糖苷类		
	头孢呋辛			
	氨曲南			

注：①尚不能达到对铜绿假单胞菌脑膜炎的治疗浓度。
②高剂量时亦不能达到对青霉素高度耐药肺炎链球菌脑膜炎的治疗浓度。
③亚胺培南易致惊厥等不良反应，慎用于CNS感染。
④可鞘内注射的药物。

（5）PCNSI常用抗菌药物推荐的成人剂量（肝、肾功能正常）见表3-2-26。

表3-2-26 常用抗菌药物推荐的成人剂量（肝肾功能正常）

抗菌药物	剂量/天	给药间隔（h）	抗菌药物	剂量/天	给药间隔（h）
阿米卡星	15mg/kg	8	青霉素G	2400万U	4
庆大霉素	5mg/kg	8	氨苄西林	12g	4
妥布霉素	5mg/kg	8	奈夫西林	9~12g	4
氯霉素	4g	6	甲氧西林	9~12g	4
利福平	600mg	24	头孢噻肟	8~12g	4~6
莫西沙星	400mg	24	头孢他啶	6g	8
SMZ/TMP	10~20mg/kg	6~12	头孢吡肟	6g	6~8
多西环素	200~400mg	12	氨曲南	6~8g	6~8
万古霉素	30~45mg/kg	8~12	美罗培南	6g	8

（6）抗菌药物局部给药　包括脑室内或鞘内给药，鞘内给药时由于颅内压力较高、渗透压梯度、药物分布不均匀、可引起化学性炎症导致粘连等因素，严重可导致惊厥、昏迷、死亡等严重不良后果，故应尽量避免局部给药，仅在静脉用药 48～72 小时效果不明显、病情重、抗菌药物通透性较差时，可以考虑脑室内注射或鞘内注射不含防腐成分的抗菌药物，注射药物后应夹闭引流管 1 小时左右，需要根据病情考虑剂量、使用次数和每次用药量，抗菌药物脑室内给药的推荐剂量及不良反应见表 3－2－27。

表 3－2－27　抗菌药物脑室内给药的推荐剂量及不良反应

抗菌药物	成人剂量	不良反应
阿米卡星	30（5～50）mg/24h	暂时性听力减退
庆大霉素	5（4～10）mg/24h	暂时性听力减退、癫痫发作、无菌性脑膜炎、脑脊液嗜酸粒细胞增多
妥布霉素	5（～10）mg/24h	类似庆大霉素
万古霉素	5～10mg/24h（婴儿） 10～20mg/24h（儿童/成人） （脑脊液浓度 10～20μg/ml）	暂时性听力丧失
多黏菌素 E （3 万 IU＝1m 糖皮质激素 BA）	25 万 IU/12～24h 12.5 万 IU（2～25 万 IU）/24h	脑膜炎症、高剂量时诱发癫痫发作、食欲减退、焦虑、嗜酸粒细胞增多、水肿、疼痛、蛋白尿
多黏菌素 B	5mg/24h	脑膜或神经组织的刺激
达托霉素	5～10mg/24～72h	发热
两性霉素 B	0.1～0.5mg/24h	耳鸣、发热、颤抖、帕金森综合征

（7）抗菌药物治疗疗程　革兰氏阴性杆菌脑膜炎复发率高，至少 4 周，肺炎链球菌脑膜炎为体温恢复正常后 10～14 天，葡萄球菌脑膜炎至少 21 天。需结合疗效评估结果最终确定，一般符合临床治愈标准后继续应用抗菌药物治疗 1～2 周。临床治愈的标准：1～2 周内，连续 3 次达到脑脊液病原学培养阴性、白细胞计数正常、糖含量正常、临床体征消失、体温正常，以及外周血白细胞计数、中性粒细胞比例正常（有其他部位感染导致细胞数目异常者除外）。

2. 外科干预　除了抗菌药物治疗外，外科干预亦非常重要，特别是脓肿局限及脓肿 ＞2.5cm 的患者。常用的外科治疗方法包括脑室外引流（因感染导致的脑积水或者顽固性颅内压增高者）、彻底的外科清创、人工植入物取出等。

3. 对症支持治疗　控制颅内压，预防癫痫，保证营养和能量供应，维持水、电解质平衡，处理高热、惊厥及感染性休克等。

五、预防

(1) 开颅术前1天充分清洗头部，术前2小时内备皮；不使用刮刀，建议使用电动备皮器或化学脱毛剂，经鼻腔及经口腔手术术前应充分进行清洁准备。

(2) 根据手术类型可适当预防使用抗菌药物，具体品种选择、给药时机、用药时长等参考《指导原则》的规定。

(3) 严格消毒、手卫生，遵守手术中无菌操作原则。

(4) 除非必需，尽量不放置引流装置，必需留置时，注意尽量缩短留置时间，及时更换新引流管。

(5) 术后严格按照无菌原则定期换药。

六、案例分析

1. 患者基本信息及诊疗过程

患者，女，64岁，体重56kg，因"脑室出血术后2周余，神志转差伴气促2天"入院。既往有高血压病史5年。入院时查体：T 38.3℃，R 41次/分，P 138次/分，BP 154/89mmHg，查体不合作，颈强直。诊断为：①颅内感染？；②肺部感染？；③右侧丘脑出血破入脑室术后；④原发性高血压；⑤气管造口状态。

入院第1天，行腰椎穿刺术，压力225mmH$_2$O；脑脊液淡黄色、浑浊，WBC 19397×10^6/L，葡萄糖0.20mmol/L，氯110mmol/L，微量总蛋白3.4g/L。血常规：WBC 12.69×10^9/L，中性粒细胞比例84.3%；PCT 2.38ng/ml，血糖13.14mmol/L，血氯98mmol/L。考虑脑室出血血肿清除术后颅内感染（细菌性脑膜炎可能性大），予美罗培南2g（静脉滴注，每8小时1次）+万古霉素1g（静脉滴注，每12小时1次）+庆大霉素1万U（鞘内注射，每日1次）抗感染治疗。

第3天，患者体温最高38.5℃，神志朦胧，复查腰椎穿刺压力300mmH$_2$O，释放淡黄色浑浊脑脊液30ml，WBC 7092×10^6/L，葡萄糖0.21mmol/L，微量总蛋白2.29g/L；血常规：WBC 9.91×10^9/L，中性粒细胞比例83.2%；PCT 1.18ng/ml。

第5天，体温最高39℃，局部麻醉下行"原切口皮下脓肿清创术"，并予留置腰大池引流管，引流淡黄色浑浊脑脊液102ml，有絮状物。血常规：WBC 12.96×10^9/L，中性粒细胞比例80.3%；PCT 0.52ng/ml；血肌酐110μmol/L。脑脊液细菌培养回报：鲍曼不动杆菌（多重耐药），对阿米卡星、头孢哌酮/舒巴坦、多黏菌素E敏感，其他均耐药，美罗培南、亚胺培南耐药，且MIC >8μg/ml。

临床药师会诊建议：停用万古霉素，美罗培南1g（静脉滴注，每6小时1次，持续3小时输注）＋头孢哌酮钠/舒巴坦钠3g（静脉滴注，每6小时1次），医生采纳，但仍坚持保留了庆大霉素1万U（鞘内注射，每日1次）。

第9天，患者体温最高39.2℃，腰大池引流因絮状物堵塞而欠通畅，于局部麻醉下行"左侧脑室钻孔置管外引流术"，腰大池引流淡黄色浑浊脑脊液5ml，脑室外引流115ml。复查：腰椎穿刺，压力150mmH$_2$O，脑脊液WBC 586×10^6/L；血常规：WBC 14.15×10^9/L，中性粒细胞比例78.5%；PCT 0.11ng/ml。

第16天，患者体温最高37.8℃，神志转清，引流通畅，拔除脑室外引流管，保留腰大池引流。脑脊液WBC 33×10^6/L，微量总蛋白0.87g/L，氯102mmol/L。血常规：WBC 7.82×10^9/L，中性粒细胞比例75.1%；PCT 0.10ng/ml。

2. 案例分析

（1）脑室出血血肿清除术后细菌性脑膜炎的经验抗感染治疗

患者脑室出血术后30天内发病，从临床症状、脑脊液检查、血液检查等结果考虑脑室出血术后颅内感染（细菌性脑膜炎）可能性大。根据《指导原则》，患者选择美罗培南＋万古霉素经验抗感染治疗是适宜的，两个药物的血脑屏障透过率也较佳，但庆大霉素鞘内注射不推荐作为患者的经验性治疗。

（2）脑脊液多重耐药鲍曼不动杆菌感染的治疗

患者明确为鲍曼不动杆菌颅内感染，根据《中国鲍曼不动杆菌感染诊治与防控专家共识》，泛耐药鲍曼不动杆菌（XDRAB）感染的治疗有多种联合用药方案。两药联合方案：①含舒巴坦的复合制剂（或舒巴坦）＋米诺环素（或多西环素）/多黏菌素E/氨基糖苷类/碳青霉烯类（两药联合方案）；②多黏菌素E＋含舒巴坦的复合制剂（或舒巴坦）/碳青霉烯类；③替加环素＋含舒巴坦的复合制剂（或舒巴坦）/碳青霉烯类/多黏菌素E/喹诺酮类/氨基糖苷类。三药联合方案：①含舒巴坦的复合制剂（或舒巴坦）＋多西环素＋碳青霉烯类；②亚胺培南＋利福平＋多黏菌素或妥布霉素。对于术后或外伤后颅内感染鲍曼不动杆菌，治疗时应警惕混合感染，需根据药敏试验结果选择敏感、易透过血脑屏障的抗菌药物，如为多重耐药鲍曼不动杆菌（MDRAB）、泛耐药鲍曼不动杆菌（XDRAB）、全耐药鲍曼不动杆菌（PDRAB）感染，推荐联合治疗，疗程往往需要4～6周。我国鲍曼不动杆菌对碳青霉烯类耐药率大多在50%以上，对于一些敏感性下降的菌株（MIC 4～16mg/L），通过增加给药次数，加大给药剂量，延长输注时间（2～3小时），可使血药浓度高于最低抑菌浓度（MIC）的时间占给药间隔的百分比（%T＞MIC）延长。考虑到患者血肌酐稍高，因此建议抗感染方案为：美罗培南1g（静脉滴注，每6小时1次，持续3小时输注）＋头孢哌酮钠/舒巴坦钠3g（静脉滴注，每6小时1次）是适宜的，但庆大霉素耐药，不必继续鞘内注射给药。

（3）患者给予目标抗感染治疗后仍不能有效控制感染的原因分析

给予美罗培南＋头孢哌酮钠舒巴坦联合治疗3天后，患者仍有高热，脑脊液和外周血白细胞依然较高，考虑与腰大池引流因絮状物堵塞有关。对于神经外科术后颅内感染的治疗，除了抗感染外，外科干预也很重要，特别是脑脓肿，必要时需进行有效引流、穿刺、手术等外科治疗手段。患者行左侧脑室钻孔置管外引流术，顺利引流淡黄色浑浊脑脊液后，体温逐渐下降至最高37.8℃，神志转清，脑脊液和外周血感染指标明显下降。这也证实了，适当的外科干预，对于神经外科术后颅内感染的治疗是非常重要的。

（吴红卫　赖莎）

参考文献

[1]《抗菌药物临床应用指导原则》修订工作组.抗菌药物临床应用指导原则(2015年版)国卫办医发[2015] 43号[S].北京:人民卫生出版社,2015.

[2] 泌尿外科手术部位感染预防中国专家共识编写组.泌尿外科手术部位感染预防中国专家共识(2019版) [J].中华泌尿外科杂志,2019,40(6):401－404.

[3] 吉尔伯特,钱伯斯,埃利奥普洛斯等.热病:桑福德抗微生物治疗指南(新译第48版)[M].范洪伟主译. 北京:中国协和医科大学出版社,2019.

[4] 乔庐东,陈山,马小军,等.上尿路结石患者围手术期抗菌药物应用的专家意见[J].中华泌尿外科杂志, 2017,38(9):641－643.

[5] Bonkat G,Pickard R,Bartoletti R,et al. Guidelines on urological infection[DB/OL]. European Association of Urology,2017. https://uroweb. org/guideline/urological－infections/2017－04－03.

[6] Wolf J S,Bennett C J,Dmochowski R R,et al. Best Practice Policy Statement on Urologic Surgery Antimicrobial Prophylaxis[J]. The Journal of Urology,2008,179(4):1379－1390.

[7] Fujita T,Sakurai K. Multivariate analysis of risk factors for postoperative pneumonia [J]. The American Journal of Surgery,1995,169(3):304－307.

[8] 宗志勇,朱仕超.术后肺炎预防和控制专家共识[J].中华临床感染病杂志,2018,11(1):11－19.

[9]《应用抗菌药物防治外科感染的指导意见》撰写协作组. 应用抗菌药物防治外科感染的指导意见 X XI——手术后肺炎[J].中华外科杂志,2005,43(17):1158－1160.

[10]《应用抗菌药物防治外科感染的指导意见》撰写协作组.外科患者呼吸机相关肺炎[J].中华外科杂志, 2004,42:1519－1521.

[11] 施毅.中国成人医院获得性肺炎与呼吸机相关性肺炎诊断和治疗指南(2018年版)[J].中华结核和呼吸杂志,2018,41(4):255－280.

[12] Chidambaram S,Nair M N,Krishnan S S,et al. Postoperative Central Nervous System Infection After Neurosurgery in a Modernized,Resource－Limited Tertiary Neurosurgical Center in South Asia[J]. World Neurosurgery, 2015,84(6):1668－1673.

[13] 魏俊吉,邱炳辉,马小军.中国神经外科重症患者感染诊治专家共识(2017)[J].中华医学杂志,2017,97
(21):1607-1614.

[14] 靳桂明,董玉梅,余爱荣等.开颅手术后颅内感染流行病学调查的荟萃分析[J].中国临床神经外科杂
志,2007 12(3):149-152.

[15] 魏俊吉,柴文昭,任祖渊,等.神经外科抗菌药物的使用原则和策略[J].中华医学杂志,2012,92(45):
3191-3193.

[16] Kurdyumova N V,Danilov G V,Ershova O N,et al. Features of the course of nosocomial meningitis in patients of
neurosurgical intensive care unit[J]. Zhurnal Voprosy Neirokhirurgii Imeni N. N. Burdenko,2015,79(3):55-
59.

[17] De Beek V,Cabellos C,Dzupova O,et al. ESCMID guideline:diagnosis and treatment of acute bacterial menin-
gitis[J]. Clinical Microbiology Infection,2016,22:S37-S62.

[18] 张菁,吕媛,于凯江.抗菌药物的药代动力学/药效学理论临床应用专家共识[J].中华结核和呼吸杂志,
2018,41(6):409-446.

[19] 陈佰义,何礼贤,胡必杰,等.中国鲍曼不动杆菌感染诊治与防控专家共识[J].中华医学杂志,2012,92
(2):76-85.

[20] 国家卫生计生委合理用药专家委员会.耐药革兰阴性菌感染诊疗手册[M].北京:人民卫生出版
社,2015.

[21] 《应用抗菌药物防治外科感染的指导意见》撰写协作组.应用抗菌药物防治外科感染的指导意见(草
案)Ⅰ[J].中华外科杂志,2003(6):71-73.

[22] 《应用抗菌药物防治外科感染的指导意见》撰写协作组.应用抗菌药物防治外科感染的指导意见(草
案)Ⅱ[J].中华外科杂志,2003(7):75-77.

[23] 《应用抗菌药物防治外科感染的指导意见》撰写协作组.应用抗菌药物防治外科感染的指导意见(草
案)Ⅴ[J].中华外科杂志,2003(10):73-75.

[24] 《应用抗菌药物防治外科感染的指导意见》撰写协作组.应用抗菌药物防治外科感染的指导意见(草
案)ⅩⅦ——骨和关节感染[J].中华外科杂志,2005(4):270-272.

[25] 国家卫生计生委医政医管局,国家卫生计生委合理用药专家委员会组织编写.国家抗微生物治疗指南
[M].2版.北京:人民卫生出版社,2017.

[26] 江利冰,李瑞杰,张斌,等.2016年脓毒症与脓毒性休克处理国际指南[J].中华急诊医学杂志,2017,26
(3):263-266.

[27] 中华医学会创伤学分回感染学组,中华医学会急诊医学分会创伤学组.创伤后抗菌药物预防性应用专
家共识[J].中华急诊医学杂志,2016,25(10):1224-1228.

围手术期血栓预防与抗栓管理

血栓性疾病是导致全球人口死亡的第一位原因，已成为世界重大公共健康问题。血栓性疾病包括静脉血栓栓塞性疾病和动脉血栓性疾病：①静脉血栓栓塞性疾病：即静脉血栓栓塞症（venous thromboembolism，VTE），包括深静脉血栓形成（deep vein thrombosis，DVT）和肺血栓栓塞症（pulmonary thromboembolism，PTE）；②动脉血栓性疾病：包括急性冠脉综合征、心房颤动、脑梗死、动脉缺血发作等。血栓性疾病分布科室非常广泛，无论是内科（如呼吸科、神经内科、心内科、内分泌科、肾内科、血液科、肿瘤科、老年科、儿科、重症监护科），还是外科（如骨科、创伤外科、普通外科、血管外科、妇产科、神经外科、泌尿外科、心胸外科等）均会涉及到血栓性疾病。因此，血栓性疾病在临床诊疗过程中应当引起普遍重视。

患者在围手术期血栓风险明显升高，一是由于外科患者术前活动量减少、术中制动、术后长期卧床均使静脉血流速度明显减慢；二是因为麻醉及手术创伤会促使组织因子释放，并直接激活外源性凝血系统，导致高凝状态或血栓形成；三是患者自身因素，如高龄、肥胖、恶性肿瘤等，均可使 VTE 发生的风险增加。此外，越来越多的患者在接受外科手术的同时使用抗栓药物，常见的如机械瓣膜置换术后、慢性心房颤动、冠心病支架置入后等心脏疾病及周围血管疾病患者。对于长期服用抗栓药物并需要进行外科手术的患者而言，停止抗栓治疗会增加血栓栓塞风险，维持抗栓治疗又会增加手术出血风险，影响围手术期的安全。因此，对于围手术期患者，应充分权衡患者血栓栓塞风险和出血风险，根据评估结果决定围手术期的抗栓药物管理，并采取适当的血栓栓塞预防措施，这对保证围手术期患者安全和减少血栓栓塞并发症的发生具有重要意义。

第一节　静脉血栓栓塞症

一、预防的重要性

VTE 是外科手术的常见并发症，包括 DVT 和 PTE，两者是同一疾病在不同发病阶段和不同组织器官的表现方式。DVT 是指深部静脉的血液发生凝固，形成血栓，引起相应血管血液回流障碍的临床综合征。当血栓脱落后，栓子可顺着血流进入肺动脉，引起 PTE。据统计，PTE 的栓子中，约 90% 来源于下肢深静脉系统，而来自其他部位的血栓很少。因此，有效地预防下肢 DVT，就能够有效地预防 PTE。

据统计，在美国 VTE 的发病率约为 1.17/1000 人年，每年新发 VTE 约 35 万例；欧盟 6 个主要国家每年 VTE 超过 100 万例；我国的 VTE 发病率也明显升高。2007~2016 年我国 90 家医院的调查数据显示，10 年来我国 VTE 的住院率从 3.2/10 万上升到 17.5/10 万；其中 DVT 的住院率从 2.0/10 万增加到 10.5/10 万，PTE 的住院率从 1.2/10 万增加到 7.1/10 万。虽然 VTE 的死亡率有所下降，但其仍然是全球导致死亡的第三位血管疾病。目前住院患者进行血栓栓塞预防的比例仍很低。中国住院患者静脉血栓栓塞症风险特征的确定（DissolVE 2）研究证明，采取合理预防措施能够显著降低住院患者 VTE 的风险。因此，提高对 VTE 风险的认识并采取相应的预防措施，具有十分重要的意义。

二、分类与临床表现

1. 深静脉血栓形成　DVT 是血液在深静脉内不正常凝结引起的静脉回流障碍性疾病，常发生在下肢。根据下肢 DVT 形成的解剖部位将血栓分为中央型、周围型和混合型血栓：①近端 DVT（髂 - 股静脉血栓形成，亦称中央型 DVT)包括腘静脉及以上的血栓；②远端 DVT 指腘静脉以下的血栓（亦称周围型 DVT)，包括小腿肌肉静脉丛和小腿深静脉；③混合型 DVT 即周围型和中央型 DVT 同时存在。

DVT 的临床表现：下肢深静脉血栓形成的典型临床表现往往是单侧下肢（左下肢多见）出现肿胀、疼痛，但是血栓形成早期可以没有明显症状，这是静脉血栓容易被忽略的原因之一。

2. 肺血栓栓塞症　肺栓塞（pulmonary embolism，PE）是以各种栓子阻塞肺动脉或其分支为发病原因的一组疾病或临床综合征的总称，包括肺血栓栓塞症（PTE）、脂肪栓塞综合征、羊水栓塞、空气栓塞、肿瘤栓塞等。PTE 为肺栓塞的最常见类型，占肺栓塞的 90% 以上，通常所称肺栓塞即指 PTE。

急性 PTE 的临床表现多种多样，均缺乏特异性，容易被忽视或误诊，其严重程度亦有很大差别，从轻者无症状到重者出现血流动力学不稳定，甚至猝死。在 PTE 的诊断过程中，要注意是否存在 DVT，特别是下肢 DVT。急性 PTE 的临床表现见表 3 - 3 - 1。临床上同时出现呼吸困难、胸痛及咳血，即肺栓塞三联征，这是比较典型的三种表现，但仅见于不足 30% 的患者，并非所有 PTE 均存在上述临床典型症状。急性 PTE 是导致死亡的常见疾病，每年可造成

5 万 ~ 20 万人死亡。在心血管疾病中，肺栓塞是继冠心病和卒中导致死亡的第三大病因。

表 3 - 3 - 1 急性肺血栓栓塞症的临床表现

症 状	体 征
呼吸困难及气促（80% ~ 90%）	呼吸急促（52%）
胸膜炎性胸痛（40% ~ 70%）	哮鸣音（5% ~ 9%）；细湿啰音（18% ~ 51%）；血管杂音
晕厥（11% ~ 20%）	发绀（11% ~ 35%）
烦躁不安、惊恐甚至濒死感（15% ~ 55%）	发热（24% ~ 43%），多为低热，少数患者可有中度以上的发热（11%）
咳嗽（20% ~ 56%）	颈静脉充盈或搏动（12% ~ 20%）
咯血（11% ~ 30%）	心动过速（28% ~ 40%）
心悸（10% ~ 32%）	血压变化，血压下降甚至休克
低血压和（或）休克（1% ~ 5%）	胸腔积液体征（24% ~ 30%）
猝死（<1%）	肺动脉瓣区第二心音亢进（P2 > A2）或分裂（23% ~ 42%）
	三尖瓣区收缩期杂音

三、风险评估与出血风险评估

　　住院患者建议进行 VTE 的风险评估以及出血风险评估，特别是一些高危科室（如骨科、ICU、神经科、妇产科、肿瘤科）以及其他手术科室等。VTE 风险评估流程如下：首先计算患者 VTE 风险评分，根据评分对患者进行 VTE 风险分层，然后进行出血风险评估，最后综合考虑 VTE 风险等级和出血风险等级确定 VTE 预防策略。任何可以导致静脉血流淤滞、血管内皮损伤和血液高凝状态的因素（Virehow 三要素）均为 VTE 的危险因素。对于手术患者建议采用 Caprini 评分量表（表 3 - 3 - 2）进行 VTE 风险评估，肿瘤化疗患者建议使用 Khorana 评分量表进行 VTE 风险评估（表 3 - 3 - 3），产后 VTE 的危险因素评估建议使用表 3 - 3 - 4。

表 3 - 3 - 2 手术患者静脉血栓栓塞症风险评分表 （Caprini 评分）

1 分	2 分	3 分	5 分
年龄 41 ~ 60 岁	年龄 61 ~ 74 岁	年龄 ≥ 75 岁	卒中（< 1 个月）
小手术	关节镜手术	VTE 病史	择期关节置换术
BMI > 25kg/m²	大型开放手术（> 45min）	VTE 家族史	髋、骨盆或下肢骨折
下肢肿胀	腹腔镜手术（> 45min）	凝血因子 V *Leiden* 突变	急性脊髓损伤

续表

1 分	2 分	3 分	5 分
静脉曲张	恶性肿瘤	凝血酶原 *G20210A* 突变	
妊娠或产后	卧床(>72h)	狼疮抗凝物阳性	
口服避孕药或激素替代疗法	石膏固定	抗心磷脂抗体阳性	
脓毒症（<1 个月）	中心静脉通路	同型半胱氨酸升高	
严重肺病，包括肺炎（<1 个月）		肝素诱导的血小板减少症	
肺功能异常		其他先天性或获得性血栓形成倾向	
急性心肌梗死			
充血性心力衰竭（<1 个月）			
炎性肠病病史			
卧床			

注：低危 =0 ~ 2 分，中危 =3 ~ 4 分，高危≥5 分。

表 3 - 3 - 3　肿瘤化疗患者 VTE 风险评估表（Khorana 评分）

项　　目	评　　分
胃癌或胰腺癌	2
肺、淋巴、妇科、膀胱或睾丸肿瘤	1
血小板计数≥350 × 10⁹/L	1
血红蛋白 <100g/L	1
白细胞计数 >11 × 10⁹/L	1
BMI≥35kg/m²	1

注：Khorana 评分（总分7分）：0 分为低危，1 ~ 2 分为中危，≥3 分为高危。

表 3 - 3 - 4　产后发生 VTE 的危险因素评估表

主要危险因素	次要危险因素
制动（产前严格卧床≥1 周）手术产后出血≥1000ml	BMI >30kg/m²
既往 VTE 病史	多次妊娠
子痫前期伴有胎儿生长受限	产后出血 >1000ml
易栓症	吸烟 >10 支/日

主要危险因素	次要危险因素
抗凝血酶缺乏症	胎儿生长受限（胎龄＋性别校正的出生体重 <25%）
凝血因子 V *Leiden* 突变（纯合子或杂合子）	易栓症
凝血酶原 *G20210A* 突变（纯合子或杂合子）	蛋白 C 缺乏
内科疾病	蛋白 S 缺乏
系统性红斑狼疮	子痫前期
心脏病	
镰状细胞贫血	
输血	
产后感染	

注：≥1 个主要危险因素或≥2 个危险因素，或急诊剖宫产有 1 个危险因素时，提示产后 VTE >3%。

VTE 风险评估完成后，需要进一步完善出血风险的评估。出血风险包括患者的个体因素：一般状态、年龄、体重、肝功能、肾功能、凝血功能等；原发疾病情况；合并疾病情况（未控制的高血压、活动性出血等）；合并用药情况（如抗血小板药物、抗凝药物、止血药物、激素等）以及是否有侵入性操作或者手术等。出血风险的评估见表 3-3-5。

表 3-3-5 手术患者出血危险因素评估表

基础疾病相关	手术操作相关
活动性出血	腹部手术：贫血/复杂手术（联合手术、分离难度高或超过一个吻合术）
3 个月内有出血事件	胰十二指肠切除术：败血症、胰漏、手术部位出血
严重肝肾功能衰竭	肝切除术：原发性肝癌，术前贫血和血小板低
血小板计数 <50×10⁹/L	心脏手术：体外循环时间较长
未控制的高血压	胸部手术：全肺切除或扩大切除术
腰椎穿刺、硬膜外或椎管内麻醉术前 4 小时~术后 12 小时	开颅手术、脊柱手术、脊柱外伤、游离皮瓣重建
同时使用抗凝药、抗血小板治疗或溶栓药物	
凝血功能障碍	
活动性消化道溃疡	
已知、未治疗的出血性疾病	

注：对于手术患者，存在以上 1 项或以上因素即为出血高危。

四、预防措施

1. 基本预防　包括对患者加强健康教育，制动时尽早开始下肢主动或被动活动；尽早下床活动；避免脱水；保证有效循环血量；有创操作动作轻柔精细，尽量微创。

2. 药物预防　对出血风险低的 VTE 高危患者，可根据患者 VTE 风险分级、病因、体重、肾功能状况选择药物，包括普通肝素（UFH）、低分子肝素（LMWH）、磺达肝癸钠、华法林和直接口服抗凝药（DOAC），如利伐沙班、阿哌沙班、艾多沙班、达比加群酯等。需针对患者情况确定药物剂量、预防开始时间和持续时间；对长期接受药物预防的患者，应动态评估血栓预防的收益和潜在的出血风险，并征求患者和（或）家属的意见。

3. 机械预防　机械预防是采用各种辅助装置和器械，促进下肢的静脉回流，以减少静脉血栓发生的方法。机械预防措施包括间歇充气加压装置（intermittent pneumatic compression，IPC）、梯度压力弹力袜（graduated compression stockings，GCS）和足底静脉泵（venous foot pumps，VFP）等。早期开始大腿和小腿及踝关节的机械加压对于预防 DVT 具有重要意义。相对于药物预防，机械预防出血风险较小，操作简便，容易被患者接受。

对于低危风险的患者，机械预防能有效降低 VTE 的发生。对于中、高危风险的患者，如果没有药物禁忌证，药物预防是 VTE 预防的首选；如果存在药物预防的禁忌证，则机械预防是其重要选择。针对外科手术的中高危患者以及脑梗死患者的多项临床研究表明，无论选用 GCS 还是 IPC，机械预防联合药物预防较单纯药物预防都有着更低的 VTE 发病率。机械预防的适应证与禁忌证见表3-3-6。

表3-3-6　机械预防的适应证与禁忌证

适应证	禁忌证
①VTE 风险为低危的患者，其预防措施以健康教育、鼓励活动为主，也可以选择机械预防	①充血性心力衰竭、肺水肿
	②下肢局部情况异常，如皮炎、感染、坏疽、近期接受皮肤移植手术等
②VTE 风险为中危或高危的人群，如有抗凝禁忌证，建议单用机械预防	③新发的 DVT、血栓性静脉炎
③VTE 风险为高危的人群，如无抗凝药物应用禁忌，建议机械预防与药物预防联合应用	④下肢血管严重动脉硬化或其他缺血性血管病、下肢严重畸形等
	⑤严重的下肢水肿慎用，应该查明病因后权衡利弊应用

4. 腔静脉滤器　对髂股静脉、下腔静脉存在血栓，且发生 PTE 风险较高的

患者，如果面临急诊手术，可考虑置入可回收腔静脉滤器。

五、预防推荐

1. 术前全面评估和风险控制

（1）评估患者基本情况　包括凝血功能、血常规、肝功能、肾功能等情况，需要特别关注肥胖、低体重、高龄、肝功能不全、肾功能不全的患者以及创伤、烫伤及长期卧床的患者。

（2）控制患者基础疾病　包括控制活动性出血（如消化性溃疡）、出血性疾病或出血素质等；有颅内或其他出血史的患者需要稳定1个月；控制高血压，使收缩压 <130mmHg 或舒张压 <90mmHg；关注可能导致严重出血的颅内疾病，如急性卒中等；关注严重颅脑或急性脊髓损伤等。

（3）明确患者合并用药情况　若患者同时使用抗凝药物、抗血小板药、溶栓药物等可能增加出血风险的药物，应酌情减量或尽早启动桥接治疗。

（4）关注患者接受侵入性操作　对于需要接受手术、腰椎穿刺、硬膜外麻醉的患者，应注意在操作前及时停用抗凝药物。

2. 术中 VTE 的预防推荐　《中国血栓性疾病防治指南》推荐术中预防 VTE 的措施如下：建议首选 IPC 进行术中 VTE 预防，其次是 GCS，优于不做预防；不推荐腔静脉滤器作为术中初级预防措施。

3. 各类手术 VTE 的预防推荐　不同类型手术不同风险分层的患者推荐的 VTE 预防措施不同，见表 3-3-7。

表 3-3-7　不同类型手术 VTE 预防措施推荐

手 术 类 型	推荐意见及推荐级别
关节置换手术	①全髋关节置换（THA）或全膝关节置换（TKA）患者，推荐使用低分子肝素（LMWH）、磺达肝癸钠、阿哌沙班、利伐沙班、低剂量普通肝素（LDUH）、维生素 K 拮抗剂（VKA）、阿司匹林等药物进行预防，优于不预防 [1B] ②应用 LMWH 进行 VTE 预防时，推荐于手术前后 12 小时以外使用，不推荐手术前后 4 小时内使用 [1B] ③推荐药物预防或机械预防≥10～14 天，THA 患者延长至术后 28～35 天，TKA 患者则根据具体情况决定是否延长 [1B] ④建议住院期间机械预防及药物预防联合应用 [2B]。对于不配合或拒绝接受药物注射及使用 IPC 的患者，建议使用直接口服抗凝剂（DOAC）[2B]
髋部骨折手术	①对于髋部骨折患者，推荐使用 LMWH、磺达肝癸钠 LDUH 预防 VTE [1B] ②建议在术前即开始进行 VTE 预防 [2B]，不推荐手术前后 4 小时内应用抗凝药物 [1B]

手 术 类 型	推荐意见及推荐级别
	③推荐药物预防或机械预防应用 10～14 天，建议延长至术后 28～35 天［1B］ ④建议在住院期间联合应用机械预防与药物预防［2C］。对出血风险较高的患者，建议使用机械预防［2C］
骨盆髋臼骨折手术	对于骨盆髋臼骨折患者，建议在确认血流动力学稳定后或伤后 24h 内，早期开始药物预防，可使用 LMWH。有限的证据支持药物预防可酌情持续至术后 12 周［2C］ 说明：血流动力学不稳定的患者禁用药物抗凝，但可选择机械预防
下肢单发骨折或损伤手术 其他骨科手术	对于单纯性下肢外伤而需要下肢制动的患者，推荐使用药物预防［1A］ 说明：不包括下肢骨折术后无需制动的患者 对于行关节镜手术患者，不推荐常规进行 VTE 预防［1B］；对 VTE 高风险患者，建议药物预防［2B］ 说明：对于脊柱手术及骨肿瘤手术患者，因目前临床研究证据不充分，尚无对该人群 VTE 预防的推荐意见。但临床仍需重视这部分患者，如果存在着较高的 VTE 风险，可根据实际情况进行个体化预防
脊柱手术	①脊柱手术患者，建议机械预防（首选 IPC）［2C］，或应用 LDUH［2C］或 LMWH［2C］ ②存在 VTE 高风险的患者（包括恶性肿瘤，或前后联合切口手术），建议在出血风险降低后，在机械预防的基础上进行药物预防［2C］
普通外科手术；腹、盆腔手术	①VTE 极低风险（Caprini 评分为 0）者，推荐早期下床活动［1A］，不需特殊药物［1B］或机械预防［2C］ ②VTE 低度风险（Caprini 评分 1～2 分）者，建议应用机械预防（IPC 为佳）［2C］ ③VTE 中度风险（Caprini 评分 3～4 分）、且无高出血风险者，建议应用 LMWH［2B］，LDUH［2B］或机械预防（IPC 为佳）［2C］ ④VTE 中度风险（Caprini 评分 3～4 分）者，若大出血风险较高或出血并发症的后果较严重，建议应用机械预防（IPC 为佳）［2C］ ⑤VTE 高度风险（Caprini 评分≥5 分）者，若大出血风险不高，推荐应用 LMWH［1B］，并建议在药物预防的基础上同时加用机械预防（GCS 或 IPC）［2C］ ⑥VTE 高度风险的腹盆腔肿瘤手术，推荐延长预防药物的应用时间至 4 周［1B］ ⑦VTE 高度风险的腹盆腔手术，如同时存在较高的大出血风险或出血可能引起严重后果，建议应用机械预防（IPC 为佳），出血风险降低后，可开始应用药物预防［2C］ ⑧普通外科及腹盆腔手术，不建议应用下腔静脉滤器作为 VTE 的一级预防措施［2C］

手术类型	推荐意见及推荐级别
心脏手术	①术后恢复过程不复杂的心脏外科手术，建议采用机械预防，恰当应用 IPC [2C] ②延长住院时间的心脏外科手术，如果没有出血并发症，建议在机械预防的基础上应用 LDUH 或者 LMWH [2C]
胸外科手术	①VTE 中度风险、且无围手术期高出血风险者，建议使 LDUH [2B]，LMWH [2B] 或者恰当应用机械预防 [2C] ②VTE 高度风险、且无围手术期高出血风险者，推荐应用 LDUH 或 LMWH [1B]，并建议在药物预防的基础上加用机械预防 [2C] ③VTE 中、高度风险者，若存在高出血风险，建议应用机械预防，出血风险降低后，可应用药物预防 [2C]
神经外科手术	①神经外科（开颅）手术，建议机械预防（首选 IPC）[2C] ②存在 VTE 高度风险的神经外科（开颅）手术（如恶性疾病），建议在出血风险降低后，在机械预防的基础上进行药物预防 [2C]
严重创伤及手术：颅脑损伤、急性脊髓损伤、因创伤行脊柱手术	①严重创伤者，建议应用 LDUH、LMWH 进行药物预防 [2C] 或进行机械预防（首选 IPC）[2C] ②存在 VTE 高度风险的严重创伤患者，如无下肢损伤所致相关禁忌，建议在药物预防基础上联合机械预防 [2C] ③存在应用 LMWH 及 LDUH 禁忌证的严重创伤，如无下肢损伤所致相关机械预防的禁忌，建议进行机械预防（首选 IPC）[2C]。当出血风险降低，建议加用 LMWH 或 LDUH 药物预防 [2C] ④严重创伤者不建议在 VTE 一级预防中应用下腔静脉滤器 [2C]，不建议定期进行静脉 CUS 筛查 VTE [2C]
剖宫产术后	①对于存在 1 个主要或多于 2 个次要危险因素者，建议给予 LMWH 预防或机械预防 [2B] ②对于存在抗凝药物使用禁忌的妇女，建议采用机械预防至分娩（GCS 或 IPC）[2B] ③对于存在 VTE 高度风险且产后存在多重血栓形成风险的妇女，建议采用 LMWH 联合机械预防，优于单用 LMWH [2C]

注：本表采用 GRADE 证据质量和强度分级，A：质量等级高；B：质量等级中等；C：质量等级低。推荐（程度表示为 1）：强推荐；建议（程度表示为 2）：弱推荐；不建议（程度表示为 2）：弱不推荐；不推荐（程度表示为 1）：强不推荐。

4. VTE 预防的评估监护 包括 VTE 预防依从性评估、VTE 预防安全性监测和 VTE 预防效果评估。

（1）VTE 预防依从性评估 包括对 VTE 预防实施的时机、方案、方法、剂量、疗程等进行评估。

（2）VTE 预防安全性监测　包括对 VTE 预防过程中的出血、过敏反应、肝功能、肾功能、血红蛋白、血小板、肢体变化等进行监测。

（3）VTE 预防效果评估　包括评估患者有无症状性 VTE 的发生、致死性 PTE 的发生等。

一旦出现 VTE 预防相关的不良事件，应立即进行全面评价和相应处理。外科药师在 VTE 预防的评估、方案选择、监护、不良事件处理等方面均可发挥作用，为患者治疗安全保驾护航。

第二节　冠状动脉粥样硬化性心脏病

冠状动脉粥样硬化性心脏病简称冠心病，也称为缺血性心脏病，是指由于冠状动脉发生粥样硬化引起血管管腔狭窄或闭塞，导致心肌缺血缺氧或坏死而引起的心脏病。

一、急性冠脉综合征

急性冠脉综合征（acute coronary syndrome，ACS）是指冠状动脉内不稳定的粥样硬化斑块破裂或糜烂继发引起血栓形成造成冠状动脉管腔完全或不完全闭塞所引起的心脏急性缺血综合征。ACS 包括 ST 段抬高心肌梗死（ST segment elevation myocardial infarction，STEMI）、非 ST 段抬高心肌梗死（non - ST segment elevation myocardial infarction，NSTEMI）和不稳定型心绞痛（unstable angina pectoris，UAP），通常将后两者合并称为非 ST 段抬高急性冠脉综合征（NSTE - ACS）。

（一）STEMI

心肌梗死是指急性心肌损伤 [血清心脏肌钙蛋白（cardiactroponin，cTn）增高和（或）回落，且至少 1 次高于正常值上限（参考值上限值的 99 百分位值）]，同时有急性心肌缺血的临床证据，包括：①急性心肌缺血症状；②新的缺血性心电图改变；③新发病理性 Q 波；④新的存活心肌丢失或室壁节段运动异常的影像学证据；⑤冠状动脉造影、腔内影像学检查或尸检证实冠状动脉血栓。其分类方法目前根据第四版全球心肌梗死定义标准分成 5 型，大多数 STEMI 属于其中的 1 型，由冠状动脉粥样硬化斑块急性破裂或侵蚀，血小板激活，继发冠状动脉血栓性阻塞，引起心肌缺血、损伤或坏死。其抗栓治疗主要包括抗血小板治疗、抗凝治疗和溶栓治疗，诊疗流程图见图 3 - 3 - 1。

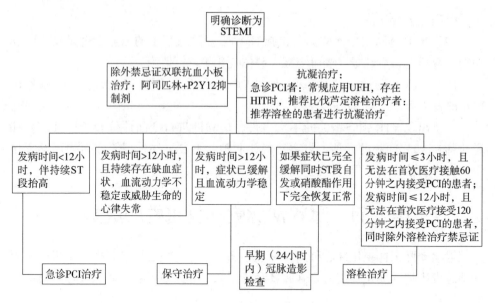

图 3-3-1　STEMI 抗栓治疗流程图

1. 抗血小板治疗

（1）阿司匹林　通过抑制血小板环氧化酶使血栓素 A2 合成减少，达到抗血小板聚集的作用。所有无禁忌证的 STEMI 患者均应尽早开始阿司匹林治疗。负荷量给予阿司匹林嚼服 300mg，继之以维持量 75～100mg/d 长期服用。

（2）P2Y12 受体拮抗剂　P2Y12 受体拮抗剂可干扰二磷酸腺苷介导的血小板活化。氯吡格雷为前体药物，需肝脏细胞色素 P450 酶代谢形成活性代谢物，与 P2Y12 受体不可逆结合。替格瑞洛是一种直接作用、可逆结合的 P2Y12 受体拮抗剂，抑制血小板效用更强、起效更快，且疗效不受基因多态性的影响。所有无禁忌证的 STEMI 患者均应尽早在阿司匹林基础上合用一种 P2Y12 受体拮抗剂抗血小板治疗。我国大规模注册研究显示，与氯吡格雷相比，替格瑞洛显著降低低出血风险患者的缺血事件。因此，行 PCI 的患者首选替格瑞洛（负荷量 180mg，维持量 90mg，每日 2 次），当替格瑞洛无法获得或存在禁忌时使用氯吡格雷（负荷量 300～600mg，维持量 75mg/d）。若患者已长期口服氯吡格雷，再次给予 P2Y12 受体拮抗剂负荷量治疗。对于梗死相关动脉明确但解剖结构不适合行 PCI 且存在大面积受损心肌、严重心力衰竭或心源性休克风险的 STEMI 患者，应考虑急诊冠状动脉旁路移植术（CABG）。存在心肌梗死相关机械并发症的患者需要进行血运重建时，建议行外科修补术的同时行 CABG。对于正在服用 P2Y12 受体拮抗剂而拟行择期 CABG 的 STEMI 患者应在术前停用 P2Y12 受体拮抗剂 3～7 天，以减少出血并发症的发生，但建议继续服用阿司匹林。择期 CABG 术前需停用替格瑞洛至少3天，氯吡格雷至少5天。

溶栓治疗的 STEMI 患者予阿司匹林联合氯吡格雷治疗，其中若患者年龄≤75岁者，氯吡格雷给予负荷量300mg，年龄 >75 岁者无需给予负荷量。

STEMI 患者不推荐常规使用血小板膜糖蛋白 Ⅱb/Ⅲa（GPⅡb/Ⅲa）受体拮抗剂。其主要在 PCI 紧急情况下、无复流或血栓并发症时临时应用，也推荐用于高危患者或尽管接受合适的药物治疗症状仍持续存在缺血的患者，不建议早期常规使用；但血栓高危且需转运行 PCI 术者可考虑上游应用。国内目前使用的主要为替罗非班，具体用法：静脉推注2μg/kg，再以0.15μg/（kg·min）维持滴注24小时。

无论何种治疗策略，推荐给予阿司匹林及一种 P2Y12 受体拮抗剂进行双联抗血小板治疗（DAPT）≥12 个月。合并高缺血风险者，如能耐受 DAPT 且无出血并发症或高危出血因素，可参考 DAPT 评分（表3-3-8），决定是否延长 DAPT疗程，其中评分≥2 分者，建议延长 DAPT 疗程。

表3-3-8 DAPT 评分

指　　标	分　　值
年龄≥75 岁	-2
65～75 岁	-1
≤65 岁	0
糖尿病状态	1
当前吸烟情况	1
PCI 或 MI 病史	1
慢性心衰或 LVEF <30%	2
发病时 MI	1
静脉移植 PCI	2
支架直径 <3mm	1

2. 抗凝治疗

（1）直接 PCI 的抗凝治疗　所有直接 PCI 的患者，在抗血小板基础上建议合用一种胃肠外抗凝药物，药物选择需权衡缺血和出血风险。可选择的药物如下。

①UFH：在未合用 GPⅡb/Ⅲa 受体拮抗剂时，推荐剂量 70～100U/kg；合用 GPⅡb/Ⅲa 受体拮抗剂时，50～70U/kg。对于出血高风险或肝素诱导的血小板减少（HIT）者，推荐使用比伐芦定替代 UFH。

②比伐芦定：0.75mg/kg 弹丸注射后，1.75mg/（kg·min）维持注射至 PCI

术后 3~4 小时。

2006 年的 OASIS - 6 随机临床研究发现，在行 PCI 治疗的患者中应用磺达肝癸钠可能会带来潜在的损害，因此对于这部分患者，不推荐常规应用磺达肝癸钠。

（2）溶栓患者或未接受再灌注治疗患者的抗凝治疗 接受溶栓或未接受再灌注治疗的患者，推荐接受以下一种胃肠外抗凝药物治疗。

①依诺肝素：30mg 静脉注射，15 分钟后予 1mg/kg 皮下注射，1 次/12 小时，≤8 日，首两剂总剂量≤100mg，根据年龄和肾功能调整剂量。

②磺达肝癸钠：2.5mg 静脉注射，继以 2.5mg 皮下注射，1 次/日，≤8 日。

③UFH：60U/kg 弹丸注射（≤4000U），继以 12U/（kg·h）（≤1000U/h）维持静滴 24~48 小时，监测 APTT 保持在基线值的 1.5~2.0 倍。

3. 溶栓治疗 发病≤12 小时且无法在首次医疗接触 2 小时内接受直接 PCI 者，如无禁忌证建议行溶栓治疗。发病≤3 小时且无法在首次医疗接触 1 小时内接受直接 PCI 者，如无禁忌证可考虑行溶栓治疗。推荐使用纤维蛋白特异性溶栓药（如阿替普酶、瑞替普酶、尿激酶原等），优于链激酶或尿激酶。

目前国内常用阿替普酶（rt - PA），可选择性激活血凝块中的纤溶酶原，产生较强的局部溶栓作用。但其半衰期短，需持续静脉给药。先静脉推注 15mg，继而 30 分钟内静脉滴注 0.75mg/min（最大剂量不超过 50mg），其后 60 分钟内再给予 0.5mg/min（最大剂量不超过 35mg）。对低体质量、出血风险高的患者，推荐半量给药法：在静脉 UFH 治疗基础上，给予 50mg 溶于 50ml 专用溶剂，首先静脉注射 8mg，继以 42mg 于 90 分钟内静脉滴注完毕。

（二）NSTE - ACS

NSTE - ACS 通常是由于冠状动脉严重狭窄或易损斑块破裂、靡烂所致的急性血栓形成，伴或不伴血管收缩、微血管栓塞，引起冠状动脉血流减少导致心肌缺血。NSTE - ACS 主要是富含血小板的白血栓，不建议溶栓治疗，抗栓治疗主要包括抗血小板和抗凝治疗，诊疗流程见图 3 - 3 - 2。

1. 抗血小板治疗

（1）阿司匹林 以往未接受治疗的 NSTE - ACS 患者，负荷量给予阿司匹林嚼服 300mg，继之以维持量 75~100mg/d 长期服用。

（2）P2Y12 受体拮抗剂 无论何种治疗策略，所有无禁忌证的 NSTE - ACS 患者在确诊后均应尽早在阿司匹林基础上合用一种 P2Y12 受体拮抗剂抗血小板治疗。权衡患者的缺血和出血风险来进行药物选择，可选用氯吡格雷（负荷量 300~600mg，维持量 75mg/d）或替格瑞洛（负荷量 180mg，维持量 90mg，每日 2 次）。

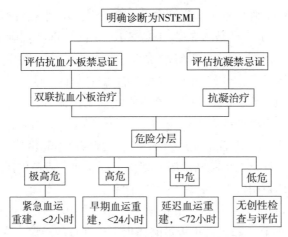

图 3 - 3 - 2 　NSTEMI 抗栓治疗流程图

注：1. 极高危缺血患者，包括：①心源性休克或血流动力学不稳定；②危及生命的心律失常或心脏骤停；③心肌梗死机械性并发症；④急性心力衰竭伴难治性心绞痛和 ST 段改变；⑤再发 ST - T 动态演变，尤其是伴有间歇性 ST 段抬高。

2. 高危缺血患者，包括：①cTn 动态改变；②ST 段或 T 波动态演变（有或无症状）；③GRACE 评分 >140 分。

3. 中危缺血患者，包括：①糖尿病；②肾功能不全，估算肾小球滤过率（eGFR）< 60ml/（min·1.73m²）；③左心室功能下降（左心室射血分数 <40%）或充血性心力衰竭；④早期心肌梗死后心绞痛；⑤近期行 PCI 治疗；⑥既往行冠状动脉旁路移植治疗；⑦109 分 < GRACE 评分 < 140 分；⑧无创检查时反复出现缺血症状

GP Ⅱ b/Ⅲ a 受体拮抗剂不推荐在冠状动脉解剖不明确的情况下常规使用，仅在 PCI 术中出现血栓并发症或明确无复流证据等紧急情况下使用。

NATE - ACS 患者的 DAPT 抗血小板治疗建议同 STEMI。

2. 抗凝治疗 　所有 NSTE - ACS 患者确诊后应在抗血小板基础上建议合用一种胃肠外抗凝药物，可选择的药物如下。

①UFH：静脉注射 60 ～ 70U/kg（最大剂量≤4000U）；继以 12U/（kg·h）（≤1000U/h）维持静脉滴注≤48 小时，或至 PCI 结束。如拟行早期 PCI，初始剂量 70 ～100U/kg 静脉注射。

②依诺肝素：1mg/kg 皮下注射，每 12 小时 1 次，≤8 日或至 PCI 结束。

③磺达肝癸钠：2.5mg 皮下注射，每日 1 次，≤8 日或至 PCI 结束。

不推荐交叉使用 UFH 和 LMWH；PCI 术后建议停用抗凝药物，除非存在抗凝适应证。

（三）血小板减少患者的抗血小板治疗

2017 年欧洲心脏病学学会（ESC）发表了对于 ACS 合并血小板减少患者的

处理意见，建议根据血小板减少程度分为：①轻度：血小板计数（100～150）×10^9/L；②中度：血小板计数（50～100）×10^9/L；③重度：血小板计数<50×10^9/L。其中，轻度血小板减少不影响抗血小板治疗策略。而中度血小板减少且无活动性出血的情况下，可行 PCI，术后给予 DAPT 1 个月，后改为氯吡格雷单药治疗；如未行 PCI，可予氯吡格雷单药治疗；无论何种治疗，均合用 PPI。重度血小板减少应停用所有抗血小板药物，并避免行 PCI。同时，在该处理意见中还提出了以下降低 ACS 患者出血风险的策略：避免使用非甾体抗炎药；PCI 术首选经桡动脉入路，且第二代药物洗脱支架优于裸支架；避免使用 GP Ⅱ b/ Ⅲ a 受体拮抗剂；阿司匹林采用低剂量；避免三联治疗。

《急性冠状动脉综合征特殊人群抗血小板治疗中国专家建议》对血小板减少情况下 ACS 患者的 PCI 和抗血小板策略作出了更细致的建议，具体如下。

①血小板计数（60～100）×10^9/L：需谨慎评估 DAPT 的安全性。低出血风险患者可首选氯吡格雷联合阿司匹林治疗，高出血风险患者可考虑使用单药（氯吡格雷或阿司匹林）治疗，避免使用替格瑞洛。

②血小板计数（30～60）×10^9/L：建议使用单药（氯吡格雷或阿司匹林）维持治疗，避免使用替格瑞洛。

③血小板计数<30×10^9/L：建议停用所有抗血小板药物，并避免行 PCI。

④如 ACS 患者血小板计数短期下降幅度超过 30×10^9/L，不建议继续抗血小板治疗，应积极纠正原发疾病后再评估抗血小板治疗的安全性。

由上可见，国内外专家对于血小板减少程度以及其对抗血小板治疗的影响，尚未达成一致共识，对于血小板计数在（30～50）×10^9/L 区间而又无明显出血的患者是否可以接受单药抗血小板治疗还存在一定分歧。但可以确定的是，当 ACS 患者血小板计数低于 50×10^9/L 时，抗血小板治疗策略就必须非常谨慎。在临床实际操作中，应根据患者的个体情况，对其缺血与出血风险进行仔细权衡，有条件的机构可考虑进行血小板功能检测、血栓弹力图等检查，以制订个体化抗栓治疗策略。

二、稳定型心绞痛

（一）择期 PCI 围手术期的抗栓治疗

稳定型心绞痛择期 PCI 术前，应给予氯吡格雷治疗，负荷量 300mg，维持量 75mg/d；未接受阿司匹林预治疗者应给予阿司匹林 200～300mg 顿服。

GP Ⅱ b/ Ⅲ a 受体拮抗剂仅用于 PCI 术中紧急情况，如严重血栓负荷、无复流或血栓并发症等，不建议常规使用。

不推荐在择期 PCI 术前常规应用抗凝剂。PCI 术中应使用胃肠外抗凝药物，首选 UFH 10 ~ 100U/kg 静脉注射；如存在出血高危因素，可使用比伐芦定，0.75mg/kg 静脉注射继以 1.75mg/kg 静脉滴注至术后，疗程≤4 小时；HIT 者推荐使用比伐芦定。术后如无血栓高危因素，不推荐行抗凝治疗。

（二）PCI 术后的抗栓治疗

接受 PCI 者，如无出血并发症或出血高危因素，推荐阿司匹林 75 ~ 100mg/d 加用氯吡格雷 75mg/d，其中裸支架植入术后推荐 DAPT≥1 个月，药物洗脱支架植入术后 DAPT≥6 个月。若存在严重出血风险或出血征象，药物洗脱支架植入术后 3 个月停用 P2Y12 受体拮抗剂。

所有稳定型心绞痛患者，推荐长期服用低剂量阿司匹林（75 ~ 100mg/d），如有禁忌证或不耐受，推荐氯吡格雷替代治疗。

第三节　心腔内血栓

一、非瓣膜性房颤

心房颤动（atrial fibrillation，AF）简称房颤，是最常见的心律失常之一，在人群中的发病率为 1% ~ 2%，我国 30 ~ 85 岁居民房颤的患病率为 0.77%，其中 80 岁以上人群患病率达 30% 以上。非瓣膜性房颤绝大多数。心房颤动相关的并发症发生率和死亡率很高，很大程度上是由于血栓栓塞事件的发生，尤其是卒中。无论是阵发性心房颤动还是永久性心房颤动，都可引起这种并发症。目前已有确凿的证据表明，对血栓栓塞事件风险高的房颤患者进行规范化抗凝治疗可以显著改善患者预后，但抗凝治疗过程中伴随的出血风险增加也为临床带来了治疗决策的顾虑。因此，正确掌握抗凝适应证、合理动态评估栓塞及出血风险、恰当选择药物、治疗过程中进行规范化监测，对房颤患者尤为重要。

（一）卒中与出血风险评估

1. 卒中风险评估与抗栓治疗　采用 CHA_2DS_2-VASc 评分（表 3 - 3 - 9）对患者进行卒中风险评估。随着评分增高，房颤患者发生缺血性卒中的风险也逐渐上升。年龄 <65 岁的孤立性房颤者，性别（女性）不作为危险因素。

表 3 - 3 - 9　CHA_2DS_2-VASc 评分

危 险 因 素	分　值
充血性心力衰竭/左心功能不全	1

续表

危 险 因 素	分 值
高血压	1
年龄≥75 岁	2
糖尿病	1
中风/TIA/血栓史	2
血管病变	1
年龄 65～74 岁	1
性别（女性）	1
总分值	9

CHA_2DS_2 – VASc 评分≥2 分的患者，除非禁忌，均推荐口服抗凝治疗。可选择的药物如下。

（1）华法林　根据 INR 监测进行剂量调整，INR 目标范围 2.0～3.0。

（2）直接口服抗凝药（DOAC）　治疗剂量见表 3 – 3 – 10。

表 3 – 3 – 10　非瓣膜性房颤患者 DOAC 治疗剂量推荐

药 物	剂 量	适 用 人 群
达比加群酯	150mg，2 次/日	高血栓风险且出血危险低
	110mg，2 次/日	出血风险较高的患者，如 HAS – BLED 评分≥3 分、年龄≥75 岁、中度肾功能不全（即 CrCl 30～50ml/min）；联用有相互作用的药物
利伐沙班	20mg，1 次/日	除以下患者外
	15mg，1 次/日	高龄、HAS – BLED 评分≥3 分、CrCl 30～49ml/min 的患者、CrCl 15～29ml/min 的患者

CHA_2DS_2 – VASc 评分 =1 分的患者（单独女性 1 分除外），在权衡出血风险和获益后，推荐进行抗栓治疗。可采用口服抗凝药或阿司匹林，优选抗凝治疗。若评分为 0 分，不需要进行抗栓治疗。

2. 出血风险评估与抗栓治疗　栓塞风险高的患者常伴出血风险增高，常采用 HAS – BLED 评分（表 3 – 3 – 11）进行患者出血的评估。对于具备抗凝适应证的患者，若发现 HAS – BLED 评分≥3 分，提示患者出血风险上升，则在抗凝治疗的过程中需积极纠正增加出血风险的可逆性因素，并且加强治疗过程中的监测，以提高抗凝治疗的安全性。不应将 HAS – BLED 评分增高作为抗凝治疗的禁忌证。

表 3 – 3 – 11　HAS – BLED 评分

危险因素	评　分
H 高血压	1
A 肝功能和肾功能异常（各 1 分）	1 或 2
S 卒中史	1
B 出血史或者出血倾向	1
L INR 值波动大	1
E 老年（年龄 > 65 岁）	1
D 药物和酗酒	1 或 2
最高总分值	9

（二）不同口服抗凝药物的转换

（1）从华法林转换为 DOAC　停用华法林后监测 INR，当 INR < 2.0 时，立即启用 DOAC。

（2）从 DOAC 转换为华法林　DOAC 与华法林两者合用至 INR 达到目标范围，合用期间 INR 监测的时间应在下一次 DOAC 给药之前；DOAC 停用 24 小时后再次监测 INR 以确保华法林达到目标强度。

（3）DOAC 之间的转换　从一种 DOAC 转换为另一种时，在下次服药的时间即可开始服用新的 DOAC，肾功能不全患者需要根据肾功能情况选择合理的给药间隔延迟给药。

（三）冠心病合并房颤患者的抗栓治疗

所有 OAC 治疗的房颤患者在发生 ACS 后应立即口服负荷剂量阿司匹林（100 ~ 300mg），然后维持剂量为 75 ~ 100mg/d。在已了解冠状动脉解剖结构或紧急情况下，如很可能行 PCI，可考虑采用 P2Y12 受体拮抗剂进行预处理（图 3 – 3 – 1）；在不了解冠状动脉解剖结构时，应延迟至行 PCI 时再使用 P2Y12 受体拮抗剂进行预处理。与氯吡格雷相比，替格瑞洛虽然效果更为明显，但出血风险也更高，因此 P2Y12 受体拮抗剂应首选氯吡格雷。对于使用华法林的患者，氯吡格雷负荷剂量一般选择 300mg。对于缺血/血栓（如 ACS）风险高、出血风险低的患者，替格瑞洛可能是合理的选择；替格瑞洛负荷剂量为 180mg，维持剂量为 90mg，每日 2 次；若 P2Y12 受体拮抗剂选择替格瑞洛，则不建议使用阿司匹林（避免三联治疗）。

对于华法林治疗且行冠状动脉造影和（或）PCI 的患者，停药并不能减少出血，同时用肝素桥接可能增加出血，因此术前通常无需停用华法林，但需查 INR。由于正在使用维生素 K 拮抗剂（VKA）治疗，术中普通肝素应采用低剂量（30 ~

50U/kg），并在 ACT（维持≥225s）指导下使用。对于 DOAC 治疗的患者，急诊 PCI 无需中断 DOAC；而择期 PCI 则可考虑在术前停药，停药时间取决于使用的药物和肾功能（表3-3-12），其中冠脉造影及支架植入术属于出血风险低危。

表3-3-12　择期手术前根据手术出血风险和肾功能 DOAC 停药时间

药　　物	CrCl（ml/min）			
	>80	50~80	30~50	15~30
达比加群酯				
低危	≥24h	≥36h	≥48h	不适用
高危	≥48h	≥72h	≥96h	不适用
利伐沙班				
低危	≥24h	≥24h	≥24h	≥36h
高危	≥48h	≥48h	≥48h	≥48h
阿哌沙班				
低危	≥24h	≥24h	≥24h	≥36h
高危	≥48h	≥48h	≥48h	≥48h

术后及出院后抗栓治疗推荐见图3-3-3。无论支架类型如何，双联抗栓治疗的获益都是一致的。如无禁忌证，大多数冠状动脉支架术后合并非瓣膜性房颤患者应首选 DOAC，而非华法林。

二、心脏瓣膜病

由于心脏瓣膜病的抗栓治疗标准国内外指南与共识未能达成一致的意见，对临床治疗决策造成了一定困扰。2010 年由四川大学华西医院牵头承担的"十二五"科技支撑计划——"中国人心脏机械瓣膜置换术后低强度抗凝治疗临床研究"是目前国内最大规模的多中心前瞻性临床研究，其结果是目前我国瓣膜病抗凝方面最有价值的临床证据，故《中国血栓性疾病防治指南》将其作为心脏瓣膜病抗栓治疗标准的重要依据，作出以下推荐。

（一）风湿性瓣膜病

（1）单纯风湿性二尖瓣病变　风湿性二尖瓣伴窦性心律合并左房内径 > 55mm、风湿性二尖瓣合并左房血栓、风湿性二尖瓣疾病合并房颤或既往体循环栓塞史，均建议华法林抗凝治疗，INR 目标2.5，范围2.0~3.0。

（2）经皮二尖瓣球囊扩张（PMBV）　若经食道心脏彩超（TEE）发现左房血栓，建议推迟 PMBV 并给予华法林抗凝治疗，INR 目标3.0，范围2.5~3.5，直至复查 TEE 证实左房血栓溶解后再行 PMBV。

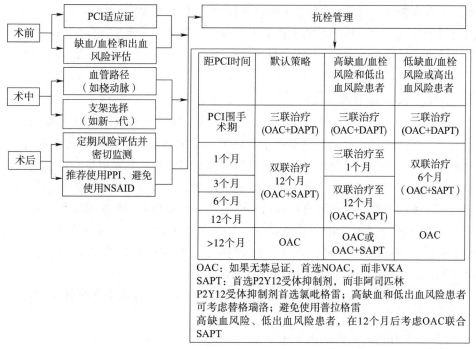

图 3-3-3　需 OAC 治疗的房颤患者 PCI 围手术期抗栓治疗

注：PCI：经皮冠状动脉介入治疗；DES：药物洗脱支架；OAC：口服抗凝药物；DAPT：双联抗血小板治疗；SAPT：单一抗血小板治疗；PPI：质子泵抑制剂；NSAID：非甾体抗炎药；NOAC：非维生素 K 拮抗剂口服抗凝药物；VKA：维生素 K 拮抗剂

（二）感染性心内膜炎

（1）自体瓣膜心内膜炎（NVE）　不推荐进行常规抗凝治疗或抗血小板治疗，除非有明确抗凝/抗血小板指征。

（2）人工瓣膜心内膜炎（PVE）　服用华法林者，建议在 PVE 早期停用华法林，直至明确不需要侵入性操作，且患者病情稳定、无明显中枢神经系统症状、无其他抗凝禁忌时，重启华法林治疗。

（三）生物瓣置换术后

尽管生物瓣和机械瓣在植入后早期都存在血栓形成风险，但是生物瓣的血栓栓塞长期风险较机械瓣低。主动脉瓣或二尖瓣生物瓣置换术后 3 个月内，建议华法林抗凝 3 个月，INR 范围 1.5～2.5。术后 3 个月后，建议长期服用阿司匹林 75～100mg/d。若术后 3 个月后存在血栓高危因素（房颤、卒中史、高凝状态、心功能降低、左心房大），建议长期服用华法林。

经导管主动脉瓣置换（TAVR/TAVI）是指通过导管输送带有生物瓣膜的支架装置到主动脉瓣区覆盖原有病变的主动脉瓣，以恢复主动脉瓣瓣膜功能的新型术式，具有微创（无需开胸）、无需体外循环、手术过程短（2～3小时）、术后恢复快等优点。由于该手术的生物瓣膜带有支架系统，因此 TAVI 术后 6 个月内，建议予氯吡格雷 75mg/d 联合阿司匹林 75～100mg/d 双联抗血小板治疗；6 个月后改为阿司匹林单药长期服用。

（四）机械瓣置换术后

RE - ALIGN 试验对机械瓣置换术后患者使用达比加群或华法林的抗栓治疗效果及安全性进行了对比，结果由于达比加群组患者血栓栓塞及出血事件过多，此研究最终提前终止。利伐沙班、阿哌沙班和艾多沙班并未在机械心脏瓣膜患者中进行过研究，也未获批用于机械心脏瓣膜患者。因此，DOAC 不能用于植入心脏机械瓣膜的患者，目前所有机械瓣膜患者均需要终身采用华法林抗凝。由于华法林抗凝需 3～5 天后 INR 才能达标，在华法林抗凝尚未起效的一段时间内容易发生血栓。因此机械瓣置换术后 0～5 天的患者，建议应用 UFH 或 LMWH 进行桥接抗凝，直至华法林治疗效果稳定。

主动脉瓣和（或）二尖瓣机械瓣置换术后患者，建议使用华法林长期抗凝，INR 目标范围 1.5～2.5。

（五）心脏瓣膜置换修复术后

主动脉瓣修复术患者，术后口服阿司匹林 50～100mg/d 治疗 3 个月。二尖瓣修复术后推荐服用华法林抗凝 3 个月，INR 目标 2.0，范围 1.5～2.5。

第四节　围手术期常用抗栓药物及监测

一、常用抗栓药物

围手术期常用抗栓药物主要包括抗凝药物和抗血小板药物。其中，抗凝药物根据作用机制分为以下几类：①肝素类：包括普通肝素、低分子肝素（代表药物有依诺肝素、那屈肝素等）；②维生素 K 拮抗剂：代表药物华法林；③Xa 因子抑制剂：代表药物有磺达肝癸钠、利伐沙班、阿哌沙班、艾多沙班等；④直接凝血酶抑制剂：达比加群酯、阿加曲班、比伐芦定等。

抗血小板药物根据作用机制分为以下几类：①环氧化酶抑制剂：代表药物有阿司匹林；②P2Y12 受体拮抗剂：代表药物有氯吡格雷、普拉格雷、替格瑞洛等；③磷酸二酯酶抑制剂：代表药物有西洛他唑等；④血小板糖蛋白 Ⅱb/Ⅲa 受体拮抗剂：代表药物有阿昔单抗、替罗非班、依替巴肽等。围手术期常用抗栓药物的药理学特点见表 3－3－13。

表3-3-13　围手术期常用抗栓药物的药理学特点

药物	作用机制	清除	半衰期	肝肾损伤是否影响排泄 肝	肝肾损伤是否影响排泄 肾	是否可被透析
肝素	主要增强抗凝血酶Ⅲ（ATⅢ）抗FXa、Ⅱa活性	内皮网状系代谢，0%原形经肾清除（大量静脉注射后50%原形经肾清除）	1.5h（1~6h）	否	否	否
依诺肝素	与ATⅢ结合抗FXa、Ⅱa活性	40%经肾脏清除	4~5h	否	是	否
那屈肝素	与ATⅢ结合抗FXa、Ⅱa活性	主要经肾脏清除	3.5h	否	是	否
磺达肝癸钠	与ATⅢ结合选择性抑制Xa因子	64%~77%经肾脏清除	17h；老年人21h	否	是	是，清除率提高20%
华法林	抑制维生素K依赖的凝血因子Ⅱ、Ⅶ、Ⅸ、Ⅹ的羧化过程，使上述凝血因子无法活化	肝脏代谢，肾脏排泄	20~60h	是	是	否
利伐沙班	直接抑制Xa因子介导凝血酶原转化为凝血酶	35%经肾脏清除	5~9h（年轻人）11~13h（老年人）	是	是	否
阿哌沙班	直接抑制Xa因子介导凝血酶原转化为凝血酶	27%经肾脏清除	12h	是	是	4h AUC减少14%
艾多沙班	直接抑制Xa因子介导凝血酶原转化为凝血酶	50%经肾脏清除	10~14h	是	是	否

药 物	作用机制	清 除	半 衰 期	肝肾损伤是否影响排泄		是否可被透析
				肝	肾	
达比加群酯	竞争性抑制凝血酶（Ⅱa）	80%经肾脏清除	肾功能正常12~17h；轻度肾功能不全16.6h；中度肾功能不全18.7h；重度肾功能不全27.5h；透析患者34.1h	否	是	是，4h减少57%
阿加曲班	竞争性抑制凝血酶（Ⅱa）	几乎不经肾脏清除	45min	是	否	是，4h减少20%
比伐芦定	竞争性抑制凝血酶（Ⅱa）	20%经肾脏清除	肾功能正常25min；轻度肾功能不全22min；中度肾功能不全34min；重度肾功能不全57min；透析依赖性患者3.5h	否	是	是，4h减少25%
阿司匹林	环氧化酶抑制剂	肝脏代谢，经肾排泄	3~10h	是	是	是
氯吡格雷	不可逆性P2Y12受体拮抗剂	肝脏代谢，50%经肾排泄，46%粪便排出	8h	是	是	否
替格瑞洛	可逆性P2Y12受体拮抗剂	肝脏代谢，26%经肾排泄，58%粪便排出	9h	是	否	否

围手术期常用的抗凝药物根据给药途径分为胃肠外抗凝药物和口服抗凝药。

（一）胃肠外抗凝药物

1. 普通肝素（UFH）　　由高度硫酸化多糖链构成，分子量可达30000Dal，有多达45个糖单位，但其中只有1/3的糖链有戊糖序列。戊糖序列与抗凝血酶有高度亲和力，产生抗凝效果。

UFH起效迅速，作用较强，半衰期较短，首选静脉给药：先给予负荷剂量5000U或按80U/kg静脉注射，继之以18U/(kg·h)持续静脉泵入，需监测活化部分凝血活酶时间（APTT）。因出血风险较高，不推荐反复间断静脉推注UFH。每日2次皮下注射可作为静脉注射UFH的替代方法，只要起始剂量足够且调整剂量使APTT水平达到治疗范围，皮下注射在确保安全同时可达到与静脉注射一样的疗效。

UFH可能会引起肝素诱导的HIT。对于HIT高风险患者，建议在应用UFH的第4~14天内（或直至停用UFH），至少每隔2~3天行血小板计数检测。如果血小板计数下降＞基础值的50%和（或）出现动静脉血栓的征象，应停用UFH，并改用非肝素类抗凝物。对于高度可疑或确诊的HIT患者，不推荐应用VKA，除非血小板计数恢复正常（通常至少达150×10^9/L）。

对于出现HIT伴血栓形成的患者，推荐应用非肝素类抗凝药，如阿加曲班和比伐芦定。合并肾功能不全的患者，建议应用阿加曲班。病情稳定后（如血小板计数恢复至150×10^9/L以上）时，可转为华法林或利伐沙班等。

2. 低分子肝素（LMWH）　　LMWH与血浆蛋白质的亲和力低于UFH，皮下注射损失小，抗凝效果更可预测。LMWH与UFH相比，对Xa因子抑制作用更强，生物利用度更高，半衰期更长，发生HIT概率更低。在治疗范围内，LMWH药代动力学与体重相关，LMWH必须根据体质量给药。不同种类的LMWH的剂量不同，每日给药1~2次，皮下注射。大多数患者按体质量给药是有效的，且不需常规监测凝血指标。但特殊情况下如过度肥胖的患者或孕妇，建议监测血浆抗Xa因子活性，并根据血浆抗Xa因子活性调整剂量。

抗Xa因子活性在注射LMWH后4小时达高峰，在下次给药之前活性降至最低。患者每日2次皮下注射，抗Xa因子活性的控制目标范围为0.6~1.0U/ml。应用LMWH的疗程＞7日时，应注意监测血小板计数，因为LMWH也可能引起HIT。

LMWH由肾脏清除，肾功能不全的患者慎用，若应用则需减量并监测血浆抗Xa因子活性。对严重肾功能衰竭者（肌酐清除率＜30ml/min），应适当减量或禁用，建议应用静脉UFH。对于大剂量应用UFH但APTT仍不能达标者，推荐测定抗Xa因子水平以指导UFH剂量调整。

3. 磺达肝癸钠 为选择性 Xa 因子抑制剂，通过与抗凝血酶Ⅲ特异性结合，介导对 Xa 因子的抑制作用。磺达肝癸钠应根据体质量给药，每日给药 1 次，皮下注射，无需监测。对于中度肾功能不全（肌酐清除率 30～50ml/min）患者，剂量应减半。对于严重肾功能不全（肌酐清除率＜30ml/min）患者，禁用磺达肝癸钠。目前尚无证据表明磺达肝癸钠可以诱发 HIT。

与 UFH 相比，LMWH 和磺达肝癸钠发生大出血或者 HIT 的风险较低，所以首选用于初始抗凝治疗。UFH 半衰期较短，抗凝易于监测，且鱼精蛋白可以快速逆转其作用，因此对于需要进行再灌注治疗、有严重肾功能损害（肌酐清除率＜30ml/min）或严重肥胖的患者，推荐应用 UFH。

4. 阿加曲班 为精氨酸衍生的小分子肽，与凝血酶活性部位结合发挥抗凝作用，属于直接凝血酶抑制剂。阿加曲班在肝脏代谢，药物清除受肝功能影响明显，但不会引起 HIT，因此可应用于 HIT 或怀疑 HIT 的患者。阿加曲班用法用量：$2\mu g/(kg \cdot min)$，静脉泵入，需要监测 APTT，使其维持在 1.5～3.0 倍基线值（≤100s），根据 APTT 值酌情调整用量≤$10\mu g/(kg \cdot min)$。

5. 比伐芦定 是一种直接凝血酶抑制剂，其有效抗凝成分为水蛭素衍生物片段，通过直接并特异性抑制凝血酶活性而发挥抗凝作用，作用短暂（半衰期为25～30 分钟）而可逆，不会引起 HIT，因此可应用于 HIT 或怀疑 HIT 的患者。比伐芦定用法用量：肌酐清除率＞60ml/min，起始剂量为 0.15～0.2mg/(kg·h)；肌酐清除率在 30～60ml/min 与＜30ml/min 时，起始剂量分别为 0.1 与 0.05mg/(kg·h)。需要监测 APTT，使其维持在 1.5～2.5 倍基线值。

（二）口服抗凝药物

1. 华法林 胃肠外初始抗凝（包括 UFH、LMWH 或磺达肝癸钠等）治疗启动后，应根据临床情况及时转换为口服抗凝药物。最常用的口服抗凝药物是华法林，口服后迅速由胃肠道吸收，90 分钟后血药浓度达到峰值，生物利用度高，半衰期约 36 小时，安全性和有效性与药物剂量相关。

华法林可用于治疗心脏机械瓣膜、非瓣膜性房颤、深静脉血栓形成、肺血栓栓塞症、人工血管植入、急性冠脉综合征、抗磷脂综合征等。因华法林能够透过胎盘屏障，造成早孕阶段的胎儿畸形风险，因此妊娠期是华法林应用的相对禁忌。

接受华法林治疗者，建议初始剂量为 2.5～5mg/d，＞75 岁及存在高危出血风险者初始剂量可进一步减低。华法林需要监测凝血酶原时间国际标准化比值（INR）以评估其疗效和安全性。应用 UFH、LMWH 或磺达肝癸钠桥接华法林治疗时，推荐 INR 目标值连续 24 小时维持在 2.0～3.0 方可停用华法林以外的抗凝药物。

多种因素会影响华法林的抗凝效果，如食物、药物、基因等，会使其疗效不稳定，在不同个体间华法林的剂量 – 效应关系差异很大，并易受遗传和环境因素的影响，药代动力学和药效学不易稳定。因此，华法林治疗期间不建议常规补充维生素 K。建议避免同时应用非甾体抗炎药，包括选择性 COX – 2 抑制剂。应用华法林期间应尽量避免同时应用抗血小板药物，除非在某些特殊情况下，如机械瓣膜置换、ACS、近期进行过 PCI 或 CABG 等，联合应用抗血小板药物收益明确，或者收益相对大于出血风险。

2. 直接口服抗凝药（DOAC）　又称新型口服抗凝药（NOAC），这类药物并非依赖于其他蛋白发挥作用，而是直接抑制某一靶点产生抗凝作用，目前的 DOAC 主要包括直接 Xa 因子抑制剂与直接凝血酶（Ⅱa 因子）抑制剂。直接 Xa 因子抑制剂的代表药物有利伐沙班、阿哌沙班和艾多沙班等；直接凝血酶抑制剂的代表药物有达比加群酯。

利伐沙班或阿哌沙班用于治疗时，使用初期需给予负荷剂量（利伐沙班 15mg，每日 2 次，3 周；阿哌沙班 10mg，每日 2 次，1 周）；如果选择达比加群酯或者艾多沙班，应先给予胃肠外抗凝药物 5 ~ 14 天。

常用抗凝药物进行血栓预防和治疗的推荐剂量见表 3 – 3 – 14。围手术期常用抗栓药物的适应证与使用禁忌见表 3 – 3 – 15。

表 3 – 3 – 14　抗凝药物预防和治疗的推荐剂量

药　　物	预 防 剂 量	治 疗 剂 量
普通肝素	每次 5000U，皮下注射，每 8/12 小时 1 次	静脉给药，负荷剂量 80U/kg，继以每小时 18U/kg 输注。治疗目标为使 APTT 达到 2.0 ~ 2.5 倍正常值
那屈肝素	每次 2850IU（0.3ml） 术前 12 小时给药、术后 12 小时重复给药 1 次 术后每日 1 次，使用 7 ~ 10 天	85IU/kg 或 0.1ml/10kg，皮下注射，每 12 小时 1 次
依诺肝素	每次 4000IU（0.4ml） 术前 12 小时给药，术后每日 1 次，使用 7 ~ 10 天	100IU/kg 或 1.0mg/kg，皮下注射，每 12 小时 1 次
达肝素	每次 5000IU 术前小时给药，术后每日 1 次，使用 7 ~ 10 天	100U/kg 每 12 小时 1 次或 200IU/kg 每日 1 次，皮下注射，每日总量不超过 18000IU
磺达肝癸钠	2.5mg，皮下注射，每日 1 次	50 ~ 100kg：7.5mg，皮下注射，每日 1 次 <50kg：5mg，皮下注射，每日 1 次 >100kg：10mg，皮下注射，每日 1 次

续表

药　物	预 防 剂 量	治 疗 剂 量
华法林	根据 INR 值调整剂量	根据 INR 值调整剂量，INR 目标范围通常 2 ~ 3
利伐沙班	10mg，口服，每日 1 次	急性初始治疗推荐剂量：前 3 周 15mg，口服，每日两次；后续治疗推荐剂量：20mg，口服，每日 1 次
阿哌沙班	2.5mg，口服，每日 2 次	10mg，口服，每日 2 次；7 天后改为 5mg，口服，每日 2 次
艾多沙班	60mg，口服，每日 1 次	必须先使用 5 ~ 10 天胃肠外抗凝药，然后方可换用艾多沙班 60mg，口服，每日 1 次
达比加群酯	150mg，口服，每日 2 次	至少接受 5 天胃肠外抗凝药的治疗后开始，150mg，口服，每日 2 次

表 3 – 3 – 15　围手术期常用抗栓药物的适应证与使用禁忌

分类	药物	适 应 证	禁　忌
胃肠外抗凝药	普通肝素	防治血栓形成或者栓塞性疾病（如心肌梗死、血栓性静脉炎、肺栓塞等） 各种原因引起的弥漫性血管内凝血 用于血液透析、体外循环、导管术、微血管手术等操作中及某些血液标本或器械的抗凝处理	对肝素过敏，活动性出血，凝血功能障碍，活动性消化道溃疡，恶性高血压，细菌性心内膜炎，严重肝功能损害，既往有肝素诱导的 HIT
	低分子肝素	预防和治疗深静脉血栓及肺栓塞 预防血液透析时血凝块的形成 治疗不稳定型冠状动脉疾病 预防与治疗手术有关的血栓形成 治疗弥散性血管内凝血预防和治疗各种原因引起的血栓前状态	对低分子肝素过敏，严重的肾功能损害，其他同普通肝素禁忌
	磺达肝癸钠	用于下肢重大骨科手术患者，预防 VTE 用于无指征紧急 PCI 的不稳定型心绞痛或非 ST 段抬高心肌梗死患者的治疗 用于使用溶栓或初始不接受其他形式再灌注治疗的 ST 段抬高心肌梗死患者的治疗	对磺达肝癸钠或其赋形剂过敏，具有临床意义的活动性出血，急性细菌性心内膜炎，肌酐清除率 <20ml/min 的严重肾脏损害

续表

分类	药物	适 应 证	禁 忌
口服抗凝药物	华法林	DVT 和 PTE 预防及治疗 房颤或心脏瓣膜置换血栓栓塞并发症预防 心肌梗死后血栓栓塞事件预防	对本品过敏，出血倾向，严重肝功能损害及肝硬化，未经治疗或不能控制的高血压，有跌倒倾向，感染性心内膜炎，怀孕等
	达比加群酯	非瓣膜房颤卒中和全身性栓塞预防 DVT 及 PTE 预防及治疗	对本品过敏，重度肾功能不全，显著的活动性出血，大出血显著风险的病变或状况，联合应用其他抗凝药物（治疗转换除外），联合使用环孢素、全身性酮康唑、伊曲康唑、他克莫司和决奈达隆，有预期会影响存活时间的肝功能不全或肝病，机械人工瓣膜等
	利伐沙班	髋关节或膝关节置换术后 VTE 预防 DVT 和 PTE 治疗 非瓣膜房颤卒中和全身性栓塞预防	对本品过敏，有临床明显活动性出血的患者，具有大出血显著风险的病灶或病情，联合应用其他抗凝药物（药物转换除外），伴有凝血异常和临床相关出血风险的肝病患者，孕妇及哺乳期妇女等
	阿哌沙班	髋关节或膝关节置换术后 VTE 预防	对本品过敏，有临床明显活动性出血，伴有凝血异常和临床相关出血风险的肝病等
	艾多沙班	非瓣膜房颤卒中及全身性栓塞预防 DVT 和 PTE 的治疗和预防	对本品过敏，有临床明显活动性出血的患者，伴有凝血异常和临床相关出血风险的肝病患者，具有大出血显著风险的病灶或病情，联合应用其他抗凝药物（药物转换除外），妊娠和哺乳期妇女等
抗血小板药物	阿司匹林	中风的二级预防 降低 TIA 及其继发卒中的风险	对本品过敏，非甾体抗炎药致哮喘史，急性胃肠道溃疡，出血素质，严重心功能衰竭等
	氯吡格雷	近期心肌梗死 近期缺血性卒中 外周动脉性疾病 急性冠脉综合征	对本品过敏，严重的肝脏损害，活动性病理性出血（如消化性溃疡或颅内出血）

续表

分类	药物	适 应 证	禁 忌
抗血小板药物	替格瑞洛	急性冠脉综合征 有心梗病史且伴有至少一种动脉粥样硬化血栓形成事件高危因素患者	对本品过敏，活动性病理性出血，有颅内出血病史者，重度肝功能损害者，禁止与强效 CYP3A4 抑制剂（如酮康唑、克拉霉素等）联合用药

二、抗栓治疗监测

抗栓药物治疗存在一定的出血风险，在临床应用过程中需进行相应的评估和监测，以达到更好的抗栓效果并减少出血风险。

（一）抗凝治疗监测

1. 普通肝素 UFH 治疗窗窄，临床最常通过监测 APTT 确保最佳疗效和安全。小剂量 UFH 时，在不同个体或疾病阶段时的生物利用度差异显著，甚至无法达到预期抗凝效果，APTT 的可靠性不足。大剂量 UFH 时，UFH 超出 APTT 监测线性范围，用 ACT 监测。中等剂量 UFH 时，通常用 APTT 监测。由于不同检测系统的 APTT 参考值并不相同，因此，连续监测时应尽量统一 APTT 的数据来源。UHF 的治疗水平应维持在 APTT 基线值的 1.5 ~ 2.5 倍。需注意，即使 APTT 在治疗范围内，也可出现严重出血。

静脉给予 UFH，在启动治疗后的最初 24 小时内，需每 4 ~ 6 小时监测 1 次 APTT，根据 APTT 调整剂量（表 3 - 3 - 16），使 APTT 在 24 小时内达到并维持于正常值的 1.5 ~ 2.5 倍。达到稳定治疗水平后，改为每天监测 1 次 APTT。对大剂量应用 UFH 但 APTT 仍不能达标者，推荐测定抗 Xa 因子水平以指导 UFH 剂量调整。

表 3 - 3 - 16　静脉泵入 UFH 时 APTT 的监测与药物剂量调整推荐

APTT 监测	初始剂量及调整剂量	下次 APTT 测定的间隔时间（h）
治疗前检测基础值	初始剂量：80U/kg 静脉注射，继以 18U/（kg·h）静脉滴注	4 ~ 6
<35s（<1.2 倍正常值）	予 80U/kg 静脉注射，继以静脉滴注剂量增加 4U/（kg·h）	6
35 ~ 45s（1.2 ~ 1.5 倍正常值）	予 40U/kg 静脉注射，继以静脉滴注剂量增加 2U/（kg·h）	6
46 ~ 70s（1.5 ~ 2.3 倍正常值）	无需调整剂量	6
71 ~ 90s（2.3 ~ 3.0 倍正常值）	静脉滴注剂量减少 2U/（kg·h）	6

APTT 监测	初始剂量及调整剂量	下次 APTT 测定的间隔时间（h）
>90s（>3 倍正常值）	停药 1 小时，继以静脉滴注剂量减少 3U/（kg·h），恢复静脉滴注	6

需要注意的是，狼疮抗凝物可干扰依赖磷脂的凝血过程，使 APTT 假性延长。因此，对于狼疮抗凝物阳性的静脉血栓患者进行抗凝治疗时需注意。

2. 低分子肝素　LMWH 不需常规监测凝血指标。但特殊情况下建议监测血浆抗 Xa 因子活性（anti‑Xa），并根据 anti‑Xa 监测调整 LMWH 剂量。

使用 anti‑Xa 监测 LMWH 的特殊情况包括：严重出血或出血倾向、超重、低体重（男 <57kg，女 <45kg）、出血风险增加、肾损害（CCR <30ml/min）、合并用药、妊娠期妇女、高龄。

在给药初期即进行 anti‑Xa 监测，LMWH 皮下注射 4 小时，采血监测。血浆 anti‑Xa 峰值出现在皮下注射 4 小时后，谷值在下一次给药前。每日 2 次给药，anti‑Xa 达峰目标值为 0.6～1.0IU/ml；每日 1 次给药，anti‑Xa 达峰目标值为 1.0～2.0IU/ml。

对于严重肾功能不全（CCR <30ml/min）的癌症患者，建议根据 LMWH 应用后 anti‑Xa 监测结果调整剂量，特别是谷值浓度。应考虑在给药初期即进行 anti‑Xa 监测，在治疗开始的第 1 个月，LMWH 皮下注射 4 小时后采血监测。

3. 阿加曲班和比伐芦定

（1）阿加曲班　人工合成的左旋精氨酸的哌啶羧酸衍生物，对凝血因子Ⅱa 有高度选择性，能可逆性地抑制Ⅱa 活性，半衰期约 45 分钟，能剂量依赖性延长 APTT（少见急剧延长）。肝功能不全的患者使用阿加曲班时，应减少剂量并监测 APTT；如阿加曲班过量，停用 2～4 小时后 APTT 可恢复至基线水平。对于确诊或疑似肝素诱导的 HIA 且肝功能正常的患者，给予阿加曲班后需将 APTT 测定值比率（APTT‑R）调整至 1.5～3.0；对于肝功能异常、心力衰竭、严重全身水肿或心脏外科术后患者，需每 4 小时根据 APTT‑R 水平调整输注速率；对于多脏器功能异常的危重患者应减量；仅有肾功能异常的患者无须调整剂量。

（2）比伐芦定　能与血浆中的游离Ⅱa 及血栓栓子中的Ⅱa 特异结合，对Ⅱa 产生可逆性的抑制作用，半衰期约 25 分钟。中等剂量比伐芦定抗凝活性与药物浓度呈线性关系，能剂量依赖性延长 APTT（虽然 PT 和 TT 亦可延长，但剂量依赖性较差），在肾功能正常的情况下，APTT‑R 的治疗范围为 1.5～2.5。应用负荷量比伐芦定时，活化凝血时间（ACT）可剂量依赖性延长，并且在静脉注射后立即产生抗凝作用，停止给药 1 小时后 ACT 恢复至给药前水平。对于 PCI 患者，静脉注射比伐芦定 5 分钟后需监测 ACT，连续以 1.75 ~ 2.5mg/（kg·h）静脉滴注至 PCI 术后 3 ~ 4 小时，所有患者的 ACT 值均超过 300s。由于血中比伐芦定有肾脏和蛋白酶降解两种清除途径，药物清除与肾小球滤过率紧密相关，对有中、重度肾功能损伤的患者，应使用 ACT 监测比伐芦定的抗凝效果和出血风险。

（3）华法林桥接阿加曲班或比伐芦定　需至少重叠 5 天，并监测 INR。当 INR 达标 24 小时后，停用阿加曲班或比伐芦定。阿加曲班与华法林重叠使用时，会增强对凝血酶活性的抑制，使 INR 增高更为显著（INR 3.0 ~ 4.0，并维持 2 天）。在停用阿加曲班或比伐芦定后，应在 2 ~ 6 小时内重新检测 INR，以明确是否处于治疗范围。

4. 华法林治疗　传统的抗凝药物 VKA 华法林，是一种间接的口服抗凝药物，主要通过减少活性维生素 K 依赖因子（因子 II、VII、IX 和 X）的合成而达到抗凝目的。VKA 起效慢，停药后药效持续时间长，同时是一个多靶点的抑制药物，在不同的个体中量效关系差异大且不可预测，治疗窗狭窄。此外，遗传因素和环境因素均会影响其吸收和代谢，故需要经常监测。而且 VKA 会通过细胞色素 P450（CYP450）的途径代谢，与食物和药物之间存在明确的相互作用。因此，华法林需要常规监测 INR 以评估其疗效和安全性。

由于华法林起效慢，在口服初期（第 1 ~ 2 天），INR 变化不明显；在第 3 ~ 5 天，INR 显著增高。在华法林给药初期，患者需重叠使用肝素或低分子肝素进行桥接，直至 INR 延长至有效治疗范围。推荐 INR 值维持在 2.0 ~ 3.0（目标值为 2.5），INR 达标之后可以每周监测 1 次，连续 2 次达标后可每 2 周监测 1 次 INR，稳定后可每 4 ~ 12 周监测 1 次 INR。

5. DOAC　包括 Xa 因子抑制剂和直接凝血酶抑制剂。DOAC 的药代动力学（PK）、药效动力学（PD）研究较为清楚，基本上可预测。而且作用靶点单一，受干扰因素少，性别、体重对 PK/PD 影响较小，轻度肝肾功能损害对 PK/PD 无显著影响，故理论上无需常规监测抗凝效果。因此，与 VKA 不同，DOAC 不需要常规监测凝血指标。只有在特殊情况下，需要对其进行监测。需要监测的特殊情况包括：发生可能致命的大出血；接受硬膜外间隙阻滞麻醉；急性卒中患者需要溶栓治疗；同时使用影响 DOAC 代谢的药物；胃肠道营养吸收不良；急性肾损害；肝功能急性恶化；紧急外科手术；药物过量或中毒；体重过低或超重；临床情况复杂的高龄人群；抗凝治疗失败，需对血栓或出血事件进行评估。

目前国际上用 INR 来监测 VKA 的用量。但是，INR 会"假性"放大 Xa 因子抑制剂的抗凝效果，而凝血酶原时间对直接凝血酶抑制剂血浆浓度变化不够敏感，且不同方法检测的敏感性差异较大。因此，INR 不适用于 DOAC 的抗凝监测和评估。

DOAC 凝血监测定性评估指标包括凝血酶原时间（PT）、活化部分凝血活酶时间（APTT）以及凝血酶时间（TT）。但是不同类型试剂的敏感性差异较大，得出的结论可能对临床产生误导，不能用来量化 DOAC 的浓度。目前推荐使用抗Xa 因子活性、蝰蛇毒凝血时间（ECT）、稀释凝血酶时间（dTT）等指标量化评估 DOAC 抗凝效果。量化评估在急诊或紧急临床情况、肝肾功能不全或怀疑药物过量等情况下非常适用。

经 Xa 因子抑制剂药物校准后的抗 Xa 因子活性检测，可定量检测血药浓度，测定结果与血药浓度呈线性相关，能准确预测 Xa 因子抑制剂的体内活性，可用于利伐沙班、阿哌沙班、艾多沙班的抗凝治疗监测。利伐沙班、艾多沙班会轻度或中度延长 PT，PT 不能精确定量其抗凝活性，可粗略评估利伐沙班、艾多沙班的抗凝作用，可用于快速初筛过度抗凝和出血风险，但需注意不同类型 PT 试剂对药物的敏感性有显著差异。

达比加群酯的治疗监测推荐检测 ECT 和 dTT。ECT 是一种特异性检测凝血酶生成的方法，分析显示与达比加群的血药浓度线性相关，且敏感度和精确性良好，可直接测定直接凝血酶抑制剂的活性。dTT 也与达比加群的血药浓度线性相关，能够评估血浆中达比加群的药物浓度。ECT 值达正常上限 3 倍以上、dTT 值超过 200ng/ml 或 ≥65s 时，提示出血风险增高。ECT 和 dTT 可线性反映达比加群血浆浓度的变化，但 ECT 和 dTT 目前在国内尚未获批用于临床，临床监测达比加群的抗凝活性可选择检测 TT 和 APTT。达比加群直接抑制凝血酶，因此检测TT 能够最敏感、最直接地反映达比加群的抗凝活性。TT 与达比加群抗凝活性成线性关系，但 TT 对达比加群极度敏感，如剂量过高，结果会超过可测范围，因此不适用于定量评估达比加群血浆浓度变化，一般仅用于识别血中达比加群的残留抗凝效应，TT 值正常提示体内达比加群抗凝活性已消失。APTT 主要用于内源性凝血系统的监测，在低浓度的达比加群药物浓度时 APTT 基本不改变，在较高药物浓度时和达比加群药物浓度呈线性关系，因此 APTT 不能定量评价达比加群血浆浓度的变化，但可定性评估达比加群的抗凝活性。紧急情况下 APTT 若延长至正常高限的 2 倍以上，可初步判断达比加群抗凝过量及出血风险增高。目前APTT 一般用于紧急情况下达比加群出血风险的判断。欧洲心律协会（EHAR）推荐 ECT、dTT 和 APTT 作为达比加群的监测指标。ECT 用于达比加群血药浓度检测，APTT、TT 可以提供达比加群抗凝活性的评估信息，但不建议以单一实验评估达比加群给药后的抗凝活性。

不同抗凝药物的监测项目及其监测的必要性见表 3 - 3 - 17，不同凝血指标监测在抗凝治疗中的作用见表 3 - 3 - 18。

表 3 - 3 - 17　抗凝药物的监测项目与监测必要性

药　　物	监 测 项 目	监测必要性
普通肝素	APTT、ACT、anti - Xa	常规监测：多作用靶点、影响因素多、个体差异大
低分子肝素	anti - Xa	不需常规监测，特殊情况下监测评估药效药动学
阿加曲班	APTT（HIT 急性期、脑梗死）、INR（桥接华法林）	常规监测：药物半衰期短，评估疗效和安全性
比伐芦定	APTT（HIT 急性期）、ACT（PCI/CABG）、INR（桥接华法林）	常规监测：药物半衰期短，评估疗效和安全性
华法林	INR	常规监测：多作用靶点、影响因素多、个体差异大
利伐沙班	anti - Xa（利伐沙班血浆校准）、PT	不需常规监测，特殊情况下监测评估药效药动学
阿哌沙班	anti - Xa（阿哌沙班血浆校准）	不需常规监测，特殊情况下监测评估药效药动学
艾多沙班	anti - Xa（艾多沙班血浆校准）、PT	不需常规监测，特殊情况下监测评估药效药动学
达比加群酯	ECT、dTT、APTT、TT（药物残留）	不需常规监测，特殊情况下监测评估药效药动学

表 3 - 3 - 18　凝血指标监测在抗凝治疗中的作用

凝 血 指 标	凝血指标监测在抗凝治疗中的作用
INR	实验室 INR 性能好，可用于指导华法林的剂量调整
	床旁检测（POCT）INR 仅能用于华法林监测 < 2.0 或 > 4.0 预警
PT	监测利伐沙班、艾多沙班只能用 PT（s），不能用 INR
APTT	可用于评估中等剂量 UFH 的疗效和安全性
	可用于评价 110mg，每日两次的达比加群酯（不适用于 150mg，每日两次）
	在治疗急性 HIT 时，可用于评估阿加曲班和比伐芦定
TT	对达比加群过于敏感，用于验证血液中残余达比加群的活性
anti - Xa	可用于评估 LMWH 和 Xa 因子抑制剂利伐沙班、阿哌沙班、艾多沙班的药动学
ACT	用于评估大剂量 UFH 和比伐芦定（方法学差异显著）
ECT、dTT	用于监测达比加群

（二）抗血小板治疗监测

阿司匹林联合氯吡格雷（或替格瑞洛）的双联抗血小板治疗在临床应用非常广泛。然而，个体间对抗血小板药物治疗表现出多样性差异，这些差异与再发血栓或出血等不良事件的发生显著相关。由于血小板活化存在多个信号介导途径，相关药物封闭某一途径并不能完全彻底抑制血小板活化，而且个体对抗血小板药物的反应还受代谢基因、肝功能、肾功能、药物等方面影响，因此迄今为止还没有一个单一血小板功能试验（PFT）可以捕获到这些不同途径引发的终点事件，即能全面概括评估血小板生理及功能的复杂性，从而对抗血小板治疗进行监测。

1. 检测方法　抗血小板治疗监测主要通过血小板功能检测了解个体对抗血小板药物的反应性，帮助临床制订抗血小板治疗策略，提高治疗的疗效和安全性。目前常用的血小板功能检测方法包括：光学透射比浊法（LTA）、血管扩张刺激磷酸蛋白（VASP）、Verify Now POCT 检测、血栓弹力图（TEG）、P – 选择素（循环活化血小板测定）、PFA – 200 检测系统等。其中，LTA 是应用最为广泛的血小板功能检测方法，是评价血小板功能的金标准。但 LTA 法也存在一定的局限性，例如检测费时、干扰因素多、脂血样本不适用、特别是对操作者技术要求较高等。另外，鉴于血小板激活通道及功能的多样性，建议血小板功能检测以 LTA 法为主，有条件的医院可以开展 TEG、流式细胞术或代谢基因检测等手段，作为 LTA 法的补充。LTA 法主要反映血小板的聚集功能；TEG 可模拟血小板在凝血全象中的作用；因此多手段的联合检测可以相对全面地评估血小板的功能状态。血小板功能常用检测方法及特点见表 3 – 3 – 19。

表 3 – 3 – 19　血小板功能常用检测方法及特点

特点	LTA	VASP	Verify Now	TEG	PFA – 200	P – 选择素
方法学评价	金标准	P2Y12 受体特异性，有望成为金标准	POCT	评估凝血全象	剪切力	活化血小板
所需条件	浊度监测仪熟练人员	流式细胞仪/Elisa 方法熟练人员	Verify Now 仪器	TEG 仪器熟练人员	PFA 仪器	流式细胞仪熟练人员
检测限制	不适合检测脂血、溶血、黄疸样本	不适用贫血患者	无特殊	无特殊	无特殊	无特殊
操作流程	繁琐	繁琐	简便	中等	繁琐	繁琐

续表

特点	LTA	VASP	Verify Now	TEG	PFA – 200	P – 选择素
标准化	困难	好	好	差	差	差
价格	便宜	昂贵	昂贵	昂贵	便宜	昂贵
与临床事件相关性	是	是	是	是	是	是
监测阿司匹林	是	否	是	是	是	是
监测 P2Y12 受体拮抗剂	是	是	是	是	是	是
监测 GP Ⅱb/Ⅲa 受体拮抗剂	是	否	是	是	不推荐	是

注：LTA：光学投射比浊法；VASP：血管扩张刺激磷酸蛋白；Verify Now：Verify Now 检测仪器；POCT：全血床旁快速检测；TEG：血栓弹力图。

2. 适用人群 抗血小板治疗患者，尤其是缺血高风险或治疗策略调整者，建议进行血小板功能检测，以帮助提升抗血小板药物疗效及用药安全性。许多临床研究数据显示在抗血小板治疗过程中残余血小板的高反应性（HPR）与临床缺血事件（包括支架内再狭窄）的再发生密切相关，HPR 患者早期和晚期支架内血栓风险分别是非 HPR 患者的 3.0 倍和 2.49 倍。国内外指南均建议对缺血事件高风险患者进行血小板功能检测，包括：左主干病变；多支血管病变或植入 2 枚或以上支架；复杂经皮冠状动脉介入治疗（PCI）术后；支架贴壁不良或无复流；抗血小板治疗期间再发胸痛或肌钙蛋白阳性等；伴发有糖尿病、肾功能不全、肥胖、贫血等并发症者；其他临床评估需要进行监测的状况。需要说明的是，血小板功能检测是建立在血小板数量正常的基础上的，对于血小板数量较低（$< 50 \times 10^9 / L$）时的功能监测的价值尚缺少研究。

3. 采血时机 由于不同的抗血小板药物在体内达到稳定剂量的时间不同，进行血小板功能检测的采血时机应有所区别。氯吡格雷和阿司匹林建议在稳定给药至少 2 天后采血，替格瑞洛建议在给药后至少 24 小时采血，西洛他唑建议在稳定给药至少 3 天后采血。

4. 常用抗血小板药物检测方法和治疗目标范围 目前在全球范围内尚无公认的血小板功能抑制的临床治疗切点（cut – off 值），原因在于所使用的检测方法不同，相同的检测方法而不同的诱聚剂种类、浓度，临床治疗的药物剂量不同所得到的血小板功能结果也不同，所以每个实验室应根据自身的治疗（用药）情况、检测方法和临床共同制订出与临床结局相关的 cut – off 值。表 3 – 3 – 20 列出了常用抗血小板药物血小板功能检测方法和治疗目标范围，仅供参考。

表 3 – 3 – 20　常用抗血小板药物血小板功能检测方法和治疗目标范围

药　　物	作 用 靶 点	检 测 方 法	诱 聚 剂	治疗目标范围
氯吡格雷 普拉格雷 替格瑞洛	P2Y12 受体	LTA 法	ADP（5μmol/L）	最大聚集率＜50%
		LTA 法	ADP（20μmol/L）	最大聚集率＜60%
		VASP	无需诱聚剂 （专用试剂盒）	16≤PRI＜50
		TEG	ADP（试剂盒）	31≤MAADP≤47
		Verify Now	P2Y12 试剂盒	85≤PRU≤208
阿司匹林	血栓素 A2	LTA 法	1mmol/L AA	最大聚集率≤20%
		TEG	AA（试剂盒）	抑制率≥80%

注：氯吡格雷等 3 种药物作用靶点相同，均可用上述 4 种检测方法；阿司匹林药物反应性结果仅供参考，不推荐依据花生四烯酸诱导的血小板功能检测结果，增加阿司匹林剂量（＞100mg）；LTA：光学投射比浊法；ADP：二磷酸腺苷；VASP：血管扩张刺激磷酸蛋白；PRI：血小板反应指数；TEG：血栓弹力图；MAADP：最大振幅；Verify Now：Verify Now 检测仪器；PRU：血小板反应单位；AA：花生四烯酸。

5. 临床应用

（1）患者血栓风险评估　对接受抗血小板治疗的 ACS 患者，临床医生在进行血小板功能检测前，应首先评估患者是否有潜在的血栓高危风险或已出现缺血表现。

（2）患者当前抗血小板治疗效果分析　血小板功能检测报告的解读应同时结合患者临床状况综合考虑，例如：糖尿病会使血小板活性增强；肝脏功能是否正常（药物的代谢能力）；质子泵抑制剂类药物会降低氯吡格雷的药效；实验室检测方面的影响因素以及氯吡格雷药物代谢基因多态性等。氯吡格雷药物代谢基因的变异是影响抗血小板治疗效果的重要因素之一，在充分评估其他影响因素的作用之后，可以选择进行氯吡格雷相关代谢基因检测，有助于判断患者是否需要更换药物种类。

（3）抗血小板治疗策略调整　如果临床结合血小板功能检测报告以及患者临床状况判断为血小板高反应性，建议对患者进行抗血小板治疗药物调整。

①P2Y12 受体拮抗剂：在氯吡格雷联合阿司匹林的基础上，可增加西洛他唑降低 HPR 比例；如果氯吡格雷药物代谢基因提示患者为慢代谢型，建议将氯吡

格雷更换为替格瑞洛。

②阿司匹林：不建议根据血小板功能检测结果调整阿司匹林的剂量。因已有研究证实阿司匹林抵抗与支架内血栓事件之间并无显著相关性；而且根据阿司匹林反应性检测结果调整阿司匹林剂量并不能带来临床获益。因此，指南推荐阿司匹林统一使用常规剂量每日 81mg。

（4）患者出血风险评估　血小板功能检测可以监测过度的抗血小板治疗，防范出血风险。对于血小板数量低下、联用 GP Ⅱb/Ⅲa 受体拮抗剂、残余血小板低反应性等的患者，血小板功能检测可以评估患者血小板的抑制程度，评估出血风险。但需注意的是，并不是所有的血小板功能检测方法均可预测出血风险，例如 LTA 法的检测结果只能预测血栓风险的高低，并无证据显示较低的 LTA 法结果与出血事件相关。出血事件的发生是多种因素共同作用的结果，血小板功能检测联合其他手段（如凝血功能检测等），可以更全面地评估患者出血风险，指导抗栓药物的调整。

三、抗栓治疗期间出血并发症的处理

出血是抗栓治疗中较为常见的并发症之一，严重影响患者预后。轻微出血者可在严密监测下继续服用抗栓药物，而严重出血者应平衡血栓和出血风险，考虑停药并对出血进行处理，包括支持治疗和外科治疗等。

（一）DAPT±口服抗凝药

接受 DAPT 伴或不伴有口服抗凝药治疗期间出血并发症的具体推荐处理措施见表 3 - 3 - 21。

消化道是最常见的出血部位。DAPT 期间发生消化道出血的患者，在尽快明确出血原因并积极治疗原发病的基础上，应权衡出血和缺血风险，决定是否停用抗血小板治疗及何时恢复治疗。质子泵抑制剂对预防及治疗抗血小板药物相关的消化道出血有重要作用。但大多数 PPI 在肝脏需要经过 P450 酶代谢，主要涉及的酶有 CYP2C19 和 CYP3A4，其中 CYP2C19 在奥美拉唑、艾司奥美拉唑的整体代谢中所占比例较大。而氯吡格雷是前药，需要在体内经过 CYP2C19 代谢为活性产物后才能发挥抗血小板作用，因此可能与上述 PPI 发生相互作用。美国食品药品管理局和欧洲药品管理局曾在 2010 年发出警告，不建议氯吡格雷与奥美拉唑或艾司奥美拉唑同时使用，而我国氯吡格雷上市药品的说明书中也有标示以上黑框警告。因此如需联用氯吡格雷和 PPI 时，建议选用经临床研究未发现与氯吡格雷存在临床意义相互作用的泮托拉唑等。

表3-3-21　接受 DAPT 伴或不伴有口服抗凝药治疗的患者出血推荐处理措施

出血情况	出血处理措施		
	DAPT	OAC	其他
微小出血（如皮肤破损擦伤或擦斑，可自愈的鼻衄，微小结膜出血），无需药物治疗或进一步的出血评估	继续 DAPT	考虑是否继续 OAC 治疗或暂停服药1次	重新评估患者 与患者沟通讨论可行的止血措施 告知患者坚持服药的重要性
轻度出血（如无法自愈的鼻衄，中度结膜出血，泌尿系统或上下消化道无明显失血的出血，轻度咯血），需药物治疗，但不需住院治疗	继续 DAPT 考虑缩短 DAPT 持续时间或降阶治疗（如从替格瑞洛更换为氯吡格雷），尤其再次出血时	考虑将三联药物更换为双联药物，倾向于氯吡格雷联用 OAC	确诊并治疗可能导致出血的相关疾病（如消化道溃疡、痔疮、肿瘤）联用 PPI 告知患者坚持服药的重要性
中度出血（如泌尿系统、呼吸系统或上下消化道有明显失血或需要输血（血红蛋白降低 >30g/L）和（或）需要住院。引起血流动力学不稳定，但并非紧急发生的出血	考虑停用 DAPT，改为 SAPT，更倾向于保留 P2Y12 抑制剂，尤其是上消化道出血时 出血纠治后重新开始 DAPT，病情稳定后，在确保安全的情况下尽快恢复抗血小板治疗，一般3~5天后恢复氯吡格雷，5~7天后恢复阿司匹林，或改用西洛他唑或吲哚布芬 考虑缩短 DAPT 持续时间或降阶治疗（如从替格瑞洛更换为氯吡格雷），尤其再次出血时	考虑停用 OAC，除非患者存在高栓塞风险（如二尖瓣位置有机械性心脏瓣膜，或其他心脏辅助装置） 如有临床指征，则1周内开始再次服药。对于维生素 K 拮抗剂，目标 INR 值考虑设为2.0~2.5，除非有其他需要强效抗凝的指征，否则 DOAC 考虑应用最低有效剂量 如果患者正在进行三联治疗，考虑换为由氯吡格雷和 OAC 组成的双联治疗 如果患者正在进行双联治疗，则在安全的情况下停止抗血小板治疗	若发生消化道出血，考虑静脉输注 PPI 诊断并治疗可能导致出血的相关疾病（如消化道溃疡、痔疮、肿瘤） 告知患者坚持服药的重要性

续表

出血情况	出血处理措施		
	DAPT	OAC	其他
严重出血（如严重的泌尿系统、呼吸系统或上/下消化道出血），需要住院、与非紧急发生的影响血流动力学稳定性（血红蛋白降低>50g/L）有关的各种出血	考虑停用 DAPT，改为 SAPT，更倾向于保留 P2Y12 抑制剂，尤其是上消化道出血时 如经上述治疗后或无法进行治疗仍有持续性出血，则考虑停用所有抗栓药物 一旦出血停止，则重新对是否需要 DAPT 或 SAPT 进行评估，更倾向于保留 P2Y12 抑制剂，尤其是上消化道出血时 若再次开始 DAPT，考虑缩短 DAPT 持续时间或降阶治疗（如从替格瑞洛更换为氯吡格雷），尤其是再次出血时	考虑停用 OAC，并用口服抗凝药逆转剂，直至出血被控制，除非有过高的栓塞风险（如二尖瓣膜或其他心脏辅助装置） 如有临床指征，则 1 周内开始再次服药。对于维生素 K 拮抗剂，目标 INR 值考虑设为 2.0~2.5，除非有其他需强效抗凝的指征，否则 DOAC 考虑使用最低有效剂量 如果患者正在进行三联治疗，考虑换为由氯吡格雷和 OAC 组成的双联治疗 如果患者正在进行双联治疗，则在安全的情况下停止抗血小板治疗	如有消化道出血，考虑静脉输注 PPI 如血红蛋白<70~80g/L，考虑输入红细胞 考虑输入血小板 如果可行，对出血部位进行外科手术或内镜治疗
危及生命的出血（如大量明显的泌尿系统、呼吸系统或上/下消化道出血、活动性颅内出血、脊柱内出血、眼内出血，或任何引起血流动力学不稳定的出血）	立即停用所有的抗栓药物 一旦出血停止，则重新对是否需要 DAPT 或 SAPT 进行评估，更倾向于保留 P2Y12 抑制剂，尤其是上消化道出血时	停用 OAC 药物，并用 OAC 逆转剂	如低血压，行体液替代疗法 考虑输入红细胞，无需考虑血红蛋白值 考虑输入血小板 如果可行，对出血部位进行外科手术或内镜治疗

注：DAPT 为双联抗血小板治疗；OAC 为口服抗凝治疗；SAPT 为单药抗血小板药；DOAC 为非维生素 K 拮抗剂口服抗凝药；INR 为凝血酶原时间国际标准化比值；PPI 为质子泵抑制剂。

（二）口服抗凝药物

1. 华法林　由于华法林治疗窗窄，个体差异大，而且容易受到各种食物或药物的影响，因此在服用华法林期间，INR 值的监测尤为重要。当 INR 值高于目标值范围时，患者的出血风险将明显增加。INR 异常升高或出血的处理建议如下。

表 3 – 3 – 22　接受华法林治疗的患者 INR 异常升高或出血的推荐处理措施

INR 异常升高或出血情况	处理措施
INR >3.0 但≤4.5 （无出血并发症）	适当降低华法林剂量（10% ~ 15%）或停服 1 次，1 ~ 2 日后复查 INR。当 INR 恢复到目标值范围内后调整华法林剂量并重新开始治疗；或加强监测 INR 是否能恢复到治疗水平，同时寻找和纠正影响抗凝强度的因素
INR >4.5 但 < 10.0 （无出血并发症）	停用华法林，肌内注射维生素 K_1（1.0 ~ 2.5mg），6 ~ 12 小时后复查 INR，当其恢复至目标值范围以内后调整华法林剂量开始治疗
INR≥10.0 （无出血并发症）	停用华法林，肌内注射维生素 K_1（5mg），6 ~ 12 小时后复查 INR；若患者有出血高危因素，可考虑输注新鲜冰冻血浆、凝血酶原浓缩物或重组凝血因子Ⅶa
严重出血 （无论 INR 如何）	停用华法林，肌内注射维生素 K_1（5mg），输注新鲜冰冻血浆、凝血酶原浓缩物或重组凝血因子Ⅶa。密切监测 INR，病情稳定后需要重新评估华法林治疗的必要性

2. 新型口服抗凝药　尽管目前研究表明 DOAC 合并严重出血尤其是颅内出血的风险低于华法林，但出血事件仍然是抗凝治疗期间不可忽视的潜在并发症之一。

DOAC 的半衰期较短，停药后 12 ~ 24 小时抗凝作用迅速消失。若是服药期间发生非致命性出血，一般辅助性措施包括停药、压迫止血、外科手术止血、给予补液和血流动力学支持治疗，保证足够的容量和血小板计数正常，必要时输注血液制品。而若发生致命性出血，如主要脏器的严重出血，可考虑输注浓缩凝血酶原复合物（剂量为 20 ~ 30U/kg，可重复 1 ~ 2 次）或重组凝血因子Ⅶa。维生素 K_1 和鱼精蛋白对逆转 DOAC 无益。

服用达比加群酯的患者可以适度利尿，若在服药后 2 小时内，可考虑口服活性炭，透析也可作为治疗选择，但是经验尚不多；目前达比加群的特异性拮抗剂依达赛珠单抗已上市，该药是人源化单克隆抗体片段，对达比加群的亲和力是凝血酶的 350 倍，治疗剂量为 5g，分 2 次给药，2 次间隔不超过 15 分钟，或采用一次 5g 静脉快速注射给药。给药后达比加群的血浆浓度迅速减少 99% 以上，达到无抗凝活性水平，大多数患者的持续逆转时间可达 12 小时。

利伐沙班因蛋白结合率高，不易被透析清除，其特异性拮抗剂尚未在国内上市，发生严重出血时可给予活性炭或洗胃，并根据情况给予辅助性措施和支持治疗。

第五节　围手术期抗栓治疗管理

对于长期使用抗栓药物治疗的患者，围手术期处理应充分考虑血栓栓塞事件风险与继续服用药物的出血风险，必要时由多学科专业团队共同评估患者出血和缺血风险，为患者选择合适的手术时机，并进行围手术期抗栓治疗管理。

一、治疗原则

对于长期服用抗栓药物并需要进行外科手术的患者，药物导致的凝血功能障碍会影响围手术期的安全，应该对患者实施多学科评估，并根据评估结果决定围手术期是否应该暂停抗栓药物，以及暂停药物期间是否需要进行桥接抗栓治疗。

（一）评估中止抗栓治疗后血栓栓塞的风险

中止抗栓治疗后患者发生血栓栓塞事件的风险（如脑梗死、机械瓣栓塞）增加，可能引起灾难性后果：脑梗死可使 70% 的患者死亡或导致重度残疾；机械瓣栓塞可使 15% 的患者死亡；围手术期的心肌缺血伴有 2~4 倍的死亡风险。与之相类似，停止抗血小板治疗可使植入支架的患者发生支架内血栓和心肌梗塞。评价患者围手术期发生血栓栓塞的风险主要依据患者的临床特征（如抗栓治疗的指征、现存的病理特点等等），依照患者的抗栓治疗指征将其进行危险分层（分为高危、中危和低危三级）。

1. 非瓣膜性房颤　非瓣膜性房颤患者的血栓栓塞风险建议通过评估患者的危险因素来确定，$CHA_2DS_2 - VASc$ 评分可用于评估房颤患者发生血栓栓塞的风险，并确定围手术期是否需要肝素桥接。①低风险（VTE 年风险 < 5%）：$CHA_2DS_2 - VASc$ 评分 1~3 分；②中风险（VTE 年风险 5%~10%）：$CHA_2DS_2 - VASc$ 评分 4~5 分；③高风险（VTE 年风险 > 10%）：$CHA_2DS_2 - VASc$ 评分 ≥6 分。

2. 人工心脏瓣膜

（1）机械性人工心脏瓣膜的围手术期血栓栓塞风险取决于人工瓣膜的类型、数量和位置，以及是否存在其他心脏危险因素（房颤、卒中史或短暂性脑缺血发作、高血压、糖尿病、充血性心力衰竭、年龄 >75 岁）。①低风险（华法林抗凝期间血栓栓塞年发生率 < 5%）：双叶人工机械主动脉瓣但无卒中史或房颤的患者；②中风险（华法林抗凝期间卒中年发生风险 5%~10%）：双叶人工机械主

动脉瓣伴房颤的患者；③高风险（抗凝治疗期间卒中年发生风险 >10%）：各种人工二尖瓣、各种球瓣或蝶瓣人工主动脉瓣，多个机械心脏瓣膜或有血栓栓塞史的患者。

（2）植入人工生物瓣膜（即非机械瓣膜）的患者，不需要长期抗凝治疗。指南推荐在植入后立即进行 3~6 个月的短期抗凝治疗，以减少血栓栓塞事件的发生。植入人工生物瓣膜后，择期手术建议延迟 3~6 个月。但如果是紧急手术，则应立即停止使用华法林，只有在不增加出血风险的情况下才重新启动华法林。

3. 静脉血栓栓塞 静脉血栓栓塞患者应根据自 VTE 诊断以来的时间和个体危险因素（如癌症、遗传性血友病等）进行血栓栓塞风险分层。①高血栓栓塞风险（VTE 年风险 >10%）：VTE 3 个月内，严重血栓形成倾向（蛋白 C、蛋白 S 或抗凝血酶缺乏症，抗磷脂综合征，V 因子 *Leiden* 纯合子）或活动性癌症的患者；②中血栓栓塞风险（VTE 年风险 5%~10%）：VTE 3~12 个月内，非严重遗传性血友病（V 因子 *Leiden* 杂合子、凝血酶原基因突变杂合子）和复发性血栓栓塞患者；③低血栓栓塞风险（VTE 年风险 <5%）：VTE >12 个月的患者。

如果中止抗凝治疗，近期（3 个月内）的血栓栓塞预示着围手术期复发性血栓栓塞的高风险。据估计，急性 VTE 后第 1 个月抗凝治疗的过早停止与 1 个月复发 VTE 的风险为 40%，随后两个月为 10%。在完成 3 个月的抗凝治疗后，每年再次发生 VTE 的风险降至 15%。因此，在静脉血栓栓塞诊断后，择期手术建议推迟至少 3 个月。

4. 冠状动脉疾病 冠状动脉支架置入（PCI）术后应进行双联抗血小板治疗以防止支架血栓形成，其持续时间取决于支架类型（金属裸支架、药物洗脱支架）以及支架置入的指征（稳定型心绞痛、心肌梗死）。PCI 术后 4~6 周血栓形成风险最高，而停止双联抗血小板治疗是支架血栓形成的强危险因素。

PCI 术后 1 年内估计有 5% 的患者需要进行非心脏手术，5 年内估计有 23% 的患者需要进行非心脏手术。这些患者需要权衡停止抗血小板治疗导致心脏并发症的风险与外科手术出血的风险。目前建议在放置金属裸支架和药物洗脱支架后至少进行 1~12 个月的双联抗血小板治疗，择期手术建议至少延迟至球囊血管成形术后 14 天以上、金属裸支架放置后 30 天、药物洗脱支架放置后 1 年。如果手术延迟超过了支架血栓形成的潜在危害，则可以考虑在药物洗脱支架放置 180 天后进行择期手术。如果无法推迟手术，建议咨询心血管专家停止抗血小板治疗的风险/获益比。

5. 卒中 指南推荐使用低剂量阿司匹林和（或）氯吡格雷治疗急性缺血性卒中并进行缺血性卒中或 TIA 的二级预防。近期缺血性卒中史与择期非心脏手术的主要心血管事件显著相关。缺血性卒中后 9 个月发生心脏事件的风险升高趋于平稳。因此，建议缺血性卒中患者将择期手术推迟至少 9 个月。

6. 周围动脉疾病 外周动脉疾病（PAD）患者伴有肢体缺血症状和有临床意义的冠心病或脑血管疾病，指南推荐采用双联抗血小板治疗；对于合并没有临床意义的心血管疾病的 PAD 患者，推荐采用单一抗血小板药物治疗。尽管 PAD 围手术期停止抗血小板治疗的风险和益处尚不明确，但使用抗栓药的患者应视为具有围手术期高血栓栓塞风险。外周动脉疾病抗血栓药物治疗的患者拟行外科手术时，建议与血管专科医生进行密切协商。

（二）评估手术或介入性操作的出血风险

虽然出血是围手术期可以治疗的并发症，但越来越多的证据表明出血所致的临床后果很严重，术后出血使医生不得不推迟重新开始抗栓治疗的时间，这可能使患者发生血栓栓塞的风险升高。围手术期出血的风险取决于手术本身的出血风险以及术后止血的状况。常见外科手术出血风险分级见表 3 - 3 - 23。

表 3 - 3 - 23 外科手术出血风险分级表

出血风险	高　危	低　危
内镜操作	除外出血风险低危的内镜操作，包括内镜＋实体肿物针吸活检、狭窄扩张（食道、结直肠）、内镜下氩等离子凝固术、息肉切除术、经皮胃镜胃造口术（PEG）、曲张血管硬化、痔核硬化、贲门失弛缓扩张术、黏膜切除术/黏膜下切除术（ESD术）、胰腺、囊肿超声细针穿刺活检、壶腹切开术	食道、胃、十二指肠镜或结肠镜检查（不做活检），超声内镜无活检，内镜下逆行胰胆管造影（ERCP），内镜下支架置入术，乳头肌扩张无括约肌切开
胸外科手术	除外出血风险低危的胸外科手术，包括肺叶切除术、一侧全肺切除术、胸膜全肺切除术、淋巴结清扫术、食管手术、胸膜剥脱术	单纯肺楔形切除术、单纯肺大疱切除术、胸膜活检（无胸膜出血、渗血）、纵膈肿物切除术、胸壁肿物切除术
泌尿外科手术	肾上腺相关手术、肾脏相关手术、输尿管相关手术（非结石类手术）、经皮肾镜碎石术、膀胱切除/部分切除术、前列腺根治性切除术、经尿道膀胱肿瘤电切术（TUR - Bt）、经尿道前列腺切除术（TURP）、睾丸部分切除/切除术、阴茎部分切除/切除术、经尿道闭孔无张力尿道中段悬吊术（TVTO）、腹膜后肿物切除术、回肠膀胱术	膀胱内窥镜检查、双猪尾管（DJ管）置入/置换/取出术、输尿管镜检查术、经尿道膀胱镜/输尿管镜碎石术、骶神经刺激电极植入/调节/取出术、前列腺粒子植入术、前列腺 - 尿道金属支架置入术、膀胱镜内切开术、尿道扩张术、尿道肿物切除术

续表

出血风险	高　危	低　危
骨科手术	股骨颈骨折手术、髋关节置换术、膝关节置换术、骨盆、长骨骨折切开复位内固定术、重大脊柱手术、人工肩关节置换术、骨肿瘤手术、二次翻修手术	手外科手术，足外科手术，小型脊柱外科手术，肩、手、膝、足部关节镜检查及手术
普通外科手术	甲状腺相关手术、胃相关手术（除外穿孔修补术）、减肥手术、脾切除术、胰腺相关手术、胆囊手术、胆道相关手术、十二指肠相关手术（除外穿孔修补术）、小肠相关手术、结肠相关手术、直肠相关手术、肝脏手术	乳腺手术、疝气手术、消化道穿孔修补术、造口还纳术、造口术、阑尾手术、皮肤肿物切除术

（三）个体化平衡栓塞和出血的风险

高血栓栓塞或卒中风险的患者，需要特别注意预防血栓栓塞，围手术期应以抗栓治疗为主，预防出血风险为辅。中度血栓栓塞风险的患者，单一的策略并不足够，采取的方案更加依赖对患者个体的风险评估。低血栓栓塞风险的患者，预防血栓的要求更低，而将预防出血放在首位。

（四）具体操作注意事项

1. 减少出血

（1）术前停药留足时间　对于需做大手术的患者，应该在术前停药一定的时间，保证手术时没有或很少有抗栓药物作用，减少术中出血的风险。

（2）术后保证有良好的止血。

（3）术后过渡性抗凝　手术后给予快速作用的抗凝药物如 LMWH/UFH 会增加出血的风险，风险的大小取决于抗凝药物的剂量（治疗剂量＞低剂量）以及给药距手术的时间（越接近手术风险越高），推荐：①延迟给药时间，治疗剂量的 LMWH/UFH 术后 24～48 小时给药，高危患者可延迟到 48～72 小时；②减低剂量或不使用抗凝药物都可以减少术后出血的风险，但要注意低剂量的 LMWH/UFH（如达肝素 5000IU，每日一次；UFH 5000IU，每日两次）对预防 VTE 有效，但预防动脉血栓栓塞是否有效尚缺少证据。

2. 减少血栓

（1）术前确定血栓栓塞的风险　风险高者如必须停抗拴药，应该使用过渡性抗凝尽量缩短停药时间；风险不高者可以不停抗拴药，或者只停氯吡格雷，保留阿司匹林。

（2）术后尽早重新抗栓治疗　首先要确定已良好止血，根据患者情况选择合适的抗拴药。术后 12～24 小时给予华法林，需要 2～3 天才能发挥抗凝作用；术后 24～48 小时使用低分子肝素，需要 3～5 小时才能达到最大作用；术后 24～48 小时给予阿司匹林，数分钟就可以有抗血小板作用；术后 24～48 小时给予氯吡格雷，75mg 需 3～7 天，300～600mg 需 2～6 小时最大抑制血小板聚集。

二、治疗管理

择期手术的围手术期抗栓治疗管理策略是通过仔细权衡血栓栓塞的风险与严重的围手术期出血的风险而形成的。这些决定应以患者为中心进行，并与开具抗栓药物的医生进行密切协商，以确保治疗和监护的连续性。表 3 - 3 - 24 和表 3 - 3 - 25 总结了择期手术围手术期抗栓治疗管理策略，包括抗栓药物停用与恢复给药时机，并根据患者的血栓栓塞风险和手术出血风险进行了分层。

表 3 - 3 - 24　围手术期抗栓管理

血栓栓塞风险	药物	高出血风险手术	低出血风险手术
高血栓栓塞风险	华法林	术前 6 天给予最后剂量，与 LMWH 或 UFH 桥接，术后 24 小时恢复	术前 6 天给予最后剂量，与 LMWH 或 UFH 桥接，术后 24 小时恢复
	DOAC	术前 3 天给予最后剂量，术后 2～3 天恢复	术前 2 天给予最后剂量，术后 24 小时恢复
中度血栓栓塞风险	华法林	术前 6 天给予最后剂量，根据临床医生的判断和现有证据确定是否需要桥接，术后 24 小时恢复	术前 6 天给予最后剂量，根据临床医生的判断和现有证据确定是否需要桥接，术后 24 小时恢复
	DOAC	术前 3 天给予最后剂量，术后 2～3 天恢复	术前 2 天给予最后剂量，术后 24 小时恢复
低血栓栓塞风险	华法林	术前 6 天给予最后剂量，不建议桥接，术后 24 小时恢复	术前 6 天给予最后剂量，不建议桥接，术后 24 小时恢复
	DOAC	术前 3 天给予最后剂量，术后 2～3 天恢复	术前 2 天给予最后一剂，术后 24 小时恢复

表 3 - 3 - 25　抗栓药物围手术期管理

药　　物	围手术期管理
普通肝素	静脉注射：术前 4～6 小时停药 皮下注射：术前 12～24 小时停药
低分子肝素	术前 24 小时停药，术后高出血风险 48～72 小时恢复，低出血风险 24 小时恢复

续表

药　　物	围手术期管理
华法林	择期手术术前 5 天停药，术后 12 ~ 24 小时恢复给药
达比加群酯	肾功能正常：高出血风险术前 2 天停药，术后 2 ~ 3 天恢复 低出血风险术前 1 天停药，术后 1 天恢复 肾功能受损：高出血风险术前 4 天停药，低出血风险术前 2 天停药
利伐沙班 阿哌沙班 艾多沙班	高出血风险术前 2 天停药，术后 2 ~ 3 天恢复 低出血风险术前 1 天停药，术后 1 天恢复
阿司匹林	未行 PCI 患者在高出血风险术前 7 ~ 10 天停药，出血风险降低后恢复 近期行 PCI 患者，咨询心脏病专家
氯吡格雷 普拉格雷 替格瑞洛	低、高出血风险均术前 5 ~ 7 天停药；出血风险降低后恢复

除了择期手术，临床也要处理正在大出血的患者或需要进行非择期手术却正在进行抗栓治疗的患者。大多数抗栓药物可以通过逆转剂、凝血酶原复合浓缩物（PCC）或血液制品输注来逆转或减轻。在紧急情况下制订治疗决策时，必须权衡在继续抗栓的情况下持续出血的风险与停止抗栓血栓形成的风险。常见抗栓药逆转药物使用推荐见表 3 - 3 - 26。

表 3 - 3 - 26　常见抗栓药逆转药物使用推荐

药　　物	逆转药物使用推荐
普通肝素	●鱼精蛋白 1mg/U 肝素缓慢静脉输入（不超过 5mg/min） ●密切监测活化部分凝血活酶时间
普通肝素	●最大剂量 50mg（例如患者在推注 5000U 普通肝素后立即出血，则给予 50mg 鱼精蛋白；患者每小时给予 1250U 时出现出血，则给于 24mg 鱼精蛋白，以逆转最后 4 小时输注的残留肝素的作用）
低分子肝素	●如果在给药后 8 小时内给予，1mg 鱼精蛋白/100IU 那屈肝素，或 1mg 鱼精蛋白（1mg 依诺肝素），或 1mg 100IU 达肝素 ●如果在给药后 >8 小时给予，0.5mg 鱼精蛋白/100IU 那屈肝素，或 0.5mg 鱼精蛋白/1mg 依诺肝素，或 0.5mg/100IU 达肝素钠 ●如果在给药后 >12 小时给予，则根据临床情况（如 LMWH 剂量、肾功能、出血严重程度）决定是否有鱼精蛋白用药指征 ●鱼精蛋白给药为缓慢静脉输入（不能超过 5mg/min） ●最大剂量为 50mg

续表

药　　物	逆转药物使用推荐
磺达肝癸钠	用重组人Ⅶ因子（rhFⅦa）90μg/kg 静脉逆转治疗剂量的磺达肝癸钠的作用
华法林	参见表 3 - 3 - 22
达比加群酯	●血液透析 ●使用特异性拮抗剂依达珠单抗 ●4 - factor PCC
利伐沙班	●使用特异性拮抗剂 ●静脉注射 aPCC（活化的凝血酶原复合物）25 ~ 50U/Kg ●4 - factor PCC（凝血酶原复合物）25 ~ 50U/kg ●静脉注射 rhFⅦa20 ~ 120 meg/Kg
艾多沙班	如 4 - factor PCC 不可用或患者在过去 12 个月内对肝素过敏和（或）有 HIT 病史，则给予 3 - factor PCC 50U/Kg
抗血小板药	术前立即输注 1 个单位的血小板

（一）抗血小板治疗围手术期管理

服用阿司匹林进行心血管病二级预防的患者，在接受口腔科、皮肤科或白内障手术时无需停药。

拟行非心脏手术者，若心血管事件高风险，且超过出血风险，手术期间不必停用阿司匹林；心血管事件低危者，建议术前停用阿司匹林 7 ~ 10 天。

如无严重缺血事件，术前建议停用 P2Y12 受体拮抗剂 5 天，术后 24 小时恢复使用。有 PCI 史正在接受 DAPT 的患者择期行非心脏手术，推荐至少在裸支架植入术 1 个月后手术；药物洗脱支架植入术后者，第一代 DES 植入术后 12 个月、新一代 DES 植入 6 个月以上再行手术，若推迟手术风险大于停用抗血小板药期间的缺血或血栓风险时，可提前至 DES 植入 3 个月后手术。具体栓塞风险评估可参考表 3 - 3 - 27。

表 3 - 3 - 27　PCI 患者围手术期血栓栓塞风险分级表

手术距离 PCI 时间	PCI 患者伴有缺血风险升高特征									
	POBA	BMS	第一代 DES	第二代/第三代 DES	BVS	POBA	BMS	第一代 DES	第二代/第三代 DES	BVS
<1 个月	高危	高危	高危	高危	高危	高危（<2周）中危	高危	高危	高危	高危

续表

手术距离 PCI 时间	PCI 患者伴有缺血风险升高特征									
	POBA	BMS	第一代 DES	第二代/第三代 DES	BVS	POBA	BMS	第一代 DES	第二代/第三代 DES	BVS
1~3 个月	中危	高危	高危	高危	高危	低危	中危	高危	中危	高危
4~6 个月	中危	高危	高危	中危/高危	高危	低危	低危/中危	中危	低危/中危	高危
7~12 个月	中危	中危	中危	中危	高危	低危	低危	中危	低危	高危
>12 个月	低危	低危	低危	低危	不明	低危	低危	低危	低危	不明

拟行 CABG 的患者，术前不建议停用低剂量阿司匹林（75~100mg/d），P2Y12 受体拮抗剂于术前 5 天停用。急性冠脉综合征患者进行 CABG 后，术后应重新开始恢复 P2Y12 受体拮抗剂治疗，治疗时间应达到急性冠脉综合征事件后的 12 个月；对于 PCI 术后再行 CABG 术患者，术后应重新恢复 P2Y12 受体拮抗剂治疗，至完成 PCI 要求的 DAPT 治疗时间；而稳定性缺血性心脏病患者在 CABG 术后也可以考虑进行 DAPT 12 个月，以确保移植静脉的通畅。

目前尚无确切证据支持在外科手术前应用短效抗血小板药进行桥接治疗。在长效抗血小板药物停药期间，不推荐使用 UFH、LMWH 或非甾体抗炎药作为桥接治疗。若使用替罗非班或依替巴肽作为桥接药物，桥接方案为术前 5 天停用氯吡格雷、替格瑞洛，术前 72 小时至术前 4~6 小时持续输注替罗非班或依替巴肽。对于肾功能受损的患者，药物剂量需要进行减量，同时缩短输注时间，可考虑在术前 8~12 小时停止输注。术后恢复用药时推荐口服氯吡格雷，并使用负荷量。若患者无法口服，可考虑术后进行静脉输注桥接治疗。

（二）抗凝治疗围手术期管理

1. 华法林　对于使用华法林治疗的患者，进行简单口腔科操作时，可继续使用华法林，同时局部使用止血药物，或者在操作前停用 2~3 天；进行简单的皮肤操作时，推荐继续使用华法林并优化局部止血；眼科白内障手术患者可以继续使用华法林治疗。

术前使用华法林抗凝的患者若术前需要暂停用药，建议术前 5 天开始停用药物，术后 12~24 小时（手术当日夜间或术后第一日晨）在止血彻底的前提下恢复使用。

对于机械瓣膜置换术后、房颤或 VTE 患者，若血栓栓塞风险分级为低危，建议在停用华法林治疗后可不进行桥接治疗；对于血栓栓塞风险为中危的患者，

其是否进行桥接治疗需依据患者个体情况及手术相关因素决定；若血栓栓塞风险
分级为高危，建议进行抗凝桥接治疗。桥接治疗的方案为：在停用华法林后，监
测 INR 低于治疗范围后开始 LMWH 治疗剂量给药，在术前 24 小时停用治疗剂量
的 LMWH；手术当日复查 INR，若 INR < 1.5 则可进行择期手术，否则静脉给予
维生素 K（1mg）；术后 12 ~ 24 小时（手术当日夜间或术后第一日晨）在止血彻
底的前提下恢复华法林使用，按照术前治疗剂量进行给药；同时根据出血风险在
术后 24 小时（非高出血风险手术）立即、或术后 48 ~ 72 小时（高出血风险手
术）开始使用 LMWH 治疗剂量给药，一旦 INR 达到治疗范围即可停止 LMWH 给
药；对于肾功能不全的患者（肌酐清除率 < 30ml/min），UFH 优于 LMWH。

2. DOAC 需要依据手术出血风险、患者因素进行个体化决策，患者因素包
括肾功能、肝功能和合并用药。其中合并用药包括 CYP3A4 抑制剂和 P - 糖蛋白
抑制剂类药物（增加抗凝药物浓度）、抗血小板药物、抗炎药物、5 - 羟色胺再
摄取抑制剂和其他抗血栓药物，这些药物和 DOAC 合用时会增加出血风险。不同
肾功能患者 DOAC 的术前停药时间见表 3 - 3 - 12。

术后恢复 DOAC 的时间取决于手术出血风险、止血效果和患者自身因素。鉴
于 DOAC 起效迅速，术后恢复口服 DOAC 的时机应谨慎决策。低出血风险手术后
恢复用药时间为 24 小时以后；高危出血风险手术后，治疗剂量 DOAC 的恢复时
间建议推迟至术后 48 ~ 72 小时。对于血栓栓塞风险高危的患者，在未恢复
DOAC 期间可进行预防剂量的肝素治疗，但尚无获益证据支持。

表 3 - 3 - 28 总结了《中国血栓性疾病防治指南》中关于抗栓治疗围手术期
管理的推荐意见及推荐级别。图 3 - 3 - 4 总结了长期接受抗栓药物治疗患者围手
术期抗栓管理的决策流程与方案。

表 3 - 3 - 28　抗栓治疗围手术期管理推荐意见

抗 栓 治 疗	围手术期管理推荐意见
VKA 治疗	（1）推荐择期手术前停用华法林 5 天，术前 1 ~ 2 天评估 INR［1B］
	（2）术前暂时停用 VKA 者，建议术后 12 ~ 24 小时充分止血后继续使用［2C］
	（3）INR < 1.5 时凝血功能基本正常，大部分手术和操作可安全进行［1B］
	（4）机械性心脏瓣膜、房颤或 VTE 患者，若血栓风险评估为高危，推荐在中断 VKA 治疗期间应用桥接抗凝；若血栓风险评估为低危，不推荐桥接抗凝［1C］
	（5）接受 VKA 治疗者，建议接受口腔科、皮肤科或白内障手术时继续应用［2C］
	（6）VKA 治疗与轴索阻滞 ①轴索阻滞前需停用华法林 5 天且 INR 达到正常范围［1B］ ②术后应用华法林抗凝时，轴索阻滞镇痛导管建议在 INR < 1.5 时拔除；INR 在 1.5 ~ 3 范围内时，拔管前注意有无合并应用其他可影响凝血功能但不会影响 INR 的药物，导管拔除应谨慎［2C］

抗栓治疗	围手术期管理推荐意见
	③INR >3 时出血风险增大，有镇痛导管时推荐停止华法林抗凝或降低抗凝药物剂量［1A］ 如果硬膜外镇痛期间给予低剂量华法林抗凝治疗，推荐每天监测 INR 值和神经功能，使用最低有效浓度的局麻药以利于神经功能的评估［1C］ ④如果硬膜外镇痛期间给予低剂量华法林抗凝治疗，推荐每天监测 INR 值和神经功能，使用最低有效浓度的局麻药以利于神经功能的评估［1C］
抗血小板 药物治疗	（1）服用阿司匹林进行心血管病二级预防者，建议在接受口腔科、皮科或白内障手术时继续应用［2C］ （2）非心脏手术者 ①心血管事件高风险，且超过出血风险，应用阿司匹林治疗并需行非心脏手术者，建议继续应用，不必术前停用 7 ~ 10 天；心血管事件风险低危者，建议术前停用阿司匹林 7 ~ 10 天［2C］ ②如无严重缺血事件，术前建议停用氯吡格雷≥5 天，术后 24 小时恢复使用［2C］ （3）CABG 的患者 ①CABG 术前不推荐停用低剂量阿司匹林（75 ~ 100mg）［1B］ ②对计划行 CABG 手术并接受 DAPT 治疗者，建议继续服用阿司匹林，于术前 5 天停用氯吡格雷［2B］ （4）冠脉支架植入后非心脏手术者 ①球囊成形术后需行择期非心脏手术，推荐推迟至球囊成形术 14 天后进行［1C］ ②冠脉支架植入后行 DAPT 治疗者需行手术时，推荐 BMS 植入 1 个月后手术；DES 植入 12 个月、新一代 DES 植入≥6 个月后手术［1B］ ③ DES 植入后行 DAPT 治疗者，手术需要停用 P2Y12 抑制剂，手术延迟风险大于预期缺血或支架内血栓形成风险时，建议提前至 DES 植入 3 个月后手术［2B］ ④对于植入冠脉支架但必须停止 P2Y12 抑制剂才可以手术者，推荐在可能情况下继续使用阿司匹林，术后应尽快应用 P2Y12 抑制剂治疗［1C］ ⑤推荐外科、心内科、麻醉科等专业医师共同评估患者出血和缺血风险，选择手术时机和管理围手术期 DAPT［1C］ （5）抗血小板药与轴索阻滞 ①轴索阻滞前推荐停用噻氯匹定 14 天，停用氯吡格雷 7 天；如果停用氯吡格雷 5 ~ 7 天内进行轴索阻滞，需要确认血小板功能恢复正常［1C］ ②P2Y12 抑制剂和 GPⅡb/Ⅲa 受体拮抗剂推荐于术后拔除硬膜外导管 6 小时后恢复应用。高出血风险手术或应用负荷剂量药物时，应推迟至术后 12 ~ 24 小时［1C］
肝素类药物 抗凝或桥接 抗凝治疗	（1）使用治疗剂量 UFH 桥接抗凝者，建议术前 4 ~ 6 小时停用［2C］ （2）血管手术患者行椎管内阻滞，并术中应用 UFH 抗凝 ①建议椎管内阻滞穿刺置管后 1 小时应用 UFH［2A］ ②建议评估患者凝血状态，UFH 末次使用 2 ~ 4 小时后拔除导管；拔管 1 小时后方可再次给予 UFH［2A］

抗栓治疗	围手术期管理推荐意见
	③若采用椎管内阻滞技术，建议术后监测神经功能，并采用低浓度局麻药，以利于及时发现神经功能异常［1A］ （3）接受治疗剂量 LMWH 桥接抗凝者，建议末次剂量在术前 24 小时给予［2C］ （4）接受治疗剂量 LMWH 桥接抗凝行高出血风险手术患者，建议术后 48～72 小时继续使用治疗剂量；接受治疗剂量 LMWH 桥接抗凝行非高出血风险手术者，建议术后 24 小时继续治疗剂量的 LMWH 治疗［2C］ （5）肝素类药物与轴索阻滞 ①推荐治疗剂量 UFH 停药 4 小时后或 APTT 正常后可以进行轴索阻滞［1C］ ②术前应用预防剂量 LMWH 抗凝，应停药≥12 小时后进行椎管内穿刺；术前应用治疗剂量 LMWH 抗凝，应停药≥24 小时后进行椎管内穿刺［1C］ ③低出血风险者可在穿刺或拔管后 4 小时给予 LMWH，中度和高度出血风险者建议 12～24 小时后给药。如有明显硬膜外穿刺或置管出血，建议术后 24 小时给予 LMWH［2C］ ④LMWH 2 次/日给药方案硬膜外血肿风险可能增大，在充分止血情况下，首剂 LMWH 应于术后 24 小时后应用；导管留置期间，不推荐应用治疗剂量 LMWH［1C］
DOAC 抗栓治疗	（1）应用 DOAC，VTE 风险高时建议停药 2 个消除半衰期后进行有创操作；出血风险高时建议等待 5 个消除半衰期［2C］ （2）推荐利伐沙班椎管内阻滞前停药 22～26 小时（肾功能正常）；导管留置期间不推荐应用利伐沙班，穿刺或拔管后 6 小时才可再次用药［1C］
其他药物 抗栓治疗	（1）需溶栓，但近期有颅脑、脊柱等手术或轴索穿刺病史时，推荐监测神经功能，评估周期≤2 小时；如果使用轴索阻滞持续镇痛并已应用纤维蛋白溶解药和溶栓治疗，推荐使用低浓度局麻药以利于神经功能的监测［1C］ （2）轴索持续阻滞过程中需要纤溶和溶栓治疗时，建议检查血浆纤维蛋白原水平，评估残余溶栓效应，选择适当时机拔除导管［2C］ 说明：溶栓后 10 天内尽量避免手术和轴索穿刺；对于计划溶栓的患者，应追查患者近期是否有颅脑、脊柱等手术史或椎管内操作史，10 天内尽量避免溶栓治疗

注：本表采用 GRADE 证据质量和强度分级，A：质量等级高；B：质量等级中等；C：质量等级低。推荐（程度表示为 1）：强推荐；建议（程度表示为 2）：弱推荐；不建议（程度表示为 2）：弱不推荐；不推荐（程度表示为 1）：强不推荐。

VKA：维生素 K 拮抗剂；CABG：冠状动脉旁路移植术；DAPT：双联抗血小板治疗；BMS：金属裸支架；DES：药物洗脱支架；UFH：普通肝素；LMWH：低分子肝素；DOAC：直接口服抗凝药；VTE：静脉血栓栓塞症。

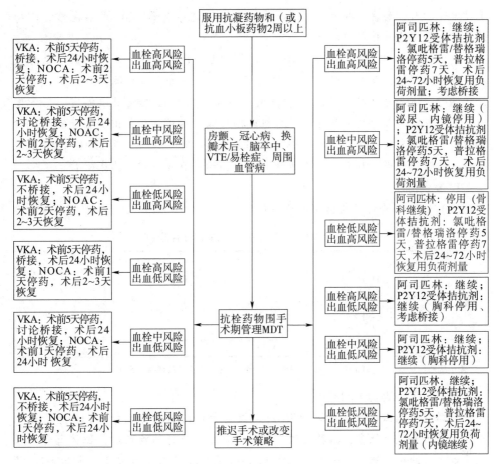

图 3-3-4　长期接受抗栓药物治疗患者围手术期抗栓管理决策流程与方案

注：VKA：维生素 K 拮抗剂；DOAC：非维生素 K 拮抗剂类口服抗凝剂；VTE：静脉血栓栓塞症；MDT：多学科协作诊疗

第六节　案例分析

一、案例一

1. 患者基本信息及诊疗过程

患者，男，56 岁，BMI 26kg/m^2，因"腰椎手术后 1 周，胸痛伴气促半天"入院。1 周前因"椎间盘突出"行腰椎手术，术后卧床 1 周，未进行机械预防和给予抗凝药物预防 VTE，术后第 8 日起床上厕所时突发胸痛、气促、头晕，监测提示血压低、心率快，肌钙蛋白、CK-MB 升高，考虑急性心肌梗死，给予低分子肝素等治疗，患者症状未能明显缓解，生命体征不平稳，20：00转急诊，心内科急诊会诊考虑肺栓塞可能性大。

查体：R 51次/分，BP 0mmHg，SPO$_2$ 80%，神志模糊，气促明显，全身发绀，颈静脉怒张，双肺呼吸音粗，HR 142次/分，律齐，心音低钝。

治疗：送导管室拟行介入诊治，患者送至导管室时呼吸困难加重、全身发绀。入导管室后即予气管插管、呼吸机辅助呼吸，后患者反复出现室速室颤及心脏骤停，给予积极心肺复苏术。但患者仍无恢复心跳、呼吸，至21：15患者未恢复自主心跳、呼吸，瞳孔散大至边缘，心电图示一直线，宣告临床死亡。

2. 案例分析

（1）VTE风险评估与出血风险评估

患者VTE风险评估——Caprini评分

危险因素	Caprini评分
年龄41~60岁	1
小手术	1
BMI>25kg/m^2	1
卧床（>72h）	2
合计	5

评估结果：该患者Caprini评分5分，VTE风险等级高危；出血风险评估低危。

（2）VTE预防措施评价

根据《中国血栓性疾病防治指南》，该患者Caprini评分5分，VTE风险等级高危，且出血风险低危，推荐在机械预防的基础上进行药物预防。但该患者行腰椎手术术后卧床1周，未进行机械预防和给予抗凝药物预防VTE，术后VTE预防不规范，导致其发生肺栓塞死亡。

（3）经验总结

该患者接受的腰椎手术属于小型手术，但由于对VTE预防不够重视导致了悲剧的发生，这个案例是一个非常惨痛的教训，从这个案例中我们可以发现外科手术围手术期血栓预防尚存在许多不规范之处，外科药师应参与到血栓预防与治疗的工作中去，发挥药师的作用，减少血栓栓塞事件的发生。

二、案例二

1. 患者基本信息及诊疗过程

患者，男，62岁，体重66kg，身高176cm。患者1个月前无明显诱因出现大便性状改变，形态变细、色黄、带黏液，间见鲜血与大便混合，大便每天1~2次，伴腹胀不适，进食后腹胀加重，现进食半流，无明显腹痛，无恶心、呕吐，无心悸、气促，无骨关节痛，无头痛、头晕。近半年患者消瘦3kg。30年前曾患肺结核，已治愈，有前列腺增生病史，否认过敏史。胸腹部加强CT提示：考虑乙状结肠癌突破浆膜面，周围及腹膜后多发小淋巴结。肠镜：乙状结肠癌；病理诊断：乙状结肠腺癌。临床诊断：乙状结肠癌，经腹腔镜行乙状结肠直肠切除术伴结肠吻合术，术后采用间歇充气加压装置（IPC）进行VTE预防。

（1）门诊化疗　患者出院后定期至普通外科门诊随诊，未予抗栓药物。2019年2月，患者门诊复查肿瘤指标提示"CEA 23.40ng/ml"，2019-04-18复查提示"CEA继续升高至23.40ng/ml"，2019-04-24完善PET/CT体部显像提示"乙状结肠癌术后：未见肿瘤复发征象；盆腔左侧髂外血管旁软组织结节，糖代谢增高，考虑转移性病变可能性大"，血常规、肝肾功能未见正常。2019-06-05开始行FOLFIRI方案化疗：5-氟尿嘧啶针650mg dl + 亚叶酸钙针650mg dl + 伊立替康针300mg dl + 5-氟尿嘧啶针4000mg civ48h + 贝伐珠单抗针300mg dl。13周期FOLFIRI方案诱导化疗结束后，临床予卡培他滨联合贝伐单抗维持治疗。

（2）第2次入院　2020年5月患者无明显诱因出现左下肢膝关节下肢体肿胀，门诊超声检查提示：腘静脉血栓形成。自行服用阿司匹林后下肢肿胀稍缓解。2020-06-04患者再次入院，诊断：下肢深静脉血栓（左侧腘静脉血栓形成）。临床予以依诺肝素钠注射液（4000IU，皮下注射，每12小时1次）治疗。治疗1周后患者出院，出院后患者规律服用利伐沙班（10mg，每日1次）抗凝治疗。

（3）第3次入院　2020-07-08患者因"右侧胸痛2周"再次入院。患者2020-06-27起无明显诱因突发右侧胸部阵发性刀割样痛，发作时进行性加重，咳嗽及深呼吸时症状加重，右侧胸壁按压感觉疼痛，口服止痛药可短暂缓解；发作时无呼吸困难，无咯血，无咳嗽咳痰，无发热、寒战，遂来急诊就诊，2020-07-08急诊CT检查，提示右上肺动脉栓塞；右肺上叶病灶，不除外肺梗死。诊断：右上肺动脉栓塞。临床予以依诺肝素钠注射液（6000IU，皮下注射，每12小时1次），治疗2周后出院，患者出院后改用利伐沙班片抗凝（前3周15mg，每日2次；之后20mg，每日1次口服）。

2. 案例分析

（1）第1次入院VTE预防评估与分析

①患者VTE风险评估：患者具有年龄62岁、腹腔镜手术（>45分钟）、恶性肿瘤等危险因素，Caprini评分6分，VTE风险等级高危；患者行经腹腔镜行乙状结肠直肠切除术伴结肠吻合术，属于腹部手术，出血风险评估高危。

②VTE预防分析：根据《中国血栓性疾病防治指南》，该患者术后初期采用间歇充气加压装置（IPC）进行VTE预防合理。

《肿瘤相关静脉血栓栓塞症预防与治疗指南（2019 版)》建议对 VTE 风险较高的外科肿瘤手术患者进行 4 周的抗凝以预防血栓事件，手术后 4 周抗凝预防可减少 50% 以上血栓事件。该患者属于 VTE 风险较高患者，术后出血风险降低后，建议开始采取药物预防，进行 4 周的抗凝以预防血栓事件。但该患者出血风险降低后并未进行抗凝预防血栓，因此不合理。

（2）门诊化疗 VTE 预防评估与分析

①VTE 预防评估：门诊肿瘤化疗患者也应进行 VTE 风险评估，《肿瘤相关静脉血栓栓塞症预防与治疗指南（2019 版)》推荐使用 Khorana 评分。该患者 Khorana 评分 2 分。

②VTE 预防分析：Cassini 研究显示，对于血栓高风险的门诊癌症患者（Khorana 评分≥2 分），服用利伐沙班 10mg，每日 1 次，可较安慰剂显著减少 VTE 和 VTE 相关死亡的发生（2.6% vs 6.4%，HR 0.40，95% CI 0.2～0.8，P 0.007）；同时并不增加大出血的发生率（2.0% vs 1.0%，HR 1.96，95% CI 0.59～6.49，P 0.265）。基于 Cassini 研究，ASCO 肿瘤血栓指南和 ISTH 指南均推荐在起始化疗，对起始化疗、Khorana 评分≥2 分、无药物间相互作用且无出血高风险（如胃肠道肿瘤）的门诊肿瘤患者，建议采用利伐沙班作为血栓一级预防。

（3）第 2 次入院 VTE 治疗分析　患者诊断为下肢深静脉血栓，临床予以依诺肝素钠注射液（4000IU，每 12 小时 1 次，皮下注射）治疗，1 周后改为利伐沙班（10mg，每日 1 次，口服）抗凝治疗。利伐沙班治疗急性 DVT 或 PTE 初始推荐剂量：前 3 周 15mg，每日 2 次，口服；后续治疗推荐剂量：20mg，每天 1 次，口服。该患者利伐沙班用量不合理，每日 10mg 是用于预防关节置换术患者静脉血栓形成的剂量，该剂量用于治疗 DVT 用量不足。

（4）第 3 次入院 VTE 治疗分析　患者因"右侧胸痛 2 周"再次入院，诊断：右上肺动脉栓塞。临床予以依诺肝素钠注射液（6000IU，每 12 小时 1 次，皮下注射），治疗 2 周后改用利伐沙班片抗凝，前 3 周 15mg，每天 2 次，之后 20mg，每天 1 次口服。该治疗方案合理。

三、案例三

1. 患者基本信息

张某，男，58 岁，60kg。患者当天上午 10：45 左右无明显诱因出现突发胸痛，为胸骨中段后部压榨样痛，疼痛向左肩、后背放射，持续 5～10 分钟，伴烦躁不安。12：01 分由救护车送至急诊，急查肌钙蛋白 7.19ng/ml，心电图检查提示"广泛前壁 ST 段抬高型心肌梗死"。既往原发性高血压数年，最高血压 164/

86mmHg，未规律服药治疗。否认食物、药物过敏史。

入院查体：BP 105/65mmHg，HR 92 次/分，律齐。

诊断：冠心病急性广泛前壁 ST 段抬高心肌梗死，泵功能 4 级，原发性高血压 2 级（很高危）。

2. 案例分析

（1）患者拟绿色通道行急诊 PCI 术，术前应如何给予抗栓治疗？

患者明确诊断为 STEMI，拟行急诊 PCI 术，应尽早给予阿司匹林 200 ~ 300mg 嚼服，联用：替格瑞洛 180mg 负荷或氯吡格雷 300mg 负荷。抗血小板基础上合用一种胃肠外抗凝药物，可采用 UFH（70 ~ 100U/kg，静脉注射）或比伐芦定（0.75mg/kg 弹丸注射，0.75mg/（kg·h），静脉滴注持续至 PCI 结束后 3 ~ 4 小时）。

（2）PCI 术中见 LAD 近段闭塞，可见血栓影，前向血流 TIMI 0 级，LCX 及 RCA 未见狭窄，前向血流 TIMI 3 级。于 LAD 近段病变处植入 3.0mm × 38mm 支架一枚，再造影见支架贴壁良好，未见明显内膜撕裂，术中共用肝素 6000U。术毕患者安返病房。患者 PCI 术后应如何给予抗栓治疗？

患者 STEMI 行 PCI 术后，无明显高危出血风险，根据现行国内外冠状动脉血运重建指南，应给予 DAPT 至少 12 个月，可予阿司匹林（100mg，每天 1 次）+ 替格瑞洛（90mg，每天 2 次）/氯吡格雷（75mg，每天 1 次）。

（3）患者 PCI 术后一年返院复查，冠脉造影提示支架内通畅，LCX 与 RCA 无明显狭窄。过去 1 年治疗期间，无发生出血事件。复查彩超提示 LVEF 57%，提示心功能良好。患者 PCI 术后 1 年，抗栓治疗应如何调整？

此时应采用 DAPT 评分对患者进行评估。患者评分 1 分，无需延长 DAPT 疗程，可改用 SAPT，予阿司匹林 100mg，每日 1 次，终身服用。

四、案例四

1. 患者基本信息

患者，女，61 岁，152cm，51kg，入院诊断"心脏瓣膜病：二尖瓣重度反流，三尖瓣中度反流，主动脉瓣轻度反流，心房颤动，心功能 II 级"。患者否认高血压、糖尿病、冠心病、脑血管病病史，否认烟酒嗜好，否认食物、药物过敏史。1 周前当地医院心脏彩超示 LVEF 63%。

2. 案例分析

（1）患者入院后初始治疗方案中是否要予抗凝治疗？

患者符合非瓣膜性房颤的诊断，可采用 $CHA_2DS_2 - VASc$ 评分进行血栓风险评估。患者目前只有女性这一危险因素，因此评分只有"女性"独立 1 分，血栓风险较低，可不予抗凝治疗。

（2）患者经完善检查，心脏彩超提示：主动脉瓣轻度反流；左心房增大，二尖瓣重度反流，左房血栓形成（约 22mm×80mm）；右心房增大，三尖瓣重度反流，中度肺高压，LVEF 60%。符合外科手术指征，拟 4 天后行手术治疗。此时患者的治疗方案是否需要调整？

患者入院后心脏彩超提示左房大血栓形成，因此需要立刻起始抗凝治疗。但由于该患者拟 4 天后行外科手术，此时若采用口服抗凝药，需等待药物逐渐起效，且术前也需考虑停药问题，因此更适宜的方法是直接选用低分子肝素进行抗凝治疗。针对患者已有的血栓，此时应采用治疗剂量的低分子肝素。例如依诺肝素钠注射液，治疗量为 1mg/kg，每日 2 次皮下注射给药，而患者 51kg，因此可使用 0.5ml 皮下注射，每 12 小时 1 次，到手术前一天停用。术后再根据患者的手术情况和瓣膜植入物种类选择抗凝方案。

（3）患者于入院 1 周后行全身麻醉体外循环下"二尖瓣机械瓣置换＋三尖瓣成形＋左房血栓清除术"，术程顺利，术后患者安返监护室，并于术后 7 小时撤除机械通气。术后患者该如何抗栓？

患者心脏二尖瓣机械瓣置换术＋三尖瓣成形术后，同时合并心房颤动，术后应使用华法林抗凝，根据 INR 调整剂量，且应该终身服药。心脏外科手术属于出血高风险手术，若止血良好，可在术后 24 小时后起始抗凝治疗。由于华法林是通过抑制凝血因子Ⅱ、Ⅶ、Ⅸ、Ⅹ而起抗凝作用，因此口服华法林需要 3~5 天逐渐起效，1 周左右才能达稳。患者机械瓣植入术后，血栓风险高，此时在术后 24 小时后开始口服华法林的同时，可在术后 48 小时后予联用低分子肝素，直到华法林达稳。

（4）患者"二尖瓣生物瓣置换＋三尖瓣成形＋左房血栓清除术"术后恢复可，2 周后予华法林带药出院。患者术后 2 个月出现反复大量血便，大便呈糊状、色暗红，无明显腹痛，症状持续 1 周余逐渐加重，遂再次就诊，急查 HGB 8.4g/L，PLT 360×10⁹/L，INR 2.2，重新收入院 2 天后再次复查 HGB 7.2g/L，PLT 289×10⁹/L。此时患者的抗凝治疗应如何调整？

患者反复大量血便，血红蛋白进行性下降，此时应暂停所有抗栓药物的使用。由于患者正在服用华法林，因此宜立即停药。

（5）患者行肠镜检查示回盲部肿物，取病理结果示"腺体重度异型增生，未见肌层，不排除浸润"，请胃肠外科会诊，符合外科手术指征，拟择期行"腹腔镜右半结肠癌根治术"。此时对于患者腹腔镜手术围手术期的抗凝治疗应如何决策？

患者目前因活动性出血已停用华法林，应进行 INR 监测，至 INR ＜1.5 时即可行胃肠外科腹腔镜结肠癌根治手术。术后患者的血栓风险评估应不止考虑患者人工心脏瓣膜及心房颤动因素，而应同时进行术后 VTE 风险评估，如 Caprini 评分。根据 Caprini 评分，患者的血栓危险因素有：年龄 61 岁（2 分）、行"腹腔镜右半结肠癌根治术（>45 分钟）"（2 分）、恶性肿瘤（2 分）、卧床（1 分），总分 7 分，属于 VTE 高风险。人工机械瓣膜、心房颤动及 VTE 评估均提示患者属于血栓高风险，因此必须在有效止血后尽早启用抗凝药物。腹腔镜手术属于出血中风险手术，可在有效止血后 24 小时内予重启华法林治疗。因华法林口服后起效有等待期，可以在 24 小时后予联用低分子肝素桥接。

（张晓娟　黄珈雯　曾英彤）

参考文献

［1］《中国血栓性疾病防治指南》专家委员会.中国血栓性疾病防治指南［J］.中华医学杂志,2018,98（36）：2861－2888.

［2］中国健康促进基金会血栓与血管专项基金专家委员会.静脉血栓栓塞症机械预防中国专家共识［J］.中华医学杂志,2020,100（07）：484－492.

［3］王辰.肺血栓栓塞症诊治与预防指南［J］.中华医学杂志,2018,98（14）:1060－1087.

［4］马军,秦叔逵,吴一龙,等.肿瘤相关静脉血栓栓塞症预防与治疗指南（2019 版）［J］.中国肿瘤临床,2019,46（13）:653－660.

［5］李拥军,孙艺红,门剑龙,等.医院内静脉血栓栓塞症防治与管理建议［J］.中华医学杂志,2018,98（18）：1383－1388.

［6］中华医学会心血管病学分会,中华心血管病杂志编辑委员会.急性 ST 段抬高型心肌梗死诊断和治疗指南（2019）［J］.中华心血管病杂志,2019,47（10）:766－783.

［7］马青变,郑亚安,朱继红,等.中国急性血栓性疾病抗栓治疗共识［J］.中国急救医学,2019,39（6）:501－531.

［8］Wang H Y,Li Y,Xu X M,et al. Impact of Baseline Bleeding Risk on Efficacy and Safety of Ticagrelor versus Clopidogrel in Chinese Patients with Acute Coronary Syndrome Undergoing Percutaneous Coronary Intervention［J］. Chinese Medical Journal,2018,131（17）:2017－2024.

［9］Yusuf S,Mehta S R,Chrolavicius S,et al. Effects of Fondaparinux on Mortality and Reinfarction in Patients with Acute ST－segment Elevation Myocardial Infarction:The OASIS－6 Randomized Trial［J］. JAMA,2006,295（13）:1519－1530.

［10］McCarthy C P,Steg G,Bhatt D L. The management of antiplatelet therapy in acute coronary syndrome patients with thrombocytopenia:a clinical conundrum［J］. European Heart Journal,2017,38（47）:3488－3492.

［11］张澍,杨艳敏,黄从新,等.中国心房颤动患者卒中预防规范［J］.中华心律失常学杂志,2015,19（3）:162－173.

［12］中华医学会心血管病学分会,中华心血管病杂志编辑委员会.冠心病合并心房颤动患者抗栓管理中国专家共识［J］.中华心血管病杂志,2020,48（7）:552－564.

［13］孙艺红.非瓣膜病心房颤动患者应用新型口服抗凝药物中国专家建议［J］.中华心血管病杂志,2014,42（5）:362－369.

[14] Hornor M A,Duane T M,Ehlers A P,et al. American College of Surgeons' Guidelines for the Perioperative Management of Antithrombotic Medication[J]. Journal of the American College Surgeons,2018,227(5):521−536.

[15] 中国心胸血管麻醉学会非心脏麻醉分会,中国医师协会心血管内科医师分会,中国心血管健康联盟.抗血栓药物围手术期管理多学科专家共识[J].中华医学杂志,2020,100(39):3058−3074.

[16] 中国医师协会心血管内科医师分会,血栓防治专业委员会中华医学会心血管病学分会冠心病与动脉粥样硬化学组,中华心血管病杂志编辑委员会.急性冠状动脉综合征非血运重建患者抗血小板治疗中国专家共识(2018)[J].中华心血管病杂志,2019,47(6):430−442.

[17] 孙艺红.华法林抗凝治疗的中国专家共识[J].中华内科杂志,2013,52(1):76−81.

[18] 孙艺红,康俊萍.达比加群酯用于非瓣膜病心房颤动患者卒中预防的临床应用建议[J].中华心血管病杂志,2014,42(3):188−191.

[19] 利伐沙班临床应用中国专家组.利伐沙班临床应用中国专家建议——非瓣膜病心房颤动卒中预防分册[J].中华内科杂志,2013,52(10):897−900.

第四章 | 围手术期疼痛管理

第一节　疼痛的定义及分类

一、定义

1979 年，国际疼痛学会（IASP）将疼痛定义为：疼痛是一种与组织损伤或潜在组织损伤相关的不愉快的主观感觉与情感体验。几十年来，随着医学科学的迅速发展，对疼痛的预防和治疗取得了很大的进展。2020 年 IASP 对"疼痛"的定义进行了修改，新版"疼痛"定义为：疼痛是一种与实际或潜在的组织损伤相关的不愉快的感觉和情绪情感体验或与此相似的经历。疼痛的新定义对疼痛的研究、临床评估、诊疗、管理以及人们对肉体和精神痛苦的认识具有指导意义。WHO 已将疼痛列为第五大生命体征，与呼吸、脉搏、血压、体温并列。

根据新定义，疼痛是一种生理及心理活动，由伤害性刺激所引起机体的疼痛感觉和机体对伤害性刺激产生的疼痛反应两部分组成，同时可伴呼吸、循环、代谢、内分泌以及心理和情绪的改变。疼痛感觉是由于神经末梢痛觉感受器受到伤害和病理变化刺激后，通过神经冲动传导到大脑皮层而产生的一种主观性感受。疼痛是机体受到伤害的一种保护性反应，有助于人体及时躲避伤害、并可引起机体一系列防御性保护反应，同时提示积极治疗躯体疾病。

在临床上引起疼痛的原因是多方面的，包括创伤、炎症、神经病变和精神因素等。疼痛可以涉及全身多器官系统，故出现在不同部位的疼痛，其疼痛性质可能会有所不同。对疼痛进行系统性分类有助于研究疼痛的病因、病理和流行病学等方面，对于正确诊断疾病、提高治疗效果非常重要。但疼痛的分类至今尚难统一标准，通常根据疼痛发生的部位、性质、病理学特征和持续时间进行分类。

二、分类

1. 根据发生的躯体部位分类　分为头痛、颌面部疼痛、颈部疼痛、肩及上肢疼痛、胸背部疼痛、腹部疼痛、腰骶部疼痛、髋及下肢疼痛、肛门及会阴部疼痛等。

2. 根据发生的组织、器官、系统分类

（1）躯体痛　躯体痛是由浅表组织（皮肤、皮下组织、黏膜）和（或）深部组织（肌肉、肌腱、筋膜、关节、骨骼）的痛觉感受器受到伤害性刺激所引起的，前者称为浅表躯体痛，后者称为深部躯体痛。躯体疼痛多为局部疼痛，定位清楚，如肩周炎、脚跟肌腱炎等。

（2）内脏痛　内脏痛是由于内脏牵拉、扭转、压迫等原因引起的人体脏器疼痛。内脏疼痛定位不准确，多为隐痛、胀痛、牵拉痛或绞痛，如腹膜感染引起的弥漫性腹膜炎症性疼痛、肾输尿管结石的肾绞痛等。有时还存在着牵涉痛，牵涉痛常远离病变部位，如胆囊炎患者可出现右肩部疼痛。

（3）神经中枢痛　主要指脊髓、脑干、丘脑和大脑皮质等神经中枢疾病所引起的疼痛，如脑梗死、脑出血、脑肿瘤、脊髓空洞症等引起的疼痛。中枢痛通常难以定位，多在病变后立即或延迟几年出现，疼痛性质多表现为持续性刺痛或麻木，个别患者活动后会加重，休息后好转。

3. 根据性质分类

（1）刺痛　疼痛刺激信号经外周神经的 Aδ 纤维传入到神经中枢。呈针扎样感觉，疼痛定位明确，迅速产生、迅速消失，常引发机体保护性反射。

（2）灼痛　疼痛刺激信号经外周神经中的 C 类纤维传入到神经中枢。疼痛定位不准确，产生慢，消失也慢，但往往难以忍受。疼痛可反射性引起同一脊髓节段支配的横纹肌紧张，多伴有心血管和呼吸系统的变化。

（3）酸痛　疼痛刺激信号经外周神经的 Aδ 纤维和 C 类纤维传入到神经中枢。疼痛定位不准确，难以描述。常伴有内脏和躯体反应，以及表现强烈的情绪反应。

（4）其他　包括绞痛、胀痛、刀割样疼痛、钻顶样痛、跳动样痛、撕裂样痛、牵拉样痛等。

4. 根据病理学特征分类

（1）伤害感受性疼痛　是由于伤害性感受器受到伤害性刺激后所引起的反应，疼痛的感知与组织损伤有关，如骨折后疼痛、手术后疼痛等。

（2）神经病理性疼痛　由躯体感觉系统的损害或疾病导致的疼痛。神经病理性疼痛又分为周围性和中枢性。疼痛性质以电击样痛、针刺样痛、撕裂样痛、烧灼样痛、重压性痛及麻木样痛较多见。患者常出现痛觉过敏、痛觉异常等情况，如三叉神经痛、带状疱疹后神经痛等。

5. 根据持续时间分类

（1）急性疼痛　为伤害感受性疼痛，机体在受到物理、化学或炎症刺激后产生即时的急性痛觉信号，并通过神经传导至大脑皮质形成疼痛感觉。其与组织损伤、炎症或疾病过程呈高度相关，持续时间通常短于3个月。由于急性疼痛是组织损伤的即时感觉，可促使个体采取适应性或保护性的行为，所以在大多数情况下对机体具有保护作用，此外急性疼痛中的组织损伤和疼痛体验往往存在一一对应关系，随着损伤组织的痊愈，疼痛也随之消失。急性疼痛多见于手术后疼痛、创伤痛、内脏痛和分娩疼痛等。

（2）慢性疼痛　是指组织损伤持续或者痊愈后依然持续存在的、持续时间超过3个月的一种疼痛类型。慢性疼痛包括癌性疼痛、带状疱疹后神经痛、骨关节炎引起的关节疼痛等。慢性疼痛的发生机制除伤害感受性疼痛的基本传导调节过程外，还表现出不同于急性疼痛的特殊发生机制，如脊髓敏化的形成、受损神经异位电活动、痛觉传导离子通道和受体异常、中枢神经系统重构。

第二节　围手术期疼痛的发生机制及其管理意义

围手术期疼痛包括手术前、手术中和手术后疼痛。手术后疼痛（postoperative pain）是手术后即刻发生的急性疼痛，包括躯体痛和内脏痛，通常持续3~7天，有时镇痛需持续数周。其性质多为急性伤害性疼痛，是临床手术患者最常见和最需紧急处理的疼痛类型。

手术后疼痛包括4个过程：传导、传递、调节和感知。传导过程中，伤害性刺激转变成感觉神经末梢的电活动，这一感觉信息经周围神经系统传递至中枢神经系统后受到不同神经元的调节，再通过脊髓上行传导通路最终经丘脑投射至大脑皮层，形成主观疼痛的感觉和情感体现等方面的感知。

如果手术后疼痛未得到充分控制，将会对机体带来一系列不利影响：①耗氧量增加，影响缺血脏器，如增加冠心病患者心肌缺血及心肌梗死的概率；②肺部并发症增加，如疼痛使患者无法进行有效咳嗽，呼吸道分泌物难以排出，容易出现呼吸道感染；③胃肠道功能恢复减慢，如胃肠道蠕动会因疼痛而减少；④机体活动受限，患者害怕或难以忍受身体活动所带来的剧烈痛感而不愿意活动，并且可能会促进深静脉血栓形成；⑤心理负担加重，疼痛会导致患者焦虑、恐惧、无助等心理负担，并产生睡眠障碍。急性疼痛不仅会增加患者痛苦和并发症，甚至会演变成慢性疼痛，降低患者生存质量；⑥术后疼痛控制不佳，个别患者会产生痛觉超敏，导致急性疼痛转变为慢性疼痛，延长患者痛苦；⑦术后疼痛控制不佳会延缓患者术后康复功能锻炼，甚至使患者失去最佳的康复时机，造成患者运动功能受损。

围手术期疼痛治疗对于患者术后快速康复十分重要，术后疼痛控制良好能减少患者术后并发症，减少住院时间，能使患者尽早回归正常的工作和生活。

第三节 急性疼痛服务 – 多学科合作的
工作模式

国内外指南及专家共识均建议针对术后疼痛应组成"急性疼痛服务 – 多学科合作团队（acute pain service – multi – disciplinary team，APS – MDT)"来综合管理。该团队多由麻醉科医生、外科医生、专科护士、外科药师等组成，所有参与人员于上岗前需接受专业培训后方可开始工作，各参与人员根据 APS – MDT 工作流程（图 3 – 4 – 1）各司其职。

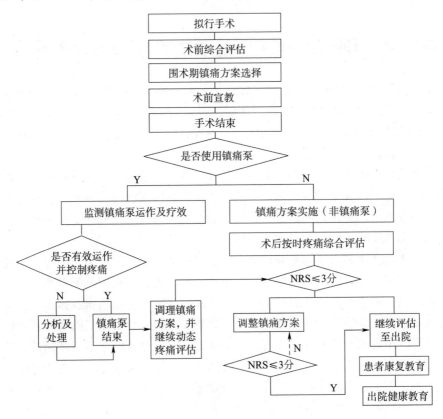

图 3 – 4 – 1 APS – MDT 工作流程图

麻醉科医生具体实施术中镇痛过程、确定术后镇痛泵用药方案及术后镇痛方案、具体处理术后镇痛中出现的问题等；外科医生提供可能会影响疼痛诊断和治疗的相关病史信息、监督疼痛干预的实施和镇痛效果、及时接受急性疼痛服务团队的反馈意见、调整镇痛方案等；外科护士实施和记录疼痛评估情况、监测患者的反应并及时报告等；外科药师作为团队的重要成员，提供包括患者疼痛－用药综合评估、镇痛用药安全及疼痛健康教育、围手术期疼痛管理和监测、常见镇痛药物及给药途径介绍、特殊人群患者术后镇痛方案的选择等术后疼痛管理药学服务。

APS－MDT团队在有效控制疼痛、降低术后并发症的发生率以及提高患者的舒适度和满意度等方面发挥了重要作用。其中，外科药师作为具有药学专业知识背景的成员，在参与用药教育、疼痛评估、用药方案的制订与调整以及监测药物治疗情况等方面都起到重要作用。

第四节　药学教育与评估

一、镇痛药物的用药教育

在围手术期疼痛管理中，加强医护工作人员和患者对围手术期综合用药教育、疼痛评估方法及镇痛药物的了解是目前进行围手术期疼痛管理药学服务的主要措施。外科药师对不同群体进行有针对性的疼痛用药教育，使大家认识到，解除疼痛是人类的基本权益，疼痛药物治疗能促进患者康复。

对于医护工作人员，必须重视患者的围手术期疼痛，充分认识到疼痛治疗不是一种辅助的治疗措施，而是患者围手术期和术后康复过程中不可分割的一部分。除了更新医护人员对围手术期疼痛观念之外，外科药师还应通过药学教育使医护人员掌握疼痛的评估方法及常用镇痛药物的特性。

为患者和（或）陪护人员提供个体化教育，其教育必须涵盖入院、术前、术后和出院后等不同阶段。

（1）入院时　了解患者对疼痛知识的认知程度，介绍镇痛理念、疼痛评估方法，教会患者自己进行简单的疼痛评估；告知患者主动向医务人员报告疼痛或者药物不良反应。

（2）术前　讲解非药物镇痛方法的具体措施；对患者进行术前疼痛－药学综合评估；进一步与患者交流，告知患者围手术期疼痛的预防和治疗方法，以缓解患者术前的焦虑情绪，使患者能主动配合用药方案。

（3）术后　有针对性地强化疼痛相关知识、镇痛药物的作用及不良反应、功能锻炼时疼痛的控制方法。

（4）出院时　出院所带镇痛药物服药方法及注意事项；告知患者复诊时间。

二、外科药师参与下的疼痛评估

疼痛评估是围手术期疼痛有效管理的重要环节。外科药师对镇痛药物的疗效及不良反应的监测应贯穿在患者整个围手术期疼痛评估过程中。疼痛是一种主观体验，对患者疼痛主观感受进行定量、可视化的分析是疼痛管理工作所必需的。疼痛评估是指在疼痛治疗前和治疗中利用标准化的方法测定和评价患者的疼痛强度和性质并评估疼痛对患者生活及工作的影响程度。

正确的疼痛评估方法有助于：①明确诊断，掌握患者疼痛的特征，能够更个体化地制订疼痛治疗方案；②将患者的主观感受转化为比较客观的依据，为及时调整治疗方案提供有效依据；③在疼痛科研工作中作出判断分析和对照比较。

（一）疼痛评估原则

疼痛评估是合理、有效地进行镇痛治疗的前提，需遵循"常规、量化、动态、全面"的评估原则。常规评估是指医护人员主动询问患者有无疼痛，常规性评估疼痛病情，并进行相应的记录；量化评估是指使用疼痛程度评估量表等量化标准来评估患者疼痛主观感受程度，需要患者的密切配合；动态评估是指持续、动态评估患者的疼痛症状及变化情况，包括评估疼痛程度、性质变化情况、疼痛原因和类型、疼痛发作情况、止痛治疗情况等；全面评估是对患者的疼痛及相关病情进行全面评估。

疼痛评估还要对静息时和运动时的状态进行评估，其中只有运动时疼痛减轻才能保证患者术后躯体功能的最大恢复。

动态的疼痛评估需要记录镇痛方案的调整及其治疗效果，包括不良反应。如患者镇痛控制不佳，疼痛评分仍在中度以上，需讨论镇痛效果不佳的原因，并调整镇痛方案；如出现了不良反应，需对其与药物的因果关系进行判断，并采取对应的处理措施，追踪并记录不良反应的转归。对突发的剧烈疼痛应立即评估，并及时处理和再次疼痛评估。

疼痛治疗结束时应由患者对疼痛处理的满意度及外科药师工作分别做出评估，可采用数字评价量表（numerical rating scale，NRS）评分或视觉模拟评分法（visual analogue scale，VAS）评分。

（二）疼痛强度评分法

疼痛强度评估是指借助某些测量标准对疼痛强度进行测量。目前较多地使用"间接评估法"，即指不对患者施加任何致痛性刺激，让患者自己描述或评估现有疼痛的性质和程度的方法。

1. 数字评价量表（NRS）　用 0~10 代表不同程度的疼痛：0 为无痛，1~3 为轻度疼痛（疼痛尚不影响睡眠），4~6 为中度疼痛，7~9 为重度疼痛（不能入睡或睡眠中痛醒），10 为剧烈疼痛。由医务人员询问患者疼痛的严重程度，做出标记，或者让患者自己圈出一个最能代表自身疼痛程度的数字（图 3-4-2）。NRS 是目前临床应用广泛、最简单、最常使用的测量主观疼痛的方法之一，容易被患者理解和接受，可以口述也可以记录，结果较为可靠，从而提高不同患者之间在评估上的可比性。

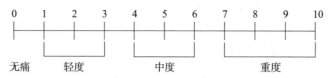

图 3-4-2　数字评价量表

NRS 需要患者有抽象的刻度理解能力，还有一定的文字阅读理解能力。因此，比较适用于 10 岁以上有一定文化程度的患者。

2. 视觉模拟评分法（VAS）　一条长 10cm 的标尺，一端代表无痛，另外一端代表剧烈疼痛（图 3-4-3）。让患者在测量尺上于最能反映自己疼痛程度的位置上做出标记，评估者根据标记的位置评估患者的疼痛程度。VAS 是一种简单、有效的疼痛强度测量方法。它与疼痛测量所表示的定量高度相关，广泛用于临床和研究工作中。但需要注意的是，VAS 需要患者有一定的抽象思维能力。因此，建议成人患者使用。

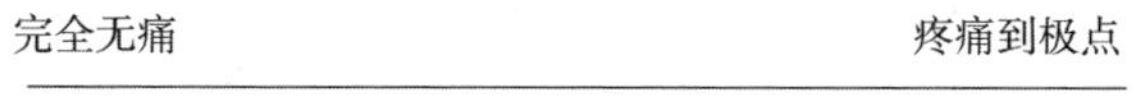

完全无痛　　　　　　　　　　　　　　　　疼痛到极点

图 3-4-3　视觉模拟量表

VAS 也可用于评估疼痛的缓解情况，例如在线的一端标上"疼痛无缓解"，而另一端标上"疼痛完全缓解"，疼痛的缓解也就是初次疼痛评分减去治疗后的疼痛评分，此方法称为疼痛缓解的视觉模拟评分法（VAP）。

3. 修订版 Wong-Baker 面部表情疼痛评估法（face rating scale，FPS）该量表是在原有面部表情疼痛量表的基础上修订的，FPS 要求患者对整体疼痛程度进行从 0（无痛）到 10（最严重）的评分，同时 FPS 提供了 6 种面部表情的卡通图片（从微笑、悲伤至痛苦的哭泣等）来形象表达分值区域所代表的疼痛程度（图 3-4-4）。评估时，患者指向表示与其疼痛程度相符的刻度或卡通面孔即可。

该方法易于掌握，评估费时少，更适用于儿童、老人、文化程度较低、甚至可以用于表达困难、意识不清及有认知功能障碍的患者。

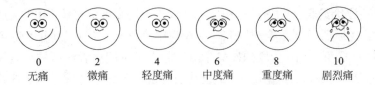

0	2	4	6	8	10
无痛	微痛	轻度痛	中度痛	重度痛	剧烈痛

图 3 – 4 – 4　修订版 Wong – Baker 面部表情疼痛评估法

4. 口述描绘评分法（verbal rating scales，VRS）　常用的为 5 点评分法，其疼痛等级：1 为轻微的疼痛；2 为引起不适感的疼痛；3 为比较疼痛/难受；4 为严重的疼痛；5 为剧烈的疼痛（图 3 – 4 – 5）。

0	1	2	3	4	5
无痛	轻度不适	不适	比较疼痛/难受	非常疼痛	疼痛到极点

图 3 – 4 – 5　口头评定量表

VRS 的优势是评估简单快捷，但要求评估对象有一定的语言理解能力。此外，VRS 容易受到文化程度、方言等因素的影响。

（三）疼痛评估工作

在开展围手术期规范化疼痛管理工作前，根据各科室手术特点，外科药师收集相关治疗指南及参考文献，归纳总结，与该科室医护人员讨论，制订围手术期镇痛疗效记录表（表 3 – 4 – 1），并对该科室医护人员进行培训，以确保疼痛评估工作的同质化及重现性。

表 3 – 4 – 1　围手术期镇痛疗效记录表

监测内容	术前	术后 1 小时	术后 6 小时	术后 12 小时	术后第一天		术后第二天	
					上午	下午	上午	下午
镇痛方案								
疼痛评分								
疼痛部位								
疼痛性质								
静息状态 疼痛评分								
运动状态 疼痛评分								
不良反应及处理、转归								
恶心呕吐								
头晕								

续表

监测内容	术前	术后1小时	术后6小时	术后12小时	术后第一天		术后第二天	
					上午	下午	上午	下午
嗜睡								
其他 ADR								
爆发痛的发作时间、疼痛评分、处理及转归								
患者对疼痛处理的满意度：　　　　　　　外科药师工作满意度：								

注：疼痛性质：1. 刺痛；2. 酸痛；3. 胀痛；4. 压榨性痛；5. 刀割样痛；6. 烧灼痛；7. 绞痛；8. 其他。

　　疼痛评估的难点之一是运动状态下疼痛强度评分。运动状态疼痛是指以肢体舒适开展（如有效咳嗽、深呼吸、轴线翻身、腰背肌、抬臀、膝关节屈伸、直腿抬高、股四头肌等长收缩及踝泵等）功能活动时的疼痛强度；本节中运动状态疼痛评分工具参考由澳大利亚维多利亚州质量委员会（VQC）和新西兰麻醉医生学会（ANZCA）推荐的 FAS 评分方法，功能活动等级分为 A、B、C 三个等级：①A级：疼痛不影响功能活动（功能活动能轻松完成），疼痛评分≤3 分；②B 级：疼痛轻度，对躯体活动产生轻度限制（有疼痛，但活动仍可完成），疼痛评分为4～6 分；③C 级：疼痛明显，对躯体功能活动限制明显（疼痛激烈，功能活动不能完成），疼痛评分＞7 分。

　　因各种手术影响到的功能活动部位不同，外科药师需与各手术科室医护人员根据各种手术类型患者术后康复功能锻炼，来确定不同手术类型患者运动状态疼痛评分的功能活动动作。例如，普通外科常为胸腹部手术，运动状态疼痛评估常用"有效咳嗽"，即患者取坐位，先深而慢呼吸 5～6 次，继而缩唇缓慢呼气，再深吸一口气后屏气 3～5 秒，身体前倾，从胸腔进行 2～3 次短促而有力的咳嗽，同时收缩腹肌，或用手按压上腹部，以帮助痰液咳出；而骨科腰椎手术患者运动状态疼痛评分是让患者做轴线翻身时的疼痛强度；髋关节置换手术患者运动状态疼痛评分是让患者屈髋时的疼痛强度；膝关节置换手术患者活动运动状态评分是让患者做膝关节屈伸活动时的疼痛强度；胫/腓骨骨折手术患者运动状态疼痛评分是让患者做踝泵活动时的疼痛强度；桡/尺骨骨折手术患者运动状态疼痛评分是让患者做握拳活动时的疼痛强度；肱骨骨折手术患者运动状态疼痛评分是让患者做肘关节屈伸活动时的疼痛强度。只有保证患者活动疼痛评分减轻才能促进患者术后机体功能的最大康复。

疼痛性质直接关系到镇痛药物的选择和方案的制订，因此疼痛评估中需对疼痛性质进行确切描述，这也是疼痛评估中的另一大难点。需外科药师耐心解释各种疼痛性质的特点（如刺痛像针扎样感觉，且疼痛产生迅速、消失快，定位明确），并需综合考虑疼痛性质与引起疼痛的原因，如各种类型的骨折，在入院时评估多为持续固定痛、触痛明显；骨科术后疼痛多为胀痛、跳痛、持续痛等；神经病理性疼痛多为放电样、针刺样、烧灼样、刀割样，有痛觉过敏、痛觉异常等。

术后疼痛评估的时间点目前尚无统一，有的指南推荐术后 6 小时内每 2 小时评估 1 次患者疼痛情况、精神状况、一般生命体征、有无不良反应，同时，还应观察患者的活动能力及肌力情况；术后 6 ~ 24 小时内每 4 小时评估患者疼痛情况；24 小时以后建议每 12 小时评估患者疼痛情况。考虑到临床的可操作性及术后疼痛特点，暂将术后疼痛评估时间点确定为术后 1 小时、6 小时、12 小时、术后第一天及第二天的上午、下午。医院可结合自身特点来确定术后疼痛评估的时间点。

对于突然发生的剧烈疼痛（爆发痛）需立即进行评估，并在给予药物治疗后（原则上静脉给药后 5 ~ 15 分钟，口服给药后 1 小时）评估治疗效果，需注重评估 – 治疗 – 再评估的动态过程，爆发痛评估及处理应进行记录（表 3 – 4 – 2）。对于自控镇痛患者应该了解无效按压次数及是否寻求其他镇痛药物治疗。在多学科团队中，外科药师需与病区护士有效合作，及时发现患者出现的镇痛不充分、药物不良反应等问题，若患者 24 小时内爆发痛次数大于 3 次，外科药师需与医生讨论疼痛控制不佳的原因，必要时调整镇痛方案。

表 3 – 4 – 2　爆发痛评估及处理记录表

爆发痛			
日期			
出现时间			
疼痛评分			
疼痛性质			
处理方法			
处理后评分			
结束时间			

术后患者必须记录时间点为：术后 1 小时、6 小时、12 小时、术后第一天及第二天的上午及下午（共 7 个必填时间点），患者出现爆发痛时和处理后均需记录。

第五节　围手术期镇痛方案及药学监护

一、常见镇痛药物

外科药师按照围手术期疼痛评估时间点对镇痛药物的疗效及不良反应进行药学监护。通过患者的疼痛强度（VAS 评分或 NRS 评分）变化，评估镇痛药物是否充足或过量，提出合理的用药变化方案；出现药物不良反应时，予以因果关系判断，并给予对应处理。

药物在疼痛治疗时必不可少，几乎所有的疼痛患者都需要药物镇痛治疗，大多数患者靠药物治疗即可解除疼痛，其他可使用诸如理疗、神经阻滞或微创治疗等措施辅助治疗。作为专业药学人员，掌握疼痛相关的用药知识是疼痛管理的基础。镇痛药物种类繁多，新药也不断研发上市，所以必须认真学习并及时更新知识。

（一）阿片类镇痛药

通过激动外周及中枢神经系统（脊髓及脑）的阿片受体（G 蛋白偶联的特异性跨膜神经递质受体）而发挥镇痛作用，其药物效应强大，能解除或减轻患者疼痛。

阿片受体包括 μ、κ、σ 和 δ 等亚型，这些受体普遍存在于全身各处组织中，包括外周和大脑、脊髓等中枢神经系统。其中 μ 受体又分成 μ_1 与 μ_2 亚型，μ 受体广泛分布于中枢神经系统，尤其是边缘系统、纹状体、下丘脑、中脑导水管周围灰质等。镇痛药的镇痛、呼吸抑制、欣快和成瘾主要与 μ 受体有关，κ 受体控制脊髓的止痛、镇静和缩瞳；δ 受体控制止痛并可增强其他受体的调控作用；σ 受体控制幻觉、烦躁不安、血管收缩和呼吸中枢。

阿片类药物按药理作用可分为激动药（如吗啡、芬太尼、哌替啶等）、激动 - 拮抗药（如喷他佐辛、地佐辛等）、部分激动药（如丁丙诺啡）和拮抗药（如纳洛酮等），临床上常用的是阿片类激动药（全激动药和部分激动药）和激动 - 拮抗药。按照其镇痛强度可分为弱阿片药和强阿片药：弱阿片药可用于轻、中度急性疼痛镇痛，包括可待因、双氢可待因等；强阿片药主要用于术后中至重度疼痛治疗，包括吗啡、芬太尼、羟考酮、哌替啶等。强阿片类激动药镇痛作用强大，且无"封顶"效应，镇痛作用随剂量的增加而增强，使用时应遵循在不产生难以忍受不良反应的前提下充分镇痛的原则。

阿片类药物易于从肠道吸收，直肠黏膜吸收也很充分，但大多数阿片类药物口服时有首关效应，因此有一些药物（如吗啡和氢吗啡酮）为避免首关效应，可制成栓剂；而脂溶性非常好的芬太尼则可以制成透皮吸收剂型。阿片类药物在皮下或肌内注射后都较易吸收，在硬膜外或鞘内注射后能很好地渗透到脊髓，例如吗啡经硬膜外或鞘内注射进入脊髓腔时具有很强的镇痛作用，而且这种作用可以持续 12~24 小时。

吗啡作为经典的阿片类药物，通过激动阿片受体而产生镇痛效果。该药作用于痛觉传导区间的阿片受体而提高疼痛阈值，最终发挥强大的镇痛作用。该药还可作用于边缘系统阿片受体，消除疼痛所引起的焦虑情绪，个别患者可能会产生欣快感。吗啡在止痛方面的制剂有多种，例如速效口服制剂、缓控释口服制剂、针剂、栓剂和口鼻黏膜制剂等。血浆中治疗浓度的吗啡大约有 1/3 与血浆蛋白结合。吗啡的主要代谢途径是与葡萄糖醛酸结合，两种主要代谢产物是吗啡 – 6 – 葡萄糖醛酸和吗啡 – 3 – 葡萄糖醛酸苷，它们都可以越过血脑屏障而发挥显著的临床作用。吗啡主要是以吗啡 – 3 – 葡萄糖醛酸苷的形式经肾小管滤过清除，很少以原形排泄。吗啡及其葡萄糖醛酸苷具有肝肠循环。

羟考酮镇痛效果和吗啡相似，主要通过 κ 受体介导，对 μ 受体也有结合力。除有镇痛效果外，还具有抗焦虑和精神放松作用。羟考酮口服吸收快，约 120 分钟血药浓度能达峰，半衰期为 2~3 小时。市面上有羟考酮缓释片（奥施康定），38% 药物能快速释放，62% 药物为持续缓慢释放，服药后出现双吸收时相，服药后 1 小时起效，能持续稳定镇痛 12 小时左右。

芬太尼及其衍生物（舒芬太尼、阿芬太尼、瑞芬太尼）是人工合成的苯基哌啶类镇痛药，均为 μ 受体介导，可用于术中和术后镇痛，其镇痛效果强大。

哌替啶为人工合成的苯基哌啶类镇痛药，主要激动 μ 受体，作用机制与吗啡相似，镇痛效果为吗啡的 1/8~1/10。肌内注射后 10 分钟起效，具有镇痛、镇静作用。用于分娩镇痛时，须重点监测新生儿是否出现呼吸抑制情况。

阿片类药物之间的剂量换算，可参照换算系数表（表 3 – 4 – 3）。转换为另一种阿片类药时，仍需仔细观察病情变化，并且个体化滴定用药剂量。

表 3 – 4 – 3　阿片类药物剂量换算表

药　物	非胃肠给药	口服	等 效 剂 量
吗啡	10mg	30mg	非胃肠道：口服 = 1:3
可待因	130mg	200mg	非胃肠道：口服 = 1:1.2
			吗啡（口服）：可待因（口服）= 1:6.5
羟考酮	10mg		吗啡（口服）：羟考酮（口服）= 1.5~2:1
芬太尼透皮贴剂	25μg/h（透皮吸收）		芬太尼透皮贴剂 μg/h，q72h 剂量 = 1/2 × 口服吗啡 mg/d 剂量

阿片类药物的不良反应通常呈现剂量依赖性，其常见不良反应包括便秘、恶心、呕吐、嗜睡、瘙痒、头晕、尿潴留、谵妄、认知障碍以及呼吸抑制等。除便秘外，这些不良反应大多是暂时性的或可耐受的，外科药师应把预防和处理阿片类止痛药不良反应作为止痛治疗计划和患者宣教的重要组成部分。

（1）恶心呕吐 术后恶心呕吐主要发生在手术后 24 ~ 48 小时内。外科药师需评估术后恶心呕吐的危险因素：成人女性、术后使用阿片类镇痛药、非吸烟、有术后恶心呕吐史或晕动病史患者。防治术后恶心呕吐最有效的一线药物包括糖皮质激素、氟哌利多和 5 - HT_3 受体拮抗剂，高危人群预防用药应考虑药物起效和持续作用时间，一般应于手术结束前给予静脉负荷剂量，以后再持续或依据作用时间间断给药，如地塞米松发挥作用需一段时间，应该手术开始时给药，还需注意可能升高糖尿病患者的血糖；小剂量氟哌利多（0.625 ~ 1.25mg）能有效预防术后恶心呕吐，与昂丹司琼 4mg 效果相似；5 - HT_3 受体拮抗剂用于预防用药，如昂丹司琼在手术结束前，成人 4mg，静脉注射；托烷司琼在手术结束前，成人 2mg，静脉注射；不推荐使用多次治疗剂量，如果无效应使用另一类药物。

（2）呼吸抑制 呼吸频率 ≤8 次/分或 SpO_2 < 90% 或出现浅呼吸，应视为呼吸抑制。外科药师需关注易发生呼吸抑制的情况，例如高龄、慢性阻塞性肺疾病和合并使用镇静剂的患者在术后较大剂量给予阿片类药物后疼痛明显减轻又未及时调整剂量，易发生呼吸抑制。出现呼吸抑制时应立即给予治疗，治疗方法包括：①立即停用阿片类药物、吸氧及强疼痛刺激；②必要时建立人工气道或机械通气；③静脉注射纳洛酮，根据呼吸抑制程度，每次 0.1 ~ 0.2mg，直至呼吸频率 >8 次/分或 SpO_2 ≥90%，维持用量 5 ~ 10μg/（kg·h）。

（3）便秘 持续发生于阿片类药物止痛治疗的全过程，可以给予患者缓泻剂来防治便秘，因此，在应用阿片类药物止痛时常规联用缓泻剂。

（4）皮肤瘙痒 小剂量丙泊酚（40 ~ 50mg）、小剂量阿片受体激动 - 拮抗药（如布托啡诺、地佐辛等）以及昂丹司琼可用于治疗瘙痒。

（5）尿潴留 一旦发生，首先鼓励患者按平常习惯姿势试行排尿，不成功者可与医生协商按需导尿。

（6）镇静和认知功能障碍 轻度镇痛常可发生，如出现不能唤醒或昏迷应视为过度镇静并警惕呼吸抑制的发生；如出现谵妄，可给予氟哌利多 1 ~ 1.25mg 治疗。

（二）对乙酰氨基酚

对乙酰氨基酚为氨基苯酚衍生物，主要通过中枢发挥疗效，并能抑制下行 5 - 羟色胺能通路和中枢一氧化氮合成而发挥解热镇痛作用，对血小板及凝血机制无影响。有解热、镇痛作用，但抗炎作用较弱。单独应用对轻至中度疼痛有效，与阿片类药物、曲马多或非甾体抗炎药联合应用可发挥镇痛相加或协同效应。围手术期中合理使用对乙酰氨基酚能减少 35% ~45% 的阿片消耗量。

2020 年 3 月 3 日，国家药品监督管理局发布《国家药监局关于修订对乙酰氨基酚常释及缓释制剂说明书的公告（2020 年第 15 号）》，其注意事项中增加："超剂量使用对乙酰氨基酚可引起严重肝损伤，故本品用量应严格按说明书应用；长期用药应定时检查肝生化指标。用药期间如发现肝生化指标异常或出现全身乏力、食欲不振、厌油、恶心、上腹胀痛、尿黄、目黄、皮肤黄染等可能与肝损伤有关的临床表现时，应立即停药并就医，建议对乙酰氨基酚口服一日最大量不超过 2g""应尽量避免合并使用含有对乙酰氨基酚或其他解热镇痛药的药品，以避免药物过量或导致毒性协同作用"。联合给药或复方制剂（如氨酚双氢可待因片、氨酚羟考酮片等）不超过 1.5g/d，否则可能引起严重肝脏损伤和急性肾小管坏死，其对胃黏膜和血小板功能不产生影响。目前，该药的前体药物丙帕他莫也已用于临床，可通过注射后迅速转化为对乙酰氨基酚而产生药效作用。

对乙酰氨基酚的口服生物利用度为 88%，口服后约 90 分钟达血药浓度高峰，血浆蛋白结合率为 25% ~50%；其 90% ~95% 在肝脏代谢，中间代谢产物对肝脏有毒性，主要以与葡萄糖醛酸结合的形式从肾脏排泄。对乙酰氨基酚在推荐剂量下的血浆半衰期为 1.5 ~2.5 小时。如用药过量，药物代谢因肝功能受损而出现延迟，半衰期可延长至 4 ~8 小时不等。

不良反应为恶心呕吐、出汗、腹痛及皮肤苍白等，少数病例可发生过敏性皮炎、粒细胞缺乏、血小板减少、高铁血红蛋白血症、贫血及肝、肾功能损害等。

（三）非甾体抗炎药

非甾体抗炎药（nonsteroidal anti - inflammatory drug，NSAID）具有解热、镇痛、抗炎、抗风湿作用，主要作用机制是抑制环氧合酶（cyclooxygenase，COX）和前列腺素（PG）的合成。NSAID 可通过口服或注射给药方式用于患者术后轻、中度疼痛的镇痛，或中重度疼痛的多模式镇痛治疗。常用口服及注射 NSAID 剂量和作用见表 3 -4 -4 和表 3 -4 -5。

表 3 -4 -4　常用口服 NSAID

药　　物	每次剂量（mg）	次/日	每日最大剂量（mg）
布洛芬	400 ~600	2 ~3	2400 ~3600
双氯芬酸	25 ~50	2 ~3	75 ~150
美洛昔康	7.5 ~15	1	7.5 ~15
氯诺昔康	8	3	24
塞来昔布	100 ~200	1 ~2	200 ~400

表 3 - 4 - 5 常用注射 NSAID

药物	剂量范围（mg）	起效时间（min）	维持时间（h）	用法用量
氟比洛芬酯	50 ~ 200	15	8	iv：50mg/次，3 ~ 4 次/日，日剂量不超 200mg
酮咯酸	30 ~ 120	50	4 ~ 6	im/iv：首次剂量 30mg，以后 15 ~ 30mg/6h，日剂量不超 120mg
氯诺昔康	8 ~ 24	20	3 ~ 6	iv：8mg/次，2 ~ 3 次/日，日剂量不超 24mg
帕瑞昔布	40 ~ 80	7 ~ 13	12	im/iv：首次剂量 40mg，以后 40mg/12h，连续用药不超 3 日

NSAID 根据对 COX - 1 和 COX - 2 抑制强度的不同，分为非选择性 NSAID 和选择性 COX - 2 抑制剂，在使用 NSAID 时应在最短治疗时间内使用最低有效剂量。不同患者对 NSAID 敏感性不同，当一种 NSAID 效果不佳时可尝试更换另一种 NSAID。

非选择性 NSAID 同时抑制 COX - 1 和 COX - 2 而发挥作用。在抑制 COX - 2 减少炎症时也会抑制生理性 COX - 1，可能会增加诸如胃肠道损害等不良反应。有见及此，静脉使用的氟比洛芬酯采用脂微球药物载体系统，对血管损伤部位及手术切口有靶向作用，能有效减轻药物的胃黏膜损害和全身反应。选择性 COX - 2 抑制剂为特异性抑制 COX - 2 受体，对 COX - 1 影响小，也不影响血小板功能。例如帕瑞昔布能快速透过血脑屏障，有效抑制外周和中枢敏化，发挥良好的预防性镇痛作用。

NSAID 用于术后镇痛的作用强度与小剂量强阿片类药物相当，例如研究发现静脉注射氟比洛芬酯 50mg 镇痛强度相当于肌内注射曲马多 100mg；静脉注射帕瑞昔布 40mg 相当于肌内注射吗啡 12mg。

绝大多数 NSAID 都是有机酸药物，pK_a 较低，可通过被动扩散通过胃及小肠近端吸收。因此 NSAID 口服吸收迅速且良好，达峰时间通常为 2 ~ 3 小时。食物或抗酸剂会延迟某些 NSAID 的吸收。除双氯芬酸、萘丁美酮等外，绝大部分 NSAID 口服无首关效应，生物利用度较高。

NSAID 的血浆蛋白结合率均较高（95% ~ 99%），主要与白蛋白结合，同时其蛋白结合率与药物浓度无关。高蛋白结合率使得在低蛋白血症时，NSAID 的游离药物浓度升高，从而增加其不良反应。同时对于其他蛋白结合率高的药物，NSAID 可置换其他与蛋白结合的药物而增加该药的游离药物浓度。因此不建议同时使用两种非甾体抗炎药。若使用一种 NSAID 效果不佳时，因个体敏感性不同，可考虑更换为另一种 NSAID。

NSAID 主要通过肝脏代谢，其中大部分都是 Ⅰ 相代谢，部分药物同时也通过葡糖醛酸化等 Ⅱ 相代谢，代谢产物及少量原形药物通过肾脏或胆汁排泄。NSAID 的消除半衰期差异较大，除与药物本身的特点有关外，还取决于患者的个体差异。肝、肾功能不全时，药物的清除也会延迟。

NSAID 的抗炎作用可导致前列腺素抑制，所致的主要不良反应包括胃肠道、血小板功能异常、肾损伤和心血管不良反应。因此，外科药师需加强对该类药物不良反应的监护。

（1）胃肠道损害　包括胃炎、食管炎、溃疡、出血、穿孔和梗阻等。患者在使用 NSAID 前，外科药师需积极评估患者消化道风险。NSAID 相关消化道损伤的危险因素主要有：高龄（年龄 >65 岁）、大剂量 NSAID 治疗（一般定义为处方推荐的最大剂量）、联合用药（同时使用低剂量阿司匹林、糖皮质激素或抗凝剂）、既往病史（主要指消化性溃疡或上消化道出血）、合并疾病（主要是心血管疾病、肾病等）、Hp 感染及吸烟等。NSAID 引起消化道危险因素包括：高危，即既往复合型溃疡史，尤其近期有溃疡史；多个（≥2 个）危险因素；中危，即 1~2 个危险因素；低危，即无危险因素。

对有胃肠道出血风险的患者，相比于非选择性 NSAID，使用选择性 COX - 2 抑制剂的胃肠道相关风险明显较低，所以建议该类人群使用选择性 COX - 2 抑制剂或加用 PPI 治疗，以降低消化道出血风险。

（2）对心血管的影响　非选择性 NSAID 和选择性 COX - 2 抑制剂都可能通过 COX - 2 而增加心血管风险，该类药物禁用于冠状动脉搭桥手术。一项关节炎患者的 CLASS 研究发现塞来昔布与非选择性的 NSAID 布洛芬或双氯芬酸的心血管不良事件发生率相似。2015 年美国 FDA 药物安全信息指出，心血管风险不是特异性 COX - 2 抑制剂所特有的不良反应，所有 NSAID 均存在心血管风险。2016 年的一项系统性评价指出，短期使用非选择性 NSAID 和选择性 COX - 2 抑制剂常规剂量并不会增加患者的心血管风险。国外曾做大样本的临床试验提示塞来昔布、罗非昔布与安慰剂相比，前两者在治疗结直肠腺瘤时出现血栓栓塞事件的发生率显著升高。2017 年一项大型的 Meta 分析结果显示，建议具有心血管风险的患者在围手术期使用非选择性 NSAID。综上所述，到目前为止特异性 COX - 2 抑制剂和非选择性 NSAID 对心血管影响风险对比尚未有定论。

外科药师在患者用药前进行胃肠道损伤危险评估外，还必须进行心血管危险评估，之后再决定选择何种药物以及是否需要胃黏膜保护策略，即根据不同风险程度采取不同方案。对具有胃肠道和心血管风险的 NSAID 使用者，推荐预防方案，见表 3 - 4 - 6。

表3－4－6　合并胃肠道和心血管风险NSAID使用者预防方案推荐

风　　险	胃肠道风险		
	低	中	高
低心血管风险	仅NSAID（最低有效剂量）	NSAID ＋ PPI/米索前列醇	替代治疗或COX－2抑制剂＋PPI/米索前列醇
高心血管风险（需小剂量阿司匹林）	萘普生＋PPI/米索前列醇	萘普生＋PPI/米索前列醇	避免NSAID或COX－2抑制剂应用，使用替代治疗

（3）对血小板功能的影响　血小板上仅有COX－1，非选择性NSAID通过作用于COX－1减少血红蛋白A2的生成，导致血小板功能改变，可能增加术中或术后出血风险。NSAID中除了阿司匹林不可逆地抑制血小板外，其他非选择性NSAID为可逆性抑制血小板，而选择性COX－2抑制剂不影响血小板功能。外科药师对于有出血倾向患者，可建议临床使用选择性COX－2抑制剂。

（4）对肾脏的影响　NSAID引起肾损害的表现为急性肾功能不全、间质性肾炎、肾乳头坏死及水钠潴留、高血钾等。外科药师需评估引起肾功能衰竭的危险因素，如在脱水、低血容量等肾前性或肾实质性损害患者短时间用药可能导致肾功能衰竭。

在脊柱融合术及骨折围手术期使用部分NSAID对术后愈合风险尚有争议，有研究发现COX－2在骨愈合过程中必不可少，选择性COX－2抑制剂可能会推迟新生骨高峰形成。

NSAID使用注意：该类药物均有封顶效应，故不应超量给药；此类药物的血浆蛋白结合率高，故不同时使用两种药物；但同类药物中，一种药物效果不佳，可能另外一种药物仍有较好作用。

临床上使用的NSAID几乎涵盖了所有的常用剂型，如口服剂型有普通片、缓释片、肠溶片、胶囊、肠溶胶囊、混悬液等；局部使用剂型有软膏、贴剂、栓剂等；注射剂型有粉针、注射液、脂微球注射液等。临床可根据不同的作用部位（如适用于骨关节疼痛部位的软膏、贴剂等）、不同的人群（如适用于儿童用药的滴剂、栓剂等）、不同的起效时间（注射液、缓释片等）特点来选择用药。

（四）曲马多

曲马多为中枢镇痛药，抑制5－羟色胺和去甲肾上腺素的再摄取，虽也可与阿片受体结合，但其亲和力很弱。曲马多用于手术后镇痛，与对乙酰氨基酚、NSAID药物合用有协同效应。术后镇痛，曲马多的推荐剂量是手术结束前30分钟静脉注射1.5～3mg/kg，术后患者自控镇痛剂量300～400mg/24h，冲击剂量不低于 20 ~ 30mg，锁定时间 5 ~ 6 分钟。外科药师需关注患者用药后可能出现恶心呕吐、眩晕、嗜睡、口干、出汗等不良反应，尤其是老年患者，需做好防跌倒措施。此外，该药在镇痛剂量下有防治手术后寒战的作用，故更适用于术后寒战的疼痛患者。

（五）局部麻醉药

局部麻醉药通过对细胞膜钠通道的阻滞，使钠通道失活发挥作用。注射到神经周围可阻滞神经冲动的产生和传导，阻滞的程度与局麻药的剂量、浓度、神经纤维的类别以及刺激强度等因素有关。浓度自低至高，痛觉首先消失，其次为冷热、触觉和深部感觉，最后才是运动功能。局部麻醉药在适当的浓度下应用于神经末梢或神经干，能够可逆性地阻断神经冲动的产生和传导，使局部痛觉暂时消失。

局部麻醉药用于术后镇痛治疗主要通过椎管内用药、外周神经组织以及局部浸润等类型。常用于术后镇痛的局部麻醉药有：利多卡因、布比卡因、罗哌卡因等。

（1）利多卡因　可通过局部、静脉输注和椎管内给药。其给药浓度、剂量和次数应根据具体疾病确定，一般多采用 0.2% ~ 1.5% 溶液加入其他药物并用。痛点注射浓度用 0.2% ~ 1%，即刻起效；神经阻滞用 1% ~ 1.5% 溶液，起效需 10 ~ 20 分钟，其时效可维持 120 ~ 240 分钟；硬膜外和骶管阻滞则用 1% ~ 2% 溶液，出现镇痛作用需 4 ~ 6 分钟，达到完善的节段扩散需 13.6 ~ 18.8 分钟，时效为 90 ~ 120 分钟。神经阻滞和硬膜外阻滞，成人一次用量为 400mg，加上肾上腺素时极量可达 500mg。

（2）布比卡因　目前常采用硬膜外持续泵入或患者自控镇痛进行手术后镇痛、分娩镇痛和癌性止痛。常用浓度为 0.125% ~ 0.15%，一般不超过 0.25%。在采用神经阻滞疗法治疗疼痛时浓度多用 0.125% ~ 0.25%，5 ~ 10 分钟起效，作用持续时间可达 5 ~ 6 小时。成人安全剂量为 150mg，极量为 225mg；小儿一次给药量最多不超过 2.0mg/kg。

（3）罗哌卡因　对运动神经阻滞作用相对较弱，浓度 0.2% 对感觉神经阻滞好，"动感分离"现象较布比卡因更明显，0.75% 可产生较好的运动神经阻滞作用。手术后镇痛和分娩镇痛时常用浓度为 0.2%，毒性低于布比卡因和左旋布比卡因，是用于术后镇痛较理想的局部麻醉药，几乎无运动神经阻滞作用。

（六）抗抑郁药

抗抑郁药是辅助性镇痛药物，能使患者提高情绪、增强活力，显著改善一些慢性疼痛的症状，尤其是对慢性顽固性疼痛并发抑郁的患者效果更佳。抗抑郁药的镇痛作用主要是通过改变中枢神经系统的递质功能而实现的。对不伴有抑郁症状的神经病理性疼痛和偏头痛等患者也有一定的疗效。常用于疼痛辅助治疗的药物包括三环类抗抑郁药（如阿米替林、丙米嗪）、选择性 5 - 羟色胺再摄取抑制剂（如西酞普兰、氟西汀）及 5 - 羟色胺和去甲肾上腺素再摄取抑制剂（如度洛西汀、文拉法辛）。

治疗初期可出现抗胆碱能反应，如多汗、口干、视物模糊、排尿困难、便秘等不良反应；中枢神经系统不良反应可出现嗜睡、震颤、眩晕；可发生体位性低血压、中毒性肝损害等。

（七）其他镇痛药

加巴喷丁、普瑞巴林为钙通道调节剂，通过调节电压门控通道的 α2δ 亚基，减少谷氨酸、去甲肾上腺素和 P 物质释放。加巴喷丁或普瑞巴林作为围手术期多模式镇痛的一部分，不仅可降低术后阿片类药物的用量，还能降低术后疼痛评分。加巴喷丁给药剂量为 600mg 或 1200mg 于术前 1～2 小时口服给药，普瑞巴林给药剂量为 150mg 或 300mg 于术前 1～2 小时口服给药，术后 12 小时重复相同剂量或大剂量可能更有效。这两种药物常见的不良反应为剂量依赖的头晕和嗜睡，外科药师要告知患者及陪护人员做好防跌倒措施。

氯胺酮是 NMDA 受体拮抗剂，术前静脉注射小剂量氯胺酮（0.2～0.5mg/kg）对手术后镇痛和预防中枢外周敏化形成有重要作用，同时可减少阿片类药物用量。需注意该药易引起幻觉、梦魇、梦游等不良反应，有精神疾病史者慎用。

二、非甾体抗炎药、阿片类药物与其他药物的相互作用

1. 非甾体抗炎药与其他药物的相互作用 围手术期镇痛药物主要选择非甾体抗炎药，在临床使用非甾体抗炎药时需要考虑与其他药物的相互作用。

（1）与影响肾功能药物的相互作用 非甾体抗炎药可抑制肾脏中的前列腺素 E_2 和前列腺素 I_2，导致肾小球入球小动脉的舒张受到抑制，减少肾脏血流灌注，故与利尿剂（如呋塞米、氢氯噻嗪）、β 受体阻滞剂（如普萘洛尔、美托洛尔）或血管紧张素转化酶抑制剂（ACEI）/血管紧张素 II 受体阻滞剂（ARB）（如卡托普利、缬沙坦）等药物合用时，应密切关注肾功能、血压及尿量变化。

（2）与抗凝药的相互作用 非选择性非甾体抗炎药同时抑制 COX - 1 和 COX - 2，具有出血风险，与抗凝药（如华法林、肝素）合用会大幅增加出血风险，特别是注意胃肠道出血。

（3）其他 磺脲类降糖药（如格列齐特、格列本脲）、甲氨蝶呤、地高辛等主要经肾脏排泄的药品与多数非甾体抗炎药（如布洛芬、氟比洛芬酯、双氯芬

酸、塞来昔布、帕瑞昔布）合用时，可增加或降低前者的血药浓度，建议临床使用时监测血药浓度，避免不良反应的发生。

2. 阿片类药物与其他药物的相互作用　在临床使用吗啡、羟考酮、芬太尼等强阿片类药物时需要考虑与其他药物的相互作用。

（1）与单胺氧化酶类抗抑郁药物（如苯乙肼、异卡波肼、司来吉兰等）同用时，可能会导致 5 - 羟色胺综合征，甚至导致患者呼吸抑制。

（2）与三环类抗抑郁药（如阿米替林、丙米嗪等）同用时，会增加吗啡的生物利用度，导致毒性增大，甚至出现中枢抑制。

（3）与 P450 酶诱导剂（利福霉素类，如利福平、利福喷丁）同用时，会加速阿片类药物的代谢，使药效减弱。

（4）与 P450 酶抑制剂（如克拉霉素、酮康唑、葡萄柚汁）合用时，会减慢羟考酮、芬太尼的代谢，止痛效果加强。

（5）与抑制 CYP3a（P450 酶的一个亚型）的靶向药物（如尼洛替尼、达沙替尼、克唑替尼）合用，可能减少羟考酮、芬太尼代谢，止痛效果加强。

（6）其他　与巴比妥类药物、地西泮、苯海拉明同用时，会增强患者的中枢神经系统抑制，临床合用时需谨慎。

三、疼痛治疗药物的给药途径

（一）全身给药

1. 口服给药　无创、使用方便，适用于意识清醒、非胃肠手术和术后胃肠功能良好患者的术后轻、中度疼痛的控制；作为大手术后的其他镇痛方法（如静脉）的延续；用作多模式镇痛的组分。外科药师在选用口服给药途径时，需考虑药物的血药达峰时间、血浆蛋白结合率和组织分布容积。因药物起效较慢，常在术前用药；若在术后应用，只限于胃肠道功能良好的患者。禁用于吞咽功能障碍和肠梗阻患者，术后重度恶心呕吐和便秘者慎用。

NSAID 口服给药时需要注意个别药品存在肝脏"首过效应"，建议用于术后清醒、胃肠功能良好的轻中度疼痛患者，或作为静脉给药的序贯治疗。

2. 肌内注射给药和皮下注射给药　肌内注射给药起效快于口服给药，但注射痛、单次注射用药量大、不良反应明显，重复给药易出现镇痛盲区，不推荐用于术后镇痛。皮下注射给药虽有注射痛的不便，但可通过植入导管较长时间给药。

3. 静脉注射给药　单次或间断静脉注射给药适用于门诊手术和短小手术，但需注意该给药途径血药浓度峰谷比大，镇痛效应不稳定，对术后持续疼痛者，需按时给药，同时注意监测有无静脉炎的发生。

持续静脉注射给药：一般先给负荷量，阿片类药物最好以小量分次注入的方式，滴定至合适剂量，达到镇痛效应后，以维持量维持镇痛作用。

（二）局部给药

（1）局部浸润　能够阻止外周伤害性刺激的传入，为许多手术操作提供良好的术后镇痛效果。外科药师要掌握好局麻药的浓度及用量。

（2）外周神经阻滞　适用于相应神经丛、神经干支配区域的术后镇痛。该方法对呼吸、循环功能影响小，有利于术后功能锻炼，特别适用于老年、接受抗凝治疗患者和心血管功能代偿不良者。

（3）硬膜外腔给药　不影响神志和病情观察，镇痛完善，可做到不影响运动和其他感觉功能，尤适于胸部及上腹部手术后镇痛。

（三）患者自控镇痛

患者自控镇痛（patient controlled analgesia，PCA）起效较快、无镇痛盲区、血药浓度相对稳定、可通过冲击剂量及时控制爆发痛，是目前术后镇痛最常用和最理想的方法，适用于手术后中到重度疼痛。

1. PCA 常用参数

（1）负荷剂量（loading dose）　术后立刻给予、药物需起效快，阿片类药物最好以小量分次的方式给予，达到滴定剂量目的。

（2）持续剂量（continuous dose）或背景剂量（background dose）　保证术后达到稳定、持续的镇痛效果。需注意，静脉 PCA 时，不主张使用芬太尼等脂溶性高、蓄积作用强的药物，而且最好不用背景剂量。使用背景剂量不但不能获得更好的镇痛效果，还可增加呼吸抑制等不良反应。

（3）单次注射剂量（bolus dose）　使用速效药物，迅速制止爆发痛。一般冲击剂量相当于日剂量的 1/10 ~ 1/15。

（4）锁定时间（lockout time）　保证在给予第一次冲击剂量达到最大作用后，才能给予第二次剂量，避免药物中毒。

2. PCA 分类

（1）静脉自控镇痛（PCIA）　采用的主要镇痛药有阿片类药物（如吗啡、羟考酮、舒芬太尼、芬太尼、布托啡诺、地佐辛等）、曲马多或氟比洛芬酯等。在急性伤害性疼痛阿片类药物的强度有相对效价比，通常以吗啡作为标准，以静脉注射等效强度当量剂量换算：哌替啶 100mg ≈ 曲马多 100mg ≈ 吗啡 10mg ≈ 芬太尼 0.1mg ≈ 舒芬太尼 0.01mg ≈ 羟考酮 10mg ≈ 布托啡诺 2mg ≈ 地佐辛 10mg。常用 PCIA 药物的推荐方案见表 3 - 4 - 7。每家医院有不同的 PCIA 药液配方，曲马多或阿片类药物 PCIA，如羟考酮 0.5mg/ml（或芬太尼 0.01mg/ml 或舒芬太尼 1μg/ml）+ 曲马多 500mg，采用生理氯化钠溶液稀释至 100ml；NSAID 与曲马多或阿片类药物 PCIA，例如：羟考酮 0.5mg/ml（或芬太尼 0.01mg/ml 或舒芬太尼 1μg/ml 或曲马多 500mg）+ 氟比洛芬酯 150mg，采用生理氯化钠溶液稀释至 100ml。

表 3-4-7　常用 PCIA 药物的推荐方案

药　　物	负荷剂量/次	单次注射剂量	锁定时间（min）	持续输注
吗啡	1~3mg	1~2mg	10~15	0~1mg/h
芬太尼	10~30μg	10~30μg	5~10	0~10μg/h
舒芬太尼	1~3μg	2~4μg	5~10	1~2μg/h
羟考酮	1~3mg	1~2mg	5~10	0~1mg/h
布托啡诺	0.25~1mg	0.2~0.5mg	10~15	0.1~0.2mg/h
地佐辛	2~5mg	1~3mg	10~15	30~50mg/48h
曲马多	1.5~3mg/kg，术毕前 30min 给予	20~30mg	6~10	10~15mg/h

阿片类药物应分次给予负荷剂量，给药后应观察 5~20 分钟至最大作用出现，并酌情重复此量至 NRS 评分 <4 分。

（2）硬膜外自控镇痛（PCEA）　主要适用于胸、背部及以下区域疼痛的治疗，常采用低浓度罗哌卡因或布比卡因等局麻药复合芬太尼、舒芬太尼、吗啡、布托诺啡等药物（表 3-4-8）。PCEA 的不良反应包括镇痛相关不良反应和硬膜外针或者导管相关不良反应，如穿刺后头痛、神经或脊髓损伤、硬膜外血肿、硬膜外腔感染/脑膜炎、导管移位、阿片类药物和（或）局麻药相关不良反应。

表 3-4-8　硬膜外术后镇痛的局麻药和阿片类药物配方

局麻药/阿片类药物	罗哌卡因 0.15%~0.2%、布比卡因 0.1%~0.15%、左旋布比卡因 0.1%~0.2%（可加：舒芬太尼 0.4~0.8μg/ml、芬太尼 2~4μg/ml 或吗啡 20~40μg/ml）
PCEA 方案	首次剂量 6~10ml，维持剂量 4~6ml/h，冲击剂量 2~4ml，锁定时间 20~30min，最大剂量 12ml/h

（3）皮下自控镇痛（PCSA）　适用于静脉穿刺困难的患者，起效慢于静脉给药，镇痛效果与 PCIA 相似，如采用留置管应注意可能发生导管堵塞或感染。常用药物有吗啡、曲马多、羟考酮和丁丙诺啡等，哌替啶由于具有组织刺激性不宜用于 PCSA。

（4）外周神经阻滞自控镇痛（PCNA）　是利用 PCA 装置在神经丛或外周神经用药治疗外周疼痛。常用药物是局麻药布比卡因和罗哌卡因，可在局麻药中加适量的麻醉性镇痛药。

3. 外科药师在 PCA 管理中的作用和职责

（1）疗效评估　外科药师需评估 PCA 的镇痛疗效，通过评估患者是否达到最大镇痛作用，且不良反应最小来评定，包括：静息下 NRS 评分为 0～3 分，镇静评分为 0～1 分，无明显运动阻滞。不良反应轻微或无，PCA 泵有效按压/总按压比值接近 1，无睡眠障碍，患者评价满意度高。

（2）药物合理使用　外科药师需从配伍禁忌、药物特点、患者情况、不同 PCA 给药方式等多个角度全面评估镇痛泵中药物使用是否合理。

①配伍禁忌：虽然多项指南对多种药物在术后 PCA 中的使用方式进行了推荐，但是在镇痛泵中选用多种药物同时给药时，需要外科药师全面分析几种药物合用是否存在配伍禁忌，尤其是长时间混合的稳定性。

②药物特点：PCA 给药的方式和参数设定需要考虑所用药物的药代动力学和药效学特点制订，外科药师需要给出合理化建议，比如非甾体抗炎药如果需要选择 PCA 给药，应该给予负荷剂量；对于阿片类药物，原则上不推荐合用，阿片受体纯激动剂和部分激动剂合用的循证医学证据不足，不推荐合用。

③患者情况：在选择 PCA 配方时，需要全面评估患者的情况，如肝功能、肾功能、是否有感染风险、是否可以理解镇痛泵装置的使用、是否存在药物禁忌证等。同时，外科药师也应担负起教育患者全面了解使用 PCA 装置的任务。

④其他：PCA 的管理目前尚无国际、国内统一的管理流程和职责分工，外科药师可以根据各机构的情况，结合自身专业优势，在不违反指南规范制订的框架中，规范临床用药，在该领域发挥外科药师的特长。

四、围手术期多模式镇痛

疼痛的致病机理复杂，受多靶点和多通路调控，特别是对术后重度疼痛的患者，单靠一种药物或一种方法可能难以有效镇痛，故通常使用多模式镇痛。

多模式镇痛是指联合应用作用于疼痛通路中不同靶点及不同作用机制的镇痛药物或镇痛方法，多个环节共同阻断疼痛，以获得相加或协同的镇痛效果，减少药物剂量，降低相关不良反应，达到最大效应/风险比，是最常见的术后镇痛方式。

NSAID 可在术后通过多种机制发挥镇痛作用，是多模式镇痛中重要的组成部分。2016 年美国疼痛协会建议在排除 NSAID 禁忌证后，儿童和成人术后疼痛治疗中都应给予 NSAID，其中包括对乙酰氨基酚。

1. 镇痛药物复合应用方案　阿片类药物或曲马多与对乙酰氨基酚或 NSAID 复合应用，可减少阿片类药物用量；对乙酰氨基酚与 NSAID 复合应用，使用各自常规剂量的1/2，可发挥协同镇痛作用；加巴喷丁、普瑞巴林等与阿片类药物复合应用，作用于痛觉通路的不同靶点，实施多靶点镇痛；右美托咪定与阿片类药物或局麻药复合使用，能减少阿片类药物用量，增强镇痛效果，减少阿片类药物相关不良反应。

2. 镇痛方法的联合应用　主要指浸润麻醉、椎管内阻滞或神经阻滞与全身性镇痛药（阿片类药物或 NSAID 等）的联合应用。

外科药师可根据不同类型手术后预期疼痛强度、临床因素及患者情况制订个体化多模式镇痛方案（表3-4-9）。

表3-4-9　不同类型手术预期术后疼痛强度及多模式镇痛方案

预期术后疼痛程度	手术类型	多模式镇痛方案
重度	开胸术 上腹部开腹手术 大血管手术 全膝关节置换术	①局麻药切口浸润，或关节内注射局麻药和（或）阿片类药物＋静脉途径使用 NSAID 和（或）对乙酰氨基酚 ②阿片类药物与①联用 ③硬膜外局麻药复合阿片类药物＋静脉途径使用 NSAID 和（或）对乙酰氨基酚 ④神经阻滞＋静脉途径使用阿片类药物和 NSAID 和（或）对乙酰氨基酚 ⑤术前口服加巴喷丁或普瑞巴林
中度	髋关节置换术 子宫切除术 颌面外科手术	①阿片类药物 ②硬膜外局麻药复合阿片类药物＋静脉途径使用 NSAID 和（或）对乙酰氨基酚 ③神经阻滞＋静脉途径使用阿片类药物和 NSAID 和（或）对乙酰氨基酚 ④术前口服加巴喷丁或普瑞巴林
轻度	腹股沟疝修补术 下肢静脉曲张手术 腹腔镜手术	①局麻药切口浸润＋静脉途径使用 NSAID 和（或）对乙酰氨基酚 ②外周神经阻滞＋静脉途径使用 NSAID 和（或）对乙酰氨基酚 ③必要时小剂量静脉途径使用阿片类药物

第六节　特殊人群围手术期镇痛

一、老年患者

老年人是一个特殊的群体，老年患者在围手术期疼痛治疗的原则包括：①采取创伤最小的医疗镇痛手段；②药物治疗从低剂量开始，缓慢增加药物剂量；③给予老年疼痛患者药物干预治疗之前应考虑到，年龄相关的药代动力学的改变可能使药物敏感性和不良反应都增加；④充分注意到对药物反应的差异，制订个体化镇痛治疗方案；⑤鉴于非甾体抗炎药的不良反应，要谨慎或尽量避免使用；对乙酰氨基酚可用于轻度疼痛患者；⑥阿片类镇痛药用于治疗中、重度疼痛，同时用快速短效药物控制爆痛，并根据爆发痛来准确滴定阿片类药物剂量；⑦预见和及时处理阿片类药物所致的不良反应，包括恶心、便秘、嗜睡、谵语、耐受等；⑧老年患者避免使用哌替啶和美沙酮；⑨密切监控长期接受治疗的老年患者可能出现的不良反应以及药物与药物、药物与疾病之间的相互作用；⑩对一些疼痛症状给予适当的辅助药物治疗，如抗惊厥药物、抗抑郁药物等。

老年患者经常同时患有多种疾病，需要同时使用多种药物，所以该类老年患者用药发生不良反应和相互作用方面有着更高的风险。已报道的老年患者用药后不良反应发生情况是年轻人的 2~3 倍。由于老年人组织受体数量的减少和（或）神经递质受体亲和力的减低，老年患者对苯二氮䓬类和阿片类药物更敏感。当服用多种镇静药或抗胆碱能药物时，药物会发生协同作用，引起谵妄、深昏迷、尿潴留或便秘。衰老使非脂肪体重和总体水减少、脂肪组织增长，这会改变药物的分布、再分布和消除。脂溶性精神活性药物（如芬太尼）分布容量增加，而水溶性的药物（如吗啡）分布容积减少。心排血量、肝血流和肾脏清除率的年龄相关改变使肝脏和肾脏清除率减少，代谢减慢。

老年患者药物代谢动力学具有以下特点：①吸收与转运：高龄老人胃肠供血下降至原来的 1/3，胃酸量减少，胃液 pH 值发生改变，胃肠道黏膜上皮功能减退，有效吸收表面积缩小；②分布容积和代谢：老年人机体表观容积减少，药物分布量也相应降低。但由于老年人脂肪增加而肌肉减少，药物分布与全身的浓度较年轻人增加，此时按体表面积给予常规剂量易出现中毒；③肾排泄：药物大多经肾排泄，老年人的肾实质、肾单位、肾小管的数量减少，肾小球滤过率（GFR）和肾小管的分泌作用减少。例如当年龄大于 65 岁时，肾血流较年轻人减少近半，心衰或低血容量时可使肾血流进一步减少。

外科药师需重点监护老年患者用药情况，特别是有合并其他慢性疾病：高血压、冠心病、糖尿病、慢性阻塞性肺疾病，更易导致心血管不良事件和呼吸抑制，外科药师需加强老年患者术后镇痛治疗期间生命体征（ECG、SpO2、血气等）监测。

老年人的特殊性，需要注重个体化用药，特别是使用阿片类药物时，如吗啡应从小剂量开始，并建议选用代谢产物活性无临床意义，且对肝、肾功能依赖低的药物；芬太尼、舒芬太尼、羟考酮几乎不产生活性代谢产物，可安全用于中度及以下肝功能损害的老年患者。镇痛药物的具体选择及用法用量可参照后述肝、肾功能不全患者剂量的调整。首次使用阿片类药物的患者，由于羟考酮和氢吗啡酮半衰期短，不产生活性代谢产物，故较常使用这两种药物。

阿片类药物在老年人群体使用时出现不良反应的频率更高，例如便秘、恶心、瘙痒、镇静、谵妄以及尿潴留。应用阿片类药物产生的便秘在老年人中普遍存在，而且不会出现耐受。针对便秘，通常预防性地给予适当的缓泻剂来软化大便和促进胃肠蠕动。应在服用阿片类制剂的同时服用缓泻剂，基本要伴随使用阿片类药物的全过程。初次使用阿片类药物的老年患者有可能出现恶心、呕吐，通常2~3天后症状逐渐减弱至消失，医生可在镇痛开始时给予小剂量的止吐药预防。虚弱的老年患者易出现过度镇静和认知障碍，和恶心相同，在几天后出现耐受。但是有些药物可能加重阿片类药物的镇定作用，增加其他意外的风险，因此应用阿片类药物的同时应停用其他中枢神经系统药物。

二、小儿患者

由于儿童不能主诉疼痛，造成疼痛评估困难，以及部分镇痛药物在小儿使用受到限制或者对药物不良反应的过度担心，小儿术后疼痛被严重忽视。

（一）儿童疼痛的特点

（1）由于小儿表达能力不佳，不能较好地主诉疼痛，疼痛评估、查体等操作过程具有难度，且结果也不很准确，个别治疗措施难以实施。

（2）疼痛感受敏感性高，年龄越小越易感受疼痛。这是由于小儿的大脑控制能力差，皮层下常处于释放状态，从而提高对疼痛的敏感性。

（3）小儿疼痛持续时间明显短于成人，常表现为阵发性疼痛，疼痛发生后，强度会迅速减弱，表现为高起点短过程。

（4）小儿疼痛是一种强烈的不愉快的伤害性感受，可引起小儿类成人或超成人的反应，包括呼吸循环、激素代谢、免疫等，影响小儿的健康生长发育。此外，疼痛对小儿心理和精神也有很大影响。

（5）小儿的新陈代谢快，但器官代谢能力较差，各项生理指标易发生急剧的变化。新生儿和婴儿的肝脏功能尚未发育成熟，其血浆蛋白水平和蛋白结合力较低，血浆游离药物浓度较高，此时应用麻醉性镇痛药易引起呼吸抑制，3个月以内的小儿，吗啡、哌替啶和芬太尼的半衰期明显延长。所以针对儿童疼痛，应根据年龄、体重及其解剖生理特点实施镇痛。

因此，外科药师应根据患儿年龄选择合适的疼痛评估方法，同时还应将儿童认知水平、语言能力、种族/文化背景、疼痛评估方法特性（如信度和效度）等因素考虑在内，并根据疼痛评估选择合适的镇痛药物及剂量、给药途径。部分阿片类药物及 NSAID 药物可用于小儿。

（二）小儿镇痛药物

1. 阿片类药物

（1）吗啡 在正确的用药范围内对所有年龄的儿童均安全、有效，儿童的药代动力学与成人相似。吗啡的使用剂量推荐见表 3 - 4 - 10。

表 3 - 4 - 10 吗啡的使用剂量推荐

给 药 方 式	使用剂量推荐
口服	新生儿：80μg/（kg·4~6h）；儿童：200~500μg/（kg·4h）
静脉和皮下注射	单次用药：新生儿为 25μg/kg，儿童为 50μg/kg
起始剂量（按照反应滴定）	连续输注：10~40μg/（kg·h）
PCA	冲击剂量：10~20μg/kg；锁定时间：5~10min；背景剂量为 0~4μg/（kg·4h）

（2）芬太尼 比吗啡脂溶性更强，起效较快，作用时间较短。芬太尼的使用剂量推荐见表 3 - 4 - 11。

表 3 - 4 - 11 芬太尼的使用剂量推荐

给 药 方 式	使用剂量推荐
单次静脉注射	0.5~1.0μg/kg，按镇痛效果滴定，新生儿减量
连续静脉输注	0.5~2.5μg/（kg·h）
PCA	负荷剂量为 0.5~1.0μg/kg；背景剂量为 0.15μg/（kg·h）；单次冲击剂量为 0.25μg/kg；锁定时间为 20min；最大剂量为 1~2μg/（kg·h）

（3）舒芬太尼 是一种较芬太尼镇痛效应强 7~10 倍的强效镇痛药，比芬太尼的脂溶性更高，很容易穿过血脑屏障，起效迅速。舒芬太尼的使用剂量推荐见表 3 - 4 - 12。

表 3 - 4 - 12 舒芬太尼的使用剂量推荐

给 药 方 式	使用剂量推荐
单次静脉注射	0.05~0.1μg/kg，按镇痛效果滴定
连续静脉输注	0.02~0.05μg/（kg·h）
PCA	负荷剂量为 0.05~0.1μg/kg；背景剂量为 0.03~0.04μg/（kg·h）；单次冲击剂量为 0.01μg/kg；锁定时间为 15min；最大剂量为 0.1~0.2μg/（kg·h）

（4）曲马多　轻到中度疼痛的镇痛药物，被越来越广泛地使用于所有年龄的儿童，该药可通过口服、静脉、连续输注，也可作为 PCA 的一部分给药，注意该药使用过量可能出现癫痫样抽搐。儿童使用剂量推荐为口服或静脉给药：1～2mg/（kg·4～6h）。

2. 非甾体抗炎药　在儿童使用的有效性尤其是安全性还没有得到系统验证，因此药物说明书上不建议儿童使用。国内外有大量 NSAID 用于儿童疼痛治疗的报道，但一般不推荐作为镇痛药物用于 3 个月以下婴儿，如阿司匹林可引起瑞氏综合征，应避免应用于儿童。

在所有现在使用的 NSAID 中，布洛芬是不良反应最少，使用安全证据最多的，其次是双氯芬酸和塞来昔布，其在小儿应用的推荐剂量见表 3－4－13。对于 2～16 岁儿童术后镇痛可以选择酮咯酸氨丁三醇注射液，单次使用 0.5mg/kg，最大剂量不超过 15mg。

表 3－4－13　小儿应用 NSAID 的推荐剂量

药　物	口服剂量（mg/kg）	间隔时间（h）	日最大剂量（mg/kg·d）	应用年龄
布洛芬	5～10	6～8	30	>3 个月
双氯芬酸	1	8	3	>6 个月
塞来昔布	1.5～3	12	6	>1 岁

3. 对乙酰氨基酚　儿科最常使用的非阿片类镇痛药。由于其不良反应小，可定时用药，几乎可用作各类疼痛治疗的基础用药。其镇痛剂量高于解热剂量，但达到一定剂量后产生封顶效应。本药在肝脏代谢，新生儿可以安全使用。口服 30～60 分钟后药物浓度达到峰值，直肠给药后需经过 1～2.5 小时才能达到最大血药浓度，静脉给药起效快，但需在 15 分钟内缓慢输入。

轻度疼痛可以单独使用对乙酰氨基酚镇痛；中度疼痛可以与 NSAID 或弱阿片类药物联合使用。其口服和直肠给药剂量推荐见表 3－4－14。

表 3－4－14　对乙酰氨基酚口服和直肠给药剂量推荐

年　龄	给药途径	负荷剂量（mg/kg）	维持剂量（mg/kg）	间隔时间（h）	最大日剂量（mg/kg）	最大剂量维持时间（h）
28～32 孕周	口服	20	10～15	8～12	30	48
	直肠	20	15	12	—	—
32～52 孕周	口服	20	10～15	6～8	60	48
	直肠	30	20	8	—	—
>3 个月小儿	口服	20	15	4	90	48
	直肠	40	20	6	—	—

对于围孕期和妊娠期患者，短期使用对乙酰氨基酚较安全，但长期使用会增加儿童哮喘风险。而非选择性 NSAID 可能增加流产及致畸风险。除小剂量阿司匹林外，其他 NSAID 应在孕 32 周前停用，避免胎儿动脉导管早闭。选择性 COX－2 抑制剂禁用于妊娠期后三分之一阶段，避免胎儿导管提前闭合或孕妇子宫收缩无力；也不推荐有怀孕计划的妇女使用。

4. 局部麻醉药物　可通过手术切口局部浸润，区域神经丛、外周神经干单次或持续阻滞、椎管内单次或持续阻滞方法治疗术后镇痛。其常见局麻药的推荐用量见表 3－4－15。

表 3－4－15　布比卡因、左旋布比卡因和罗哌卡因的推荐最大用量

	单次注射最大剂量	常用浓度	持续术后输注最大剂量
婴儿	2mg/kg	0.0625% ~0.15%	0.2mg/(kg·h)
儿童	2.5mg/kg	0.15% ~0.25%	0.4mg/(kg·h)

小儿术后镇痛外科药师应根据患儿年龄、手术类型和临床情况合理用药，提供安全、有效、个体化的镇痛方案，并尽可能减少相关不良反应。

三、肾功能不全患者

在临床中由于疾病本身的进展，部分手术患者在术前伴有肾功能不全。而且部分患者在手术的影响下，可能会对肾脏造成近期损害，出现短暂的肾功能不全。

肾功能不全对镇痛药物的药动学可产生显著影响。肾功能不全所致的胃肠功能紊乱、胃排空延缓等因素影响药物的吸收；水钠潴留及水肿所致的药物分布容积增加、酸碱平衡紊乱、蛋白结合率改变可影响药物在体内的分布及排泄。肾衰竭时，肾脏的药物代谢功能减退，主要经肾排泄的药物及活性代谢产物易在体内蓄积，药物血浆半衰期随其下降而显著延长。药动学的诸多变化对药物的影响复杂，可导致镇痛药物的治疗效果下降，或药效增强致不良反应发生率及严重程度升高。

恰当的肾功能评估有利于适当调整用药剂量，保证用药安全。评价肾功能可以采用 CKD 分级标准、GFR 和肌酐清除率（CCR）。肾功能不全患者应尽量避免使用肾毒性药物，部分镇痛药物可致肾损害，尤其是 NSAID 具有明确的肾损害，使用本类药物可对肾脏造成进一步的损害，恶化肾功能；需避免使用主要经肾脏排泄的药物，以免药物蓄积。因此在遵循镇痛药物治疗原则的同时，需谨慎选择药物，必要时根据药物的主要消除途径、药物毒性大小以及肾功能损害程度考虑

是否能够使用以及如何调整给药剂量。

1. 非甾体抗炎药 接受 NSAID 治疗的患者中，有 1%～5% 发生各种肾毒性综合征。正常人能代偿由 NSAID 抑制 PG 所引起的肾变化，而肾功能不全患者出现肾损害的危险性增大，因此应尽量避免使用 NSAID。由于 NSAID 具有肾毒性且多数经肾排泄，对于重度肾功能不全患者一般不推荐使用，少数药物（如双氯芬酸钠）在肾衰竭患者体内的药物代谢物的血浆浓度显著升高，但可经胆汁清除，需谨慎使用。常见 NSAID 在肾功能不全患者中的应用见表 3 - 4 - 16，对于肾功能不全的患者在使用具有肾毒性的镇痛药物时，需定期监测肾功能，并适时调整药物剂量（表 3 - 4 - 16）。

表 3 - 4 - 16　非甾体抗炎药（采用 CCR 评估）

CCR（ml/min）	布洛芬	塞来昔布	帕瑞昔布	氟比洛芬酯
30～60	调整剂量	调整剂量	原剂量	调整剂量
<30	慎用	慎用	慎用/调整剂量	禁用

注：慎用：需严密监测肾功能。

2. 阿片类药物 较之 NSAID，阿片类药物几乎无肾毒性，但不少药物主要经肾脏排泄，使用时应避免药物蓄积导致严重不良反应。常见阿片类药物在肾功能不全患者中的应用见表 3 - 4 - 17，表 3 - 4 - 18。

表 3 - 4 - 17　阿片类药物（1）（采用 GFR 评估）

GFR（ml/min）	吗啡	羟考酮	氢吗啡酮	芬太尼
>50	原剂量	原剂量	原剂量	原剂量
10～50	减量至 50%～70%	减量至 50%	减量至 25%～50%	减量至 50%～100%
<10	减量至 25%～50%	禁用	慎用	减量至 50%

注：慎用：需严密监测肾功能。

表 3 - 4 - 18　阿片类药物（2）（采用 GFR 评估）

药　物	GFR <50ml/min
曲马多	用药间隔适当延长，严密监测肾功能
地佐辛	减量使用
布托啡诺	初始剂量时间应延长 6～8 小时，随后剂量按患者反应调整
丁丙诺啡	无需调整
可待因	禁用

（1）吗啡　吗啡及其活性代谢产物 M6G 主要经肾脏排泄，肾功能不全患者如应用吗啡缓释剂型，吗啡及其活性代谢产物 M6G 的血药浓度增加，可引起中

毒反应。因此不推荐应用吗啡缓释制剂，同时考虑根据患者的肾小球滤过率调整给药剂量，必要时给药间隔时间也应适当延长。对于爆发痛，小剂量的吗啡即释剂型仍然可以应用。

（2）羟考酮 其代谢产物不具有活性，肾功能不全对其影响相对较小，肾功能不全患者的羟考酮血药浓度及曲线下面积（AUC）升高，故在采取保守的剂量滴定法的情况下，羟考酮的应用是安全的，但需根据临床反应和 GFR 调整剂量；重度肾功能不全可引起较严重的药物蓄积，引发严重的中枢神经系统抑制，应禁用羟考酮。

（3）芬太尼 其代谢产物不具有活性，且仅 10% 以原形经肾脏排泄，故肾功能不全引起的无活性代谢产物的蓄积，不会导致严重的毒性反应。

（4）曲马多 在肾功能受损患者中，其 AUC 增幅较大、终末半衰期延长，对个体患者，应考虑必要时延长用药间隔时间。

除了肾功能评估外，还要注意患者是否存在肾毒性风险：年龄 >65 岁、肾衰竭、肾动脉粥样硬化、糖尿病、肝硬化、心功能不全、血容量不足及合并使用利尿剂等。

3. 辅助性药物 加巴喷丁主要以原形通过肾脏排泄，从全身循环系统中消除，在人体内的代谢不明显。加巴喷丁的消除半衰期是 5 ~ 7 小时，并且不随剂量或多次给药而改变。其消除速率常数、血浆清除率和肾清除率与肌酐清除率成正比。肾脏功能损伤的患者，加巴喷丁血浆清除率下降，可通过血液透析从血浆中清除。普瑞巴林主要经肾脏排泄清除，其平均消除半衰期为 6.3 小时，血浆清除率和肾脏清除率均与肌酐清除率有直接比例关系。常用辅助性药物在肾功能不全患者的应用见表 3 – 4 – 19。

表 3 – 4 – 19 其他辅助镇痛药物（采用 CCR 评估）

CCR（ml/min）	普瑞巴林	加巴喷丁
≥60	原剂量	原剂量
15 ~ 60	减量至 25% ~ 50%	减量至 10% ~ 30%
<15	0.15g/d	0.025 ~ 0.075g/d

总之，肾功能不全患者在使用镇痛药物时，首先需对患者进行疼痛评估，同时对肾功能状态进行评分，根据患者的疼痛程度和性质，结合肾功能评分结果选择最佳药物。NSAID 多具有肾毒性，肾功能不全患者尽量避免使用此类药物；阿片类药物的肾毒性少见，但多数药物主要经肾脏排泄，肾功能不全患者使用可导致药物蓄积；芬太尼、美沙酮、丁丙诺啡等可在密切监测的情况下用于肾功能不全患者。

四、肝功能不全患者

肝脏是人体最大的实质性脏器和消化腺体，肝功能不全会对大部分镇痛药物的药代动力学产生影响，或镇痛药物在使用过程加重肝脏代谢负担而引发意外。外科药师发挥专业优势，为肝功能不全患者制订合适的镇痛方案，是提供药学服务的另一途径。

恰当的肝功能评估，有利于适当调整用药剂量，保证用药安全。评价肝功能建议采用 Child – Turcotte – Pugh（CTP）分级标准（表 3 – 4 – 20）、Mayo 评分、Model for End – stage Liver Disease（MELD）评分。

表 3 – 4 – 20　Child – Turcotte – Pugh（CTP）评分表

检查项目	分 数		
	1	2	3
肝性脑病（级）	无	1 ~ 2	3 ~ 4
腹水	无	轻度	中度
总胆红素（μmol/L）	<34	34 ~ 51	>51
凝血酶原时间延长（s）	<4	4 ~ 6	>6
白蛋白（g/L）	>35	28 ~ 35	<28

注：CTP 评分 5 ~ 6 分：A 级，轻度肝功能不全；7 ~ 9 分：B 级，中度肝功能不全；10 ~ 15 分：C 级，重度肝功能不全。

除了肝功能评估外，还需注意患者是否存在肝毒性风险因素：如肝硬化、酒精中毒、合并使用其他肝毒性药物等。

1. 非甾体抗炎药　多种 NSAID 具有潜在的肝毒性，在治疗剂量下会导致患者肝脏受损，肝生化指标异常，其肝毒性可能与 COX 受体抑制有关。不同 NSAID 的肝毒性风险不同，其中布洛芬的肝损害较小，双氯芬酸钠所致的 ALT 升高 3 ~ 10 倍的发生率为 3% 左右。昔康类在肝脏方面不良反应相对较少，吡罗昔康可能导致严重的肝损害，但发生率低。NSAID 在肝功能不全患者时需根据肝功能评估结果作调整（表 3 – 4 – 21）。

表 3 – 4 – 21　非甾体抗炎药

	布洛芬	塞来昔布	帕瑞昔布	氟比洛芬酯
轻度肝功能不全	调整剂量/慎用	原剂量	原剂量	调整剂量/慎用
中度肝功能不全	调整剂量/慎用	调整剂量/慎用	调整剂量/慎用	调整剂量/慎用
重度肝功能不全	—	—	禁用	禁用

注：慎用：需严密监测肝功能。

2. 阿片类药物　对肝功能的影响相对较小，但大部分药物通过肝脏转化、消除，肝功能不全患者使用阿片类药物需慎重。肝功能不全可致阿片类药物活化受到影响，药效减弱，药物消除能力下降，药物可能蓄积引起中毒。而且阿片类药物可致便秘，使胺类代谢产物大量被肠道重吸收，可诱发肝性脑病。对于肝功能不全患者，阿片类药物所导致的便秘可能会引发严重后果。此外，部分肝功能不全患者合并有胆道疾病，某些阿片类药物可导致胆道压力升高甚至胆绞痛，因此需谨慎使用。阿片类药物在肝功能不全患者时需根据肝功能评估结果作调整（表3-4-22，表3-4-23）。

表3-4-22　阿片类药物（1）

	吗啡	羟考酮	丁丙诺啡	氢吗啡酮	芬太尼
轻度肝功能不全	原剂量	原剂量	原剂量	原剂量或减量	
中度肝功能不全	给药间隔延长2倍	减量至50%~67%	调整剂量	减量至25%~50%	无需调整
重度肝功能不全	慎用/禁用	慎用/禁用	慎用/禁用	慎用/禁用	

注：慎用：需严密监测肝功能。

表3-4-23　阿片类药物（2）

	肝功能不全
曲马多	给药间隔适当延长，严密监测肝功能
地佐辛	减量使用
布托啡诺	初始剂量时间应延长6~8小时，随后剂量按患者反应调整
可待因	禁用

（1）吗啡　常用的阿片类镇痛药，肝功能不全可致吗啡的首关效应以及总体清除率下降，特别是肝衰竭患者，吗啡清除率明显下降，药物蓄积导致不良反应发生率上升。因此，对于应用吗啡镇痛的轻至中度肝功能不全患者，应严密监测不良反应，尤其是中枢神经系统不良反应，同时注意保持大便通畅，必要时调整剂量和给药间隔时间；而对于重度肝功能不全患者，可考虑将给药间隔时间延长为原来的2倍。

（2）羟考酮　在轻至中度肝功能不全患者中的应用比较安全，与正常人相比较，轻至中度肝功能不全患者的血浆羟考酮峰浓度（C_{max}）和AUC均升高，必要时需调整剂量；对于重度肝功能不全患者，羟考酮的血药浓度变化较大，应慎重应用，起始剂量可调整为原来的1/2~2/3，随后滴定剂量可低至原来的1/3。

（3）曲马多 应用于肝功能受损患者时，C_{max} 和 AUC 均有较明显的升高，必要时，应根据患者的需要适当调整用药。喷他佐辛口服制剂可因首关效应下降，药物的生物利用度得到提高，其药动学与肝功能正常患者不同，必要时需调整剂量。

3. 辅助性药物 常用的辅助镇痛药物普瑞巴林和加巴喷丁在肝功能不全的患者中不需要调整剂量。

总之，肝功能不全患者在使用镇痛药物时，首先应对患者进行疼痛评估，同时对肝功能状态进行正确评估，根据患者的疼痛程度和性质，结合肝功能评分结果选择最佳药物。多数 NSAID 可致肝损害，不同 NSAID 的肝毒性程度有所不同，慎用于肝功能损害患者，必要时需调整剂量，重度肝损害患者禁用大部分 NSAID，其中双氯芬酸钠相对安全，可不需调整用药剂量。阿片类药物中，吗啡、羟考酮用于肝功能损害患者均需调整剂量，重度肝损害禁用；芬太尼为较佳选择，但使用时仍需密切监测不良反应。辅助性镇痛药物的使用也需根据肝功能进行调整。

第七节　案例分析

（一）案例一

1. 案例一 患者信息见表 3 - 4 - 24。

表 3 - 4 - 24　案例一患者信息

患者基本信息	张某，男，27 岁，体重 65kg
主诉	打篮球不慎摔倒，左肱骨骨折 6 小时
既往病史	胃溃疡史 1 个月（幽门螺杆菌阴性）
查体	左肱骨处疼痛伴局部肿胀
疼痛评估	疼痛部位：左肱骨；NRS 评分：7 分；疼痛性质：撕裂痛、肿胀痛
诊断	左肱骨骨折
拟行手术	左肱骨钢钉植入固定术
围手术期治疗方案	术前：吲哚美辛 50mg po tid；术后：丙帕他莫注射剂 2g ivd q12 小时 + 芬太尼透皮贴 4.2mg 外贴 q72h

2. 案例分析

（1）术前镇痛方案是否合理？

该患者术前诊断为左肱骨骨折，疼痛性质为撕裂疼痛、肿胀痛，NRS 评分为

7分，属于重度疼痛；患者近期有胃溃疡病史，属于 NSAID 胃肠道高风险患者，是使用吲哚美辛的禁忌证之一，术前使用不合适。

（2）术后镇痛方案是否合理？

患者行左肱骨钢钉植入固定术，为重度疼痛手术，根据相关指南和专家共识，患者可使用对乙酰氨基酚＋阿片类药物。丙帕他莫注射剂为对乙酰氨基酚前体药物，在体内可转化为对乙酰氨基酚，用法用量均合适。芬太尼透皮贴为强阿片药物芬太尼的透皮吸收缓释剂型，起效缓慢，且剂量不可控，用于术后急性疼痛不合适。同时，芬太尼透皮贴应用于阿片类药物耐受患者，否则，患者用药后容易出现不良反应。

术后疼痛属于急性疼痛，需要起效快速的镇痛药物，芬太尼透皮贴起效缓慢，不适宜用于本案例患者。可改用配有速释强阿片药物的镇痛泵，如含吗啡注射液的静脉镇痛泵。

（二）案例二

1. 案例二 患者信息见表 3-4-25。

表 3-4-25 案例二患者信息

患者基本信息	陈某，男，54 岁，体重 62kg
主诉	上腹部疼痛
既往病史	胆囊结石多年
查体	墨菲征阳性
疼痛评估	疼痛部位：上腹部；NRS 评分：5 分；疼痛性质：绞痛；术后 NRS 评分：0 分
诊断	胆囊结石、胆囊炎急性发作
拟行手术	腹腔镜下胆囊切除术
围手术期治疗方案	术前：对乙酰氨基酚 0.5g po bid；术后：氟比洛芬酯注射液 50mg ivd q12 小时＋吗啡注射液 10mg ivd q8h

2. 案例分析

（1）术前镇痛方案是否合理？

患者术前诊断为"胆囊结石、胆囊炎急性发作"，疼痛性质为绞痛，对乙酰氨基酚无解痉作用，不能缓解因胆道痉挛引起的绞痛，应该加用解痉药物，如间苯三酚、屈他维林。

（2）术后镇痛方案是否合理？

患者行"腹腔镜下胆囊切除术"，该手术为轻-中度疼痛。患者术后使用非甾体抗炎药联用大剂量强阿片类药物，属于过度镇痛。腹腔镜下胆囊切除术术后可单用 NSAID 药物，如疼痛不能有效缓解，可加用口服弱阿片药物、曲马多或对乙酰氨基酚。

第八节 总 结

一、外科药师参与术后疼痛管理的工作流程借鉴或建议

外科药师可通过加入本院急性疼痛服务团队来发挥药学专业知识作用，与团队成员中的医生、护士加强合作，使"医""药""护"在专业上优势互补，提高医疗工作效率和质量。

在工作开展初期，可先选择 1~2 个病区为试点，通过了解试点病区急性疼痛的特点，确定日常工作重点，从而推广到全院各病区。在试点病区，外科药师与医生根据专科手术相关指南制订该科常见手术术后疼痛分级目录，根据手术术后预期疼痛程度将手术分成轻、中、重度手术，并制订相应的《术后疼痛管理预选方案》。同时，也可根据病区医生和护士对镇痛药物的需求，进行疼痛评估、镇痛药物的安全使用等相关培训，共同提高急性疼痛服务团队的理论知识水平。

在工作开展中期，外科药师可通过药学查房，了解患者术后镇痛药物的疗效及常见不良反应，与医生和护士讨论镇痛方案的优化以及不良反应的处理；同时对患者及陪护进行疼痛健康教育，指导患者使用疼痛评估工具，认识表达疼痛的必要性，从而减少患者对镇痛药物的认识误区，积极参与到自我疼痛管理中。并定期对护士的疼痛评估工作进行质量控制，以保证疼痛评估的同质化、规范化。

在工作开展后期，对镇痛不充分及疑难患者等开展药学会诊，协助医生制订及调整镇痛药物方案，外科药师可提供有关药效学、药动学和药物相互作用机制等方面的信息，完善镇痛药物的治疗方案。

二、外科药师在急性疼痛服务团队中发挥的作用

有效的围手术期疼痛管理，不仅能加速患者术后康复，还能明显减少住院天数和住院费用。优质的术后疼痛管理需要各类专业技术人员共同完成，药学需要与其他学科相互合作，外科药师应参与 APS - MDT 工作多个环节。药物治疗方面既要防止"过度镇痛"，又要避免"镇痛不足"；药物安全方面既要防止错误用药，又要避免不良反应；药物教育方面既要防止患者因抵触而停药，又要避免患者用药不当。

外科药师是围手术期疼痛治疗方案的共同制订者，与外科医生、麻醉师制订围手术期疼痛治疗策略，适时调整方案；同时也是患者健康教育的共同宣教者，

与护士共同制订宣教的内容和执行标准，确保宣教和评估的同质化；更重要的是作为患者用药指导者，对患者用药全程进行指导、监护和评估。

外科药师参与外科 APS – MDT，对普及和推广规范化的围手术期疼痛管理有重要意义。低年资的临床医生通常对多模式镇痛了解程度不足，害怕镇痛药物的不良反应，往往只采取单一用药。例如膝关节置换术，通过多模式镇痛 – 联合非甾体抗炎药和阿片类镇痛药，能有效降低术后疼痛感受器的创伤性疼痛和阻断疼痛的传递，甚至可以加用局部神经阻滞药物，加强局部镇痛，而且能降低阿片类药物的剂量。多数护士对药物不良反应的监察敏感性不足，不能及时发现药物不良反应。有见及此，外科药师应定期对医护人员进行相关培训。

总之，外科药师参与外科 APS – MDT 工作是展现药学专业优势的良好契机，推动药学与临床有机融合，为患者提供优质的药学服务。体现"以患者为中心"，体现外科药师的社会价值。

（卢钧雄　唐波　王若伦）

参考文献

[1] 刘延青,崔健君.实用疼痛学[M].北京:人民卫生出版社,2013:1.

[2] 徐建国.成人手术后疼痛处理专家共识[J].临床麻醉学杂志,2017,33(9):911 – 917.

[3] 冷希圣,韦军民,刘连新,等.普通外科围手术期疼痛处理专家共识[J].中华普通外科杂志,2015,30(2):166 – 173.

[4] 中华医学会麻醉学分会.中国麻醉学指南与专家共识[M].北京:人民卫生出版社,2014:280 – 310.

[5] Chou R,Gordon D B,De Leon – Casasola O A,et al. Management of Postoperative Pain:A Clinical Practice Guideline From the American Pain Society,the American Society of Regional Anesthesia and Pain Medicine,and the American Society of Anesthesiologists',Committee on Regional Anesthesia,Executive Committee,and Adminitrative Council[J]. The Journal of Pain,2016,17(2):131 – 157.

[6] 谢菡,马正良,陈正香,等.临床药师在多学科疼痛管理团队中的作用及工作模式[J].药学与临床研究,2015,23(3):331 – 336.

[7] 庄美华,叶建芳,居晨霞,等.改良疼痛评估尺在骨科围手术期静息及活动性疼痛管理质量中的应用[J].实用临床护理学电子杂志,2017,2(31):195 – 196.

[8] 邱贵兴.骨科常见疼痛的处理专家建议[J].中华骨科杂志,2008,28(1):78 – 80.

[9] 张庆芬,张冉,黄宇光,等.我国围术期疼痛治疗及管理现状调查[J].中华麻醉学杂志,2017,37(12):1409 – 1413.

[10] 钟泰迪,蒋勃.围手术期规范化镇痛管理工作制度的专家共识[J].中华麻醉学杂志,2017,37:2.

[11] 杨立群,周双琼,俞卫锋,等.围手术期规范化镇痛管理基本技术及药物的专家共识[J].中华麻醉学杂志,2017,37:3 – 14.

[12] 张冉,王宏伟,费敏,等.围手术期规范化镇痛管理实施原则的专家共识[J].中华麻醉学杂志,2017,37:15 – 23.

［13］马艳辉,王天龙.术后镇痛方案的专家共识［J］.中华麻醉学杂志,2017,37:24-28.

［14］陈思,徐仲煌.术后镇痛随访及管理方案的专家共识［J］.中华麻醉学杂志,2017,37:29-30.

［15］赵玉沛,李宁,杨尹默,等.中国加速康复外科围手术期管理专家共识(2016)［J］.中华外科杂志,2016,54(6):413-418.

［16］陈凛,陈亚进,董海龙,等.加速康复外科中国专家共识及路径管理指南(2018版)［J］.中国实用外科杂志,2018,38(1):1-17.

［17］姜辉,祝胜美,李剑,等.急性疼痛管理小组对提高患者术后自控镇痛质量的影响［J］.中国现代医生,2015,53(3):120-123.

［18］阮祥才,佘守章,许立新,等.急性疼痛治疗规范化管理的十年经验［J］.中国疼痛医学杂志,2006,12(2):69-71.

［19］Palmer P P,Miller R D. Current and Developing Methods of Patient - Controlled Analgesia［J］. Anesthesiology Clinics,2010,28(4):587-599.

［20］卢钧雄,刘瑜,王若伦.外科药师在肝胆外科术后急性疼痛管理中的作用及工作实践［J］.中国医院药学杂志,2019,39(20):2099-2102+2106.

第五章 | 围手术期营养管理

围手术期营养支持疗法（简称营养支持）指围手术期患者在饮食摄入不足或不能摄入的情况下，通过肠内或肠外途径进行补充或提供全面、充足的机体所需各种营养素，以达到预防和纠正患者营养不良、增强患者对手术创伤的耐受力和促进早日康复的目的。

医学营养疗法（medical nutrition therapy，MNT）从给予方式上分为口服营养补充（oral nutritional supplement，ONS）、肠内营养（enteral nutrition，EN）和肠外营养（parenteral nutrition，PN），其中 EN 和 PN 被称为人工营养。根据 2019 年我国科学技术名词审定委员会公布的《肠外肠内营养学名词》规范和 2017 年欧洲临床营养与代谢学会（ESPEN）临床营养定义与名词指南，肠内营养即管饲（tube feeding，TF）。

第一节 患者代谢改变及营养管理的重要性

外科患者是营养不良的高发人群，尤其是老年、恶性肿瘤、胃肠道疾病、神经系统疾病患者的发病率更高。围手术期因手术和损伤迅速促发机体的一系列应激反应，其中最重要的是应激激素和细胞因子的释放。机体承受的应激越强，其引发的分解代谢越显著。所有应激反应及此后代谢状态的核心是胰岛素的正常合成作用丧失，如胰岛素抵抗。

过度的分解代谢通常对机体无益，且分解代谢状态所伴有的肌肉组织持续分解和能量储存丢失，使患者的术后康复时间延长。因此，术后快速康复的关键是减少分解代谢，使患者尽快恢复代谢平衡。这一过程的关键是维持能量和蛋白质平衡，所以营养是围手术期快速康复的重点之一。

快速康复外科（ERAS）是指以循证医学为基础，优化围手术期管理，减少创伤应激和并发症，缩短住院时间，加速患者的康复。ERAS 贯穿于住院前、手术前、手术中、手术后、出院后的完整诊疗过程，是一系列有效措施的组合而产生的协同结果，其核心机制之一是肠功能的快速恢复。ERAS 围手术期营养管理需围绕减轻手术应激反应、缓解术后肠麻痹开展。

第二节 营养支持的历史与发展

营养支持与抗菌药物的应用、输血技术、重症监护、麻醉技术、免疫调控及体外循环被列入 20 世纪医学最伟大的成就。在 20 世纪 70 年代以前，当胃肠道功能有障碍时，由于没有有效的方法提供必需的营养，患者常常在富裕中饥饿。1968 年由 Dudrick 等人提出的静脉营养疗法解决了这一难题。当时营养支持的金标准是"当患者需要营养支持时，首选静脉营养"。然而，经过一段时间的临床应用后，静脉营养的不足之处便显现出来，主要是易发生导管相关性感染和长期应用导致的肝脏损伤。因此，20 世纪 80 年代，营养支持的金标准变更为"当患者需要营养支持时，首选外周静脉营养"。

静脉营养疗法的临床应用在应激较轻的创伤、感染患者中取得了有效的成果。但是，应激严重、分解代谢明显的危重患者的营养问题仍未能得到解决。20世纪 80 年代，就危重患者的营养支持这一难点开展了较多研究，其中在针对烧伤患者的研究中发现烧伤创面尚无细菌感染时，血液中已有细菌存在，且为肠道细菌，称之为"肠源性感染"。因此人们认识到，肠有屏障功能，在胃肠道功能发生障碍时，细菌可能发生易位。这一发现使人们对肠道功能的认识有了一个很大的转变，不再认为肠道仅有消化、吸收营养的功能，还具有屏障、免疫及内分泌功能，并且在危重患者中免疫与屏障功能更为重要。肠黏膜细胞的生长、增殖需与肠内食糜直接接触。这一生理特性要求及早应用肠内营养，而肠外营养不能达到这一目的。20 世纪 90 年代，营养支持的金标准改为"当肠道有功能且能安全使用时，使用它"。这一选择标准的改变，使营养支持成为危重患者治疗的重要措施。肠内营养在危重患者中使用的重点是维护肠屏障功能，减少肠内细菌与内毒素的易位，对营养的供给则处于其次的位置。

随着进一步的临床实践，肠内营养的优点得到了充分的认识，然而其也存在不足之处。在重症患者存在胃肠道功能障碍时，虽然肠内营养能提供部分营养，但很难达到目标需求量。在能量不足的情况下，各种并发症的发生率都将增加。因此，当前营养支持的选择标准是"采用全营养支持，首选肠内营养，必要时肠内与肠外营养联合应用"，较完善地解决了营养支持存在的问题。

临床营养疗法已逐步进入到临床各个专科，成为治疗措施的一部分。营养支持的理论基础、制剂种类和用药方案等都在不断的研究与改进。药师在临床工作中应熟知基础营养代谢原理、活用国内外指南、与其他医护人员积极沟通，为患者提供个体化的营养管理。

第三节　营养管理模式

临床营养疗法经过数十年的发展，早已成为当代医学治疗的常规，临床工作中逐渐认识到营养支持的概念不仅限于满足热量的需要，而是涉及具体患者营养支持的途径与方法、各种营养素需要量的确定、代谢监测、药理和免疫调节作用、特殊患者营养及营养与治疗的结合等。如此广泛而复杂的工作仅靠临床医师个人来承担，往往不能很好地满足对患者的救治需要，而应由医院相关专业的医护人员共同参与，这就是临床营养支持团队（nutritional support team，NST）。一个正规而标准的 NST 应该是多学科的，主要由医师、营养师、药师和护士组成。

在 NST 中，药师的职责包括：①制订全肠外营养液配制操作规范，保证全肠外营养液的安全性和稳定性；②参与营养风险筛查，营养状况评估以及肠外营养配方过程；③就与药物相关的问题提供咨询；④参与建立和形成具有高效益 – 低成本的营养支持配方；⑤协助医师监护患者的营养状况和生化指标等，及时调整营养液的配方。

第四节　营 养 管 理

围手术期营养支持的目的是改善患者的营养状况，提高其对手术创伤的耐受性，减少或避免术后并发症和降低死亡率。目前国内外指南推荐的规范化营养支持步骤包括营养筛查、营养评定、营养干预及监测。对于存在营养风险的患者，应及时制订营养支持计划，具体包括营养咨询、膳食指导、ONS、EN 和 PN 等多种形式。

一、营养筛查

营养筛查包括营养风险筛查和营养不良风险的筛查，是营养支持疗法的第一步。营养筛查需要选择合适的筛查工具，不同筛查工具所得出的"风险"不同。目前很多指南推荐的首选筛查工具是营养风险筛查 2002（NRS 2002），它同时考虑了营养状态的改变和疾病的严重程度。NRS 2002 得出的"营养风险"是指因营养有关因素对患者临床结局（如感染相关并发症、理想和实际住院日、质量调整生命年、生存期等）产生不利影响的风险，不是指发生营养不良的风险。

NRS 2002 具有循证医学基础，并且在回顾性和前瞻性临床研究中得到验证，适用于 18～90 岁住院患者（包括肿瘤患者），住院超过 24 小时，不推荐用于未成年人。目前有文章报道 NRS 2002 应用于大于 90 岁患者、门诊患者及养老机构的老人，但仍需要进一步的验证性研究。

NRS 2002 量表包括 3 部分，即营养状态受损评分、疾病严重程度评分和年龄评分。前 2 部分包括了 1~3 分 3 个评分等级，根据评分标准取最高分。最终得分为 3 项的总和，最高 7 分。如果评分≥3 分，即认为有营养风险。见表 3-5-1。

表 3-5-1　营养风险筛查 2002

评　　分	内　　容
A. 营养状态受损评分（取最高分）	
1 分（任一项）	近 3 个月体质量下降 >5%
	近 1 周内进食量减少 >25%
2 分（任一项）	近 2 个月体质量下降 >5%
	近 1 周内进食量减少 >50%
3 分（任一项）	近 1 个月体质量下降 >5%
	近 1 周内进食量减少 >75%
	体重指数（BMI）<18.5kg/m² 及一般情况差
B. 疾病严重程度评分（取最高分）	
1 分（任一项）	一般恶性肿瘤、髋部骨折、长期血液透析、糖尿病、慢性疾病（如肝硬化、慢性阻塞性肺疾病）
2 分（任一项）	血液恶性肿瘤、重症肺炎、腹部大型手术、卒中
3 分（任一项）	重症颅脑损伤、骨髓移植、重症监护、急性生理与慢性健康评分（APACHE Ⅱ）>10 分
C. 年龄评分	
1 分	年龄≥70 岁

注：营养风险筛查评分：A + B + C；如果患者的评分≥3 分，则提示患者存在营养风险。

2018 年美国快速康复学会和围手术期质量倡议工作组在其发布的 ERAS 系列专家共识中，提出了一种专用于围手术期的营养筛查工具（PONS）。该工具参考了 NRS 2002 中的相关指标和变量，且更加简便（图 3-5-1），但其使用效能仍有待临床研究的验证。

二、营养评定

营养评定是对有营养风险的住院患者进一步了解其营养状况的过程，包括基本评定和营养不良评定两个部分。基本评定内容包括营养相关病史、膳食调查、体格检查、实验室检查（肝功能、肾功能、血糖、血脂、电解质、酸碱平衡等），是制定营养诊断与治疗计划、开具营养处方及实施监测的必要内容。其他营养不良评定工具，如主观全面评定（subjective global assessment，SGA）、患者参与的主观全面评定（PG-SGA）等，国内外不同指南共识的推荐意见尚未达成一致。

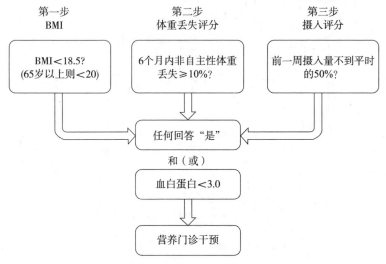

图 3-5-1　围手术期营养筛查 PONS

（PONS 评分用于术前营养复查）

三、营养不良的诊断

营养不良又称营养不足，是指由于摄入不足或利用障碍引起能量或营养素缺乏的状态，进而导致人体组成改变，生理和精神功能下降，有可能导致不良结局。

2019 年全球（营养）领导人发起的营养不良（GLIM）诊断标准共识发布，GLIM 诊断标准取代主观评定工具（如 SGA、PG-SGA）用于营养评定及诊断，将营养不良评定（诊断）明确分为"营养筛查"和"诊断评定"两个步骤，见图 3-5-2。

第一步营养筛查特别强调应用经过临床有效性验证的营养筛查工具对患者进行营养筛查。第二步进行营养不良评定（诊断）和分级，要对营养不良作出评定（诊断）至少需要符合 1 项表现型指标（包括非自主性体重丢失、低体重指数、肌肉量降低）和 1 项病因型指标（包括降低的食物摄入或吸收、疾病负担/炎症）；要对营养不良进行分级则需要进一步利用 3 个表现型指标对营养不良严重程度进行等级划分。GLIM 诊断标准的发布促进了营养不良评定（诊断）的全球传播。

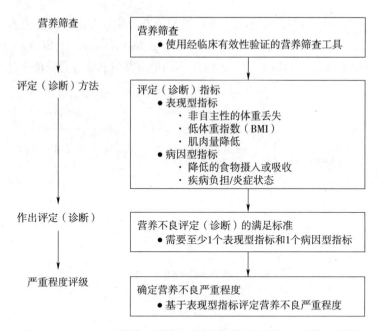

图 3 - 5 - 2　GLIM 评定（诊断）标准营养不良评定（诊断）步骤

四、营养支持的适应证和禁忌证

在临床营养实践中，营养支持的适应证并非一成不变的，需根据患者是否能从营养支持中获益来决定营养支持的适应证。营养支持的临床获益主要包括症状的改善、生活质量的提高、并发症和死亡率的降低、疾病的加速康复，此外，还有一些功能性的变化（如提高肌肉力量和改善疲劳、加速创伤愈合速度、增强机体抗感染相关的免疫功能等）和机体重量或组成的改善（如增加肌肉组织等）。大量证据表明，营养不良特别是严重营养不良的患者可从合理的营养支持中获益，而边缘性营养不良或高危人群的营养支持指征仍存在争议。

总的来说，只要患者的胃肠道具有吸收所提供营养物质的能力，且胃肠道能耐受肠内营养制剂，原则上，在患者因原发疾病或因治疗需要不能或不愿自然饮食、或摄食量不足总能量需求的 1/2 时均可考虑开始 EN 支持。与 PN 相比，EN 是一种较为简便、安全的营养支持治疗方式。

当患者需要营养支持，但又不能或不宜接受 EN，即为 PN 的适应证。此外，临床上许多患者虽然能够接受 EN，但由于疾病等原因，无法通过 EN 满足机体的能量和蛋白质目标需要量，需要补充或联合 PN。美国肠外肠内营养学会（ASPEN）根据疗效显著程度将全肠外营养支持治疗分为有显著疗效的强适应证、对治疗有益的中适应证、疗效不确定的弱适应证和禁忌证。

五、营养支持方式和时机

营养不良及有营养风险的患者应进行围手术期营养支持。营养支持方式主要包括 ONS、EN 和 PN。ONS 是当膳食提供的能量、蛋白质等营养素在目标需求量的 50% ~ 75% 时,应用肠内营养制剂或特殊医学用途配方食品进行口服补充的一种营养支持方法。通常每日提供 300 ~ 900kcal 能量,提供方式包括餐间补充或小口啜饮。EN 是通过胃肠道途径为人体提供代谢所需营养素的营养支持方法,与 PN 相比具有符合生理状态、维护肠屏障功能、减少代谢并发症、改善临床结局、节约医疗费用等优点,但不能替代 PN。PN 又称静脉营养(intravenous nutrition,IVN),是指通过胃肠外(静脉)途径为人体代谢需要提供基本营养素的营养支持疗法。当患者需要的基本营养素均经静脉途径输入、不经胃肠道摄入时,称为全肠外营养(total parenteral nutrition,TPN)。当肠内营养无法满足能量的目标需求量时,通过静脉途径补充所需营养素,称为补充性肠外营养(supplementary parenteral nutrition,SPN),又称部分肠外营养(partial parenteral nutrition,PPN)。

2017 年 ESPEN 外科临床营养指南推荐,如果预计患者围手术期不能进食超过 5 天,或预计不能维持推荐摄入量的 50% 以上超过 7 天,应立即开始营养支持,首选 ONS 或 EN。若 ONS 和 EN 仍不能满足摄入能量(不足 50% 的热量需求)和营养物质的需求超过 7 天时,应采用 EN 联合 SPN。当患者需行营养支持,但存在肠梗阻等 EN 禁忌证时,应尽早实施 TPN。

然而,需要注意的是,营养筛查、营养评定和营养干预都不是急症处理措施。血流动力学不稳定,特别是低血压会导致消化系统灌注异常,导致亚临床缺血及再灌注损伤,影响肠内外营养素的吸收与代谢。因此,应在患者生命体征平稳后,在血糖,水、电解质、酸碱平衡等基本正常的前提下开展。对于术后应用血管活性药物可以维持血流动力学稳定的患者,早期营养干预(入院 24 ~ 48 小时)仍存在争论,需辨证进行。

六、营养支持的目标量

能量摄入量是影响营养疗效和临床结局的重要因素。手术患者每天能量摄入量应尽可能接近机体能量消耗值,以保持能量平衡。围手术期患者能量目标需要量首选间接测热法实际测量,无法测定时可采用体重公式计算法,即 25 ~ 30kcal/(kg·d)。

足量的蛋白质供给对患者的预后十分重要,2018 年美国 ERAS 工作组的围手术期营养共识进一步强调了蛋白质补充的重要性,推荐术前至少给予蛋白质 1.2 ~ 2.0g/(kg·d),术后给予蛋白质 1.5 ~ 2.0g/(kg·d)。

围手术期患者水、电解质和微量营养素（包括维生素和微量元素）的供给量主要参考正常人体的推荐摄入量，同时应考虑患者的其他病理生理情况进行调整。

七、术前营养支持

根据 2017 年 ESPEN 外科临床营养指南推荐，有高营养风险的患者均应在大手术之前接受营养支持，必要时延迟手术。当患者术前正常饮食不能满足自身能量需求时，不论其营养状态如何，均应鼓励其进行 ONS。所有存在营养不良的肿瘤患者和高风险（有肌少症的老年患者是高风险人群）的腹部大手术患者均应在术前给予 ONS，可首选免疫调节型 ONS（含精氨酸、$\omega-3$ 脂肪酸、核苷酸），术前连续使用 5～7 天。术前 ONS 或 EN 可在入院前实施，以缩短住院时间、降低院内感染发生率。术前 PN 仅适用于有营养不良或存在高营养风险、且 EN 不能满足能量需求的患者，建议术前使用 7～14 天。

随着 ERAS 在不同专业领域广泛开展，术前准备也明显有别于传统外科。2017 年 ESPEN 外科营养指南推荐缩短术前禁食和禁水时间并适量给予碳水化合物，这些措施已被证实可以调节代谢、减轻胰岛素抵抗、缓解患者焦虑情绪，并具有改善临床结局的可能。措施主要包括术前禁食 6 小时，术前 2 小时可进清流质饮食，及术前 2～3 小时可进食 50～100g 碳水化合物饮料，要求在 5～10 分钟内服用，以达到刺激胰岛素分泌的作用。上述措施在临床实践中的认可和落实仍存在问题，各专科医师对 ERAS 理念的理解和达成共识是关键。

八、术后营养支持

手术创伤会导致术后早期胰岛素抵抗，导致营养物质利用障碍，同时机体分解代谢增加，产生约 1400kcal/d 的内生热。因此，对于术前营养状态良好的患者，术后 3 天内并不强调营养达标，目标导向型的液体治疗及经口给予清流质饮食或流质饮食可满足患者需求、稳定内环境；术后 4～7 天，可逐步恢复至接近需求量的正常饮食或饮食联合 ONS。对于术前存在高营养风险或营养不良患者，术后尽早（术后 24 小时内）启动 EN，而术后 4 天可根据营养达标情况选择是否开始 PN。

预计术后 7 天不能经口进食或经口摄入不足的患者应尽早开始人工营养，首选 EN（TF）。尤其是接受头颈部或胃肠道大手术的肿瘤患者、严重创伤（包括脑损伤）的患者和手术时有明显营养不良的患者。大多数患者使用标准整蛋白配方即可，自制匀浆膳食容易结块、堵塞管道且有发生感染的风险，通常不推荐使用。所有有 TF 适应证的接受上消化道和胰腺大手术的患者（尤其是有营养不良的患者）均应考虑放置鼻空肠管（NJ）或穿刺空肠造口（NCJ）。TF 开始时应予低流速（如 10～20ml/h），根据患者个体肠道耐受情况逐渐增加流速。达到目标摄入量的时间因人而异，可能需要 5 ~ 7 天。若需要长期 TF（ > 4 周），如严重头部损伤，建议行经皮置管（如经皮内镜下胃造口术）。

目前规范化的术后营养支持强调首选 EN，尤其是 ONS，但仍不能忽视 PN 的重要作用。临床研究并未发现术后 EN 和 PN 在结局指标上的差异，而 PN 在提供营养素的速度和剂量准确性方面更具优势。因此，虽然术后 PN 不作为首选但当术后出现经口或 TF 不耐受、无法满足营养素需求以及术后并发症（如胃排空障碍、麻痹性肠梗阻等）影响胃肠道功能而无法进行经胃肠道途径营养时，需选择 SPN 或 TPN。合理的 EN 联合 PN 是目前外科临床实践中营养支持的选择。

九、药理营养素的围手术期应用

药理营养素也称为免疫营养素，在围手术期应用上一直存在争议，相关的研究也常出现相互矛盾的结果，但多数研究支持术前应用免疫营养素，尤其是以 EN 形式补充。2017 年 ESPEN 外科临床营养指南推荐，接受大型肿瘤手术的营养不良患者应在围手术期或至少在术后给予富含免疫营养素（精氨酸、ω – 3 脂肪酸、核糖核苷酸）的特定配方；对于肠内喂养不足而需要 PN 的患者，可考虑在术后 PN 中加入 ω – 3 脂肪酸和谷氨酰胺。值得注意的是，无论是 EN 还是 PN，均应避免谷氨酰胺用于存在严重肝、肾功能不全和血流动力学不稳定的不易复苏的休克患者。

十、营养支持途径

（一）肠内管道喂养

适宜的喂养途径是保证 EN 安全有效实施的重要前提。EN 的管道喂养途径包括鼻胃（十二指肠）管、鼻空肠管、胃造口、空肠造口等。喂养途径的选择取决于喂养时间长短、患者疾病情况、精神状态及胃肠道功能等。

（1）鼻胃管途径　适用于胃肠道完整，不能主动经口摄食或经口摄食不足，代谢需要增加的短期应用，口咽、食管疾病而不能进食，精神障碍或昏迷的患者，早产儿、低出生体重儿等。当存在严重胃肠道功能障碍，胃排空障碍，食管炎、食管狭窄或严重反复呕吐、胃反流时应选择其他途径。鼻胃管途径的常见并发症有鼻、咽及食管损伤，反流和吸入性肺炎。

（2）鼻空肠管途径　适用于需短期营养但有高吸入风险者（如昏迷患者、老年人、婴幼儿等）、胃动力障碍的患者和急性胰腺炎的 EN 支持等。当存在远端肠道梗阻、小肠吸收不良或运动障碍时应选择其他途径。鼻空肠管途径的常见并发症有导管移位、倾倒综合征、腹泻、腹胀和肠痉挛。

（3）胃造口途径　适用于需长期 EN、食管闭锁、狭窄、癌肿，意识障碍、昏迷患者和肺部并发症危险性大而不能耐受经鼻置管的患者。当存在原发性胃病，胃、十二指肠排空障碍或咽反射障碍，严重反流时应选择其他途径。胃造口途径的常见并发症有反流、吸入性肺炎、造口出血、造口旁皮肤感染、导管堵塞、导管脱落和胃内容物漏出。

（4）空肠造口途径　适用于需长期 EN、高吸入风险、胃动力障碍、急性胰腺炎、多发性创伤、重大复杂手术后和发生胰瘘、胆瘘或胃肠吻合口瘘的患者。当存在机械性或麻痹性肠梗阻、广泛肠粘连、消化道出血、放射性肠炎急性期、严重炎性肠道疾病、大量腹水时应选择其他途径。空肠造口途径的常见并发症有导管堵塞、导管脱落、导管拔除困难、造口出血、造口旁皮肤感染、肠液外漏、倾倒综合征、腹泻、腹胀和肠痉挛。

（二）肠内营养的输注

肠内营养的输注有一次性投给、间歇性重力滴注和连续性经泵输注三种方式，具体输注方式的选择取决于营养液的性质、喂养管的类型与大小、管端的位置和营养物质需要量。

一次性投给是将配好的 EN 制剂借注射器缓慢注入喂养管内，每次约 200ml，每日 6～8 次。该输注方式常引起腹胀、腹泻、恶心、呕吐等，故目前临床多用于胃造瘘需长期家庭 EN 的患者。间歇性重力滴注指将配好的营养液置于输液瓶或塑料袋中，经输液管与喂养管连接，借重力将营养液缓慢滴入胃肠道内，每次 250～400ml，每日 4～6 次，是临床常用的输注方式，如果患者出现腹胀、恶心等胃肠道排空延迟症状，可减慢输注速率。连续性经泵输注与间歇性重力输注的装置相同，将一段输液管嵌入输液泵槽内，应用输液泵连续 12～24 小时均匀持续输注。这种方法适用于十二指肠或空肠近端喂养患者，患者耐受性好。

一般情况下，EN 输注以连续滴注为佳，在 EN 刚开始的 1～3 天，要让肠道逐步适应，采用低浓度、低剂量、低速度，随后再逐渐增加营养液浓度、滴注速度和投给剂量。一般第 1 日用 1/4 总需要量，营养液浓度可稀释一倍，如患者耐受良好，第 2 日可增加至 1/2 总需要量，第 3、4 日增加至全量。EN 的输注速度开始宜慢，一般为 25～50ml/h，随后每 12～24 小时增加 25ml/h，最大速率为 125～150ml/h，如患者不耐受宜及时减慢输注速度或停止输注。此外，在输注过程中应注意保持营养液的温度。

（三）肠外营养混合液的配制

肠外营养混合液应在医疗机构的静脉药物配制中心（PIVAS）集中配制，配制区域和成品复核间的温度应控制在 20～25℃，湿度在 50%～70%。超净工作台（又称层流空气洁净台）是肠外营养液的配制场所，配制过程应严格按照无菌操作技术进行，保证营养液安全无菌；严格执行核对制度，保证营养液准确无误；严格掌握药物的相容性和理化性质，保证营养液性质稳定。

配制操作时应注意正确的混合原则与混合顺序，如钙剂和磷酸盐分别加入不同的溶液内稀释，以免发生磷酸钙沉淀；氨基酸和葡萄糖混合后检查有无沉淀和变色，确认无沉淀和变色才可加入脂肪乳。推荐的具体操作步骤为：①将高渗葡萄糖或高渗盐水、电解质（除磷酸盐外）、胰岛素（胰岛素最好单独使用）加入葡萄糖中；②将磷酸盐加入氨基酸中；③将微量元素加入另一瓶/袋氨基酸中；④将水溶性维生素和脂溶性维生素混合加入脂肪乳中；⑤将加了成分的氨基酸、葡萄糖，分别加入或经过过滤输注管滤入营养袋内，在滤入混合过程中轻轻摇动，肉眼检查袋中有无沉淀和变色等现象；⑥确认无沉淀和变色后，将加了维生素的脂肪乳滤入营养袋内；⑦应不间断一次性完成混合、充袋，并不断轻摇营养袋，使之混合均匀，充袋完毕时尽量挤出袋中存留的空气；⑧贴上营养液输液标签（注明科别、病区、床号、姓名、营养液的处方组分等基本信息）。

配制完成后需肉眼检查混合液有无分层或颜色、沉淀等变化，并再次复核药物、配制处方和标签。若有分层、颜色变化、沉淀析出，应停止使用。

（四）肠外营养液的输注

肠外营养液经静脉给予，输注可分为外周静脉置管（peripheral venous catheter，PVC）和中心静脉置管（central venous catheter，CVC）两种途径。临床上选择PN输注途径时需考虑全营养混合液的渗透压、预计的输注时间、既往静脉置管病史、拟穿刺部位血管解剖条件、患者凝血功能、合并疾病情况、是否存在病理性体位、护理人员的导管维护技能及患者对静脉置管的主观感受和知情同意等。

外周静脉即浅表静脉，通常指上肢静脉，成人下肢静脉血栓静脉炎风险高，故不适合PN。中心静脉置管又分为经外周静脉穿刺的中心静脉导管（peripherally inserted central catheter，PICC）、经皮直接穿刺中心静脉置管（暂时性中心静脉置管）和输液港（永久性中心静脉导管）等。若单纯以PN输注为目的，通常不采用输液港。常用的中心静脉通路是锁骨下静脉和颈内静脉，股静脉发生血栓栓塞和感染并发症风险高，一般不推荐用于PN。

通过PVC给予肠外营养具有静脉入路容易、护理方便、不存在中心静脉置管风险和较为经济等优点。但高渗营养液易引起血栓性静脉炎，PN超过14天者，通常应行CVC。外周肠外营养适用于接受较低渗透浓度（通常建议≤900mOsm/L）营养液的短期治疗。PN中各组分的总渗透压除以总液体量即为渗透浓度，各组分渗透压的估算见表3-5-2。

表 3 - 5 - 2 肠外营养液各组分渗透压的估算

PN 组分	渗透压
葡萄糖	5mOsm/g
氨基酸	10mOsm/g
脂肪	1.3 ~ 1.5mOsm/g
电解质	1mOsm/mEq
甘油磷酸钠注射液	2.76mOsm/ml
多种微量元素注射液	1.9mOsm/ml

十一、营养支持的并发症

(一) 肠内营养的并发症

肠内营养是一种简便、安全、有效的营养支持方式，但如果使用不当，也会发生一些并发症。临床上常见的 EN 并发症主要有胃肠道并发症、代谢并发症、机械性并发症和感染并发症。此外，长期饥饿或严重营养不良者在重新摄入营养物质时可能出现以严重低磷血症为主要病理生理学特征的电解质紊乱及由此产生的一系列症状，即再喂养综合征（refeeding syndrome，RFS）。

胃肠道并发症是 EN 中最常见的并发症，也是影响 EN 实施的主要因素，主要表现为腹胀、腹泻、肠痉挛、恶心、呕吐、便秘等。其原因与防治原则见表 3 - 5 - 3。当患者出现肠痉挛时，应首先鉴别是否存在机械性或麻痹性肠梗塞，如果存在应及时停止 EN，否则按腹胀处理。

表 3 - 5 - 3 肠内营养胃肠道并发症的原因与防治原则

胃肠道并发症	原 因	防治原则
腹胀、腹泻（与管饲有关）	膳食纤维摄入不足	选用含膳食纤维配方
	高渗配方	选用等渗配方或调至等渗
	冷的配方	将配方稍加温
	快速输注	从小剂量、低浓度开始，根据耐受慢慢加量
	微生物感染	规范操作
	胃排空迅速	延缓胃排空
	糖类吸收不良	选用水解程度高的配方
	不耐受乳糖	选用不含乳糖的配方
	脂肪吸收不良	选用低脂配方

续表

胃肠道并发症	原　因	防　治　原　则
腹胀、腹泻（与管饲无关）	同时进行药物治疗，如抗菌药物引起的菌群失调	停用相关药物
	低蛋白血症引起肠黏膜萎缩	静脉补充白蛋白纠正低蛋白血症，同时 EN 从小剂量、低浓度开始
	胃肠道功能障碍的其他疾病，如短肠综合征、胰腺炎等	必要时补充胰酶；改用要素型制剂；加用补充性肠外营养
恶心、呕吐	胃潴留	抬高床头，加用胃动力药，改变喂养途径
	快速输注高渗配方	选用等渗配方或调至等渗
	配方的气味	选用整蛋白配方
	配方脂肪含量过高	选用低脂配方
	不耐受乳糖	选用不含乳糖的配方
便秘	脱水	注意出入量平衡
	膳食纤维摄入不足	选用富含膳食纤维的 EN 制剂
	长期卧床	鼓励患者适当活动

代谢并发症与营养制剂的质量、管理、监护等相关，主要包括水、电解质及酸碱代谢异常，糖代谢异常，微量元素异常，维生素及必需脂肪酸缺乏，肝功能异常。机械性并发症与喂养管的质地、粗细以及置管方法及部位有关，主要包括鼻、咽及食管损伤，喂养管堵塞，喂养管拔除困难，造口并发症等。感染并发症主要包括营养液的误吸和污染两方面。

（二）肠外营养的并发症

肠外营养的并发症主要分为与输液成分有关的代谢性并发症和与输注途径有关的导管相关并发症。

肠外营养中各组分供给不足或过量，均会引起代谢性问题，见表 3 - 5 - 4。在临床实践中，准确评估每位患者的营养素需求是非常困难的，因此，必须积极营养监测，根据患者的代谢需求调整营养方案。

表 3 - 5 - 4　肠外营养的常见代谢紊乱及其防治原则

营养组分	代 谢 紊 乱	防 治 原 则
葡萄糖	低血糖或高血糖	葡萄糖输注速度 ≤4 ~ 5mg/（kg·min）；血糖监测，必要时使用胰岛素，避免低血糖
脂肪	必需脂肪酸缺乏	至少每周补充 100g 大豆油 LCT（其他种类脂肪乳剂应根据必需脂肪酸含量调整需要量）

续表

营养组分	代谢紊乱	防治原则
	高甘油三酯血症	输毕8小时后抽血查血甘油三酯水平，当血甘油三酯 > 参考值范围上限1.5倍或 >4.52mmol/L时，脂肪乳应减量或停用
	脂肪超载综合征	一旦发生立即停用，并对症处理
氨基酸	氮质血症	减量并控制输注速度；评估患者是否存在脱水、肾功能不全或处于分解代谢状态
电解质	电解质紊乱	血电解质水平监测，调整供给
维生素	维生素缺乏	症状监测，足量补充
微量元素	微量元素缺乏	症状监测，足量补充

机体营养物质代谢紊乱可能导致一些临床急症或进一步发展为脏器功能损害，包括 RFS、脂肪超载综合征、肠外营养相关性肝脏疾病（parenteral nutrition - associated liver disease，PNALD）、胆汁淤积、代谢性骨病、肠源性感染等。临床实践过程中必须密切监护，及时调整营养液配方，优化周期性营养方案。

导管相关并发症常发生在中心静脉置管过程中，也有少数是长期应用、导管护理不当或拔管操作所致，受通路种类、操作经验、治疗持续时间、管路护理质量和患者的基础疾病状态等因素影响。分为机械性并发症、感染并发症和血栓栓塞并发症。其中，导管相关血流感染是导致营养支持患者死亡的主要原因。

十二、营养支持的药学监护

临床药师应每日评估所在病区患者的吞咽功能、胃肠道功能及摄入情况，对患者进行营养风险筛查，对存在营养风险或确诊营养不良的患者进行药学问诊与查房。问诊前需详细了解患者的一般情况（包括病史、伴发疾病、相关实验室检查指标和辅助检查结果、用药情况及其他治疗措施等），问诊内容主要是对患者目前病情的相关补充（包括营养状况、用药情况、过敏史与生活饮食习惯等）。当患者存在营养风险，且具备营养支持指征时，临床药师可向主管医师提出或协助制订营养支持方案。

开始营养支持后，临床药师应每日监护患者病情变化，密切监护患者的生命体征、出入量；定期监护体重、相关营养指标（包括定期的营养状况评定、体重及肌肉系数变化和营养指标如白蛋白、前白蛋白、转铁蛋白、视黄醇结合蛋白等的测定）和其他生化指标（主要包括肝、肾功能，电解质，血糖，血脂和血常规等）的动态变化；监护患者是否发生胃肠道并发症、代谢并发症或其他相关并发症。相关指标的监护见表3-5-5。此外，还应监护营养与药物间的相互作用，尤其是经喂养管道给予药物或营养液与药物经 Y 型管同时输注时。

表 3 – 5 – 5　营养支持的监护指标

标　　本	监测项目	病情不稳定	病情稳定
血液	常规	2 次/周	1 次/周
	血糖	1~2 次/天	1~2 次/周
	钠、钾、氯	1~2 次/天	1~2 次/周
	钙、镁、磷	2~3 次/周	1 次/周
	肾功能	1~2 次/周	1 次/周
	肝功能	1~2 次/周	1 次/周
	甘油三酯	1~2 次/周	1 次/周
	白蛋白	1 次/周	1 次/周
	前白蛋白	1 次/周	1 次/周
	C 反应蛋白	必要时	必要时
尿液	常规	必要时	必要时
引流液	电解质和含氮量	必要时	必要时

对于围手术期接受营养支持的患者，建议在住院期间定期重新评估营养状况，必要时调整营养支持方案。

第五节　营养支持的制剂特点

一、肠外营养制剂

在 PN 应用早期，曾使用多瓶输注（MB）系统，即氨基酸、葡萄糖和脂肪乳同时平行输注或序贯串输，电解质、维生素和微量元素分别加入不同瓶中，同时或在不同时间输注。这种方法常发生误差，导致高血糖及电解质紊乱，需要经常调控血糖和血电解质，营养素的利用也远不够理想。MB 系统的唯一优点是，对于病情变化快的患者能够灵活调整 PN 配方。

为了使 PN 的应用更方便，1972 年 Montpelier 等人提出了混合输注系统。PN 混合液有 2 种：葡萄糖、氨基酸、电解质、维生素、微量元素和水的混合液称为"二合一"系统，此时脂肪乳剂单独输注；将脂肪乳和葡萄糖、氨基酸、电解质、维生素、微量元素、水一起混合的称为全营养混合液（total nutrient admixture, TNA），也称"全合一"系统（AIO）。PN 混合液一般在医疗机构的静脉配制中心配制，也称自配型肠外营养袋，其优点在于：方便输注、节约时间、降低感染率、降低费用；多种营养素协同利用，减少代谢性并发症的发生率，如高血糖、电解质紊乱等，进而减低监测费用；添加脂肪乳剂降低渗透压，减少静脉刺激。营养混合液的唯一缺点是无法从已配制好的营养袋中去除已加入的物质。

随着医药工业的发展，为适应临床需求和方便使用，医药厂家开发了即用型预混式多腔袋（MCB）形式的商品化肠外营养"三腔袋（three-chambered bag，TCB）"或"双腔袋（dual-chambered bag，DCB）"产品。MCB带有分隔腔结构，可以延长营养液的保存期限，每个腔内含不同营养组分，输注前挤压营养袋，使腔间间隔条分离，各组分即相互混合，其内含有人体代谢所需的基本营养素，且配比相对标准化。TCB含葡萄糖、氨基酸和脂肪乳；DCB仅含葡萄糖和氨基酸，以适应部分特殊情况下对不同脂肪乳的需求，同时更好地保证脂肪乳的稳定性；MCB中大多含有电解质，但考虑到稳定性问题，均不含维生素和微量元素，常需额外添加。

总体而言，肠外营养的规范化应用提倡TNA。其中，自配型肠外营养主要用于病情特殊或多变的、需要营养干预的患者，MCB主要用于病情稳定的营养不良或高风险患者。

（一）脂肪乳

脂质是人体重要的能量底物和主要能量储备。静脉用脂肪乳主要是以小肠乳糜微粒为模型发展而成，即为用乳化剂和机械力将微小的油滴均匀分散在水相中构成的两相体系，其粒径一般控制在 $0.4 \sim 1\mu m$。人肺部微血管直径约为 $5\mu m$，如果油滴粒径超过 $5\mu m$，肺栓塞风险增加，还可能被内皮系统的免疫细胞吞噬，导致氧化反应和组织损伤。脂肪乳一般选用卵磷脂作为乳化剂，由于磷脂分子的电离和吸附作用，油水界面上带有一定量负电荷，由于静电吸引，负电荷层外又吸引了一层正离子，油水界面双电层间的电位差使油滴之间相互排斥，电位差越大，油滴越稳定。但是，将脂肪乳加入TNA后，多种因素可能影响其稳定性，导致油滴互相融合，粒径增大，这不仅阻碍了脂肪酸的有效利用，更可能发生严重不良反应并危及人体健康。

静脉用脂肪乳的主要成分是甘油三酯，其理化性质和代谢特性取决于脂肪酸的成分。根据碳链长度，脂肪酸可分为短链脂肪酸（<8个碳原子）、中链脂肪酸（8~10个碳原子）和长链脂肪酸（>10个碳原子）。根据双键数量，脂肪酸又可分为饱和脂肪酸（saturated fatty acid，SFA，无双键）、单不饱和脂肪酸（monounsaturated fatty acid，MUFA，有一个双键）和多不饱和脂肪酸（polyunsaturated fatty acid，PUFA，有至少两个双键）。脂肪酸的双键数量及第一个双键位置（ω-6、ω-3或ω-9）影响其生理作用，见表3-5-6。

表3-5-6 不同来源脂肪的结构与生理作用

脂 肪 来 源		脂肪酸类型	双 链 数 量	第一个双链位置	生 理 作 用
长链脂肪酸	大豆油	PUFA	≥2个	ω-6	代谢产物促进炎症反应
	鱼油	PUFA		ω-3	代谢产物抑制炎症反应
	橄榄油	MUFA	1个	ω-9	免疫干扰小
中链脂肪酸	椰子油	SFA	0个	—	—

目前市售的供临床使用的脂肪乳如下。

①大豆油长链脂肪乳（long chain triglyceride，LCT）：$C_{14\sim24}$，由100%大豆油组成，含少量甘油及卵磷脂。

②中/长链脂肪乳（medium and long chain triglyceride，MCT/LCT）：$C_{6\sim24}$ 或 $C_{8\sim24}$，由50%中链甘油三酯和50%大豆油组成，含少量甘油及卵磷脂，部分制剂含抗氧化剂维生素E。

③结构脂肪乳（structured triglyceride，STG）：$C_{6\sim24}$，由75%混合链甘油三酯和少量LCT、MCT组成，含少量甘油及卵磷脂。

④橄榄油长链脂肪乳：$C_{14\sim24}$，由80%橄榄油和20%大豆油组成，含少量甘油及卵磷脂。

⑤鱼油长链脂肪乳：$C_{12\sim24}$，由100%鱼油组成，含少量甘油、卵磷脂及抗氧化剂维生素E。

⑥多种油脂肪乳：由30%大豆油、30%中链甘油三酯、25%橄榄油和15%鱼油组成，含少量甘油及卵磷脂。

在选择输注脂肪乳时应综合考虑不同来源脂肪的组成，包括脂肪酸类型、各脂肪酸比例和抗氧化剂含量（PUFA对过氧化损伤很敏感）等。其中，大豆油LCT可提供丰富的必需脂肪酸（essential fatty acids，EFA），参与大量生物膜和生物活性物质代谢；主要来源于椰子油的MCT分子量小，水解迅速而完全，半衰期短，肠外给予时不在脂肪组织中储存，较少发生肝脏损伤，尤其适用于因肉毒碱转运酶缺乏或活性降低而不能利用LCT者，且MCT的生酮作用高于LCT。为保证EFA供给，减少MCT输注时的神经毒性，MCT常与LCT制成混合制剂，有物理混合（MCT和LCT按1:1重量比）的MCT/LCT和水解酯化（在同一甘油分子的3个碳链上随机结合不同的MCT和LCT）的STG两种。相比于物理混合的MCT/LCT，STG更符合机体的生理代谢特点。含橄榄油的LCT富含大量具有生物活性的α-生育酚，可减少脂质过氧化，安全性和耐受性良好。鱼油脂肪乳

富含长链 ω-3 脂肪酸,是一种重要的免疫营养素,由于 EFA 含量低,建议与其他脂肪乳联合使用。多种油脂肪乳将大豆油、MCT、橄榄油和鱼油按一定比例物理混合,既保证了必需脂肪酸的供给,又可以起到免疫调节的作用,具有广泛的应用前景。

通过 TNA 方式输注脂肪提供能量,不仅能预防 EFA 缺乏,还能减少葡萄糖摄入。但是,不同患者对不同脂肪乳的廓清能力存在差异,故其摄入量和输注速度应根据具体情况决定。脂肪乳的起始输注速度应尽可能慢,并通过监测血甘油三酯水平调整用量或输注速度。

(二) 氨基酸

氨基酸是蛋白质水解后的结构单位,其共同特征是具有一个酸性的羧基 (—COOH) 和一个碱性的氨基 (—NH$_2$) 共同连到一个碳原子上,分子其余部分随氨基酸的不同而不同。两性的氨基酸分子具有一定的缓冲作用,在 TNA 中对脂肪乳有一定的保护作用,但由于不同厂家不同制剂的氨基酸种类与含量不尽相同,其缓冲能力不能一概而论。

组成人体蛋白质的氨基酸有 20 种,其中 8 种为成人必需氨基酸 (essential amino acid,EAA),即异亮氨酸、亮氨酸、赖氨酸、蛋氨酸、苯丙氨酸、苏氨酸、色氨酸和缬氨酸。而在一些特定情况下某些氨基酸也是必需的,即条件必需氨基酸 (conditionally essential amino acid,CEAA),如处于生长发育的婴儿,组氨酸是必需的;酪氨酸对于早产儿、半胱氨酸对于早产儿及足月儿都是必需的;在肾病患者,酪氨酸是条件必需的;在肝病患者,半胱氨酸是条件必需的。

复方氨基酸制剂中氨基酸的配比模式常以人乳、全蛋及血浆游离氨基酸等为依据,各种氨基酸配比模式的优劣很难对比评估。临床常用的是平衡型氨基酸溶液,含 13~20 种氨基酸,包括所有 EAA;也有适用于婴幼儿、肝病、肾病等患者的特殊类型氨基酸溶液供临床使用,但其疗效是否优于标准的平衡型氨基酸尚缺乏足够的循证依据。实际上,复方氨基酸制剂的研制还在不断发展,最佳氨基酸组成还未确定,且限于制剂因素,目前的氨基酸制剂常缺乏足够量的 CEAA,因此在特定情况下,某些 CEAA 可以二肽形式单独添加。

谷氨酰胺是组成人体蛋白质的 20 种氨基酸之一,属于非必需氨基酸,在感染、炎症、代谢应激和营养不良状态下成为 CEAA。由于谷氨酰胺在水溶液和长时间保存时不稳定,并且溶解度很低,故静脉用药时将其制成二肽单独添加。近年来,谷氨酰胺也作为一种药理营养素用于多种疾病的治疗。

通过 TNA 方式输注氨基酸提供氮源,不仅能全面高效地补充 EAA,还能降低氨基酸溶液渗透压,提高耐受性。值得注意的是,有些氨基酸制剂中含有电解质，需计入 TNA 供给。

（三）葡萄糖

葡萄糖是机体最主要的能量底物，是 TNA 中唯一的碳水化合物。高温或久置条件下，葡萄糖分子中的羧基（—COOH）与氨基酸分子中的氨基（—NH$_2$）可能发生美拉德反应，使混合液变成褐色。此外，高渗的葡萄糖溶液可能使油滴间空隙消失，发生融合，影响 TNA 稳定性。

一般情况下，机体的葡萄糖代谢以有氧代谢为主，在组织缺氧和需要迅速增殖细胞的情况（如创伤、感染、生长）下，无氧代谢和磷酸戊糖途径增加。无氧代谢产生的乳酸可通过糖异生作用代谢成葡萄糖，磷酸戊糖途径能为机体提供重要的还原产物（NADPH）和核酸。因此，TNA 中的葡萄糖不仅能作为能量底物，还能参与机体生长、细胞再生、免疫细胞增殖和其他合成过程。

机体的所有细胞都能利用葡萄糖，部分细胞依赖葡萄糖。比如，缺乏线粒体的细胞（如血红细胞）、处于缺氧状态的细胞（如骨髓质）和迅速增殖的细胞。此外，在进食或吸收后，因血脑屏障对脂肪酸渗透性低，脑部也优先氧化葡萄糖供能。然而葡萄糖在体内的氧化作用是有限的，与机体能量消耗有关，儿童或体力活动者葡萄糖氧化速率高，住院的成年患者葡萄糖最大氧化速率为 4～5mg/（kg·min）。连续静脉滴注 TNA 时，输注速度不应超过葡萄糖最大氧化速率。应激情况下，葡萄糖的转换率显著升高（2～3 倍），但其氧化率却不等比例增加，大量输注葡萄糖增加呼吸商（指呼吸作用所生成的 CO_2 与消耗的 O_2 的分子比），加重呼吸肌负担。此外，胰岛素抵抗和一些反调节激素（如儿茶酚胺、胰高血糖素、皮质醇）分泌增加也会影响葡萄糖的摄取和氧化能力。推荐危重患者 TNA 的最大输注速率为 3～4mg/（kg·min）。

（四）水和电解质

水和电解质是体液的主要成分，体液平衡为机体细胞正常代谢提供所必需的内环境，也是维持机体生命及各脏器生理功能的必备条件。体液可分为细胞内液（ICF）和细胞外液（ECF），这两部分被细胞膜分开。细胞膜上存在钠泵，将钠留在细胞外作为主要的渗透骨架，而钾被留在细胞内，平衡蛋白质的负电荷。细胞外区域可进一步分为血管内和血管外两部分，由毛细血管膜隔开，某些疾病状态能使毛细血管膜孔径增大，血浆进入组织间隙引起血容量丢失。

钠离子的主要功能是参与维持和调节渗透压，同时可加强神经肌肉和心肌的兴奋性，是细胞外液中的主要阳离子。钾离子的主要功能是参与糖、蛋白质和能量代谢，维持细胞内外液的渗透压和酸碱平衡，维持神经肌肉的兴奋性和心肌功能，是细胞内液中主要的阳离子。镁离子的主要作用是激活 ATP 酶和其他多种酶的金属辅酶，尤其在糖原分解过程中起重要作用。钙离子在维持神经肌肉兴奋性、血液凝固、细胞膜功能、多种酶活性、一些多肽激素的分泌和活性方面都起重要作用。磷除与钙形成骨骼外，还以有机磷的形式广泛分布于体内，它是磷脂、磷蛋白、葡萄糖中间代谢产物和核酸的组成部分，并参与氧化磷酸化过程，形成 ATP 等。根据不同电解质的体内分布特点和生理功能，必须从体外获取、丢失到体外及因疾病导致体液在体内腔隙间流动三个角度来考虑水、电解质平衡问题。

目前 TNA 中常用的电解质制剂一般为单一制剂，主要是各种浓度的氯化钠、氯化钾、葡萄糖酸钙、硫酸镁和甘油磷酸钠等。过去也使用氯化钙和无机磷制剂，但由于两者容易产生磷酸钙沉淀，现已少用。

（五）维生素和微量元素

维生素和微量元素是机体有效利用能量底物和氨基酸的基础，是重要的微量营养素。它们的需要量相对较小，但不能在体内合成或合成不足，必须外源性补充。需要营养支持的患者常常已经处于微量营养素耗尽的状态，并且由于疾病因素微量营养素的需要量可能有所增加。所有需要营养支持的患者在初期就应充分补充必需微量营养素。

维生素是必需有机微量营养素，可分为脂溶性（维生素 A、维生素 D、维生素 E、维生素 K）和水溶性（维生素 B、维生素 C）两大类。微量元素是无机微量营养素，维持机体生理功能所必需的主要有 9 种，即锌、铜、硒、铁、钼、铬、锰、碘和氟。水溶性维生素可经尿排泄，即使大量摄入也很少对人体造成损害，而脂溶性维生素和微量元素的安全剂量范围相对较窄。目前临床上有可供 TNA 使用的复方维生素制剂和复方微量元素制剂，这些制剂每支的营养素含量可满足成人每日的正常需要量。

（六）其他药物

需要 PN 支持的患者主要是由于胃肠道功能衰竭或解剖结构破坏，肠道吸收能力下降同时影响口服药物的吸收，常需静脉给药。为降低药物治疗的复杂性，临床上可能利用肠外营养混合液作为药物输注载体，以降低患者的容量负荷。然而，肠外营养液是含有多种营养物质的活性载体，不同药物（包括辅料）与 TNA 间的相互作用不能简单进行理论推测，其可能存在的不相容性限制了药物的添加。除了少数经研究证实的药物如胰岛素、左卡尼汀等，原则上为保证乳剂稳定应尽可能避免自行加入其他药物。如果必须在营养液中加入药物，需仔细评估体系稳定性及各组分有效性（只有治疗指数大，且理化特性合适的药物才可加入TNA 中），并在用药过程中密切监护不良反应及药物的药理活性。一般认为具有生物活性、半衰期短或性质不稳定如冻干制剂等均不应加入 TNA 中。已证实肝素会影响脂肪乳稳定性，禁止加入 TNA，用于封管前必须冲管。

二、肠内营养制剂

（一）分类与特点

肠内营养制剂包括有药品批准文号的药品和没有药品批准文号的特殊医学用途配方食品，根据其组成可分为要素型、非要素型、组件型和特殊应用型。要素型指以氨基酸或多肽为氮源；非要素型指以整蛋白为氮源；组件型指仅以某种或某类营养素为主；特殊应用型指用于特殊疾病状态的制剂。其中，目前的肠内营养药品有要素型、非要素型和特殊应用型，具体的制剂参数见表 3 - 5 - 7 和表 3 - 5 - 8。

表 3 - 5 - 7 有药品批准文号的肠内营养粉剂（以 100g 计）参数

商品名	安素	能全素	百普素
通用名	肠内营养粉剂	整蛋白型肠内营养剂（粉剂）	短肽型肠内营养剂
类型	TP	TP	SP
标准冲调方法	制备 250ml 服用量，在杯中加入 200ml 凉水。缓慢地搅拌下加入安素 55.8g（6 匙），搅拌直到溶解。400g 安素粉剂可制备 7 份 250ml 用量	在洁净的容器中注入 500ml 温开水，加入本品 1 听（320g）充分混合。待粉剂完全溶解后，再加温开水至 1500ml，轻轻搅拌混匀。也可用所附小匙，取 9 平匙（43g），溶于 50ml 温开水中充分混合，待完全溶解后，加温开水至 200ml 以满足少量使用的要求	在洁净的容器中注入 50ml 冷水，加入本品 1 袋（125g），充分混合。待粉剂完全溶解后，再加冷水至 500ml，轻轻搅拌混匀即可
注意事项	打开容器后注意防腐以避免污染。本品在室温下或冷却后服用	溶解配制时应谨慎操作以保证产品的卫生；溶解配制好的产品应尽量一次用完。若有剩余，应置于加盖容器中，于 4℃ 条件下保存，但不得超过 24 小时	溶解配制时应谨慎操作以保证产品的卫生；溶解配制好的产品应尽量一次用完。若有剩余，应置于有盖容器中，4℃ 条件下保存，但不得超过 24 小时

商品名	安素	能全素	百普素
贮藏	冲好的本品应该立即服用或加盖冰箱保存，在24小时内服用。开盖的罐子应该用盖子盖住，贮存于阴凉、干燥处，不用冰箱冷藏。一旦打开，本品应该在3星期内用完	避光、密闭，室温保存。已冲调好的产品应放在冰箱中，4℃条件下最多存放24小时	避光、密闭，室温保存。已冲调好的产品应放在4℃条件下，最多存放24小时
能量（kcal）	450	462	402
能量密度（kcal/ml）	1.06	1	1
碳水化合物来源	水解玉米淀粉和蔗糖	麦芽糖糊精	麦芽糖糊精
总碳水化合物（g）	60.7	56.4	71
碳水化合物（%）	54	48	70
脂肪来源	玉米油，胆固醇水平低	植物油	植物油
总脂肪（g）	15.9	18.2	6.7
含中链甘油三酯（g）	无	无	3.3
脂肪（%）	31.8	36	15
糖脂比	63:37	58:42	82.5:17:5
蛋白质来源	酪蛋白钙和酪蛋白钠（84%）和分离的大豆蛋白（16%）	酪蛋白	水解乳清蛋白
蛋白质（g）	15.9	18.5	14.7
蛋白质（%）	14.2	16	15
非蛋白热氮比	152:1	132:1	146:1
钠（mg）	360	467	402
钾（mg）	670	702	603
钙（mg）	230	370	322
镁（mg）	90	105	84
磷（mg）	230	333	267
微量元素和维生素	略	略	略
膳食纤维	无	无	无
其他特殊营养物质	无	无	牛磺酸40mg

表3-5-8 有药品批准文号的肠内营养乳剂和混悬液（以500ml计）参数

商品名	瑞素	百普力	能全力1.0	能全力1.5	瑞先	瑞高	康全甘	佳维体	瑞能	康全力	伊力佳	瑞代
通用名	肠内营养乳剂	肠内营养混悬液	肠内营养混悬液	肠内营养混悬液	肠内营养乳剂	肠内营养乳剂	肠内营养混悬液	肠内营养混悬液	肠内营养乳剂	肠内营养混悬液	肠内营养混悬液	肠内营养乳剂
类型	TP	SP	TPF	TPF	TPF	TP-HE	TP-MCT	TPF-FOS	TPF-T	TPF-DM	TPF-D	TPF-D
能量（kcal）	500	500	500	750	750	750	500	535	650	375	505	450
能量密度（kcal/ml）	1	1	1	1.5	1.5	1.5	1	1.07	1.3	0.75	1.01	0.9
碳水化合物来源	未提及	麦芽糊精	未提及	麦芽糊精	未提及	未提及	未提及	麦芽糊精	未提及	木薯淀粉和果糖	未提及	未提及
总碳水化合物（g）	69	88	61.5	92.5	94	85	63	70.25	52	42	40.7	60
碳水化合物（%）	55	69	49	49	50	45	50	54	32	44.6	33	53
脂肪来源	未提及	植物油	未提及	植物油	未提及	未提及	未提及	植物油	未提及	未提及	未提及	未提及
总脂肪（g）	17	8.5	19.45	29.2	29	29	16.7	17.35	36	16	27.2	16
含中链甘油三酯（g）	6	无	无	无	无	16.5	10.1	无	无	无	无	无
脂肪（%）	30	15	35	35	35	35	30	30	50	38.3	50	32
糖脂比	64:36	82:18	58:42	58:42	59:41	57:43	63:37	64:36	39:61	54:46	40:60	62.5:37.5
蛋白质来源	未提及	乳清蛋白水解物	未提及	酪蛋白	未提及	未提及	未提及	酪蛋白	未提及	未提及	未提及	未提及

续表

商品名	瑞素	百普力	能全力1.0	能全力1.5	瑞先	瑞高	康全甘	佳维体	瑞能	康全力	伊力佳	瑞代
蛋白质（g）	19	20	20	30	28	37.5	25	20	29.25	16	20.9	17
蛋白质（%）	15	16	16	16	15	20	20	16	18	17.1	17	15
非蛋白热氮比	141:1	140:1	133:1	133:1	142:1	100:1	101:1	137:1	114:1	122:1	122:1	141:1
钠（mg）	375	500	750	670	500	600	500	465	400	375	465	315
钾（mg）	625	750	500	1005	1040	1170	750	785	860	565	650	535
钙（mg）	300	400	400	540	335	400	400	460	250	300	350	300
镁（mg）	100	115	115	170	120	135	113	110	110	85	100	100
磷（mg）	235	360	360	540	265	315	360	360	250	270	325	235
微量元素和维生素	略	略	略	略	略	略	略	略	略	略	略	略
总膳食纤维（g）	无	无	7.5	7.5	10	无	无	8.8	6.5	7.5	7.2	7.5
含低聚果糖（g）	无	无	无	无	无	无	无	3.5	无	无	无	无
其他特殊营养物质	无	牛磺酸50mg	无	无	无	无	无	牛磺酸50mg 肉碱42mg	无	无	牛磺酸55mg 肉碱39mg 肌醇420mg	无
渗透压（mOsm/L）	未提及	未提及	250	300	320	300	未提及	未提及	350	225	未提及	320

肠内营养药品的剂型包括粉剂、混悬液和乳剂。粉剂常用于 ONS，也可用于 TF；混悬液和乳剂常用于 TF，也可用于 ONS。

从临床应用上看，可将肠内营养药品分为标准配方、高能配方、蛋白质预消化配方、高 MCT 配方、含益生元配方、糖尿病配方和肿瘤配方。标准配方是非要素型配方，其基础特征是 15%～20% 的能量来源于整蛋白，约 30% 的能量来源于脂肪（主要是 LCT），50%～55% 的能量来源于碳水化合物（主要是低升糖指数的碳水化合物），10～20mg/ml 膳食纤维（也可不含膳食纤维），充分补充维生素和微量元素，约 85% 的水，能量密度约为 1kcal/ml，渗透压为 200～350mOsm/L。标准配方中蛋白质的主要来源是牛奶蛋白（酪蛋白），可能添加大豆蛋白；脂肪的主要来源是含 ω-6 的葵花籽、大豆、红花和玉米，含 ω-3 的芥花油、油菜籽和鱼油，含 ω-9 的橄榄油，含 MCT 的椰子油；碳水化合物的主要来源是玉米淀粉的水解产物（麦芽糊精，≥10 个葡萄糖分子），也是膳食纤维的存在形式（低聚果糖、瓜尔胶、谷物纤维的混合物），粉剂中通常添加蔗糖改善风味；通常不含乳糖、胆固醇、嘌呤和麸质，可安全用于乳糖不耐受、乳糜泻、痛风和高胆固醇血症的患者。严格素食主义者应注意配方中大多含有牛奶、部分含有明胶。配方中总能量达到 1500kcal 时，电解质、维生素、微量元素才能达到 100% 每日需求。

高能配方是在标准配方的基础上减少水分（70%～75%）、稍微增加脂肪比例，使制剂的能量密度 >1.2kcal/ml（一般为 1.5kcal/ml），适用于限液的情况，如心、肾功能不全，有时也用于电解质紊乱患者。高能配方的渗透压高于标准配方，发生渗透性腹泻的可能性增加。

蛋白质预消化配方也是要素型配方，制剂中的蛋白质主要以多肽（含 2～50 个氨基酸的肽段）形式提供。多肽较氨基酸吸收好，且渗透压相对偏低，故氨基酸型配方不常用。多肽型（SP）配方适用于整蛋白型不能耐受，但仍需使用 EN、胃肠吸收功能严重损伤、长期饥饿后的起始阶段、空肠给予肠内营养（重症监护或重症急性胰腺炎患者）和某些短肠综合征、肠瘘患者。

高 MCT 配方指脂肪部分以 MCT 形式提供，不需胆盐、胰脂肪酶消化和不经淋巴系统直接进入门脉循环，适用于肝功能障碍的患者。

含益生元低聚果糖（FOS）的配方增加了膳食纤维的供给，有利于调节肠道、增加耐受。

糖尿病配方有 2 种：经典的糖尿病配方与标准配方差别很小（如以果糖替代蔗糖，增加多糖比例）；另一种是高 MUFA 的糖尿病配方，MUFA 供能约 35%，减少了碳水化合物的供给。研究显示，MUFA 对糖尿病患者有益。

肿瘤配方与标准配方相比的主要特点是高能量、高脂肪、低碳水化合物供给，其药品说明书中注明本品所含 ω - 3 脂肪酸及维生素 A、维生素 C 和维生素 E 能够促进免疫功能、增强机体抵抗力，然而免疫营养素的具体含量未知。

总体来看，标准配方适用于绝大多数患者，应根据患者的个体情况选择不同制剂。在进行 ONS 时，要同时考虑制剂的口味，制剂口味取决于制剂的氮源与矿物质等成分，要素型制剂的口感较非要素型差，可通过向营养粉中加入牛奶、酸奶、豆浆、蔬菜、肉汤等改善风味。

（二）评价与选择

1. 评价参数

（1）主要评价参数　①能量密度：能量密度与营养物质的含量有关，与制剂的液体量成反比，临床常用的肠内营养制剂的能量密度从 0.9kcal/ml、1kcal/ml、1.3kcal/ml 到 1.5kcal/ml 不等；②蛋白质含量：蛋白质含量以蛋白质能量占总能量的百分比表示，标准制剂的蛋白质含量 ≤20%，高氮制剂的蛋白质含量 >20%；③蛋白质来源：包括氨基酸混合物、水解蛋白和整蛋白；④喂养途径。

（2）次要评价参数

①渗透压：肠内营养制剂的渗透压主要取决于游离氨基酸和电解质的含量，故非要素型肠内营养制剂的渗透压较要素型低。根据渗透压的高低也可将肠内营养制剂分为等渗（<350mOsm/L）、中等高渗（350 ~ 550mOsm/L）和显著高渗（>550mOsm/L），非要素型肠内营养制剂基本均为等渗。制剂的渗透压与胃肠道耐受性密切相关，高渗制剂容易引起腹泻或其他胃肠道反应，等渗制剂一般耐受性良好。

②脂肪含量：脂肪含量以脂肪能量占总能量的百分比表示，分为标准型（>20%）、低脂肪型（5% ~ 20%）和极低脂肪型（<5%）。显著吸收不良、严重胰腺外分泌不足或高脂血症的患者宜选用极低脂肪型制剂。

③脂肪来源：包括长链脂肪酸、中链脂肪酸或两者的混合物，吸收不良或有长链脂肪酸代谢异常的患者宜选用中链脂肪酸或两者的混合物。

④膳食纤维含量：部分非要素制剂含膳食纤维，要素制剂均不含膳食纤维，膳食纤维对长期肠内营养支持治疗或易便秘者尤为重要。

⑤乳糖含量：乳糖不耐受者宜选用不含乳糖的制剂。

⑥电解质、微量元素及维生素含量：多数肠内营养制剂按每日能量需求全量供给时，其维生素含量可满足推荐膳食标准。

⑦剂型和价格。

2. 影响肠内营养制剂选择的因素　①患者年龄：如婴儿不能耐受高张液体，予以母乳或接近母乳的配方牛奶为佳；②患者的胃肠道状态：胃肠道功能正常者可予整蛋白型肠内营养制剂，而胃肠道功能低下者予要素型肠内营养制剂为佳；③蛋白质的变应性；④患者的脂肪吸收情况；⑤患者的乳糖耐受情况；⑥患者的疾病与营养状况；⑦喂养途径。

第六节　营养制剂的处方审核

一、肠外营养混合液

肠外营养混合液的处方审核主要包括稳定性（相容性）审核和配比合理性审核两部分。

（一）稳定性（相容性）审核

稳定性是指各种物质维持在一定浓度范围内不降解，而相容性是指在一定时间内（包装、运输、储存和输注过程）物质间无相互作用。肠外营养混合液成分复杂，因此必须考虑在混合及储存过程中，各营养成分的稳定性相对单一制剂可能有所下降，实际营养供给量可能不足，甚至不同营养成分之间可能发生配伍禁忌，危害患者生命健康。以下从多个角度讨论分析影响 TNA 稳定性和相容性的因素，总结相应的应对措施，以指导形成肠外营养混合液处方审核标准。

1. 影响脂肪乳稳定性的因素及应对措施　脂肪乳的稳定性受溶液 pH 值、氨基酸浓度、葡萄糖浓度、电解质浓度、脂肪乳脂肪酸种类及影响脂肪乳脂质过氧化的其他因素影响，见表 3 – 5 – 9。

表 3 – 5 – 9　影响脂肪乳稳定性的因素及应对措施

影响因素	特　点	应对措施
溶液 pH 值	影响脂肪乳油水界面双电层间的电位差，随 pH 值降低，电位差逐渐缩小，乳剂趋于不稳定。脂肪乳的储存时间延长和 TNA 中的酸性物质可致体系 pH 值降低	研究表明常用的 TNA 配方 pH 值对脂肪乳稳定性的影响小，可忽略不计，但需注意在配制过程中，勿将脂肪乳与酸性的葡萄糖溶液直接混合，TNA 的储存时间不宜过长
氨基酸浓度	氨基酸浓度低时，对营养液的缓冲能力差，脂肪乳趋于不稳定	TNA 的氨基酸终浓度≥2.5% 为宜
葡萄糖浓度	①葡萄糖溶液的 pH 值在 3.2 ~ 5.5；②50% 葡萄糖为高渗液，可使脂肪颗粒间空隙消失，产生凝聚	TNA 的葡萄糖终浓度在 3.3% ~ 23% 为宜

影响因素	特点	应对措施
电解质浓度	阳离子浓度价位越高对脂肪乳稳定性影响越大。三价阳离子（如 Fe^{3+}）作用强于二价阳离子（如 Ca^{2+}、Mg^{2+}），一价阳离子（如 Na^+、K^+）虽然作用较弱，但如果达到一定高的浓度，也会产生"破乳"	TNA 的一价阳离子浓度 <150mmol/L、二价阳离子浓度 <10mmol/L 为宜
脂肪酸种类	在其他条件保持一致的情况下，橄榄油 LCT 的稳定性稍高于大豆油 MCT/LCT，橄榄油 LCT 与大豆油 MCT/LCT 的稳定性远远高于大豆油 LCT	综合临床情况选择适宜的脂肪乳制剂
影响脂质过氧化的因素	氧气存在时，PUFA 会发生过氧化。脂质过氧化可能加剧处于应激状态患者的炎症反应与免疫功能紊乱，进而影响组织器官功能	①某些脂肪乳制剂含维生素 E 等抗氧化剂，或 TNA 中含抗氧化组分 ②应用透气较少的多层袋、避光和应用避光输液装置等可减少输液中过氧化物的产生

2. 配伍不当产生沉淀 不相容的各种盐类混合，会产生不溶性晶体小微粒，如果直径超过 $5\mu m$，肺栓塞风险增加。磷酸钙沉淀和草酸钙沉淀是 TNA 中最常见的不溶性微粒。

磷和钙是人体每日必须摄入的元素，但两者却不能无限相容，磷酸氢钙（$CaHPO_4$）是最危险的结晶性沉淀，这种沉淀可能引发间质性肺炎、肺栓塞、肺衰竭等危及生命的严重不良事件。美国已有数例患者因输入产生了磷酸钙沉淀的营养液而死亡。磷酸钙沉淀的生成除了受 TNA 中各组分浓度的影响，还与 pH 值和温度有关。一般而言，pH 值越高，温度越高，越容易生成磷酸钙沉淀。此外，配制 TNA 的混合顺序也与磷酸钙沉淀的生成有关，规范的配制流程可以减少沉淀生成。从制剂角度，氯化钙比葡萄糖酸钙较易产生沉淀，有机磷制剂（如甘油磷酸）比无机磷制剂不易产生沉淀。

草酸钙沉淀是极不稳定的维生素 C 降解成草酸后与钙离子结合而成的不溶性微粒，因此在需要给予治疗剂量的维生素 C 时，建议单独输注。

如果 TNA 中容易产生沉淀的物质同时出现，必须注意各成分的体积和浓度，不仅是最终体积和浓度，还要注意在配制过程中各个阶段各组分的浓度。

3. 维生素的降解 空气中的氧气、包装材料的空气透过率、光照等多种因素都会加速维生素的降解，尤其是一些极不稳定或极易被氧化的维生素，如维生素 A、维生素 C、维生素 E 等。其中，维生素 C 是 TNA 中极不稳定的一个成分，极易氧化，一般在混合后几分钟内就损失 10% ~ 30%，并随着时间推移含量持续下降。此外，一些制剂中的辅料也可能影响维生素的稳定性。因此，为最大限度地减少维生素降解，应在配制完成后尽量排尽营养袋中残留的空气；有条件的话，在储存、运输及输注过程中避光；尽量选用多层袋；TNA 应在 24 小时内使用。

4. 微量元素的相容性　关于微量元素在 TNA 中的相容性，目前了解不多。有少量研究报道了多种微量元素制剂在 TNA 中存在变色现象，可能与金属络合物的形成有关，但其对机体的影响尚缺乏相关研究。

5. 包装材料对有效成分的吸附　常用的营养液包装材料有聚氯乙烯（PVC）、聚乙烯醋酸酯（EVA）及多层袋（一般是由三层 EVA/乙烯 – 乙烯醇共聚物 EVOH 材料组成）。其中 PVC 袋对维生素 A 和胰岛素有较强的吸附作用。PVC 对维生素 A 的吸附性取决于维生素 A 酯的形式，一般维生素 A 醋酸酯在 PVC 袋中耗损大，而维生素 A 棕榈酸酯耗损不明显。此外，环境因素（如氧气、光照、温度等）也从多方面影响 TNA 的稳定性和相容性。

6. 肠外营养混合液的稳定性（相容性）审核要素　不含脂肪乳的 2 合 1 肠外营养液处方，主要审核配伍问题（主要是草酸钙沉淀，含钙的肠外营养液中不可加入维生素 C 注射液）和钾离子浓度限量（应≤3g/L，即 40mmol/L）。

含脂肪乳的 3 合 1 肠外营养液中必须添加复方氨基酸注射液。总氨基酸含量（包括丙氨酰谷氨酰胺）至少应占总液体量的 2.5%。TNA 处方还需审核电解质浓度，一价阳离子总浓度（包括钠离子和钾离子）应不超过 150mmol/L，二价阳离子总浓度（包括钙离子和镁离子）应不超过 10mmol/L。应同时注意配伍问题和钾离子浓度限量。

微量营养物质（包括微量元素和复合维生素）常规添加 1 个单位，特殊情况增加用量时需引起注意。12 种复合维生素不含维生素 K，仅适用于需维生素 K 拮抗剂（华法林）长期抗凝治疗的患者。

原则上肠外营养液中不允许加入其他治疗药物药物。MCB 中可加入的营养物质限量可参考有生产厂家盖章的公函。

（二）配比合理性审核

在稳定性（相容性）得到保障的前提下，审核肠外营养混合液的配比合理性，主要内容包括：①含脂肪乳与葡萄糖的营养液中，脂肪供能占非蛋白热量比例应≤60%；②鱼油制剂应与其他脂肪乳同时使用（药品说明书推荐其占总脂肪的 10% ~ 20%）；③丙氨酰谷氨酰胺应与复方氨基酸同时使用（欧洲药品说明书推荐其占总氨基酸≤30%）。

根据国内外指南，对于围手术期的肠外营养处方建议补充审核：①围手术期能量目标为 25~30kcal/kg，蛋白质目标量 1.5~2.0g/kg；②术后禁食超过 7 天，应予全肠外营养自配袋，不建议选用 MCB。短期（7 天内）以 MCB 予 SPN 时，除少量钠、钾外不建议添加其他制剂；③鱼油脂肪乳可用于需要肠外营养支持的患者，但应保证脂肪占非蛋白热量比例不超过 60%，或用药后监测血甘油三酯和肝功能指标在正常范围内；④仅医嘱禁食的（即需要 TPN 的）患者有使用丙氨酰谷氨酰胺的适应证；⑤除低磷血症外，MCB 中无需额外添加甘油磷酸钠；⑥仅医嘱中开具华法林的患者有使用 12 种复合维生素的适应证。

（三）肠外营养混合液的参数计算

肠外营养混合液处方审核相关参数的计算公式见表 3－5－10。

表 3－5－10　肠外营养混合液的参数计算

参数类型	参　　数	计　算　公　式
稳定性参数	氨基酸浓度（%）	［氨基酸总量（g）/总液量（ml）］×100
	脂肪乳浓度（%）	［脂肪乳总量（g）/总液量（ml）］×100
	葡萄糖浓度（%）	［葡萄糖总量（g）/总液量（ml）］×100
	单价阳离子浓度（mmol/L）	［钠离子含量（mmol）+钾离子含量（mmol）］/总液量（L）
	二价阳离子浓度（mmol/L）	［钙离子含量（mmol）+镁离子含量（mmol）］/总液量（L）
配比参数	总热量（kcal）	葡萄糖总量（g）×3.4（kcal/g）+脂肪乳总量（g）×9（kcal/g）+氨基酸总量（g）×4（kcal/g）
	单位热量（kcal/kg）	总热量（kcal）/体重（kg）
	三大营养物质热量比例	［葡萄糖总量（g）×3.4（kcal/g）/总热量（kcal）］ ［脂肪乳总量（g）×9（kcal/g）/总热量（kcal）］ ［氨基酸总量（g）×4（kcal/g）/总热量（kcal）］
	非蛋白热量（kcal）	脂肪乳总量（g）×9（kcal/g）+葡萄糖总量（g）×3.4（kcal/g）
	糖脂比	［葡萄糖总量（g）×3.4（kcal/g）/非蛋白热量（kcal）］ ［脂肪乳总量（g）×9（kcal/g）/非蛋白热量（kcal）］
	非蛋白热氮比（kcal∶g）	非蛋白热量（kcal）∶［氨基酸总量（g）×16%］
	葡萄糖供给量（g/kg）	葡萄糖总量（g）/体重（kg）
	脂肪乳供给量（g/kg）	脂肪乳总量（g）/体重（kg）
	鱼油脂肪乳用量占比（%）	鱼油脂肪乳用量（g）/脂肪乳总量（g）
	氨基酸供给量（g/kg）	氨基酸总量（g）/体重（kg）
	丙氨酰谷氨酰胺用量占比(%)	丙氨酰谷氨酰胺用量（g）/氨基酸总量（g）

续表

参数类型	参　　数	计　算　公　式
给药参数	渗透压（mOsm/L）	[总葡萄糖（g）×5mOsm/g+总脂肪（g）×1.3~1.5mOsm/g+总氨基酸（g）×10mOsm/g+电解质（钠*、钾、钙、镁）（mEq）×1mOsm/mEq+甘油磷酸钠×2.76mOsm/ml+微量元素×1.9mOsm/ml]/总液量（L）
	最少输液时间（h）	葡萄糖总量（g）×1000/体重（kg）/4~5[mg/(kg·min)]/60

注：*甘油磷酸钠中的钠离子不计入。

二、肠内营养药品

肠内营养制剂的处方审核主要针对用药适应证、用法用量和制剂的选择。其中用法用量与患者的能量需求有关，用药适应证与制剂的选择需结合起来分析。

总体来看，标准配方适用于绝大多数患者；心、肾功能不全的患者宜使用高能配方；整蛋白型不能耐受，但仍需使用 EN，胃肠吸收功能严重损伤，长期饥饿后的起始阶段，空肠给予肠内营养（重症监护或重症急性胰腺炎患者），某些短肠综合征、肠瘘患者宜选用蛋白质预消化配方；脂质代谢障碍的患者宜选用高MCT配方。其他（如特殊应用型）配方可根据患者经济情况选用。

第七节　患者用药教育与家庭营养

即使给予术前营养支持，发生术后并发症的患者仍将继续丢失体重，进而导致营养状态恶化。通过术前营养筛查确定存在风险的患者应在出院后继续进行营养随访。胃肠道大手术后的患者，可能长期热量摄入不足（尤其在出院后），术后营养不良风险很高。2019 年 ERAS 围手术期营养支持专家共识指出采用 ERAS 围手术期策略，更应重视出院后的随访和营养监测。对于重大手术或有严重营养不良风险的患者，应给予较长时间的 ONS。

患者出院时，临床药师应予用药教育和 ONS 指导，嘱其监护自身营养状态，规律复诊。其中 ONS 的宣教要点包括肠内营养粉剂可代餐、辅餐，也可以加餐形式每日 2~3 次服用，如果代餐需增加每日用量；应根据瓶身说明进行冲调，也可根据个人喜好调节稠度；如果长期以其代餐，则应配合食用蛋白粉；根据个人喜好，可将肠内营养粉剂加入牛奶、酸奶、豆浆、蔬菜汁、肉汤汁等调味，也可直接将其加入到流质饮食中搅拌均匀食用。嘱患者每周自行监测体重和双手握力，一旦出现厌食或厌食相关症状、握力明显下降或非自愿体重下降，及时寻求专科医师、药师或营养师的帮助。

第八节　案例分析

（一）案例一：胃癌

1. 案例一　患者信息见表 3 – 5 – 11。

表 3 – 5 – 11　案例一患者信息

患者基本信息	孙某，男，59 岁，身高 178cm，体重 77kg，体重指数 24.3kg/m²
主诉	上腹部闷胀不适 2 个月
既往病史	患者 2 个月前无明显诱因下出现上腹部闷胀不适，进食后明显，无明显腹痛、腹胀、无恶心、呕吐，无呕血，解黑便，无畏寒发热，未予特殊处理，在当地医院行胃镜检查示"贲门下胃体上部小弯侧溃疡性质待排"，病理示"低分化腺癌"。现为求进一步手术门诊收入院。发病来，患者精神状态可，睡眠可，食欲可，近 1 周进食量较从前减少 60%，大小便正常，体重较 3 个月前减少 5kg
查体	T 36.6℃，P 65 次/分，R 20 次/分，BP 126/82mmHg。患者神清，营养良好，浅表淋巴结未及肿大，心肺未发现阳性体征，腹部外形正常，腹软，全腹无压痛、反跳痛，未触及包块，移动性浊音阴性，肠鸣音 4 次/分。双手握力正常，双下肢无水肿
辅助检查	当地医院胃镜：贲门下胃体上部小弯侧溃疡性质待排，病理示低分化腺癌 入院后胸腹 CT：贲门 – 胃体上部胃壁增厚，伴小弯侧溃疡形成，并突破浆膜层。胃周多发淋巴结肿大，考虑转移 门诊查血常规、尿常规、粪便常规、肝肾功能、血脂、血糖、电解质、肿瘤标志物、凝血指标等均未见异常；血白蛋白 40.1g/L、前白蛋白 212.4mg/L、转铁蛋白 1.99g/L
诊断	胃恶性肿瘤
治疗经过	患者入院后在全麻下经腹腔镜行"全胃切除、食管空肠吻合术"。术后留置右颈内中心静脉导管、胃肠减压管、鼻空肠营养管、腹腔引流管和导尿管。医嘱予注射用生长抑素 3mg + 氯化钠注射液 50ml q12h 静脉泵入（泵速 4ml/h）；脂肪乳氨基酸（17）葡萄糖（11%）注射液［含葡萄糖（无水）97g、脂肪 51g、氨基酸 34g、钠 32mmol、钾 24mmol、钙 2mmol、镁 4mmol、磷 11mmol］1440ml + 鱼油脂肪乳注射液 100ml + 丙氨酰谷氨酰胺注射液 100ml + 10% 氯化钠注射液 20ml + 10% 氯化钾注射液 20ml + 重组人胰岛素注射液 10U qd ivgtt；临时给予 5% 葡萄糖注射液 500ml qd 经鼻空肠营养管连续输注（输注速度 100ml/h），患者耐受可。术后第 2 日加用肠内营养乳剂（TPF – T）500ml qd 经鼻空肠营养管连续输注（输注速度 20ml/h），患者耐受可。术后第 3 日肠内营养乳剂（TPF – T）加量至 700ml qd，经鼻空肠营养管连续输注（输注速度调整至 30ml/h）。术后第 5 日予拔除尿管，停用注射用生长抑素 3mg + 氯化钠注射液 50ml 和脂肪乳氨基酸（17）葡萄糖（11%）注射液 1440ml + 鱼油脂

治疗经过	肪乳注射液 100ml + 丙氨酰谷氨酰胺注射液 100ml + 10% 氯化钠注射液 20ml + 10% 氯化钾注射液 20ml + 重组人胰岛素注射液 10U。肠内营养乳剂（TPF – T）加量至 1000ml qd，经鼻空肠营养管连续输注（输注速度调整至 45ml/h）。 术后第 7 日，全切胃标本病理示胃食管交界处低分化腺癌；Lauren 分型，弥漫型。淋巴结可见癌转移。肿瘤（病理）分期 pT3N2（TNM）。予拔除胃管及左上腹腔引流管。开始给予全流饮食，嘱经口进食。术后第 8 日停用肠内营养乳剂（TPF – T），拔除鼻空肠营养管、中心静脉导管及右上、右下腹腔引流管。停全流饮食，给予半流饮食，加用肠内营养粉剂（TP）55.8g bid po。术后第 9 日，予出院，嘱半流饮食 1 周后过渡到正常饮食。2 周后返院予 XELOX 方案化疗。出院带药为肠内营养粉剂（TP）55.8g bid po

2. 案例分析

（1）该患者术前是否有营养支持的指征，应如何予以营养支持？

该患者术前有营养支持的指征，原因分析如下。

根据 NRS 2002 营养风险筛查：疾病评分 2 分，营养评分 2 分，年龄评分 0 分，NRS 2002 评分为 4 分，存在营养风险（≥3 分即为有营养风险）。

根据 2016 年中华医学会肠外肠内营养学分会（CSPEN）《成人围手术期营养支持指南》，重度营养不良患者推荐术前营养支持，中度营养不良患者也能获益；而 2017 年 ESPEN 的外科营养指南推荐对于所有术前无法通过饮食达到能量需求的患者，无论其营养状态如何，均鼓励予以口服营养补充（ONS）5~7 天。该患者存在营养风险，术前进食量减少，应予以营养支持。营养支持的原则为首选 EN。该患者可自主进食，因此可予 ONS。

（2）该患者术后的营养支持方式和开始时机是否合理？

该患者术后的营养支持方式和开始时机不合理，原因分析如下。

营养支持的原则是首选 EN。根据 2017 年 ESPEN 外科营养指南，预计 5 日内无法经口进食或 7 日内进食摄入的能量无法达到目标需要量的 50% 时，首选早期（24 小时内）管饲 EN。该患者术后禁食，术后 24 小时内经肠内管饲 5% 葡萄糖注射液 500ml，第 2 日开始经肠内管饲肠内营养乳剂（TPF – T），EN 的起始时机不合理。

根据患者术前营养风险程度不同，启动 SPN 的时机不同。该患者术前 NRS 2002 评分 4 分，如果 EN 未能达到 50%~60% 目标能量及蛋白质需要量至少 3 天时，才需启动 SPN。

综上所述，该患者应于术后 24 小时内开始管饲 EN，如术后第 8 天（至少第 4 天）EN 未能达到 50%~60% 目标能量及蛋白质需要量时才需启动 SPN，术后营养支持方式和开始时机均不合理。

（3）该患者术后肠外营养液所提供的非蛋白热卡和氨基酸量是否适宜？

非蛋白热卡适宜，氨基酸量偏小，原因分析如下。

患者术后肠外营养液中的脂肪乳氨基酸（17）葡萄糖（11%）注射液1440ml可提供非蛋白热卡900kcal、氨基酸34g；鱼油脂肪乳注射液100ml可提供非蛋白热卡112kcal；丙氨酰谷氨酰胺注射液100ml可提供氨基酸20g；肠外营养液共提供非蛋白热卡1012kcal，氨基酸54g。

根据2017年ESPEN外科营养指南，围手术期患者的热量目标需要量为每日25~30kcal/kg、蛋白质目标需要量为每日1.5~2.0g/kg（理想体重），如肠外营养支持时间为4~7日，可予低热量供给，即每日提供非蛋白热卡6.8kcal/kg、氨基酸1g/kg。

该患者体重77kg，术后给予肠外营养4天，肠外营养液提供非蛋白热卡13.14kcal/kg，供给充足，但仅提供氨基酸0.7g/kg，供给量偏小。

（4）该患者术后肠外营养液中鱼油脂肪乳的使用是否合理？

鱼油脂肪乳的使用合理，原因分析如下。

根据2017年ESPEN外科营养指南，含ω-3多不饱和脂肪酸的肠外营养仅应考虑用于经肠内营养无法满足能量需求，需要肠外营养时。该患者术后经肠内营养无法满足能量需求，给予补充性肠外营养，ω-3鱼油脂肪乳富含ω-3多不饱和脂肪酸，选药合理。

根据药品说明书，鱼油脂肪乳应与其他脂肪乳同时使用，本品所提供的鱼油应占每日脂肪输入量10%~20%。脂肪乳氨基酸（17）葡萄糖（11%）注射液1440ml含脂肪51g，加入鱼油脂肪乳10g后其占每日脂肪输入量16.4%。此外，加入鱼油脂肪乳后肠外营养液的糖脂比为41.4∶58.6，脂肪占比偏高，但在可容许的范围内，用法用量合理。

（5）该患者术后肠外营养液中丙氨酰谷氨酰胺的使用是否合理？

丙氨酰谷氨酰胺的使用不合理，原因分析如下。

根据2017年ESPEN外科营养指南，肠外补充谷氨酰胺可考虑用于经肠内营养无法满足能量需求，需要全肠外营养时。该患者无需全肠外营养，丙氨酰谷氨酰胺选药不合理。

根据国外药品说明书，通过丙氨酰谷氨酰胺供给的氨基酸量不应超过全部氨基酸供给量的30%。脂肪乳氨基酸（17）葡萄糖（11%）注射液1440ml含氨基酸34g，加入丙氨酰谷氨酰胺20g后其占全部氨基酸供给量的37%，用法用量不合理。

（6）该患者术后肠外营养液中加入胰岛素是否适宜？

该患者术后肠外营养液中是否可加入胰岛素存在争议。

该患者无糖尿病病史，经手术创伤后，机体发生代谢变化，应激性激素和炎性介质释放增加，进而导致糖原、脂肪和蛋白质分解代谢，出现胰岛素抵抗，发生高血糖。

根据 2013 年 ASPEN 高血糖患者营养支持指南：住院患者营养支持的血糖控制目标为 7.8～10mmol/L，血糖 <3.9mmol/L 则为低血糖。该患者术后血糖可控制在目标范围内。根据 2018 年 CSPEN 药学协作组发布的《规范肠外营养液配制》，不推荐血糖正常患者因输注肠外营养液而常规补充胰岛素。根据 2017 年 ESPEN 的外科营养指南，当患者血糖超过 10mmol/L 时，可适量减少肠外营养液中葡萄糖的供能比；建议血糖不稳定或水平高的患者予以重症监护。

已有研究证实胰岛素与肠外营养液的稳定性和相容性良好，但是否应将其加入肠外营养液中目前尚存在争议。《规范肠外营养液配制》中指出不推荐在肠外营养液中加入胰岛素，胰岛素可被玻璃、聚氯乙烯（PVC）和滤器所吸附，将其加入肠外营养液不利于血糖控制；然而，近年来大量国内外研究均显示将胰岛素加入肠外营养液中患者的血糖控制良好，低血糖发生率并未增加。该患者围手术期血糖控制良好，也未发生低血糖。

（7）该患者术后第 2 日开始经鼻空肠管给予肠内营养乳剂（TPF－T），应针对性的对患者进行哪些药学监护？

每日监护患者的精神状态，告知患者家属在进行肠内营养时抬高床头 30°～45°，以防误吸。每日查体，监护患者生命体征、24 小时出入量、有无水肿和各引流管引流量及颜色变化，警惕吻合口瘘。每日监护患者经各种途径摄入的营养物质总量，监护胃肠道耐受情况。通过喂养泵控制输注速度，从 20ml/h 开始，如耐受良好，次日可增加至 30～40ml/h；如发生胃肠道反应，如腹胀、腹痛、恶心、呕吐、腹泻等，则可根据严重程度采取减慢输注速度、减少用量、降低浓度、升高温度、更换营养制剂等处理措施。

因鼻空肠营养管口径偏小，患者目前以连续输注的方式管饲，密切监护喂养管是否通畅在位，也可每 3～6 小时用水 25～100ml 清洗管道，以防喂养管堵塞。

每 2～3 日监测患者血常规、肝肾功能、血甘油三酯、血糖、电解质、营养指标（白蛋白、前白蛋白、转铁蛋白等）和炎症指标（C 反应蛋白、IL－6 等）的变化情况，谨防代谢并发症。待炎症消退、病情稳定后可改为每周监测 1 次。

（8）该患者出院带药肠内营养粉剂（TP），需要对患者及家属提供哪些指导？

少食多餐，注意休息。可到营养门诊制订个体化食谱。

肠内营养粉剂（TP）可代餐、辅餐、也可以加餐形式每日 2～3 次服用。如果代餐每日共需食用至少 1 听（可提供热量 1800kcal、蛋白质 63.6g）。

肠内营养粉剂（TP）每次食用的标准冲配方法是用所附小匙，取 6 平勺

（约55.8g），缓慢搅拌加入200ml温开水中直至完全溶解（可提供热量250kcal、蛋白质8.87g），也可根据个人喜好调节稠度。如果长期以其代餐，则需配合食用蛋白粉，每次可添加蛋白质约6g。根据个人喜好，可将肠内营养粉剂（TP）加入牛奶、酸奶、豆浆、蔬菜汁、肉汤汁等调味，也可直接将其加入到流质饮食中搅拌均匀食用。

每周自行监测体重和双手握力，一旦出现厌食或厌食相关症状、握力明显下降或6个月内非自愿体重下降达3.8kg，及时寻求专科医师、药师或营养师的帮助。

（二）案例二：肠瘘

1. 案例二 患者信息见表3-5-12。

表3-5-12 案例二患者信息

患者基本信息	徐某，男，65岁，身高165cm，体重60kg，体重指数22kg/m²
主诉	结肠造瘘回纳术后1个月
既往病史	患者半年前因"车祸伤、多发伤、腹部外伤、创伤性腹膜炎、乙状结肠破裂"在急诊行"肠系膜修补术、结肠暂时性造口术"，术后恢复可，于1个多月前在创伤外科行"乙状结肠造口闭合术、肠粘连松解术"，术后第3天患者左结肠旁沟引流管引流出50ml淡血性混浊液体，诉腹痛，无发热。患者病程中无发热，无腹痛腹胀，腹部创口流大便，尝试肠内营养后因引流量增大而再度禁食，患者一般情况尚可，于昨日转胃肠外科治疗。近一月体重减少4kg
查体	T 36.5℃，P 62次/分，BP 159/88mmHg，R 20次/分。神清，皮肤、巩膜无黄染。颈软，气管居中，甲状腺无肿大。全身浅表淋巴结未触及。两肺呼吸音清，未闻及啰音。HR 62次/分，律齐，各瓣膜区未闻及杂音。神经系统无异常。专科查体：腹平坦，右侧可见20cm手术疤痕，左侧腹腔引流管在位接负压吸引瓶，引流淡黄色液体，腹壁静脉无曲张，胸式呼吸，未见胃肠型和蠕动波。腹壁柔软，无压痛反跳痛，未触及肿块，肝脾肋下未触及，墨菲征阴性。肝浊音界在正常范围，肝区、肾区无叩击痛，移动性浊音（-）。肠鸣音4~6次/分，未闻及血管杂音。双下肢无水肿，左上臂PICC管在位
辅助检查	患者由创伤外科转入，近期主要检查结果如下： 血常规：白细胞计数4.34×10⁹/L、中性粒细胞比值0.611、血红蛋白浓度133g/L、红细胞压积0.395、血小板计数155×10⁹/L、淋巴细胞计数0.91×10⁹/L 血生化：总胆红素9μmol/L、总蛋白63.3g/L、白蛋白39.4g/L、丙氨酸氨基转移酶6U/L、尿素4.3mmol/L、肌酐76μmol/L、葡萄糖9.1mmol/L、甘油三酯4.56mmol/L、钠138mmol/L、钾3.76 mmol/L、氯101 mmol/L 服用造影剂后腹部X线检查结果所见：腹部术后，两膈下未见游离气体影，腹腔内见少量肠管积气，所见结肠内见造影剂影，充盈尚可，未见明显异常扩张，未见气液平形成征象

续表

诊断	肠瘘

治疗经过	患者转入时禁食，医嘱予：

①结构脂肪乳注射液 250ml qd ivgtt

②8.5% 复方氨基酸注射液（18AA - Ⅱ）250ml bid ivgtt

③10% 葡萄糖注射液 500ml + 氯化钾注射液 10ml + 胰岛素注射液 12u qd ivgtt

④5% 葡萄糖氯化钠注射液 500ml + 氯化钾注射液 10ml + 胰岛素注射液 6u qd ivgtt

⑤5% 葡萄糖注射液 500ml + 氯化钾注射液 10ml + 胰岛素注射液 6u qd ivgtt

⑥醋酸奥曲肽注射液 0.6mg + 氯化钠注射液 50ml bid ivvp

⑦左氧氟沙星注射液 250ml（0.5g）qd ivgtt

⑧甲硝唑注射液 100ml（0.5g）qd ivgtt

入院第 6 日晚患者氨基酸输注结束后呕吐大量胃内容物，予胃肠减压，停用长期医嘱①②③④⑤，经 PICC 给予 TPN，配方如下：

药品名称	剂量	药品名称	剂量
8.5% 复方氨基酸注射液（18AA - Ⅱ）	500ml	10% 葡萄糖酸钙注射液	10ml
20% 长链脂肪乳注射液（克凌诺）	250ml	25% 硫酸镁注射液	10ml
50% 葡萄糖注射液	200ml	甘油磷酸钠注射液	10ml
5% 葡萄糖氯化钠注射液	500ml	多种微量元素注射液	20ml
10% 氯化钠注射液	30ml	胰岛素注射液	12U
10% 氯化钾注射液	30ml		

药师建议医生在 TPN 中加用复合维生素制剂，医生采纳，医嘱予加用注射用脂溶性维生素（Ⅱ）10ml 和注射用水溶性维生素 1 支。行胃肠道造影腹部平片，经肛门注入造影剂，可见造影剂充盈直肠及乙状结肠，并见部分造影剂经引流管引出体外。另经胃管注入造影剂，所见胃及近端小肠显影可，黏膜显示规则，未见破坏及僵硬征象。在经鼻镜直视下置入肠梗阻导管一根至十二指肠降部以下。

入院第 18 日，在连硬 + 全麻下行"腹腔粘连松解术、小肠部分切除术、降结肠部分切除术、近端回肠造瘘术、远端回肠置管造瘘术、降结肠 - 乙状结肠端端吻合术"。留置肠梗阻导管、腹腔引流管、导尿管。术后初始药物治疗方案：

①10% 葡萄糖注射液 500ml + 氯化钾注射液 10ml + 胰岛素注射液 10U qd ivgtt

②5% 葡萄糖氯化钠注射液 500ml + 氯化钾注射液 10ml + 胰岛素注射液 5U bid ivgtt

③结构脂肪乳注射液 250ml qd ivgtt

④8.5% 复方氨基酸注射液（18AA - Ⅱ）250ml bid ivgtt

⑤注射用盐酸万古霉素 1g + 氯化钠注射液 250ml q12h ivgtt

⑥注射用头孢哌酮钠/舒巴坦钠 2g + 氯化钠注射液 100ml q12h ivgtt

⑦注射用艾司奥美拉唑钠 40mg + 氯化钠注射液 100ml qd ivgtt

治疗经过	⑧注射用帕瑞昔布钠 40mg q12h im 术后第5日，患者引流量少，血钾 3.06mmol/L，开始经口喂养，予清流饮食，患者一般情况好。术后第9日，改半流饮食，医嘱予加用肠内营养粉剂（TP）55.8g bid po。术后第12日，患者诉手术切口仍有疼痛，予手术切口撑开，见分泌血性脓性液，引流管下挤压可见大量脓性液流出，压痛明显。取脓液培养，积极换药。术后第18日，创面脓液培养结果回报：大肠埃希菌，ESBL（＋）。引流液培养结果回报：大肠埃希菌，ESBL（＋）。继续密切关注患者腹腔引流管及创口情况，积极换药。术后第21日，患者胃口欠佳，伴反酸；血常规：白细胞计数 5.58×10⁹/L、中性粒细胞比值 0.754、血红蛋白浓度 114g/L、红细胞压积 0.330、血小板计数 200×10⁹/L；血生化：葡萄糖 6.3mmol/L、钠 134mmol/L、钾 4.02mmol/L、氯 98mmol/L、钙 2.33mmol/L；因肠内营养耐受性不佳，予 SPN。术后第31日患者胃纳可，无恶心、呕吐，无腹痛腹胀。生命体征平稳，切口无明显红肿，敷料干燥，造瘘口黏膜红润，造口通畅，回肠造瘘置管在位通畅，予带管出院。出院带药胰酶胶囊 2 粒 tid po 和肠内营养粉剂（TP）55.8g bid po

2. 案例分析

（1）肠瘘如何分类？该患者属于哪类？患者的病理生理变化如何？

肠瘘根据瘘口的解剖位置、流量、形态、原发病等因素的不同，有多种分类方法。穿破腹壁与外界相通者称外瘘，与其他空腔器官相通或本身相通，消化道内容物不流出腹腔外者称内瘘。根据瘘口的解剖位置可分为胃瘘、十二指肠瘘、小肠瘘、结直肠瘘等；根据瘘口的漏出量可分为低流量瘘、中等流量瘘和高流量瘘；根据瘘口的形状可分为唇状瘘和管状瘘；根据瘘口的数量可分为单发瘘和多发瘘；根据原发疾病可分为腹部创伤、医源性、异物、感染、放射性、炎性肠病、肉芽肿、恶性肿瘤、先天性因素等引起的瘘。该患者为腹部创伤所致术后降结肠吻合口外瘘、管状瘘。

肠瘘引起的病理生理改变包括：大量消化液丢失，引起水、电解质和酸碱平衡紊乱；肠液中蛋白质大量丢失且难以经胃肠道补充营养；患者处于高分解代谢状态，可迅速出现营养不良；含有消化酶的消化液外溢，可能引起瘘周围皮肤和组织腐蚀糜烂，继发感染和出血。

（2）该患者处于肠瘘治疗的哪一阶段？该阶段的处理重点是什么？

肠瘘的治疗可大致分为 4 个阶段。第一阶段为肠瘘发生 1 周内的起始阶段，第二阶段为肠瘘发生后 1 周至 1 个月的康复阶段，第三阶段为肠瘘发生 1~3 个月的稳定阶段，第四阶段为肠瘘发生后 3 个月以上的确定性手术围手术期。该患者于半年前行结肠造口，并于 1 月余前行造口闭合术，术后出现吻合口瘘，无法建立肠内喂养，患者转入时内环境稳定、无感染症状体征、无多器官障碍，目前处于稳定阶段。

这一阶段的处理重点是对于已稳定的患者设法寻找瘘口不愈合的原因，选择合理的肠内营养支持途径，进行确定性手术前的准备工作；对于病情仍未稳定的患者，应继续积极寻找感染灶，设法引流，积极加强营养支持和维护器官功能。

（3）根据 GLIM 诊断标准，该患者是否可诊断为营养不良？营养不良严重程度如何？

该患者近 1 月体重减少 4kg，目前肠瘘、难以建立喂养，符合 GLIM 的营养不良诊断标准，可诊断为营养不良。

根据营养不良严重程度分级标准，该患者 6 个月内体重丢失约 6%，属于 1 级（中度）营养不良。

（4）该患者转入第 6 日开始配制 TPN，试计算该处方的稳定性参数和配比参数，并判断其是否适宜？

稳定性参数：氨基酸比例 2.7%，单价阳离子浓度 120mmol/L，二价阳离子浓度 7.7mmol/L。

配比参数：总能量 1045kcal，单位能量 17.42kcal/kgBW，氨基酸 0.71g/kg，糖脂比 50:50，非蛋白热氮比 128:1。

稳定性良好，配比基本合理，建议增加葡萄糖和氨基酸的供给量，可加用丙氨酰谷氨酰胺。

（5）患者术后第 5 日血钾 3.06mmol/L，试分析原因？应如何补钾？

患者术后低钾的原因有：摄入不足，患者禁食状态、肠外补充不足；丢失过多，通过肠梗阻导管、回肠造口和腹腔引流丢失；葡萄糖和胰岛素的治疗过程中，大量钾自细胞外移入细胞内。

积极处理造成低钾血症的病因，可纠正低钾血症。通常采取分次补钾，边治疗边观察的方法。外科低钾血症者常无法口服钾剂，都需经静脉补给。补钾量可参考血钾浓度降低程度，每天补钾 40～80mmol 不等。少数低钾血症患者需要增加补钾量，每天可能高达 100～200mmol。该患者血钾 3.06mmol/L，当前医嘱共提供钾约 40mmol，应加强补充。静脉补钾需注意控制浓度和速度，每升输液中含钾量不宜超过 40mmol，溶液应缓慢输注，速率控制在 20mmol/h 以下。由于补钾是分次给予，因此要完成纠正体内的缺钾，常需连续 3～5 天的治疗。

（6）患者术后第 5 日开始清流饮食，并逐渐过渡到半流饮食＋ONS，请问肠内摄入对该患者有哪些益处？

与肠外营养相比，肠内营养可减弱全身炎症和分解代谢反应，保持胃肠道吸收功能，降低肠通透性及高血糖的发生率，保持肠黏膜屏障功能和完整性，降低肠道细菌易位及患者感染并发症的发生率，改善预后，缩短住院时间，节省医疗费用。该患者目前肠内摄入为滋养型喂养，主要目的是维持胃肠道微生态稳定，保护肠黏膜屏障。

（7）患者术后第20天开始SPN，请根据患者情况简述处方设计思路？

患者术后第20天出现经口喂养耐受差，不能保证摄入量，SPN可按TPN设计，建议如下：

三大营养物质：能量按25~30kcal/kg计算，该患者需要1500~1800kcal；氨基酸按1.5~2.0g/kg计算，该患者需要90~120g；糖脂比按60:40。可选用鱼油脂肪乳和丙氨酰谷氨酰胺；

电解质：钠130~150mmol，钾40~80 mmol，钙2~4mmol，镁5~10mmol，磷10~20mmol，根据监测水平及时调节；

补充成人日常需求量的多种微量元素和维生素；

液体量：生理需要量2000~2200ml；

最后计算稳定性参数和渗透压，使符合相关要求。

（8）该患者病程中所使用的脂肪乳注射液与传统以大豆油为基础的脂肪乳注射液相比，目前认为各有哪些优缺点？

该患者病程中曾使用结构脂肪乳注射液和长链脂肪乳注射液，结构脂肪乳注射液经水解酯化，在同一甘油分子的3个碳链上随机结合不同的MCT和LCT，更符合机体的生理代谢特点。含橄榄油的长链脂肪乳注射液受免疫干扰小，富含大量具有生物活性的 α-生育酚，可减少脂质过氧化，安全性和耐受性良好。然而，结构脂肪乳注射液和长链脂肪乳注射液中的必需脂肪酸含量均低于传统以大豆油为基础的脂肪乳注射液。大豆油LCT可提供丰富的EFA，参与大量生物膜和生物活性物质代谢，结构脂肪乳中EFA的含量约为传统脂肪乳的50%，长链脂肪乳注射液中EFA的含量约为传统脂肪乳的20%。

第九节　总　结

围手术期营养支持是外科临床药学中的重要组成部分。临床药师应充分掌握患者围手术期的疾病和代谢特点、营养制剂的特点和国内外研究进展。目前有关肠外与肠内营养支持的许多治疗措施仍存在争议，大样本多中心的随机对照试验仍较少。临床药师应在日常临床工作中积极探索，活用临床指南的基础上建立标准的围手术期营养管理工作流程，并开展相关研究。

（曾英彤　周婧）

参考文献

［1］广东省药学会.肠外营养临床药学共识(第二版)［J］.今日药学,2017,27(5):289－303.

［2］广东省药学会.肠内营养临床药学共识(第二版)［J］.今日药学,2017,27(6):361－371.

［3］杨月欣,葛可佑.中国营养科学全书［M］.2版.北京:人民卫生出版社,2019.

［4］吴国豪.临床营养治疗理论与实践［M］.上海:上海科学技术出版社,2015.

［5］索博特卡.临床营养基础［M］.蔡威译.4版.上海:上海交通大学出版社,2013.

［6］李宁,于建春,蔡威.临床肠外肠内营养支持治疗学［M］.北京:中华医学电子音像出版社,2012.

［7］中华医学会.临床技术操作规范肠外肠内营养学分册［M］.北京:人民军医出版社,2008.

［8］Mirtallo J,Canada T,Johnson D,et al. Safe Practices for Parenteral Nutrition［J］. Journal of Parenteral and Enteral Nutrition,2004,28(6):S39－S70.

［9］Ayers P,Adams S,Boullata J,et al. A. S. P. E. N. Parenteral Nutrition Safety Consensus Recommendations［J］. Journal of Parenteral and Enteral Nutrition,2014,38(3):296－333.

［10］Boullata J I,Karen G,Gordon S,et al. A. S. P. E. N. Clinical Guidelines:Parenteral Nutrition Ordering,Order Review,Compounding,Labeling,and Dispensing［J］. Journal of Parenteral and Enteral Nutrition,2014,38(3):334－377.

［11］Boullata J I,Carrera A L,Harvey L,et al. ASPEN Safe Practices for Enteral Nutrition Therapy［J］. Journal of Parenteral and Enteral Nutrition,2017,41(1):15－103.

［12］许静涌,杨剑,康维明,等.营养风险及营养风险筛查工具营养风险筛查2002临床应用专家共识(2018版)［J］.中华临床营养杂志,2018,26(3):131－135.

［13］Jensen G L,Cederholm T,Correia MI TD,et al. GLIM Criteria for the Diagnosis of Malnutrition:A Consensus Report From the Global Clinical Nutrition Community［J］. Journal of Parenteral and Enteral Nutrition,2019,43(1):32－40.

［14］Lobo D N,Gianotti L,Adiamah A,et al. Perioperative nutrition:Recommendations from the ESPEN expert group［J］. Clinical Nutrition,2020,39(11):3211－3227.

［15］Weimann A,Braga M,Carli F,et al. ESPEN Guideline:Clinical Nutrition in Surgery［J］. Clinical Nutrition,2017,36(3):623－650.

［16］Wischmeyer P E,Carli F,Evans D C,et al. American Society for Enhanced Recovery and Perioperative Quality Initiative Joint Consensus Statement on Nutrition Screening and Therapy Within a Surgical Enhanced Recovery Pathway［J］. Anesthesia and Analgesia,2018,126(6):1883－1895.

［17］韦军民.从欧洲肠外肠内营养学会外科营养指南更新探讨围术期营养支持［J］.中华消化外科杂志,2020,19(10):1038－1043.

［18］江志伟,石汉平,杨桦.加速康复外科围术期营养支持中国专家共识(2019版)［J］.中华消化外科杂志,2019,18(10):897－902.

［19］吴国豪,毛翔宇.成人围手术期营养支持指南［J］.中华外科杂志,2016,54(9):641－657.

第六章 | 围手术期血糖管理

随着生活方式的改变以及人口老龄化的加剧，糖尿病的发病率呈快速上升的趋势，并且已经成为全球性公共卫生问题。2019年国际糖尿病联盟（IDF）发布全球糖尿病地图（第9版），其数据显示全球约4.63亿20~79岁成人患糖尿病（11个人中有1个为糖尿病患者）。2020年《中国2型糖尿病防治指南》显示，按照世界卫生组织（WHO）标准，我国的糖尿病患病率已高达11.2%。据统计约50%的糖尿病患者一生中要接受至少1次外科手术，因此合并糖尿病的手术患者也日趋增多。在接受外科手术治疗的老年患者中约有10%合并有糖尿病，其中白内障、肾移植、截肢等手术患者中糖尿病患者的比例更高。由于血糖异常是围手术期的常见问题，而血糖的控制与手术、麻醉风险和预后直接相关，因此充分做好围手术期血糖管理尤为重要。

第一节　内环境的改变及血糖管理的重要性

围手术期患者内外环境的改变会导致患者的血糖异常，给患者的预后带来不良的影响，甚至会增加死亡率。由于外科手术应激、围手术期紧张情绪、手术创伤和术后疼痛等因素可使机体神经-内分泌系统的多种代谢激素分泌增加，如促肾上腺皮质激素（ACTH）、皮质醇、儿茶酚胺、肾上腺素、生长激素等。它们会对胰岛功能产生直接或间接的影响，其中皮质醇和儿茶酚胺可使交感神经活动增强，增加生长激素的分泌，从而减少胰岛素的分泌和降低胰岛素的敏感性。同时炎症因子（如IL-1、TNF等）的过度释放，抗利尿激素、催乳素等水平升高，也可导致糖原分解增多，肝糖输出增加和糖异生作用增强，从而加重糖代谢紊乱。糖尿病患者对外科手术引起这一反应将更加明显。有研究显示中小手术可使血糖升高1.11mmol/L，大手术可使血糖升高2.45~4.48mmol/L；麻醉剂可使血糖升高0.55~2.75mmol/L。此外，围手术期一些其他因素（如脓毒症、禁食、高营养支持以及呕吐）之间复杂的相互作用也会加重糖代谢紊乱。如围手术期禁食或没有及时补充葡萄糖导致蛋白质、脂肪分解增加，麻醉导致对低血糖反应性降低，手术前对血糖的严格控制要求，胰岛素剂量未及时调整等均可增加糖尿病患者低血糖发生风险等。据统计有22%的患者在外科病房经历过低血糖事件（其中有9.3%为严重低血糖事件），住院患者的低血糖增加了患者的死亡率。

　　围手术期血糖异常与患者术后不良临床结局相关：一方面，围手术期血糖异常使得外科手术的危险性显著增加，导致围手术期的死亡率增加。如病程较长的糖尿病患者常合并大血管和微血管并发症，如高血压、冠心病、脑血管疾病以及糖尿病肾病等慢性并发症，因此术后心律失常、术后低血糖、手术意外和麻醉风险均明显高于非糖尿病患者群。此外，麻醉、应激、失血、低血糖反应及酮症倾向等可使患者心、肾功能失代偿，从而导致糖尿病患者围手术期死亡率增加。另一方面，围手术期血糖异常增加手术患者的术后感染率，增加伤口愈合延迟、术后恢复差及住院时间延长等不良事件的发生率。由于糖尿病患者的细胞免疫和体液免疫功能低下，而高血糖的体液环境更有利于细菌生长，使得机体抗感染能力下降，发生术后感染的危险性增加；同时由于细胞正常的需氧代谢得不到充足的葡萄糖能量供应，以及糖代谢异常带来的蛋白质分解增加、合成减少，导致伤口中成纤维细胞功能减退、胶原沉积减少，造成组织修复能力减弱，术后切口不易愈合。有研究显示糖尿病患者围手术期的不良结局包括：死亡率增加50%、术后呼吸道感染增加2.4倍、手术部位感染增加1倍、尿道感染增加3倍、心肌梗死的发生率增加1倍，急性肾损伤几乎增加2倍。

　　与非糖尿病患者相比，糖尿病患者是围手术期血糖异常的高危人群。随着我国糖尿病患者患病率的逐年增加，合并糖尿病的手术患者日趋增多，因此围手术期患者血糖的管理正日益受到重视。

第二节　血糖异常的定义

　　围手术期血糖异常包括高血糖、低血糖和血糖波动，其中血糖异常以高血糖为主。参照《中国住院患者血糖管理专家共识》院内高血糖的诊断标准，围手术期高血糖指患者住院期间任意时点的血浆葡萄糖水平 >7.8mmol/L，若血糖持续而明显高于此水平提示患者出现围手术期血糖异常的风险增高。围手术期高血糖患者主要包括已知糖尿病患者、未被诊断的糖尿病患者以及发生"应激性高血糖"患者。

　　院内高血糖的诊断标准不同于糖尿病的诊断标准，《中国2型糖尿病防治指南（2020年版）》增加了采用标准化方法测定的糖化血红蛋白（HbA1c）≥6.5%作为糖尿病的补充诊断标准（表3-6-1）。HbA1c能反映患者3个月内血糖的平均水平。

表 3 – 6 – 1　糖尿病诊断标准

诊 断 标 准	静脉血浆葡萄糖/（mmol/L）/糖化血红蛋白（%）
典型糖尿病症状（烦渴多饮、多尿、多食、不明原因的体重下降）加上随机血糖，或加上	≥11.1
空腹血糖，或加上	≥7.0
葡萄糖负荷后 2 小时血糖，或加上	≥11.1
糖化血红蛋白	≥6.5
糖尿病典型症状者，需改日复查确认	

注：空腹状态指至少 8 小时没有进食热量；随机血糖指不考虑上次用餐时间，一天中任意时间的血糖，不能用来诊断空腹血糖异常或糖耐量异常。

造成围手术期高血糖的原因既可以是由于已知或未诊断的糖尿病，也可以是由于应激所致的高血糖。不论高血糖的原因如何，也不论患者是否伴有糖尿病，高血糖均会增加住院患者的并发症和死亡风险。对所有的高血糖患者在入院时均应检测血糖并应询问是否有糖尿病病史，必要时检测 HbA1c 水平以明确患者住院前是否已经存在糖尿病。糖尿病患者 HbA1c≥6.5%，而应激性高血糖患者的 HbA1c 水平一般不高；应激性高血糖通常随导致血糖升高的急危重症的出现或缓解而升高或恢复正常。

围手术期血糖异常除高血糖外还包括低血糖，糖尿病患者低血糖是指血糖≤3.9mmol/L，而非糖尿病患者低血糖的诊断标准为血糖 < 2.8mmol/L。根据《中国 2 型糖尿病防治指南（2020 年版）》，糖尿病患者的低血糖分 3 级：Ⅰ级低血糖指血糖 < 3.9mmol/L 且≥3.0mmol/L；Ⅱ级低血糖指血糖 < 3.0mmol/L；Ⅲ级低血糖指没有特定的血糖界限，伴有意识和（或）躯体改变的严重事件，需要他人帮助的低血糖。

血糖波动指血糖水平在其高峰和低谷之间变化的不稳定状态，不仅包括短期血糖波动，即日间血糖波动和日内血糖波动，还包括长期血糖波动，即 HbA1c 变异性。血糖波动也是评价血糖控制的重要指标之一，血糖波动对于糖尿病慢性并发症的危害甚至比持续性高血糖更为严重，且增加围手术期患者的死亡率，影响手术患者的预后。因此围手术期血糖异常患者不仅要 HbA1c 达标，还应尽可能减少血糖波动的幅度。

第三节　血糖异常的治疗药物

目前常用的降糖药物大致可分为口服降糖药物、胰岛素和非胰岛素注射剂。

围手术期血糖异常患者以胰岛素治疗为主，术后可恢复口服降糖药物、胰岛素或非胰岛素注射剂治疗。

一、口服降糖药物

口服降糖药物主要用于治疗 2 型糖尿病患者，根据作用机制的不同，主要分为磺酰脲类、格列奈类、双胍类、噻唑烷二酮类（thiazolidinedione，TZD）、α-葡萄糖苷酶抑制剂、二肽基肽酶 -4（dipeptidyl peptidase Ⅳ，DPP -4）抑制剂和钠 - 葡萄糖协同转运蛋白 2（sodiumglucose cotransporter 2，SGLT - 2）抑制剂，具体见表 3 - 6 - 2。

高血糖的药物治疗多基于纠正导致血糖升高的两个主要病理生理改变——胰岛素抵抗和胰岛素分泌受损。根据作用效果的不同，口服降糖药可分为促进胰岛素分泌的药物［磺脲类、格列奈类、DPP -4 抑制剂（双向调控）］、胰岛素增敏剂（双胍类、TZD）和通过其他机制降低血糖的药物（α - 糖苷酶抑制剂、SGLT - 2 抑制剂），具体的作用特点见表 3 - 6 - 2。

（一）双胍类药物

目前临床上使用的双胍类药物主要是盐酸二甲双胍。双胍类药物的主要作用机制是通过减少肝脏葡萄糖的输出和改善外周胰岛素抵抗而降低血糖。《中国 2 型糖尿病防治指南（2020 年版）》推荐 2 型糖尿病患者药物治疗首选二甲双胍，若无禁忌证，二甲双胍应一直保留在糖尿病的治疗方案中。二甲双胍的降糖疗效（去除安慰剂效应后）为 HbA1c 下降 1.0% ~ 1.5%，并可减轻体重。单独使用二甲双胍不导致低血糖，但与胰岛素或胰岛素促泌剂联合使用时可增加低血糖发生的风险。二甲双胍的主要不良反应为胃肠道反应（如恶心、呕吐、腹泻、腹痛等），大多数患者通常可自行缓解。为避免胃肠道不良反应，建议从小剂量起始（500mg/d），逐渐增加剂量，最大剂量不应超过 2550mg/d，二甲双胍的最佳有效剂量是 2000mg/d。双胍类药物本身没有肝肾毒性，因以原形从肾脏排出，若患者已出现肾功能不全，需定期监测肾功能，并根据肾功能调整二甲双胍剂量。对于 eGFR 为 45 ~ 59ml/(min·1.73m^2) 的患者应考虑减量，当 eGFR < 45ml/(min·1.73m^2) 时应考虑停药。重度感染、外伤以及存在可造成组织缺氧疾病（如失代偿性心力衰竭、呼吸衰竭等）的患者禁用二甲双胍。长期使用二甲双胍时应注意维生素 B$_{12}$ 缺乏的可能性。

表3-6-2 各类口服降糖药物作用机制、降糖效果、优势及相关指标比较

相关指标		磺酰脲类	格列奈类	双胍类	噻唑烷二酮类	α-葡萄糖苷酶抑制剂	DPP-4抑制剂	SGLT-2抑制剂
作用机制		刺激胰岛β细胞分泌胰岛素		增加肌肉葡萄糖摄取和代谢、减少肝糖输出	激活PPAR-γ受体，增加骨骼肌、肝脏及脂肪组织对胰岛素敏感性	延缓碳水化合物在肠道的吸收	抑制DPP-4的活性，减少GLP-1降解，葡萄糖浓度依赖性地促进内源性胰岛素分泌、抑制胰高血糖素分泌，降低血糖	抑制近端肾小管钠-葡萄糖重吸收，促进尿糖排泄
常用的代表性药物		格列齐特、格列吡嗪、格列喹酮、格列美脲	瑞格列奈、那格列奈、米格列奈	二甲双胍	罗格列酮、吡格列酮	阿卡波糖、伏格列波糖、米格列醇	西格列汀、维格列汀、沙格列汀、阿格列汀和利格列汀	达格列净、恩格列净、卡格列净
降糖效果	空腹	++++	++	+++	++	+	++	++
	餐后	+++	+++	++	++	+++	+++	+++
	HbA1c	1%~1.5%	0.5%~1.5%	1%~1.5%	0.7%~1.0%	0.5%~0.8%	0.4%~0.9%	0.5%~1.0%
对体重的影响		增加	增加	减少	增加	保持	保持	减少
改善胰岛素抵抗		++	+	++++	++++	+	++	++
主要不良反应		低血糖、体重增加、胃肠道不良反应	低血糖、体重增加、胃肠道反应	胃肠道反应	水肿、骨折、体重增加	腹胀、腹泻、排气增多	鼻塞、流涕、咽喉痛、头痛、上呼吸道感染（发生率低）	生殖道感染、血容量减少
低血糖发生		++++	+++	—	—	—	—	—

（二）磺脲类

磺脲类药物属于胰岛素促泌剂，主要作用机制是通过刺激胰岛 β 细胞分泌胰岛素，增加体内的胰岛素水平而降低血糖。磺脲类药物可使 HbA1c 降低 1.0% ~ 1.5%（去除安慰剂效应后）。长期的临床应用和大量的循证医学证据均表明，磺脲类药物不仅降糖作用强，还可减少或延缓 2 型糖尿病慢性并发症的发生，特别是微血管并发症，因此仍是糖尿病治疗领域应用广泛的口服降糖药物之一。磺脲类药物的主要不良反应包括低血糖和体重增加。增加磺脲类药物低血糖事件的主要因素有：高龄、饮酒、肝肾疾病、多种药物相互作用等。目前在我国上市的磺脲类药物主要为格列本脲、格列美脲、格列齐特、格列吡嗪和格列喹酮。其中，格列本脲因为半衰期长，主要经过肾脏代谢，最容易出现低血糖；短效制剂如格列吡嗪普通剂型和格列喹酮，因为作用时间短，较为安全。为减少低血糖风险，服用磺脲类药物建议从小剂量开始，根据血糖监测结果逐渐调整用量。老年患者应慎用长效磺脲类药物，短效类药物以及药物浓度平稳的缓释、控释剂型可在权衡其获益和风险后选用。此外磺脲类药物与经 CYP2C9 和 CYP2C19 等肝脏 P450 酶代谢药物（如他汀类、抗菌药物、部分心血管药物及质子泵抑制剂等）合用时，应警惕低血糖事件及其他不良反应。

（三）格列奈类

格列奈类药物为非磺脲类胰岛素促泌剂，主要通过刺激胰岛素的早时相分泌而降低餐后血糖。我国上市的有瑞格列奈、那格列奈和米格列奈。此类药物具有吸收快、起效快和作用时间短的特点，被称为餐时血糖调节剂，可将 HbA1c 降低 0.5% ~ 1.5%。格列奈类药物需在餐前即刻服用，可单独使用或与其他降糖药联合应用，但不建议与磺脲类降糖药联合应用。格列奈类药物的常见不良反应是低血糖和体重增加，但低血糖的风险和程度较磺脲类药物轻。格列奈类药物在肾功能不全的患者中使用时无需调整剂量。

（四）噻唑烷二酮类

TZD 是过氧化物酶体增殖物激活受体 γ（PPAR－γ）激动剂，主要通过激活 PPAR－γ，增加靶细胞对胰岛素作用的敏感性而降低血糖。TZD 尤其适用于伴有明显胰岛素抵抗及糖耐量减低的 2 型糖尿病患者。目前在我国上市的 TZD 主要有罗格列酮和吡格列酮，TZD 可使 HbA1c 下降 0.7% ~ 1.0%（去除安慰剂效应后）。TZD 单独使用时不易诱发低血糖，但与胰岛素或胰岛素促泌剂联用时可增加患者低血糖风险。体重增加和外周性水肿是 TZD 的常见不良反应，此不良反应在与胰岛素联合使用时表现更加明显。此外 TZD 的使用可增加骨折和心力衰竭发生的风险。有心力衰竭［纽约心脏学会（NYHA）心功能分级Ⅱ级以上］、活动性肝病或转氨酶升高超过正常上限 2.5 倍及严重骨质疏松和有骨折病史的患者应禁用本类药物。

（五）α-葡萄糖苷酶抑制剂

α-葡萄糖苷酶抑制剂主要通过抑制碳水化合物在小肠上部的吸收而降低血糖，主要适用于以碳水化合物为主要食物成分和餐后血糖升高的患者。国内上市的α-葡萄糖苷酶抑制剂有阿卡波糖、伏格列波糖和米格列醇。α-糖苷酶抑制剂可使 HbA1c 下降 0.5% ~ 0.8%（去除安慰剂效应后）。该类药物的常见不良反应包括腹胀、腹泻、排气增多等胃肠道反应，因此建议小剂量起始，逐渐增加剂量。该类药物单独使用低血糖风险较低，若出现低血糖应使用葡萄糖纠正，食用淀粉等碳水化合物或使用蔗糖升糖效果差。

（六）DPP-4 抑制剂

DPP-4 抑制剂通过抑制 DPP-4 而减少内源性胰高血糖素样肽 1（glucagon-like protein 1，GLP-1）在体内的失活，使内源性 GLP-1 的水平升高。GLP-1 以葡萄糖浓度依赖的方式促进胰岛素分泌，抑制胰高血糖素分泌，从而发挥降糖作用。目前在国内上市的 DPP-4 抑制剂为西格列汀、沙格列汀、维格列汀、利格列汀和阿格列汀。DPP-4 抑制剂可降低 HbA1c 0.4% ~ 0.9%。单独使用 DPP-4 抑制剂不增加低血糖发生的风险，DPP-4 抑制剂对体重的作用为中性或轻度增加。DPP-4 抑制剂的心血管安全性研究未见心血管相关死亡和事件的风险增加，但仍需注意沙格列汀会增加患者因心力衰竭住院的风险。利格列汀主要从胆肠代谢，因此在有肝、肾功能不全的患者中使用利格列汀时不需要调整剂量。其他 4 种均需从肾脏排出，故在有肾功能不全的患者中使用西格列汀、沙格列汀、阿格列汀和维格列汀时，应注意按照药物说明书来减少药物剂量。

（七）SGLT-2 抑制剂

SGLT-2 抑制剂通过抑制肾脏肾小管中负责从尿液中重吸收葡萄糖的 SGLT-2 降低肾糖阈，促进尿葡萄糖排泄，从而达到降低血液循环中葡萄糖水平的作用。SGLT-2 抑制剂降低 HbA1c 的幅度为 0.5% ~ 1.0%，减轻体重 1.5 ~ 3.5 kg，降低收缩压 3 ~ 5mmHg。目前在我国被批准临床使用的 SGLT-2 抑制剂包括达格列净、恩格列净和卡格列净。

SGLT-2 抑制剂由于其降糖机制并不依赖胰岛素，因此极少发生低血糖。SGLT-2 抑制剂还有减重，特别是减少内脏脂肪的作用，在多项临床研究中观察到还有心血管和肾脏保护作用。在心血管结局事件获益方面，EMPAREG OUT-COME、CANVAS、DECLARE - TIMI 58 三项心血管结局研究（CVOT）证实了

SGLT-2 抑制剂可改善 2 型糖尿病患者的心血管结局。在心衰获益方面，DAPA-HF 及 EMPEROR-Reduced 研究证实，SGLT-2 抑制剂可显著降低射血分数降低型心衰（HFrEF）患者的心血管死亡或心衰恶化风险。其中，达格列净能够显著降低 HFrEF 全因死亡、心血管死亡风险，且无论是否合并糖尿病，SGLT-2 抑制剂均能显著降低心衰主要终点风险。在肾脏获益方面，CREDENCE 及 DAPA-CKD 研究证实，SGLT-2 抑制剂能够显著降低糖尿病合并慢性肾脏疾病（CKD）患者的肾脏复合终点，改善 CKD 患者的心血管结局。DAPA-CKD 研究还表明，无论是否合并糖尿病，达格列净均能够显著降低心肾主要终点风险。SGLT-2 抑制剂常见的不良反应为泌尿生殖系统感染、血容量减少等。

二、胰岛素

胰岛素是围手术期高血糖的主要治疗药物，1 型糖尿病患者需依赖胰岛素维持生命，也必须使用胰岛素控制高血糖。胰岛素根据来源和化学结构的不同可分为动物胰岛素、人胰岛素和胰岛素类似物，其中动物胰岛素已少用，故不列出。根据起效作用快慢和维持作用时间，胰岛素又可分为速效胰岛素、短效胰岛素、中效胰岛素、长效胰岛素和预混胰岛素，具体见表 3-6-3。胰岛素类似物与人胰岛素相比控制血糖的能力相似，但在模拟生理性胰岛素分泌和减少低血糖发生风险方面，胰岛素类似物优于人胰岛素。临床常用的胰岛素类似物有赖脯胰岛素、门冬胰岛素、谷赖胰岛素、甘精胰岛素、地特胰岛素和德谷胰岛素等。低血糖是胰岛素的主要不良反应，但常与剂量过大和（或）饮食失调有关。体重增加也是胰岛素常见的不良反应，此外还包括其他不良反应，如胰岛素水肿、胰岛素过敏反应等。

三、非胰岛素注射剂

GLP-1 受体激动剂（GLP-1RA）通过激动 GLP-1 受体而发挥降低血糖的作用。GLP-1RA 以葡萄糖浓度依赖的方式促进胰岛素分泌、抑制胰高血糖素分泌，并能延缓胃排空，通过中枢性的食欲抑制来减少进食量。目前国内上市的 GLP-1RA 包括短效激动剂（如艾塞那肽、利司那肽和贝那鲁肽）和长效激动剂（如度拉糖肽、艾塞那肽缓释剂和利拉鲁肽），均需皮下注射。GLP-1RA 可有效降低血糖，并有显著降低体重和改善甘油三酯和血压的作用。单独使用 GLP-1RA 不明显增加低血糖发生的风险。GLP-1RA 的常见不良反应为胃肠道症状（如恶心、呕吐、腹泻、便秘、食欲下降等），主要见于初始治疗时，不良反应可随治疗时间延长逐渐减轻。

表 3-6-3 国内常用胰岛素制剂的作用特点比较

分类		种类	性状	作用时间			注射途径	皮下注射时间
				起效	峰值	持续		
餐时胰岛素	速效	赖脯胰岛素	无色澄清	10~15min	1~1.5h	4~5h	皮下、胰岛素泵、静脉	紧邻餐前注射，必要时可餐后立即给药
		门冬胰岛素		10~15min	1~2h	4~6h		
		谷赖胰岛素		10~15min	1~2h	4~6h		
	短效	重组人胰岛素	无色澄清	30~60min	2~4h	5~8h	皮下、静脉、胰岛素泵	餐前30min
		生物合成人胰岛素						
基础胰岛素	中效	精蛋白锌人胰岛素	白色混悬	2.5~3h	5~7h	13~16h	皮下	一般睡前皮下注射
	长效	甘精胰岛素	无色澄清	2~3h	无峰	长达30h		
		地特胰岛素		3~4h	3~14h	长达24h		
		德谷胰岛素		1h	无峰	长达42h		
预混合		预混人胰岛素 70/30，或 30R	白色混悬	30min	2~12h	14~24h	皮下	餐前30min
		预混人胰岛素 50R		30min	2~8h	10~24h		
		预混门冬胰岛素 30		10~20min	1~4h	14~24h		紧邻餐前注射，必要时可餐后立即给药
		预混赖脯胰岛素 25		15min	30~70min	16~24h		
		预混赖脯胰岛素 50		15min	30~70min	16~24h		
		预混门冬胰岛素 50		10~20min	1~4h	16~24h		

四、2 型糖尿病的治疗路径

根据《中国 2 型糖尿病防治指南（2020 年版)》，2 型糖尿病患者经过生活方式干预和二甲双胍一线治疗后：①若 HbA1c 不达标：可以进行二联治疗，加用促泌剂、α - 葡萄糖苷酶抑制剂、DPP - 4 抑制剂、TZD 或 SGLT - 2 抑制剂，药物排名不分先后，根据个体化原则选择治疗药物；也可使用注射类药物 GLP - 1 受体激动剂或胰岛素治疗，其中胰岛素推荐基础胰岛素；②无论 HbA1c 是否达标，若合并动脉粥样硬化性心血管疾病（ASCVD）或有高危因素、心衰、慢性肾脏病（CKD）：ASCVD 或有高危因素者，可加用 GLP - 1 受体激动剂或 SGLT - 2 抑制剂；心衰患者可加用 SGLT - 2 抑制剂；CKD 患者可加用 SGLT - 2 抑制剂或 GLP - 1 受体激动剂。若经过二联治疗后，HbA1c 仍不达标，在上述治疗的基础上可加用一种其他类别的药物，但需注意心衰患者不能用 TZD。如果经过上述治疗 HbA1c 仍然不达标，可以采用胰岛素多次注射，选择基础胰岛素 + 餐时胰岛素方案或者预混胰岛素方案，两种方案可以互换（图 3 - 6 - 1）。

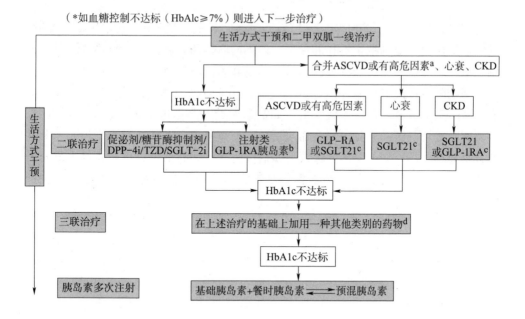

图 3 - 6 - 1 2 型糖尿病的治疗路径

注：a. 高危因素指年龄≥55 岁伴以下至少一项：冠状动脉或颈动脉或下肢动脉狭窄≥50%，左心室肥厚；b. 通常选用基础胰岛素；c. 加用具有 ASCVD（动脉粥样硬化性心血管病）、心衰或 CKD（慢性肾脏病）获益证据的 GLP - 1RA（GLP - 1 受体激动剂）或 SGLT - 2i（SGLT - 2 抑制剂）；d. 有心衰者不用 TZD。

五、降糖药物的心血管和肾脏安全性

美国糖尿病协会（ADA）建议以患者为中心选择合适的降血糖方案。对于具有合并大血管和微血管并发症的患者，服用口服降糖药物时还需考虑其心血管安全性和肾脏安全性（表 3 – 6 – 4），具体肾功能不全患者口服降糖药物的剂量调整见表 3 – 6 – 5。需注意的是国内外说明书批准的适应证及肾功能剂量调整方面并不完全一致。如二甲双胍美国 FDA 批准禁用于 $eGFR < 30ml/(min \cdot 1.73m^2)$ 的患者，而我国禁用于 $eGFR < 45ml/(min \cdot 1.73m^2)$ 的患者。此外美国 FDA 于 2020 年 8 月更新 SGLT – 2 抑制剂卡格列净说明书，将卡格列净在 eGFR 下降时的适用人群进一步拓宽：对于 $30ml/(min \cdot 1.73m^2) \leqslant eGFR < 60ml/(min \cdot 1.73m^2)$ 的 2 型糖尿病患者，无论是否伴有蛋白尿，都推荐使用卡格列净 100mg；对于正在使用卡格列净 $eGFR < 30ml/(min \cdot 1.73m^2)$、蛋白尿 $> 300mg/d$ 的 2 型糖尿病患者，可以继续接受卡格列净 100mg/d 的治疗，但不建议起始使用。

六、降糖药物间的相互作用

围手术期常用可影响血糖的药物包括麻醉剂、糖皮质激素等，具体见表 3 – 6 – 6。麻醉剂给血糖的控制带来不利的影响，但不同麻醉剂对血糖的影响不同。其中乙醚和氯乙烷对血糖的影响较大，而依托咪酯和丙泊酚对血糖的影响较小。

药物除直接影响血糖外，也可通过与降糖药物发生相互作用（表 3 – 6 – 6，表 3 – 6 – 7）增强或减弱降糖效果。如抗凝血药、非甾体抗炎药、磺胺类药物、甲氨蝶呤等可与胰岛素竞争结合血浆蛋白，使血液中游离胰岛素水平增高，从而增强降血糖作用。而 β – 肾上腺素受体拮抗药（如普萘洛尔）可阻止肾上腺素升高血糖的反应，干扰机体调节血糖的功能，与胰岛素合用可增加发生低血糖的危险。

表3-6-4 选择降糖治疗时应考虑的药物特异性和患者因素

	有效性	低血糖	体重	对心血管的影响		花费	口服/皮下	对肾脏影响		需要额外考虑因素
				ASCVD	CHF			DKD进展	剂量/注意事项	
二甲双胍	高	无	中性（有潜在轻微减重效果）	潜在获益	中性	低	口服	中性	FDA批准禁用于eGFR<30，我国禁用于eGFR<45	√胃肠道不良反应常见（腹泻、恶心） √潜在导致维生素B_{12}缺乏
SGLT-2抑制剂	中等	无	降低	获益 恩格列净† 卡格列净†	获益 恩格列净 卡格列净‡ 达格列净‡	高	口服	获益 卡格列净§ 恩格列净 达格列净	√需要依据肾功能调整剂量（卡格列净、恩格列净、达格列净）	√手术前停用，避免DKA风险 √骨折风险（卡格列净） √DKA风险（所有制剂，T2DM罕见） √泌尿生殖系感染 √血容量不足风险，低血压 √LDL-C增加 √富尼埃坏疽
GLP-1受体激动剂	高	无	降低	中性（艾塞那肽、利司那肽） 获益（度拉糖肽、利拉鲁肽、索马鲁肽）	中性	高	皮下 口服（索马鲁肽）	获益 利拉鲁肽、度拉糖肽、索马鲁肽	√需要依据肾功能调整剂量（艾塞那肽、利司那肽） √起始谨慎，由于潜在急性肾损伤风险，需要或增加剂量时	√FDA黑框警示：甲状腺C细胞肿瘤（髓样癌）（利拉鲁肽/度拉糖肽/艾塞那肽缓释） √胃肠道不良反应常见（恶心、呕吐、腹泻） √注射位点反应 √胰腺炎有报道，但因果关系尚未确定

续表

有效性	低血糖	体重	对心血管的影响		花费	口服/皮下	对肾脏影响		需要额外考虑因素
			ASCVD	CHF			DKD进展	剂量/注意事项	
DPP-4抑制剂 中等	无	中性	中性	潜在风险(沙格列汀)	高	口服	中性	√需要根据肾功能调整(西格列汀、沙格列汀、阿格列汀) √利格列汀无需调整	√胰腺炎有报道,但因果关系尚未确定 √关节痛
噻唑烷二酮类 高	无	增加	潜在获益(吡格列酮)	增加风险	低	口服	中性	√无剂量调整需求 √由于潜在的液体潴留作用,通常不推荐用于肾损伤	√FDA黑框警示:充血性心力衰竭(吡格列酮、罗格列酮) √体液潴留(水肿、心衰) √非酒精性脂肪肝获益 √骨折风险 √膀胱癌(吡格列酮) √LDL胆固醇升高(罗格列酮)
磺脲类 (2代) 高	有	增加	中性	中性	低	口服	中性	√格列本脲:不推荐 √格列美脲、格列吡嗪:基于避免低血糖的考虑,起始治疗应谨慎	√FDA特别警示:以往磺脲类研究提示可能增加心血管死亡风险

续表

	有效性	低血糖	体重	对心血管的影响		花费	口服/皮下	对肾脏影响			需要额外考虑因素
				ASCVD	CHF			DKD 进展	剂量/注意事项	
胰岛素										
人胰岛素	最高	有	增加	中性	中性	低	SQ 吸入	中性	√eGFR 降低者应减少胰岛素剂量，根据临床治疗反应滴定剂量	√注射位点反应 人胰岛素（NPH 或预混）较高的低血糖风险 vs 类似物
类似物						高	SQ			

注：* 有关特定制剂的剂量建议，请参阅处方信息。†FDA 批准 CVD 获益；‡FDA 批准用于心力衰竭指征；§ FDA 批准的 CKD 适应证。

表 3-6-5 肾功能不全患者口服降糖药物的使用

药物	HbA1c降幅 (%)	半衰期 (h)	持续作用时间 (h)	常规治疗剂量 (mg/d)	肾排泄率	肾功能不全使用范围：eGFR [ml/(min·1.73m²)]	独立肾脏保护作用
双胍类							
二甲双胍	1.0~1.5	1.5~1.8	5~6	500~2000	90%	GFR≥60 无需减量，GFR 45~59 需减量使用，GFR<45 禁用	无
二甲双胍缓释片	1.0~1.5	6.2	8	500~2000	90%	GFR≥60 无需减量，GFR 45~59 需减量使用，GFR<45 禁用	无
磺脲类							
格列本脲	1.0~1.5	10~16	16~24	2.5~20	50%	GFR≥60 无需减量，GFR<60 禁用	无
格列美脲	1.0~1.5	5	24	1~8	60%	GFR≥60 需减量，GFR45~59 需减量使用，GFR<45 禁用	无
格列吡嗪	1.0~1.5	2~4	8~12	2.5~30	100%	GFR≥60 无需减量，GFR30~59 需减量使用，GFR<30 禁用	无
格列吡嗪控释片	1.0~1.5	2~5	6~12	5~20	100%	GFR≥60 无需减量，GFR30~59 需减量使用，GFR<30 禁用	无
格列喹酮	1.0~1.5	1.5	8	90~180	5%	GFR≥30 无需减量，GFR<30 证据有限，ERBP指南推荐无需减量	可能有
格列齐特	1.0~1.5	6~12	10~20	80~320	60%~70%	GFR≥60 无需减量，GFR30~59 需减量使用，GFR<30 禁用	无
格列齐特缓释片	1.0~1.5	12~20	—	30~120	60%~70%	GFR≥60 无需减量，GFR30~59 需减量使用，GFR<30 禁用	无
格列奈类							
瑞格列奈	0.5~1.5	1	4~6	1~16	8%	无需减量	无
那格列奈	0.5~1.5	—	1.3	120~360	83%	无需减量	无

续表

药物	HbA1c 降幅 (%)	半衰期 (h)	持续作用时间 (h)	常规治疗剂量 (mg/d)	肾排泄率	肾功能不全使用范围：eGFR [ml/(min·1.73m²)]	独立肾脏保护作用
TZD							
吡格列酮	0.7~1.0	3~7	2（达峰）	15~45	15%~30%	无需减量	无
罗格列酮	0.7~1.0	3~4	—	4~8	64%	无需减量	无
AGI							
阿卡波糖	0.5	—	—	100~300	35%	GFR≥25 无需减量，GFR<25 禁用	无
伏格列波糖	0.5	—	—	0.2~0.9	5%	GFR≥25 无需减量，GFR<25 禁用	无
DPP-4 抑制剂							
西格列汀	0.4~0.9	12.4	24	100	87%	GFR≥45 无需减量，GFR<45 需减量使用	无
维格列汀	0.4~0.9	2	24	100	85%	GFR≥45 无需减量，GFR<45 需减量使用	无
沙格列汀	0.4~0.9	2.5	24	5	75%	GFR≥45 无需减量，GFR<45 需减量使用	可能有
利格列汀	0.4~0.9	12	1.5（达峰）	5	5%	无需减量	可能有
阿格列汀	0.4~0.9	21	1~2（达峰）	25	76%	GFR≥45 无需减量，GFR<45 需减量使用	无
SGLT-2 抑制剂							
达格列净	0.5~1.0	12.9	2	10	75%	GFR≥45 无需减量，GFR45~59 不建议使用，GFR<30 禁用	有
卡格列净	0.5~1.0	5.6~13.1	1.3~3（达峰）	100~300	33%	GFR≥60 无需减量，GFR45~59 时剂量限制 100mg/d，GFR<30 禁用	有
恩格列净	0.5~1.0	10.6~13.1	1~2（达峰）	10~25	54%	GFR≥45 无需减量，GFR<45 禁用	有

注：TZD：噻唑烷二酮类；AGI：α 糖苷酶抑制剂；DPP-4：二肽基肽酶 4；SGLT-2：钠-葡萄糖协同转运蛋白 2；eGFR：估算肾小球滤过率；GFR：肾小球滤过率。

表 3 - 6 - 6　影响血糖的药物

药品种类	机　　制	对血糖的影响
糖皮质激素	刺激肝糖原异生，抑制外周组织对葡萄糖的摄取和利用，对胰高血糖素、肾上腺素、生长激素的升糖效应有"允许"和"协同"作用	高血糖
麻醉药（乙醚/氯乙烷）	抑制交感神经系统，抑制胰岛素的分泌	高血糖
生长激素	生长激素可抑制脂肪、肌肉摄取葡萄糖，减少细胞对葡萄糖的利用，增加胰岛 α 细胞分泌胰高血糖素	高血糖
他克莫司、环孢素	对胰岛 β 细胞有直接毒性，增加胰岛细胞凋亡	高血糖（他克莫司 > 环孢素）
噻嗪类利尿剂	低钾血症、低镁血症导致胰岛素分泌减少	高血糖
喹诺酮类	抑制胰岛 β 细胞中的 ATP 敏感的钾离子通道，增加胰岛 β 细胞释放胰岛素；也可诱发胰岛 β 细胞空泡变性，胰岛素分泌下降。加替沙星禁用于糖尿病患者	低血糖或高血糖
他汀类	影响胰岛素敏感性及细胞摄取血糖的过程；影响 β 细胞分泌胰岛素	高血糖
ACEI	机制不明，可能增加胰岛素敏感性，与降糖药物合用，增加低血糖风险	未有统一结论（可能致低血糖）
阿司匹林	阿司匹林与降糖药物联用增加低血糖的风险	低血糖（临床影响小）
抗精神病药物（氯氮平、奥氮平）	拮抗 5 - 羟色胺受体，降低胰岛 β 细胞的反应性	高血糖，但利培酮和氟哌啶醇不易诱发糖尿病
奥曲肽	抑制生长激素、胰高血糖素及胰岛素的分泌，并使胃排空延迟及胃肠道蠕动减缓	低血糖或高血糖
门冬酰胺酶	使门冬酰胺缺乏，导致胰岛素受体合成减少	高血糖
甲状腺激素	促进人体分解代谢，使胰岛素水平下降	高血糖
孕激素（口服避孕药）	可抑制脂肪、肌肉摄取葡萄糖，减少细胞对葡萄糖的利用，增加胰岛 α 细胞分泌胰高血糖素	高血糖
非选择性 β 受体阻滞剂	可干扰低血糖时机体的升糖反应，阻碍肝糖原分解，同时又可掩盖低血糖时的警觉症状，如心悸、出汗等反应	低血糖

表 3-6-7　口服降糖药物的相互作用

联 用 药 物	机　制	使 用 建 议
阿卡波糖 + 地高辛	阿卡波糖抑制小肠壁细胞，可使地高辛吸收减少，同时阿卡波糖可吸附地高辛，影响地高辛的吸收	尽量不选用或停用阿卡波糖，如必须两者联合使用，建议阿卡波糖每餐随餐服用，地高辛晚 9 点后服用，同时检测地高辛血药浓度
阿卡波糖 + 华法林	阿卡波糖增加华法林的吸收，与华法林合用可增加出血的风险	在加用或停用阿卡波糖时应密切监测 INR
瑞格列奈 + 吉非贝齐	吉非贝齐为 CYP2C8 和有机阴离子转运蛋白（OATP1B1）抑制剂，可导致瑞格列奈血药浓度显著增加，作用时间延长，增加低血糖的风险	禁止同时使用
瑞格列奈 + 氯吡格雷	氯吡格雷为 CYP2C8 的抑制剂，瑞格列奈为 CYP2C8 的底物，两者合用会显著增加瑞格列奈的暴露量，增加低血糖的风险	如一定需联用，建议在餐前服用 0.5mg 瑞格列奈，根据血糖水平调整剂量，每日剂量不超过 4mg
瑞格列奈 + 克拉霉素	克拉霉素为 CYP3A4 酶抑制剂，两者联用，可增加瑞格列奈的血药浓度，增加低血糖的风险	联用时可能需要调整瑞格列奈的剂量，严密监测血糖
瑞格列奈 + 环孢素	瑞格列奈与环孢素合用时可导致瑞格列奈的血药浓度增加，增加低血糖风险	如一定需联用，建议瑞格列奈每日剂量不超过 6mg，并严密监测血糖
瑞格列奈 + 伊曲康唑	伊曲康唑为 CYP3A4 强力竞争性的原型抑制剂，可增加瑞格列奈的血药浓度，增加低血糖的风险	联用时可能需要调整瑞格列奈的剂量，严密监测血糖
瑞格列奈 + 利福平	利福平为 CYP3A4 酶的诱导剂，联用时可减少瑞格列奈的血药浓度	加用或停用利福平时，可能需要调整瑞格列奈的剂量，并严密监测血糖
那格列奈 + 利福平	联用时可减少那格列奈的血药浓度	加用或停用利福平时，可能需要调整那格列奈的剂量，并严密监测血糖
那格列奈 + 克拉霉素	克拉霉素为 CYP3A4 酶抑制剂，那格列奈经 CYP2C9 和 CYP3A4 代谢，两者联用，可增加那格列奈的血药浓度，增加低血糖的风险	联用时可能需要调整那格列奈的剂量，严密监测血糖
那格列奈 + 胺碘酮	胺碘酮为 CYP2C9 抑制剂，联用时可增加那格列奈血药浓度	联用时可能需要调整那格列奈的剂量，严密监测血糖

联用药物	机　制	使用建议
沙格列汀 + 伊曲康唑	伊曲康唑是 CYP3A4/5 强抑制剂，可显著提高沙格列汀的暴露量	沙格列汀剂量应限制在 2.5mg
沙格列汀 + 克拉霉素	克拉霉素是 CYP3A4/5 强抑制剂，可显著提高沙格列汀的暴露量	沙格列汀剂量应限制在 2.5mg
利格利汀 + 利福平	利福平为 CYP3A4 或 P – gp 的诱导剂，会使利格利汀的暴露水平降低到亚治疗水平，很可能会降至无效的浓度	对于需要使用利福平的患者，强烈建议替换利格列汀
西格列汀 + 地高辛	西格列汀会相互竞争 P 糖转运蛋白，使地高辛血药浓度增加	无临床意义，与地高辛需谨慎合用。若不能停用西格列汀，则需监测地高辛血药浓度
维格列汀 + ACEI	减少肠促胰岛素和肽（如 P 物质）的降解，可能增加血管神经性水肿的风险	密切观察
罗格列酮 + 利福平	利福平为 CYP2C8 诱导剂，联合用药可能降低罗格列酮的血浆浓度	考虑密切监测血糖变化，调整糖病的治疗方案
罗格列酮 + 胺碘酮	胺碘酮为 CYP2C9 抑制剂，罗格列酮为 CYP2C9 底物，联用时可增加罗格列酮血药浓度	联用时可能需要调整罗格列酮的剂量，严密监测血糖
罗格列酮 + 吉非罗齐	吉非贝齐抑制 CYP2C8 介导的罗格列酮的代谢，罗格列酮的浓度	监测血糖，必要时降低罗格列酮的剂量
吡格列酮 + 吉非罗齐	吉非贝齐抑制 CYP2C8 介导的吡格列酮的代谢，吡格列酮的浓度增加	建议合用时，降低吡格列酮的剂量，推荐的最大剂量为 15mg/d
二甲双胍 + 碘造影剂	竞争性排泄，增加二甲双胍的蓄积，可能会导致乳酸酸中毒和急性肾衰	根据肾功能情况，使用碘造影剂前后酌情停用
二甲双胍 + 利福平	利福平上调 OCT1 受体在肝脏和肾脏的表达，引起二甲双胍药吸收和清除增加	增强二甲双胍的降糖作用，增加血糖监测
二甲双胍 + 地高辛	地高辛属于经肾小管排泌的阳离子药物，理论上可与二甲双胍竞争肾小管转运系统，发生相互作用	监测地高辛的血药浓度，必要时减少地高辛的剂量

续表

联用药物	机　制	使用建议
二甲双胍 + 华法林	二甲双胍的使用会增加肝脏对华法林的清除率	监测 INR
二甲双胍 + 西咪替丁	西咪替丁竞争二甲双胍通过肾小管排泄，加重二甲双胍蓄积，增加不良反应发生率	尽量避免联用，如需联用应密切监测血糖，及时调整剂量
磺脲类药物 + 华法林	华法林与磺脲类药物竞争蛋白结合位点，使得游离磺脲类药物增多，增加低血糖风险	密切监测血糖
磺脲类 + 磺胺类（磺胺甲噁唑）	增加低血糖风险	尽量避免联用，如需联用应密切监测血糖
磺脲类 + 保泰松	联用时保泰松将磺脲类药物从血浆蛋白结合部位置换出，以致磺脲类药物血药浓度升高，发生低血糖风险增加	不推荐联用
磺脲类药物 + 胺碘酮	胺碘酮为 CYP2C9 的抑制剂，与磺脲类合用可能减慢其代谢，增加低血糖的风险	密切监测血糖
磺脲类药物 + 酒精	增加低血糖反应	避免摄入酒精或使用含有酒精的药物治疗
磺胺类药物 + 氟康唑	因为氟康唑为 CYP2C9 的抑制，使磺胺类药物的 AUC 增加，从而低血糖的风险增加	加强血糖自我监测，必要时调整磺胺类药物的剂量
磺脲类药物 + 利福平	合用可加速磺脲类代谢，降低其降糖效果	加强血糖自我监测，必要时调整磺胺类药物的剂量
磺脲类药物 + 伏立康唑	伏立康唑抑制格列美脲经 CYP2C9 的转化	监测血糖水平
恩格列净 + 利尿剂	恩格列净与利尿剂合用可能会增加尿量和尿频，两者合用可能会导致血容量的不足	密切监测
卡格列净 + 利福平	利福平为 UGT 诱导剂，卡格列净 AUC 下降50%，疗效可能下降	合用卡格列净剂量建议为 300mg 或换用其他降糖药
卡格列净 + 地高辛	卡格列净和地高辛合用会增加地高辛的暴露量	建议监测地高辛的血药浓度，观察患者的症状

第四节 医－药共管模式

当前院内患者血糖异常的诊治主要由内分泌专科医生负责，外科医生往往忽略自身专业焦点以外的重要问题，如围手术期高血糖，且大多外科住院医生对降糖药物（特别是胰岛素）的使用经验不足，可能会对围手术期高血糖患者的诊治不及时或不充分。由于医疗资源短缺，内分泌科医师不可能参与每个围手术期患者血糖异常的管理，更多患者的血糖管理是由所在科室医护人员完成，得到专科医师的指导有限。

国内外的研究表明，医师与药师合作管理对患者的血糖控制和与糖尿病相关的疾病管理有积极影响，因此国外的相关诊疗标准已将药师纳入到糖尿病综合治疗团队中。如 ADA 制定的《糖尿病医学诊疗标准》中有关"糖尿病患者管理"一项中指出：糖尿病患者应该接受综合的内科医疗队伍的医疗护理，这一队伍的成员应包括有糖尿病专业知识的医师、执业护士、助理医师、营养师、药师和心理健康专家，药师是此团队中的重要一员。

随着我国临床药学工作的逐步推进，国内多家医院的临床药师也相继开展针对糖尿病患者的药学服务，为患者带来的获益也逐渐被证实。因此《中国住院患者血糖管理专家共识》中推荐的住院患者高血糖管理模式包括会诊专业管理模式，也称糖尿病团队模式，医师、护师、药师、营养师等都为团队的成员。药师的作用在国内也逐渐被提及和强调。

目前我国临床药师参与糖尿病患者的血糖管理大多是针对内分泌专科患者，对外科围手术期患者提供药学服务的工作较少，而且也缺乏统一的规范和标准可参照和遵循。因此《围手术期血糖管理医－药专家共识》通过讨论建立了针对围手术期血糖异常患者的医－药共管模式，为临床提供参考，具体流程见图 3－6－2。

建立围手术期血糖管理医－药共管模式首先应建立院内血糖管理小组，其成员应包括内分泌科临床医生、专科护士、内分泌科临床药师、麻醉科医师、营养师等。团队中应充分发挥临床药师的职能，密切关注患者住院期间的用药情况，关注所用药物对血糖的影响或者与降糖药物之间的相互作用。临床药师可作为团队中连接非内分泌科医师、内分泌科医师、护士和患者的桥梁。

对于围手术期存在血糖异常的患者，内分泌科临床药师可首先对患者的用药进行重整，将对血糖有影响的药物进行重点标示，然后由内分泌科医师进行评估、会诊并给予治疗方案，临床药师对患者的血糖控制情况进行追踪随访。若治疗过程中出现血糖控制困难或病情变化，临床药师应将结果反馈给内分泌科医师，以及时调整方案。对于出院患者，临床药师应对患者进行健康教育，提高患者的用药依从性（包括胰岛素的使用与保存、口服降糖药的服用方法、低血糖的防范等）。

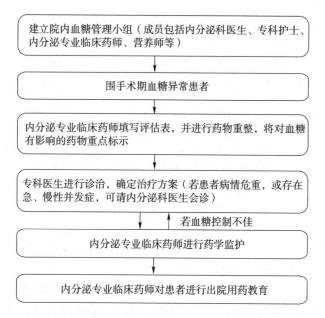

图3-6-2　围手术期血糖管理医-药共管模式流程图

第五节　围手术期血糖管理

一、术前评估

研究表明，围手术期有糖尿病而未诊断的患者死亡率是非糖尿病患者的18倍，是已确诊糖尿病患者的3倍。糖尿病的漏诊、漏治使患者的手术风险大大增加，甚至危及生命。因此推荐对所有手术患者于术前、术后进行多点的血糖监测，以及时发现围手术期血糖异常的患者。有条件的情况下，可进行糖化血红蛋白（HbA1c）水平测定，并对可能影响患者手术预后的糖尿病并发症及伴发疾病进行全面评估，包括心血管疾病、自主神经病变和肾病，具体评估内容见表3-6-8。术前检测出高血糖、但未确诊为糖尿病的患者，建议先按照糖尿病患者的管理原则进行管理，一旦患者术后恢复正常饮食，及时到内分泌科进行确诊。

1. 血糖水平的评估

（1）血糖的监测　术前常规监测空腹血糖，必要时监测餐后、随机血糖（当血糖≥16.7mmol/L时，需进一步检测血酮或尿酮、血气、血乳酸等）。

表 3 – 6 – 8　术前评估内容

项　　目	内　　容
血糖相关指标	空腹血糖、餐后血糖、随机血糖、HbA1c；随机血糖 > 16.7mmol/L，进行尿酮体，血酮体，必要时进行血气分析、血渗透压检查（糖尿病酮症酸中毒？糖尿病高渗状态？）
糖尿病相关危险因素	糖尿病类型（1 型糖尿病、2 型糖尿病）、年龄、糖尿病病程；低血糖发作情况（发生频率、时间、意识状态和严重程度）；是否合并心脑血管疾病、肝肾功能不全、恶性肿瘤、严重感染、精神或智力障碍等。评估 BMI、血压、肝功能、肾功能、血常规、尿常规、血电解质、ECG 等 手术类型（急诊、择期、精细、一般手术）、手术麻醉方式（全麻或局麻）、手术时间、进食情况（禁食、正常摄食或胃肠外营养）等
既往治疗方案	糖尿病治疗药物（如胰岛素、口服降糖药物）；其他疾病药物（特别是糖皮质激素、免疫抑制剂等）；治疗的依从性
临床症状	阳性体征和重要的阴性体征（包括生命体征、意识状态、有无脱水体征等）

（2）HbA1c 的检测　HbA1c 反映术前 3 个月的平均血糖水平，可用于术前筛查糖尿病和评价血糖控制效果。对于既往无糖尿病病史的患者，若 HbA1c≥6.5%（正常参考值：4.0% ~6.0%），提示患者是糖尿病患者，因此出现围手术期血糖异常的风险高；而对于既往已明确诊断糖尿病的患者，若 HbA1c≤7% 提示近 3 个月血糖控制较好，出现围手术期血糖异常的风险低。检测时应当注意贫血、近期输血等因素可能干扰 HbA1c 测量的准确性。

2. 血糖管理异常危险因素的评估　对于围手术期患者，术前血糖控制不佳、糖尿病病程 >5 年、既往频繁发作低血糖史、高龄（或预期寿命 <5 年）、合并心脑血管疾病、肝肾功能不全、恶性肿瘤、严重感染等均是血糖异常的重要危险因素。此外手术越大、术前需禁食的时间越长，应激越强，患者围手术期出现血糖异常的风险越高。采用全身麻醉的患者出现血糖异常的风险要高于采用局部麻醉或硬膜外麻醉的患者。

3. 患者既往治疗方案及临床症状的评估　对于围手术期患者，应评估患者既往的治疗药物，具体包括治疗糖尿病的药物（如胰岛素、口服降糖药物等）和其他疾病的治疗药物，特别是可能会影响血糖的药物（如糖皮质激素、免疫抑制剂等），此外还应评估患者的用药依从性及目前存在的临床症状。

二、围手术期血糖控制目标

经上述评估后，对患者进行分层管理，设定不同的血糖控制目标，以达到个体化管理。围手术期血糖管理要尽量避免低血糖和血糖大幅波动，但是也不能因采用不适当宽松的血糖管理而增加感染和高血糖危象的风险。对于合并糖尿病高血糖危象（如糖尿病酮症酸中毒、高血糖高渗状态）的患者应推迟择期手术。

根据血糖控制水平的不同，血糖控制目标可分为严格控制、一般控制和宽松控制，具体见表3－6－9。其中严格控制即空腹或餐前血糖应控制在4.4～6.1mmol/L，餐后2小时或不能进食时的随机血糖控制在6.1～7.8mmol/L；一般控制即空腹或餐前血糖控制范围为6.1～7.8mmol/L，餐后2小时或不能进食时的随机血糖控制范围为7.8～10.0mmol/L；而宽松控制即空腹或餐前血糖控制范围为7.8～10.0mmol/L，餐后2小时或不能进食时的随机血糖控制范围为7.8～13.9mmol/L。

表3－6－9　围手术期各手术血糖的控制目标

手术及痂情分类		血糖控制目标分层	空腹或餐前血糖（mmol/L）	餐后2h或不能进食时的随机血糖（mmol/L）
择期手术（术前、术中、术后）	大、中、小手术	一般控制	6.1~7.8	7.8~10.0
	器官移植手术	一般控制	6.1~7.8	7.8~10.0
	精细手术（如整形）	严格控制	4.4~6.1	6.1~7.8
急诊手术（术中、术后）	大、中、小手术	宽松控制	7.8~10.0	7.8~13.9
	器官移植手术	一般控制	6.1~7.8	7.8~10.0
	精细手术（如整形）	严格控制	4.4~6.1	6.1~7.8
特殊人群	重症患者	一般控制	6.1~7.8	7.8~10.0
	75岁以上老年人、预期寿命＜5年（如癌症等）、合并心脑血管疾病、中重度肝肾功能不全、低血糖高危人群、精神或智力障碍人群、胃肠外营养	宽松控制	7.8~10.0	7.8~13.9

注：择期手术：可在充分的术前准备后选择合适时机进行的手术；急诊手术：在最短时间内进行必要的准备后立即手术，否则会危及患者生命；小型手术：即手术时间≤1h，采用局部麻醉且无需禁食的手术；中、大型手术：即手术时间＞1h，采用椎管麻醉或全身麻醉，要禁食的手术，例如胸、腹腔内的手术，开颅手术，截肢等。

1. 择期手术患者血糖的控制目标　择期手术的患者因手术类型不同对血糖

控制有不同目标。对于行普通大、中、小手术和行器官移植手术的患者，采用一般控制标准（空腹或餐前血糖为 6.1～7.8mmol/L，餐后 2 小时或随机血糖为7.8～10.0mmol/L）；对于术前血糖长期显著增高者，围手术期血糖不宜下降过快，因此应当综合评估风险，合理选择手术时机，可适当放宽术前血糖目标上限至空腹≤10mmol/L，随机或餐后 2 小时≤12mmol/L；而对于行精细手术（如整形手术）的患者，应严格控制血糖，因整形手术对伤口愈合要求高，血糖目标降低至6.1～7.8mmol/L 有利于减少术后伤口感染。

2. 急诊手术患者血糖的控制目标 急诊手术由于情况紧急，无论是否已确诊糖尿病，都很难在术前对血糖水平进行理想干预，但术中及术后的高血糖应予控制。对于行普通大、中、小急诊手术的患者血糖控制目标宜宽松。

3. 重症患者的控制目标 大量循证医学证据表明，围手术期强化血糖控制并未降低重症患者的总死亡率和并发症发生率，反而会显著增加重症患者的低血糖风险。其中 NICE – SUGAR 研究结果表明：与严格控制血糖组（4.55～6.0mmol/L）相比，常规血糖控制组（≤10mmol/L）的死亡率明显降低。美国临床内分泌协会（AACE）和 ADA 均建议 ICU 患者血糖控制范围为 7.8～10.0mol/L。因此对于重症患者（需要重症监护或机械通气的患者），血糖控制不宜过于严格，对于年轻、无心脑血管疾病的或肝肾功能不全的患者血糖控制目标为一般控制。

除考虑手术类型外，患者的年龄、并发症、病情都应综合考虑。如对于 75岁以上老年人、合并其他并发症（如心脑血管疾病、肝肾功能不全、精神或智力障碍）或低血糖高危者（糖尿病病程 >15 年、存在无感知性低血糖病史、有严重伴发病如肝肾功能不全或全天血糖波动大并反复出现低血糖的患者）、需胃肠外营养患者，血糖的目标值可适当放宽松。

三、围手术期血糖控制方法

糖尿病患者建议在早晨尽早接受手术，以尽量减少禁食、禁饮对血糖的影响。对于无法在清晨手术的患者，推荐病房监测血糖，以便及时发现和处理禁食、水所致的低血糖和机体代谢紊乱。胰岛素是围手术期控制血糖的首选治疗方案，1 型糖尿病患者围手术期不能停用胰岛素。根据《围手术期血糖管理医 – 药专家共识》，具体控制方法见图 3 – 6 – 3。

（一）择期手术

对于择期手术患者，若血糖长期控制欠佳，应当根据伤口愈合不良和伤口感染等潜在风险的大小、有无心血管疾病等糖尿病并发症，综合评估，选择最佳手术时机。若随机血糖≥12.0mmol/L 或 HbA1c >9.0% 者建议考虑推迟择期手术。

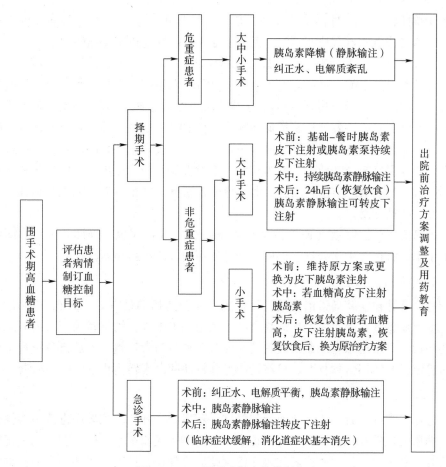

图 3 - 6 - 3　围手术期血糖控制方法

1. 大中型手术　非危重症患者行大中型手术时，皮下注射胰岛素是术前控制血糖的首选方法，可选基础 - 餐时胰岛素（睡前中/长效联合三餐前短/速效胰岛素）、预混胰岛素皮下注射或胰岛素泵皮下注射方案。禁食期间停止使用餐时胰岛素，但仍需继续使用基础胰岛素。

术中选择胰岛素持续静脉输注方案，手术当日清晨开始输注胰岛素 - 葡萄糖。胰岛素持续静脉输注目前多采用双通道给药方法，即一通道给予生理氯化钠溶液 + 短效胰岛素持续静脉输注，另一通道给予静脉葡萄糖（如 5% 葡萄糖液 $100 \sim 125\text{ml/h}$）。该方法具有安全、稳定、易于调节剂量的优点。术中应密切监测血糖，并根据血糖结果动态调整胰岛素静脉输注的速度。静脉胰岛素可能会促使 K^+ 向细胞内移动，可引起低钾血症从而导致术中心律失常，甚至心脏停搏，故应注意监测血钾水平，必要时可预防性补钾。

术后在患者恢复正常饮食前仍给予胰岛素静脉输注（术后胰岛素输注时间应

在 24 小时以上），同时补充葡萄糖。待患者恢复正常饮食后改为胰岛素皮下注射，出院前若患者器官功能稳定、无禁忌证，也可恢复口服降糖药物。

2. 小手术 对于血糖控制良好（HbA1c < 7.0%）的患者，行小手术且术后能正常进食时，术前可维持原治疗方案（可皮下注射胰岛素，也可口服降糖药物）。对于皮下注射胰岛素的患者，手术当天早餐前停速/短效胰岛素，可给予半剂量中效胰岛素或长效胰岛素类似物剂量减少 10% ~ 20%。术前使用胰岛素泵的患者术中应按基础率持续皮下输注胰岛素。对于口服降糖药物的患者，在进行手术当日晨停用口服降糖药物。术中若发生应激性高血糖，可皮下注射速效胰岛素（一般每次最大剂量不超过 6IU）。术后待患者恢复正常饮食后，如无禁忌证，可恢复原有降糖方案。

若患者血糖控制差（血糖持续 > 10mmol/L）或存在急、慢性并发症，即使行小手术，宜按大手术处理，停用口服降糖药物，改用胰岛素治疗。

（二）危重症患者

持续静脉输注胰岛素治疗是危重症患者血糖达标的最有效方式和首选方法。因此危重症患者在围手术期出现高血糖，无论手术大小，均推荐采用持续静脉输注胰岛素，并根据患者的血糖波动情况随时调整胰岛素剂量。术后待危重症患者病情稳定，开始正常饮食时，可将持续静脉输注胰岛素转为皮下注射胰岛素。

（三）急诊手术

急诊手术的患者，应检测血糖和酮体。若患者合并有酮症酸中毒或高渗性昏迷等糖尿病急性并发症，应首先纠正水、电解质等代谢紊乱，待血糖得到一定控制后方可手术。急诊手术患者建议应使用胰岛素降糖，推荐给予胰岛素静脉输注治疗，术前血糖尽量控制在 < 13.9mmol/L。急诊患者手术术中及术后的治疗原则基本上与前述行大手术者相同，但观察应更加密切。

四、降糖药物的使用方法

（一）口服降糖药物

对于使用口服降糖药物或非胰岛素注射剂（GLP - 1 受体激动剂）治疗的 2 型糖尿病患者，若血糖控制良好，无糖尿病急、慢性并发症，行小手术前可继续使用原降糖方案。手术当天晨可停用口服降糖药物，如手术禁食期间需要停用磺脲类药物、非磺脲类胰岛素促泌剂，见表 3 - 6 - 10。对于二甲双胍围手术期的使用目前尚无统一定论，一般认为血糖控制良好的肾功能正常的糖尿病患者术前不必停用二甲双胍，但对于 eGFR < 45ml/(min·1.73m^2) 的患者禁用二甲双胍。碘剂 X 线摄影检查时，对于 eGFR > 60ml/(min·1.73m^2) 的患者，检查前停用二甲双胍；eGFR 为 45 ~ 60ml/（min·1.73m²）的患者，检查前 48 小时必须停止使用二甲双胍；所有患者在检查完成至少 48 小时后且在再次检查肾功能无恶化的情况下才可恢复使用。因手术可能会使接受 SGLT - 2 抑制剂治疗的糖尿病患者发生更高的酮症酸中毒的风险。2020 年 3 月，FDA 对 SGLT - 2 抑制剂的安全标签进行了修改，更改内容包括：手术前 3 天停用卡格列净、达格列净和依帕列净，并应至少在手术前 4 天停用坎格列净。若患者血糖控制差（血糖持续 > 10mmol/L）或存在急、慢性并发症，即使行小手术，宜按大手术处理，停用口服降糖药物，改用胰岛素治疗。

表 3 - 6 - 10　小手术患者围手术期口服降糖药物的使用

口服降糖药物	术前一天	手术当天	原　因
格列奈类（瑞格列奈、那格列奈）	不需调整剂量	早晨禁食时停用	主要促进胰岛素的分泌，在术前空腹和术中禁食阶段服用会引起低血糖
磺脲类（格列美脲、格列奇特等）	不需调整剂量，若为低血糖高危人群，长效磺脲类可停用	停用	
α 糖苷酶抑制剂（阿卡波糖等）	不需调整剂量	早晨禁食时停用	减少葡萄糖的吸收，但在术前空腹和术中禁食阶段应停用。肠道手术患者应停用
二甲双胍	不需调整剂量	无统一定论，可停用，也可根据患者肾功能决定是否继续使用	如果患者术前存在肾损伤或者有急性肾损伤，因术中可能出现的血流动力学不稳定和肾灌注的减少，增加乳酸酸中毒的风险，因此该类患者避免使用双胍类
噻唑烷二酮类（罗格列酮、吡格列酮）	不需调整剂量	停用或按正常用药	可能加重术后液体潴留和外周性水肿，并且诱发导致充血性心力衰竭
DPP - 4 抑制剂（西格列汀、维格列汀等）	不需调整剂量	停药或按正常服药	降糖作用有血糖依赖性，主要控制餐后血糖，故用于禁食的患者，其血糖调控作用较弱
SGLT - 2 抑制剂（达格列净等）	手术前 3 天停用卡格列净、达格列净和依帕列净；术前 4 天停用坎格列净	停用	会增加低血容量的风险，也有报道称糖尿病酮症酸中毒的风险增加

续表

口服降糖药物	术前一天	手术当天	原　因
GLP-1RA（利拉鲁肽等）	不需调整剂量	停用或按正常用药	可能改变胃肠道动力并使术后状态恶化

（二）胰岛素

胰岛素治疗是控制围手术期高血糖的首选治疗方法。胰岛素的给药途径主要包括皮下注射和静脉输注，其中皮下注射包括胰岛素多次皮下注射（MDI）和胰岛素泵持续皮下注射（CSII）。

1. 胰岛素多次皮下注射

（1）注射方案的选择　围手术期高血糖患者推荐多次皮下注射胰岛素方案，常采用餐时+基础胰岛素（"三短一长"胰岛素疗法）、预混胰岛素皮下注射模式。其中餐时+基础胰岛素方案能更好地控制血糖，有助于缩短手术前的准备时间和住院时间。

（2）胰岛素的选择　基础胰岛素包括中效人胰岛素（如精蛋白锌胰岛素）和长效胰岛素类似物（如地特胰岛素、甘精胰岛素），餐时胰岛素包括短效人胰岛素和速效胰岛素（如门冬胰岛素、赖脯胰岛素）。目前"三短一长"方案多采用速效胰岛素联合长效胰岛素。

（3）皮下注射时间　短效人胰岛素由于起效较慢，因此必须在进餐前约30分钟皮下注射，以使胰岛素的峰值与餐后血糖高峰相吻合。速效胰岛素可以在进餐前即刻甚至餐后立即注射。长效胰岛素每日注射一次，一般睡前皮下注射。

（4）起始剂量的确定　不能正常进食者，可仅给予基础胰岛素。正常饮食的患者，应给予基础+餐时胰岛素。胰岛素的剂量可参照患者院外胰岛素的剂量，如果患者院外没有使用胰岛素，可根据 $0.4 \sim 0.5$ U/（kg·d）估算起始胰岛素总量，其中50%为基础胰岛素，50%为餐时胰岛素。对于不能进食的患者或进食主食量不足25g时，仅给予基础胰岛素。

（5）术前胰岛素的管理　入院前已使用胰岛素者，多为控制基础血糖的中长效胰岛素加控制餐后血糖的短效/速效胰岛素的联合方案。手术当天停用早餐前短效/速效胰岛素，继续使用中效或长效基础胰岛素，具体调整见表3-6-11。

表3-6-11　术前胰岛素的管理

时　　间	胰岛素调整方案
手术前夜间	基础胰岛素：考虑减少10%~20%的长效胰岛素剂量（甘精胰岛素或地特胰岛素）；减少50%中效胰岛素（NPH）的剂量

续表

时　间	胰岛素调整方案
手术当日	基础胰岛素：午夜后禁食，给予 50% 的中效胰岛素（NPH）。如果患者使用长效胰岛素（甘精胰岛素和地特胰岛素），给予减少原剂量的 10%～20% 餐前胰岛素：早晨停用速效或短效胰岛素 预混胰岛素方案：如患者使用预混胰岛素（70/30，75/25，75/25）且禁食，早餐时预混胰岛素的剂量减少原剂量的 50%

（6）剂量调整　根据患者的血糖水平调整皮下注射胰岛素的剂量，具体剂量调整方案见表 3－6－12。

表 3－6－12　围手术期高血糖皮下追加短效/速效胰岛素的方案

血糖（mmol/L）	皮下注射短效/速效胰岛素的换算
≤10	0U
10～11.1	1U
11.1～13.9	2U
13.9～16.7	4U
16.7～19.4	6U
19.4～22.2	8U
>22.2	Call provider

2. 胰岛素泵持续皮下注射　胰岛素泵中的胰岛素分为基础量和餐时量，支持患者根据不同的时段或状态选择输注剂量，因此给人胰岛素在体内的药代动力学特征更接近生理性胰岛素分泌模式。胰岛素泵治疗患者血糖达标时间短，可缩短糖尿病患者的围手术期时间，促进伤口恢复。禁食期间仅给予基础量胰岛素持续输注，进食后追加餐前大剂量。

（1）胰岛素的选择　在胰岛素泵中只能使用短效人胰岛素或速效胰岛素。速效胰岛素堵管的风险更低，更适合于胰岛素泵的治疗。

（2）初始剂量的确定　已接受胰岛素治疗的患者可根据胰岛素泵治疗前的胰岛素用量计算。一日总量（U）＝用泵前胰岛素用量（U）×（70%～100%），具体剂量可根据患者血糖控制情况而定，见表 3－6－13。未接受过胰岛素治疗的患者胰岛素的初始剂量可按 0.4～0.5U/（kg·d）计算。其中每日基础输注量和三餐前胰岛素剂量各占全天胰岛素用量的 50%。

表 3 - 6 - 13　已接受胰岛素治疗者换用胰岛素泵治疗时每日胰岛素用量的换算

使用泵前血糖控制情况	开始胰岛素泵治疗时推荐剂量
血糖控制良好、无低血糖	用泵前的胰岛素总量×(75% ~85%)
经常发生低血糖	用泵前的胰岛素总量×70%
高血糖、极少或无低血糖	用泵前的胰岛素总量×100%

（3）剂量调整　为减少血糖波动，可根据"30 原则"和"50 原则"衡量是否应该调整胰岛素泵剂量。"30 原则"即每餐前血糖与前一餐餐后 2 小时，血糖相比改变应 <1.7mmol/L（30mg/dl）；"50 原则"即每餐后 2 小时血糖与同一餐前血糖相比改变应 <2.8mmol/L（50mg/dl）。若餐前/睡前与前一餐后相比血糖升高超过 1.7mmol/L，则应在血糖水平变化前 2 ~3 小时增加 10% ~20% 的基础率，降低超过 30mg/dl（1.7mmol/L）则减少 10% ~20% 基础率。若每餐后 2 小时血糖与同一餐前血糖相比升高超过 2.8mmol/L，增加餐前大剂量 10% ~20% 或降低碳水化合物系数 10% ~20%。

3. 胰岛素静脉输注　胰岛素静脉使用起效快，而且方便滴定剂量，有利于降低血糖波动性，是大型手术及危重症患者优选的给药方式。目前临床多采用微量泵持续静脉输注胰岛素，恢复进餐后可转换为皮下胰岛素强化治疗。

（1）胰岛素的选择　静脉胰岛素可选短效胰岛素和速效胰岛素。首选短效人胰岛素，更方便配置。

（2）胰岛素的配置　①微量泵胰岛素的配置：短效胰岛素 50U + 49.5ml 生理氯化钠溶液，浓度为 1U/ml；②普通静脉输液器胰岛素的配置：可短效胰岛素 25U +250ml 生理氯化钠溶液，浓度为 0.1U/ml。

（3）初始滴速的确定　患者血糖为 6.1 ~8.0mmol/L 时，起始泵速为 0.5 ~1U/h，患者血糖为 8.1 ~12.0mmol/L 时，起始泵速可为 1 ~2U/h，期间根据监测血糖的情况调整胰岛素的输注速度。起始输注速度也可根据患者的血糖进行计算，具体见表 3 - 6 - 14。

表 3 - 6 - 14　胰岛素起始输注速度的计算及调整

血糖目标值	7.8mmol/L ~10mmol/L
血糖监测频率	每小时
胰岛素配比	胰岛素静脉输注，25 单位常规胰岛素 +25ml NS（1U/ml）
计算血糖输注的速度	起始速度（U/h）=（目前的血糖值 - 3.3）×18 ×0.02（0.02 是系数） 如：目前血糖是 11.7mmmol/l （11.7 - 3.3）×18 ×0.02 =3U/h（3ml/h）

胰岛素输注速度的调整	调整乘以的系数以控制血糖的水平在7.8~10mmol/L
	如果血糖在7.8~10mmol/L，系数未改变
	如果血糖>10mmol/L，系数增加0.01
	如果血糖在5.6~7.8mmol/L，系数减少0.01
	例如，患者目前血糖值为12.2mmol/L，系数调整为0.03
	(12.2-3.3)×18×0.03=4.8ml/h
	如果血糖<3.9mmol/L，需停止胰岛素的输注，并加糖，具体见低血糖的防治部分

（4）剂量调整 胰岛素输注速度可以根据血糖和胰岛素抵抗程度来进行调整，具体见表3-6-15。

表3-6-15 胰岛素输注速度调整方案

血糖水平（mmol/L）	标 准 速 率		减慢速率（如胰岛素敏感的患者，<24IU/d）		增加速率（如胰岛素耐受的患者，>100IU/d）	
	无基础胰岛素	基础胰岛素	无基础胰岛素	基础胰岛素	无基础胰岛素	基础胰岛素
<4	0.5IU/h+100ml 20%的葡萄糖静脉输注	停用+100ml 20%葡萄糖静脉输注	0.2IU/h+100ml 20%的葡萄糖静脉输注	停用+100ml 20%葡萄糖静脉输注	0.5IU/h+100ml 20%的葡萄糖静脉输注	停用+100ml 20%葡萄糖静脉输注
4.1~6.0	0.5IU/h+50ml 20%的葡萄糖静脉输注	停用+50ml 20%葡萄糖静脉输注	0.2IU/h+50ml 20%的葡萄糖静脉输注	停用+50ml 20%葡萄糖静脉输注	0.5IU/h+50ml 20%的葡萄糖静脉输注	停用+50ml 20%葡萄糖静脉输注
6.1~8.0	1IU/h	1IU/h	0.5IU/h	0.5IU/h	2IU/h	2IU/h
8.1~12.0	2IU/h	2IU/h	1IU/h	1IU/h	4IU/h	4IU/h
12.1~16.0	4IU/h	4IU/h	2IU/h	2IU/h	6IU/h	6IU/h
16.1~20.0	5IU/h	5IU/h	3IU/h	3IU/h	7IU/h	7IU/h
20.1~24.0	6IU/h	6IU/h	4IU/h	4IU/h	8IU/h	8IU/h
>24.1	8IU/h	8IU/h	6IU/h	6IU/h	10IU/h	10IU/h

4. 如何从静脉胰岛素转皮下胰岛素 术后由持续静脉输注转换为皮下间断注射胰岛素时，应根据最近稳定的胰岛素输注速度和当时进食情况确定皮下胰岛素剂量。如最近6~8小时的胰岛素平均输注速率×24小时=全天总量，其中80%作为初始总剂量，各1/2分别用于基础和餐前胰岛素量（具体剂量应根据患

者个体的饮食情况进行调整），且需在停止胰岛素静脉输注前 1~2 小时接受胰岛素的皮下注射，具体见表 3-6-16。如果由静脉胰岛素转皮下胰岛素泵，建议在患者进餐时间启用胰岛素泵，并且在餐后胰岛素泵入后 30 分钟停用静脉胰岛素。

表 3-6-16 静脉胰岛素转皮下胰岛素的计算

流　程	计 算 方 法
最近 6h 胰岛素的总量	12IU
最近 6h 的胰岛素平均输注速率	$12 \div 6 = 2IU/h$
初始剂量的确定：每日胰岛素总量的 80%	$2 \times 24 \times 80\% = 38IU$
3 次餐时胰岛素 + 1 次基础胰岛素	基础胰岛素剂量：$38 \div 2 = 20IU$
	餐时胰岛素剂量：$19 \div 3 = 6IU$
2 次预混胰岛素方案	
早餐前剂量：60%	早餐前剂量：$38 \times 60\% = 22IU$
晚餐前剂量：40%	晚餐前剂量：$38 \times 40\% = 15IU$

五、围手术期血糖的监测

1. 监测方法　血糖监测是糖尿病管理中的重要组成部分，其结果有助于评估糖尿病患者糖代谢紊乱的程度，制订合理的降糖方案，同时反映降糖治疗的效果并指导治疗方案的调整。对于一般情况良好的患者，推荐监测指尖血糖（毛细血管血糖），而对于危重、使用血管加压药或低血压的患者，必要时可考虑采用动脉/静脉血气监测血糖。

2. 监测频率

（1）静脉使用胰岛素的血糖监测频率　每 1 小时测定一次血糖，对于血糖 <6.0mmol/L 或血糖急剧下降者应增加监测频次。如血糖≤3.9mmol/L，推荐每 10~15 分钟监测一次血糖直至血糖 >4.0mmol/L。

（2）皮下使用胰岛素的血糖监测频率　正常饮食的患者，每天监测 7 点血糖（空腹血糖）、早餐后 2 小时、午餐前及餐后 2 小时、晚餐前及餐后 2 小时和睡前血糖；禁食患者可每 4~6 小时监测一次血糖。

六、低血糖的预防处理

对于非糖尿病患者，低血糖的诊断标准为血糖 <2.8mmol/L，而糖尿病患者只要血糖水平≤3.9mmol/L 就属低血糖范畴。低血糖的发生可大大增加围手术期患者的死亡率。

低血糖的临床表现为心悸、发抖、紧张、心慌、易怒、焦虑等交感神经兴奋的症状，也可表现为神志改变、眩晕、反应迟钝、认知障碍、昏迷等中枢神经症状。不同患者在发生低血糖时的感觉不同，因此在患者感觉有任何不适时，建议立即监测血糖，避免低血糖的发生。

对于不能口服且静脉输注胰岛素的患者，术中血糖 <3.9mmol/L 时，建议静脉推注 50% 葡萄糖注射液 15g，并暂停胰岛素输注，15~30 分钟监测一次血糖；血糖为 3.9~5.6mmol/L 时，建议减慢胰岛素输注速度，每小时监测一次血糖；血糖为 5.6~10.0mmol/L 时，无需特殊处理，每 1~2 小时监测一次血糖（胰岛素静脉输注的停用一般不超过 20 分钟，因静脉使用的胰岛素半衰期很短，为 7~8 分钟，尽早重启胰岛素的使用可降低酮症发生的风险）。

对于可进食的意识清醒患者，当血糖 ≤3.9mmol/L 时，立即口服 15~20g 糖类食品（如 2~5 个葡萄糖片、100~200ml 果汁），每 15 分钟监测血糖一次直至血糖升至 4mol/L。若口服糖类食品 3 次后血糖仍 ≤3.9mmol/L，可给予 10% 葡萄糖 150~200ml，待血糖 >4.0mmol/L，但距离下一次就餐时间在 1 小时以上，可给予含淀粉或蛋白质食物。不能进食的患者，静脉推注 50% 葡萄糖注射液 20~50ml，之后持续静脉滴注 5% 或 10% 葡萄糖注射液维持血糖，每 15~20 分钟监测一次直至血糖 ≥5.6mmol/L。

七、糖尿病急性并发症的处理

由于手术、应激、疼痛刺激、急性感染、饮食不当、中断胰岛素治疗等原因可能导致酮症的发生。酮体的检测推荐采用血清酮体，如果无法检测血清酮体，可检测尿酮体。血清酮体 ≥3mmol/L 或尿酮体阳性（2 + 以上）为糖尿病酮症酸中毒（diabetic ketoacidosis，DKA）诊断的重要标准之一。

DKA 的治疗原则是尽快补液以恢复血容量、纠正失水状态，降低血糖，纠正电解质、酸碱平衡紊乱，同时积极寻找和消除诱因，防治并发症，降低病死率。对于单有酮症的患者，需适当补充液体和胰岛素治疗，直到酮体消失。DKA 的治疗方案如下。

1. 补液　补液是首要治疗措施，因其可纠正失水、恢复血容量和肾灌注，有助于降低血糖和清除酮体。推荐首选生理氯化钠溶液，原则上补液速度应先快后慢，第 1 小时输入速度为 15~20ml/（kg·h）（一般成人 1.0~1.5L），随后的补液速度需根据患者的脱水程度、电解质水平、尿量及心、肾功能等调整。要在第 1 个 24 小时内补足预估的液体丢失量，补液治疗是否有效要看血流动力学（如血压）、出入量、实验室指标及临床表现。对有心、肾功能不全的患者，补液过程中要监测血浆渗透压，并经常对患者的心脏、肾脏及神经系统状况进行评估以防止补液过多。当 DKA 患者的血糖 ≤13.9mmol/L 时，须补充 5% 葡萄糖并继续胰岛素治疗，直至血清酮体和血糖均得到控制。

2. 给予胰岛素　《中国 2 型糖尿病防治指南（2020 年版）》推荐采用连续小剂量胰岛素静脉输注方案，滴速为 $0.1U/(kg \cdot h)$，但对于重症患者，可采用首剂静脉注射胰岛素 $0.1U/kg$，随后以 $0.1U/(kg \cdot h)$ 的速度持续输注。若第 1 小时内血糖下降不足 10%，或血清酮体下降速度 $<0.5mmol/(L \cdot h)$，且脱水已基本纠正，则增加胰岛素剂量 $1U/h$。

当 DKA 患者血糖降至 11.1mmoL/L 时，胰岛素输注速度应调整为 $0.02 \sim 0.05U/(kg \cdot h)$，并开始给予 5% 葡萄糖溶液，此后需要根据患者血糖、血清酮体或尿酮体水平来调整胰岛素用量，胰岛素需持续进行输注直至 DKA 缓解。缓解标准如下：血糖 $<11.1mmol/L$，血清酮体 $<0.3mmol/L$，血清 $HCO_3^- \geqslant 15mmol/L$，血 pH 值 >7.3，阴离子间隙 $\leqslant 12mmol/L$。需注意的是，不可完全依靠监测尿酮体值来确定 DKA 的缓解，因尿酮体在 DKA 缓解时仍可持续存在。

3. 纠正电解质紊乱　在开始胰岛素及补液治疗后，若患者血钾 $<5.2mmol/L$ 并有足够尿量（$>40ml/L$）则应开始静脉补钾，一般在每升输入溶液中加氯化钾 $1.5 \sim 3.0g$，以保证血钾在正常水平。严重低钾血症可危及生命，若发现血钾 $<3.3mmol/L$，应优先进行补钾治疗，当血钾升至 3.3mmol/L 时，再开始胰岛素治疗，以免发生心律失常、心脏骤停和呼吸肌麻痹。

4. 纠正酸中毒　DKA 患者在注射胰岛素治疗后会抑制脂肪分解，进而纠正酸中毒，一般认为无需额外补碱。但严重的代谢性酸中毒可能会引起心肌受损、脑血管扩张、严重的胃肠道并发症以及昏迷等严重并发症。《中国 2 型糖尿病防治指南（2020 年版）》推荐仅在严重酸中毒（pH 值 <7.0）的患者考虑适当补充碳酸氢钠液治疗，每 2 小时测定 1 次血 pH 值，直至其维持在 7.0 以上。治疗中应注意加强复查，防止碳酸氢钠过量。

5. 去除诱因和治疗并发症　如休克、感染、心力衰竭和心律失常、脑水肿和肾衰竭等。

八、围手术期的营养疗法

营养支持是围手术期处理的重要组成部分。目前的证据表明，围手术期合理的营养支持能减轻患者分解状态，有助于患者早期下床活动并尽快恢复，明显降低术后并发症的发生率及感染的风险率。

糖尿病是导致营养不良及不良临床结局的危险因素，因此建议术前使用 NRS 2002 进行评估（表 3 - 6 - 17），若筛查发现存在营养不良的风险就应制订营养支持计划。围手术期患者能量目标需要量为 $25 \sim 30kcal/(kg \cdot d)$，对于接受肠外营养时合并糖尿病的患者及外科大手术患者，可短期采用允许性低摄入策略，降低总能量至 20 ~ 25kcal/（kg·d）。建议总能量的摄入应遵循平衡膳食的原则，其中 45% ~ 60% 来自碳水化合物，25% ~ 35% 来自脂肪，15% ~ 20% 来自蛋白质。

表 3 - 6 - 17　营养风险筛查（NRS 2002）常规筛查表

营养状态受损评分		疾病严重程度评分	
评分（0）	正常营养状态	评分（0）	无
评分（1）	3 个月内体重减轻 > 5% 或最近 1 周的进食量减少 25% ~ 50%	评分（1）	如髋部骨折、慢性疾病（如肝硬化）出现新的并发症、COPD、长期血透的患者、糖尿病、肿瘤
评分（2）	2 个月内体重减轻 > 5% 或体重指数（BMI）18.5 ~ 20.5，或最近 1 周的进食量减少 50% ~ 75%	评分（2）	如大的腹部外科手术、脑卒中、重度肺炎、恶性血液病
评分（3）	1 个月内体重减轻 > 5%（≈3 个月内体重减轻 > 15%）或 BMI < 18，或最近 1 周的进食量减少 70% ~ 100%	评分（3）	如严重的头部损伤、骨髓移植、急性生理学和慢性健康状况评价 > 10 的危重症患者
年龄评分			
评分（0）	年龄 < 70	评分（1）	年龄 ≥ 70 岁

计算总分的步骤：

1. 营养风险筛查总评分 = 疾病严重程度评分 + 营养状态受损评分 + 年龄评分
2. 若营养风险筛查总评分为 0 ~ 2 分，表示无营养风险；若总评分 ≥ 3 分，表示存在营养风险，需指定营养计划。

　　与肠外营养相比，肠内营养对血糖代谢的影响较小。肠内营养可作为围手术期血糖异常患者营养支持的首选方法。早期肠内营养有助于减轻胰岛素抵抗，更有利于高血糖的控制。研究发现，术前口服一定量的碳水化合物，其胰岛素抵抗现象低于整夜禁食的患者。对于围手术期患者，只要内环境稳定，术后 24 ~ 48 小时即可实施肠内营养，糖尿病患者可选用糖尿病适用型肠内营养制剂。

　　对于不能接受肠内营养的患者，可实施肠外营养。其中葡萄糖占能比以 50% ~ 60% 为宜，输注速率应控制在 4mg/（kg·min）以下。如对于大中型复杂手术、危重症患者，术后应常规补充葡萄糖，可以 100 ~ 125ml/h 的速度输注 5% 葡萄糖注射液，以补充能量，减少体内脂肪和蛋白质分解供能，防止酮症酸中毒和低血糖，所输注葡萄糖应按此比例给予短效胰岛素进行中和（葡萄糖与胰岛素的比例为 3:1 ~ 4:1）。待患者恢复饮食，能从食物获得足量的碳水化合物时可停止静脉滴注葡萄糖。

九、特殊人群的围手术期血糖管理

(一) 妊娠合并糖尿病患者

妊娠合并糖尿病包括妊娠糖尿病 (gestational diabetes mellitus, GDM)、妊娠期显性糖尿病和妊娠前糖尿病 (pregestational diabetes mellitus, PGDM)。妊娠期高血糖不仅对母体有影响，还有可能影响到胎儿的健康，其危害包括母亲先兆子痫、早产、羊水过多、产后出血、感染等，胎儿及新生儿可发生呼吸窘迫综合征、黄疸、低钙血症、低血糖、血细胞增多，巨大儿可引发的肩难产、新生儿缺血缺氧性脑病、骨折甚至死亡等。

1. 血糖控制目标

(1) 孕前血糖控制目标　在不出现低血糖的前提下，空腹和餐后血糖尽可能接近正常，建议 HbA1c < 6.5% 时妊娠。应用胰岛素治疗者可 HbA1c < 7.0%，餐前血糖控制在 3.9~6.5mmol/L，餐后血糖在 8.5mmol/L 以下。

(2) 妊娠期血糖控制目标　空腹血糖 < 5.3mmol/L、餐后 1 小时血糖 < 7.8mmol/L；餐后 2 小时血糖 < 6.7mmol/L。

孕期血糖控制必须避免低血糖。1 型糖尿病低血糖风险最高，其次为 2 型糖尿病和妊娠期显性糖尿病，GDM 低血糖最少。孕期血糖 < 3.3mmol/L 必须给予即刻处理。

妊娠中、晚期对胰岛素需求量有不同程度的增加，而对于 GDM 患者产后可能可停用胰岛素，PGDM 和妊娠期显性糖尿病患者产后胰岛素剂量可减少约 1/3。

2. 妊娠期降糖药物的选择　生活方式改变 (如饮食、运动治疗) 是妊娠期糖尿病治疗的基础，若饮食、运动控制无法将孕妇的血糖控制在正常范围内时，建议采用胰岛素治疗。

(1) 妊娠期胰岛素的选择　①可应用于孕期的胰岛素类型：我国批准可用于孕期的胰岛素包括所有的人胰岛素 (短效、中效胰岛素及预混的人胰岛素)。胰岛素类似物有：门冬胰岛素、赖脯胰岛素及地特胰岛素。而国外指南如美国妇产科医师学会的《妊娠期糖尿病指南 (2017)》推荐可用于妊娠期间血糖控制的胰岛素包括：常规胰岛素、中性鱼精蛋白锌胰岛素、门冬胰岛素、甘精胰岛素、赖脯胰岛素和地特胰岛素；②孕期胰岛素应用方案：对于空腹及餐后血糖均升高，推荐三餐前短效/速效胰岛素 + 睡前中效胰岛素 (NPH)。由于孕期胎盘胰岛素抵抗导致的餐后血糖升高更为显著的特点，预混胰岛素应用存在局限性，不作为常规推荐。

(2) 妊娠期口服降糖药物的选择　我国尚未批准任何口服降糖药物用于妊

娠期妇女，且口服降糖药物用于孕期糖尿病仍缺乏长期安全性的数据，因此孕期一般不推荐使用口服降糖药。但对胰岛素抵抗重、胰岛素剂量大的孕妇可在知情同意的基础上，酌情继续应用或加用二甲双胍。

（二）儿童及青少年

目前为止对于儿童住院高血糖并没有明确定义，针对重症儿童高血糖的定义为间隔 1 小时连续 2 次血浆葡萄糖水平 >8.3mmol/L。根据《儿童及青少年特殊情况下住院高血糖管理指导建议》，儿童围手术期的血糖控制目标是 5 ~10mmol/L，围手术期应尽量维持血糖平稳，既要避免患儿围手术期低血糖，也要避免患儿长时间处于高血糖状态，以减少对患儿造成不必要的伤害。血糖为 7.8 ~10.0mmol/L 者可以通过单纯调整饮食得到控制。若术前禁食需补液，应选择无糖液体。术前若患者血糖水平 >14.0mmol/L 时，应立即检测血和尿酮体、血气。血糖达标则按期手术，不达标则需推迟手术直至血糖达标。所有患儿需建立静脉通路以备低血糖时用以输注葡萄糖。

对于儿童及青少年，口服降糖药物中只有二甲双胍被批准用于 10 岁以上的儿童患者。儿童及青少年主要以 1 型糖尿病为主，需终生依赖外源性胰岛素替代治疗。围手术期患者首选胰岛素进行降糖治疗（特别是中大型手术），常见胰岛素在儿童中的应用见表 3-6-18。

表 3-6-18　儿童及青少年胰岛素的使用建议

胰　岛　素	在儿童应用中的建议
门冬胰岛素	≥2 岁儿童有研究，结果显示与成人药效相似
门冬胰岛素 30	用于 10 岁以上儿童和青少年，6~9 岁儿童临床数据有限
门冬胰岛素 50	不推荐用于 18 岁以下的儿童及青少年
赖脯胰岛素	≥2 岁儿童有研究，结果显示与成人药效相似
赖脯胰岛素 25、赖脯胰岛素 50	对 12 岁儿童，仅在与常规胰岛素相比具有显著益处的情况下可虑
精蛋白锌重组人胰岛素注射液、精蛋白锌重组人胰岛素混合注射液 70/30	无特殊说明
精蛋白生物合成人胰岛素注射液、精蛋白生物合成人胰岛素注射液（预混 30R）、精蛋白生物合成人胰岛素注射液（预混 50R）	在儿童和青少年用药中药动学与成人基本相同
地特胰岛素	FDA 批准用于年龄 2~5 岁的 1 型糖尿病患儿，从而使其适用人群扩展到更小年龄的患儿（我国批准大于 6 岁）

胰 岛 素	在儿童应用中的建议
甘精胰岛素	对于儿童和青少年（6～18 岁）的安全性与成人相似

（三）老年患者

随着中国社会人口结构老龄化加剧，老年糖尿病患病率明显增高，根据《中国老年糖尿病诊疗指南（2021 年版）》，老年糖尿病患者围手术期血糖控制目标为 7.8～10.0mmol/L。对于接受小手术的患者，若仅应用口服降糖药血糖即可控制良好，术前无需更改治疗方案，手术当日早上停用口服降糖药物，术中无需常规应用胰岛素，如血糖水平超过控制目标给予短效人胰岛素或速效胰岛素类似物，术后可恢复其口服降糖药。对于接受大、中型手术的患者，尤其是血糖控制不佳的患者，应及时改为胰岛素治疗，术中应继续应用胰岛素，并密切监测血糖。术后患者恢复正常饮食前可静脉输注胰岛素以控制血糖，恢复正常饮食后改为皮下注射胰岛素或口服降糖药物。拟行急诊手术的患者不建议在术前设定过于严格的血糖控制目标，而应尽快进行术前准备，采用胰岛素静脉输注的方式降低血糖，并监测血糖。

老年糖尿病手术患者常合并有肾功能不全及心、脑血管等其他系统疾病，因此药物治疗的原则包括（特别是术后降糖方案的选择）：①优先选择低血糖风险较低的药物；②选择简便、依从性高的药物，降低多重用药风险；③权衡获益风险比，避免过度治疗；④关注肝、肾功能，心脏功能，并发症及伴发病等因素。如对于合并心血管疾病，eGFR≥45ml/（min·1.73m^2）的老年糖尿病慢性肾脏病老年患者，术后建议优先选择 SGLT-2 抑制剂。

老年糖尿病患者多合并高血压、冠心病、卒中及慢性呼吸系统疾病等，多重用药在老年糖尿病患者中较为普遍且难以避免。多重用药会增加药物相互作用的风险，不仅可能影响老年糖尿病患者的降糖疗效，还可能增加低血糖风险。如阿卡波糖与华法林合用会使凝血酶原国际标准化比值升高，增加出血风险，需要及时调整剂量。瑞格列奈与氯吡格雷合用时，可能增强和（或）延长瑞格列奈的降糖作用，增加低血糖风险。因此在制订药物治疗方案时需考虑老年患者的药物使用情况，对于多重用药的患者，尽可能选择药物相互作用较少的降糖药物，避免不良的药物-药物相互作用。

（四）治疗药物相关的高血糖管理

1. 糖皮质激素治疗所致高血糖（类固醇糖尿病）的管理　围手术期所用的糖皮质激素可导致血糖升高并增加感染风险，长期使用会导致继发性糖尿病。因使用的药物不同，血糖升高的节律有所不同，因此建议根据糖皮质激素剂型特点和使用方案制订相应的胰岛素治疗方案。例如对于早上 1 次顿服糖皮质激素的患者，可以给予早餐前中效胰岛素，其达峰时间和作用持续时间正好与糖皮质激素引起的血糖变化情况吻合。对于应用长效糖皮质激素者，可以选择长效胰岛素控制血糖。若糖尿病患者服用糖皮质激素血糖波动大，建议可使用一日多次注射短效或速效胰岛素联合基础胰岛素方案。每日胰岛素的使用剂量可根据糖皮质激素总量进行估算：泼尼松用量$\geq$40mg/d，推荐 NPH 的剂量为 0.4U/（kg·d）；泼尼松用量 30mg/d、20mg/d、10mg/d 对应的 NPH 剂量分别为 0.3U/（kg·d）、0.2U/（kg·d）、0.1U/（kg·d）。对于长效糖皮质激素如地塞米松，因升血糖的作用时间较长，可使用甘精胰岛素或地特胰岛素作为基础胰岛素。对于地塞米松日剂量$\geq$8mg 的患者，推荐甘精胰岛素或地特胰岛素的用量是 0.4IU/（kg·d）；地塞米松日剂量为 6mg/d、4mg/d、2mg/d 时，甘精胰岛素或地特胰岛素的日剂量为 0.3IU/（kg·d）、0.2IU/（kg·d）、0.1IU/（kg·d）。术后待患者病情稳定后若考虑选用口服降糖药物，其中二甲双胍、噻唑烷二酮类可增加胰岛素敏感性，对抗糖皮质激素所引起胰岛素敏感性下降。但若患者有严重肾脏疾病时，使用二甲双胍可能会增加乳酸酸中毒的风险。而服用噻唑烷二酮类药物也会有加重水肿和引发骨质疏松的风险，故在选用口服药时，应综合考虑患者肝肾功能、年龄、体重、原发病及合并症，以及低血糖发生风险等多重因素，实施个体化用药。

2. 肿瘤患者围手术期高血糖的管理　恶性肿瘤（如白血病、实体瘤等）在治疗期间常常会合并高血糖，主要与化疗药物（如门冬酰胺酶、免疫抑制剂、酪氨酸激酶抑制剂等）以及辅助化疗药物（主要是糖皮质激素如地塞米松、泼尼松等）的使用有关。成人对于围手术期肿瘤患者建议选择相对宽松的血糖控制目标，与成人不同的是，儿童血液肿瘤（如急性淋巴细胞白血病）治疗缓解率高，因此建议对于儿童恶性肿瘤患儿术后应综合考虑肿瘤类型、预期寿命、家庭及自我看护条件、低血糖的风险等设定个体化血糖控制目标。在血糖监测方面，因可能处于贫血状态及属于急性高血糖，故不推荐采用糖化血红蛋白作为监测指标，可采用糖化白蛋白监测血糖。围手术期高血糖的肿瘤患者首选胰岛素进行血糖的控制，并且建议加强膳食营养的管理。

3. 接受肠外、肠内营养患者围手术期高血糖的管理　接受肠内、外营养的患者发生低血糖的风险大，对血糖的调节也比较困难，由于严格控制血糖的获益/风险比下降，因此该类患者围手术期血糖控制的首要目的是防止低血糖，其次才是控制高血糖。对于糖尿病患者围手术期即使完全不进食也需要给予基础胰岛素，切勿自行停止胰岛素注射。接受肠内或肠外营养的患者应常规进行血糖监测。每

4~6 小时监测 1 次血糖，若 24~48 小时的血糖值在 7.8~10.0mmol/L，可适当延长监测时间。如果血糖持续超过 10.0mmol/L，无论既往有无糖尿病病史，均应启动胰岛素治疗计划，可给予持续胰岛素静脉输注。

处理策略如下：①持续肠内、肠外营养者：每日 1 次或 2 次皮下注射基础胰岛素，同时根据每时间段肠内营养的热量及营养素内容，加用不同的胰岛素。根据胰岛素起效时间、达峰时间、作用持续时间个体化选择，例如每 6~8 小时给予中效胰岛素，或必要时予短效或速效胰岛素皮下注射；②分次肠内营养：基础胰岛素方案同持续肠内营养，同时，在每次进行肠内营养时，给予短效或速效胰岛素皮下注射。

第六节　患者的用药教育

糖尿病是一种常见的慢性代谢性疾病，需终身治疗，不能因服药后血糖控制达标而停用药物。糖尿病的治疗强调综合性治疗，也称"五驾马车"，指糖尿病治疗中的 5 个方面：即糖尿病患者的饮食、运动、监测、药物以及教育。其中饮食是基础，运动是手段，药物是武器，而血糖监测和糖尿病教育则是保证这三个要素正确发挥作用的重要手段。

一、药物的合理使用

糖尿病的治疗药物主要包括胰岛素、口服降糖药物及非胰岛素注射剂，围手术期患者的用药以胰岛素为主，术后出院多以口服降糖药物为主，故本节重点介绍胰岛素和口服降糖药物的使用。

1. 胰岛素的使用　患者采用正确的注射方法可以减少胰岛素吸收和变异，取得最佳治疗效果，对实现良好的糖尿病管理至关重要。根据《中国糖尿病药物注射技术指南（2016 年版）》，正确注射胰岛素的步骤如下（图 3-6-4）。

（1）洗手　将未开封的瓶装胰岛素或胰岛素笔芯提前 30 分钟取出，在室温下回暖。

（2）核对胰岛素类型和注射剂量　核对胰岛素剂型；检查笔芯有无破损或漏液，检查笔芯中的药液性状（如预混胰岛素、中效胰岛素为云雾状，而速效、短效长效胰岛素为澄清液），并确认在有效期内；确保胰岛素笔内有足够的胰岛素量。注射预混胰岛素前，为保证剩余的胰岛素能被充分混匀，应确保胰岛素笔中的预混胰岛素大于 12U。若不足，应及时更换新笔芯。

（3）安装胰岛素笔芯　胰岛素笔与胰岛素笔芯必须匹配，具体操作步骤参照各胰岛素厂家说明书。

注射前洗手　核对胰岛素类型和注射剂量　安装胰岛素笔芯　预混胰岛素需充分混匀　正常安装胰岛素注射笔用针头，排尽笔芯内空气，将剂量旋至所需刻度

检查注射部位及消毒　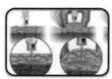根据胰岛素注射笔针头的长度明确是否捏皮及进针的角度。绝大多数成人4mm和5mm针头无需捏皮垂直进针即可　注射完毕后，针头置留至少10s后再拔出　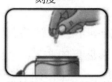注射完成后立即旋上外针帽，将针头从注射笔上取下，并丢弃在锐器收纳盒中

图3-6-4　规范胰岛素注射标准9步骤（胰岛素笔）

（4）将胰岛素充分混匀　在使用云雾状胰岛素（如 NPH 和预混胰岛素）之前，应将胰岛素充分混匀。将胰岛素笔平放在手心中，水平滚动10次，然后用双手夹住胰岛素笔，通过肘关节和前臂的上下摆动，上下翻动10次，使瓶内药液充分混匀，直至胰岛素转变成均匀的云雾状白色液体。

（5）正确安装胰岛素笔用针头，针头不应重复使用　排尽笔芯内空气：切记使用前及更换笔芯后均应排尽笔芯内空气。排气步骤：注射前，将剂量调节旋钮拨至2U，针尖向上直立，手指轻弹笔芯架数次，使空气聚集在上部后，按压注射键，直至一滴胰岛素从针头溢出，即表示活塞杆已与笔芯完全接触，且笔芯内的气泡已排尽。然后将剂量旋钮旋至所需刻度。

（6）注射部位的检查和消毒　人体适合注射胰岛素的部位是腹部、大腿外侧、上臂外侧和臀部外上侧，但不可在皮下脂肪增生、硬结、瘀斑或溃疡的部位注射，禁止肌内注射。若餐时注射短效胰岛素等，最好选择腹部，吸收速度最快。若希望减缓胰岛素的吸收速度时，可选择臀部，臀部注射可最大限度地降低注射至肌肉的风险。注射部位的轮换是有效预防局部硬结和皮下脂肪增生的方法，包括不同注射部位之间的轮换和同一注射部位内的轮换。每次注射点应与上次注射点至少相距1cm，并且避免在1个月内重复使用同一注射点。注射时应保持注射部位的清洁。如使用乙醇对注射部位进行消毒，应于乙醇彻底挥发后注射。

（7）选择合适的注射手法及进针角度　若使用较短（4mm 或 5mm）的针头时，大部分患者无需捏起皮肤（2～6岁小儿及极瘦的糖尿病患者推荐使用捏皮技术）并可90°进针。若使用较长（≥6mm）的针头时，需要捏皮和（或）45°

进针以降低肌内注射风险。若患者使用 8mm 针头注射时需要使用捏皮技术以降低肌内注射风险。捏皮的正确手法是用拇指、食指和中指提起皮肤，不能用整只手来提捏皮肤，以避免将肌肉及皮下组织一同提起。

（8）快速进针，缓慢注射药物　针头停留至少 10s，从而确保药物全部被注入体内，同时防止药液渗漏。

（9）拔出针头　针头套上外针帽后规范丢弃，如将注射器或注射笔用针头套上外针帽后放入专用废弃容器内再丢弃。若无专用废弃容器，也可使用加盖的硬壳容器等不会被针头刺穿的容器替代。

2. 胰岛素的贮存　已开封的瓶装胰岛素或胰岛素笔芯可在室温下（小于 30℃）保存（保存期为开启后 1 个月内，且不能超过保质期）。

未开封的瓶装胰岛素或胰岛素笔芯应储存在 2～8℃ 的环境中，切勿冷冻。避免受热或阳光照射，防止震荡。旅行时把备用的胰岛素存放于保温袋随身携带，不可将胰岛素托运。

3. 胰岛素的使用方法及漏服处理　根据胰岛素的类别选择合适的给药方式，具体的漏服处理见表 3-6-19。

表 3-6-19　胰岛素的使用方法及漏服处理

药品类别	药品	常规服用方法	漏服处理
短效、速效胰岛素	生物合成人胰岛素、重组人胰岛素注射液、门冬胰岛素、赖脯胰岛素注射液	餐前 15～30min（短效胰岛素）或餐前即刻（速效胰岛素皮下注射）	餐中或紧邻餐后（餐后半小时内）漏打；立即原量补打餐后半小时以上想起来漏打不要补打
预混胰岛素	精蛋白锌重组人胰岛素混合注射液、精蛋白生物合成人胰岛素注射液、门冬胰岛素 30 注射液、精蛋白锌重组赖脯胰岛素混合注射液		餐中或紧邻餐后（餐后半小时内）漏打：立即补打如已接近下一餐餐前，而此餐也要注射胰岛素，不要补打测量餐前血糖；餐前血糖升高明显，下一餐主食减量 1/3～1/4
长效胰岛素	地特胰岛素注射液、甘精胰岛素注射液	一般每日在睡前或清晨注射一次，不受进餐时间限制	发现漏打后当天可随时补打

4. 口服降糖药物的使用　具体口服降糖药物的类别、服药时间及漏服处理见表 3-6-20。向患者介绍常用药物的不良反应，如二甲双胍常见的不良反应是胃肠道反应，可小剂量开始，逐渐加量可减少胃肠道反应。

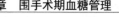

表 3 – 6 – 20　口服降糖药物的服药时间及漏服处理

药品类别	药　品	服用时间	漏服处理
短效磺脲类	格列吡嗪 格列喹酮 格列齐特	餐前半小时服用	进餐时发现漏服：按照原来的药量补服，推迟半小时吃饭 进餐结束后半小时内发现漏服：按照原来的药量补服 若饭后两餐之间发现漏服，需立即测一个随机血糖：血糖轻度升高，可增加活动量而无需补服；血糖升高明显，可减量补服 若下一餐前发现漏服，测餐前血糖：餐前血糖升高不明显，按原剂量服药；餐前血糖升高明显，可酌情临时增加餐前用药剂量或适当减少当餐的进食量 切不可把上一次漏服的药物加到下一次一并服下，以免造成低血糖
中、长效磺脲类	格列吡嗪控释片 格列齐特缓释片 格列美脲	早餐半小时服用，一般一天一次，可明显减少漏服的次数	早餐时或在中餐前发现漏服：可在中餐前，按照原来的药量补服 中餐后发现漏服，根据情况补服一半量 晚餐后发现漏服时，为防止夜间低血糖，不要补服，可以减少进食量和进行运动来控制血糖
格列奈类	瑞格列奈 那格列奈	餐前 15 分钟或餐前即刻口服（不进餐不服药）	漏服处理与短效磺脲类处理类似
双胍类	二甲双胍	每日 2 次~3 次；餐中或餐后即刻服用	可通过加大活动量的方式降低血糖而无需补服
α – 葡萄糖苷酶抑制剂	阿卡波糖 伏格列波糖	在进餐时与第一口服同时嚼服	早餐时或进餐结束后半小时内发现漏服：按照原来的药量补服 进餐结束后半小时之后发现漏服，无需补服
噻唑烷二酮类	罗格列酮 吡格列酮	一般每日 1 次（与饮食无关）	发现漏服，可按照原来的药量，当天可随时补服，次日无需补服
DPP – 4 抑制剂	西格列汀 沙格列汀 利格列汀等	每天服用1~2次，餐前、餐后皆可	发现漏服，可按照原来的药量，当天可随时补服
SGLT – 2 抑制剂	达格列净 恩格列净 坎格列净	一般每日 1 次（与饮食无关）	发现漏服，可按照原来的药量，当天可随时补服

二、糖尿病患者的饮食

饮食疗法是糖尿病的基础治疗手段，建议每天定时定量。合理的膳食应控制总热量，并注意谷物类、蔬果类、肉、鱼、蛋、奶及豆制品和油脂的摄入平衡。谷物类是日常膳食中能量的主要来源，选择多样化，粗细搭配，粗粮富含膳食纤维，对控制餐后血糖有一定帮助；其中土豆、山药、红薯淀粉含量较高，可代替主食。每天应保证蔬菜的摄入（至少 300~500g/d），其中绿叶蔬菜占一半。糖尿病患者如服用水果建议在两餐之间，可服用含糖量低的水果如梨、西瓜、猕猴桃等。对于肉、鱼、蛋类尽量选择脂肪含量低的瘦畜肉或禽肉，鱼类能提供优质蛋白，可适当多吃一些。不推荐糖尿病患者饮酒；且食盐摄入量限制在每天 6g 以内，同时应限制摄入含钠高的调味品或食物，例如味精、酱油等。每日油脂类摄入量应不超过 25~30g，建议采用炖、清蒸、烩、凉拌、煮的烹调方法。

三、糖尿病的运动治疗

合理的运动也是糖尿病管理的重要部分。

1. 运动时间及运动频率　建议在早餐和晚餐后 1 小时开始运动，不建议餐后即刻运动。运动频率建议每周至少 150 分钟（如每周运动 5 天，每次 30 分钟），中等强度（50%~70% 最大心率，运动时有点用力，心跳和呼吸加快但不急促）的有氧运动。

2. 适合的运动　有氧运动或阻力运动，如散步、快走、打太极拳、骑车、乒乓球、羽毛球和高尔夫球等。其中较大强度的运动包括快节奏舞蹈、有氧健身操、慢跑、游泳、骑车上坡、足球、篮球等。如无禁忌证，每周最好进行 2~3 次抗阻运动（两次锻炼间隔≥48 小时），锻炼肌肉力量和耐力。

3. 运动前的准备　建议穿宽松舒适的衣裤和运动鞋。运动前可多饮水，并随身携带应急升糖食品、饮用水和糖尿病保健卡。

4. 不适合运动的情况　对于空腹血糖 >16.7mmol/L、反复低血糖或血糖波动较大、有 DKA 等急性代谢并发症、合并急性感染、增生性玻璃体视网膜病变、严重肾病、严重心脑血管疾病（如不稳定型心绞痛、严重心律失常、一过性脑缺血发作）等情况下禁忌运动，病情控制稳定后方可逐步恢复运动。

四、自我监测

糖尿病的治疗离不开血糖的监测，患者的自我血糖监测能帮助更好地控制、了解及治疗疾病。在确诊初期、病情不稳定或更换药物时，建议每天多次测量血糖。如有低血糖表现（如出汗、乏力等症状）则需随时测血糖。待血糖稳定后使用口服降糖药者可每周监测 2～4 次空腹或餐后 2 小时血糖，或在就诊前 1 周内连续监测 3 天，每天监测 7 点血糖（早餐前后、午餐前后、晚餐前后和睡前）。使用胰岛素治疗者可根据胰岛素治疗方案进行相应的血糖监测：①使用基础胰岛素的患者应监测空腹血糖，并根据空腹血糖调整睡前胰岛素的剂量；②使用餐时胰岛素的患者应监测餐后或餐前血糖，并根据餐后血糖和下一餐餐前血糖调整上一餐前的胰岛素剂量；③使用预混胰岛素的患者应监测空腹和晚餐前血糖，根据空腹血糖调整晚餐前胰岛素剂量，根据晚餐前血糖调整早餐前胰岛素剂量，如果空腹血糖达标后，注意监测餐后血糖以优化治疗方案。采血时应注意轮换采血部位，不宜在同一部位密集、反复地监测。采血前用肥皂、温水或乙醇擦拭手指，并用纸巾擦干。采血时勿挤压手指，若出血量少，可于采血前手臂自然下垂片刻或按摩手指。

除自我监测血糖外，患者还应自我监测是否出现相关并发症的症状，如心慌、胸闷、视力下降、视物模糊、手脚发麻、水肿等。此外患者还应定期监测 HbA1c 水平、体重、血压、肝功能、肾功能、血脂、尿常规、眼底、神经功能检查等。建议患者养成每天记录血糖自我监测的良好习惯，可填写血糖监测日记，内容应包括药物、血糖、饮食、运动等多方面信息，以便更好地评价血糖控制水平。

五、低血糖的自我救治

低血糖反应是使用降糖药物，特别是胰岛素治疗中最常见的不良反应。糖尿病患者的血糖水平低于 3.9mmol/L 即为低血糖，其典型表现包括出汗、乏力、饥饿、头晕、手抖、心慌、抽搐等，严重的可致嗜睡、意识丧失。当糖尿病患者出现上述低血糖症状时建议立即服用 15g 碳水化合物（如 4 片葡萄糖、含糖果汁150～200ml、3 块方糖、3 块粗粮饼干、牛奶等），等待 15 分钟后测量血糖，重复此过程直至症状消失。若重复三次症状仍未有改善或神志不清甚至昏迷时，应立即送去医院。

第七节　案例分析

（一）案例一

1. 案例一　患者信息见表 3 - 6 - 21。

表 3 – 6 – 21　案例一患者信息

患者基本信息	陈某，女，74 岁，体重 65 kg，BMI 27.06 kg/m^2
主诉	间歇性跛行伴左下肢酸麻不适 3 年余，加重半年
既往病史	2 型糖尿病病史 6 年，平素予"阿卡波糖 100mg tid，格列美脲 2mg qd"控制血糖，未规律服药，无低血糖发作史 高血压病史 8 余年，平素予苯磺酸氨氯地平 10mg qd 降压，自诉血压波动在 130/80 mmHg 左右
查体	T 36.5℃，HR 82 次/分，R 20 次/分，BP 135/76mmHg
辅助检查	随机静脉血糖：18.4mmol/L；HbA1c 9.5 %；酮体阴性 Cr 53μmol/L，AST 24U/L，ALT 25U/L，TC 3.27mmol/L，LDL – C 1.98 mmol/L，WBC 5.97×10^9/L，NEU% 64.0 腰椎 MR 示：L$_{3/4}$ ~ L$_5$/S$_1$ 椎间盘突出，L$_{4/5}$ 椎管狭窄
诊断	腰椎管狭窄症；2 型糖尿病；高血压
拟行手术	拟行"后路腰椎管减压 + 椎间盘摘除 cage 植骨 + 椎弓根钉棒内固定术"
术前治疗方案	阿卡波糖 100mg tid、格列美脲 2mg qd、氨氯地平 10mg qd、阿托伐他汀 10mg qd

2. 案例分析

（1）该患者的血糖控制目标为多少？血糖控制是否达标？

该患者入院后拟择期行后路腰椎管减压 + 椎间盘摘除 cage 植骨 + 椎弓根钉棒内固定术手术（大手术），患者肝、肾功能无异常，无其他严重并发症，故围手术期血糖控制目标为一般控制（空腹或餐前血糖控制范围为 6.1 ~ 7.8mmol/L，餐后 2 小时或不能进食时的随机血糖控制范围为 7.8 ~ 10.0mmol/L）。

患者入院后检查示 HbA1c 9.5 %，随机血糖高达 18.4mmol/L。故显示患者血糖长期控制欠佳，控制不达标。

（2）该患者初始的降糖方案选择是否合理？

根据《围手术期血糖管理医 – 药专家共识》，该患者入院后仍沿用院外的口服降糖方案（阿卡波糖联合格列美脲），但患者血糖控制不达标，且拟行大手术，故初始降糖方案的选择不合理，建议改用胰岛素，待血糖控制良好后行手术。

（二）案例二

1. 案例二　患者信息见表 3 – 6 – 22。

表 3 - 6 - 22 案例二患者信息

患者基本信息	梁某，女，55 岁，体重 60 kg，BMI 23.15 kg/m²
主诉	胸痛 1 天
现病史	患者凌晨 1 点无明显诱因出现胸痛，部位以胸骨中下段为主，无放射痛，持续数分钟，伴大汗淋漓，无气促、心悸，无头晕、头痛，经休息可缓解，但症状反复发作 3 次，疼痛时间较前延长，故于医院就诊
既往史	糖尿病病史 5 年，规律服用二甲双胍 0.5mg bid、瑞格列奈 2mg tid 降糖治疗，自诉空腹血糖波动于 7mmol/L 左右，餐后血糖波动于 10mmol/L 左右 高血压病史 10 余年，目前予氨氯地平 5mg qd 控制血压，近期血压控制波动于 130 ~ 140/70 ~ 80mmHg
查体	T 36.5℃，P 78 次/分，R 16 次/分，BP 133/78mmHg
辅助检查	查心电图示：高侧壁、前壁 T 波倒置，肌红蛋白 127ng/ml，肌钙蛋白 228ng/L，TNI 2.16μg/ml，BNP 1556pg/ml，HbA1c 6.7%，空腹血糖：6.5mmol/L，血糖（2 小时）：10.39mmol/L；WBC：9.97 × 10⁹/L，NEU% 64.0；钾 4.20mmol/L；肌酐 110μmol/L（GFR 48.22ml/min）；LDL - C 4.21mmol/L，TG 2.58mmol/L，TC 6.33mmol/L
诊断	急性非 ST 段抬高心肌梗死；高血压病（3 级，很高危）；2 型糖尿病
拟行手术	入院后立即行 CAG + PCI 术，其中 CAG 术：LM、RCA 支血管光滑，未见狭窄；LAD 支近段 95% 局限性狭窄，中远段未见狭窄；LCX 支中段可见 50% ~ 60% 弥漫性狭窄。右冠优势型，血流 TIMI 3 级
治疗方案	患者 PCI 术前嚼服阿司匹林肠溶片 200mg、氯吡格雷 300mg，术后予阿司匹林 100mg qd、氯吡格雷 75mg qd、酒石酸美托洛尔片 6.25mg qd、阿托伐他汀片 20mg qd、呋塞米 20mg qd、螺内酯 20mg qd、氨氯地平 5mg qd、艾司奥美拉唑镁肠溶片 20mg qd，术后第二天加用二甲双胍 0.5mg bid、瑞格列奈 2mg tid 治疗

2. 案例分析

（1）该患者降糖方案中二甲双胍的使用是否合理？

对于二甲双胍围手术期的使用目前尚无统一定论。该患者血糖控制良好（HbA1c 6.7%，空腹血糖 6.5mmol/L），GFR 为 48.22ml/min，因患者入院行急诊手术，术后第 2 天即加用二甲双胍不合理。建议患者在行 CAG 术后至少 48 小时后再次复查肾功能，若肾功能无恶化再加用二甲双胍。

（2）该患者降糖方案中瑞格列奈的使用是否合理？

体外研究表明，瑞格列奈主要通过 CYP2C8 代谢，氯吡格雷的酰基 β - 葡萄糖醛酸代谢物为 CYP2C8 强效抑制药，因此氯吡格雷可增加主要经 CYP2C8 清除药物的系统暴露量。加拿大卫生部2015年7月31日发布安全通报，禁止瑞格列奈与氯吡格雷合用，因为两者可发生药物相互作用，导致血糖显著降低。根据氯吡格雷的FDA说明书：本药与瑞格列奈合用会显著增加瑞格列奈系统暴露量，可增强和（或）延长瑞格列奈的降血糖作用，接受氯吡格雷维持治疗的患者同时需要瑞格列奈治疗时，瑞格列奈初始剂量为0.5mg/次，餐时用药，根据血糖水平调整剂量，日剂量不超过4mg。

该患者术后予氯吡格雷抗血小板治疗，术后第2天加用瑞格列奈2mg tid降糖，因氯吡格雷与瑞格列奈存在相互作用，瑞格列奈的剂量超过4mg，且联用美托洛尔（可掩盖低血糖），故大大增加患者低血糖的风险。该患者围手术期术后建议使用胰岛素调整血糖，待患者病情恢复，可根据血糖选用合适的口服降糖药物。

（三）案例三

1. 案例三　患者信息见表3-6-23。

表3-6-23　案例三患者信息

患者基本信息	李某，男，35岁，体重62.5kg，BMI 26.1 kg/m²
主诉	发现肌酐升高并规律血液透析10个月
既往史	2型糖尿病病史2年余，使用甘精胰岛素12IU睡前联合门冬胰岛素6IU、6IU、6IU三餐前皮下注射，血糖控制可，空腹血糖在7~7.5mmol/L，餐后血糖<10mmol/L
查体	T 36.2℃，P 65次/分，R 20次/分，BP 121/75mmHg
诊断	慢性肾功能不全尿毒症期；2型糖尿病
拟行手术	同种异体肾移植术
治疗经过	患者行同种异体肾移植术后，予麦考酚钠0.54g bid，他克莫司3.5mg bid，泼尼松15mg qd抗排斥治疗，并予甘精胰岛素12IU联合门冬胰岛素6IU、6IU、6IU皮下注射。术后7天，患者肌酐自术前的705μmol/L下降至206μmol/L，尿量2000~2500ml。血糖空腹升至10.2mmol/L，餐后血糖升至15mmol/L左右。逐渐增加胰岛素的剂量，待甘精胰岛素16IU联合门冬胰岛素8IU、8IU、8IU皮下注射时患者血糖渐恢复至术前水平

2. 案例分析

（1）该患者移植术后血糖异常升高的原因是什么？

①药物因素：移植术后普遍应用的免疫抑制剂为钙调磷酸酶抑制剂（CNI），主要包括他克莫司（FK506）和环孢素A（CsA），其中FK506的致病效应更强。

其他免疫抑制剂，如麦考酚酸（MPA）类、硫唑嘌呤（AZA）等的致病作用相对较低，但联合用药可能增加血糖升高的风险。此外糖皮质激素对血糖也有影响，一方面可以刺激胰高血糖素分泌，增加肝糖输出；另一方面可增加胰岛素抵抗并抑制胰岛素分泌。该患者术后使用的他克莫司、麦考酚酸和泼尼松均可影响血糖。

②生活方式改变：移植手术后围手术期缺乏运动是导致血糖升高的因素。

③疾病状态：移植围手术期应激和麻醉相关的儿茶酚胺和炎症因子能拮抗胰岛素的作用，导致血糖升高。另外，对于终末期肾病来说，因为胰岛素要通过肾脏清除，而患者的肾脏功能受损导致胰岛素清除减慢，同时其胰岛素抵抗增加，使得血糖维持相对平衡。待移植手术后肾功能恢复时，胰岛素清除速度恢复正常，然而胰岛素抵抗的状态尚未解除，可能出现血糖升高的情况。

（2）该患者肾移植术后推荐使用哪种降糖药物？

胰岛素是肾移植术后围手术期唯一迅速、安全、有效的降糖药物。目前推荐的治疗方案是：在密切监测的基础上，使用胰岛素泵或多次胰岛素皮下注射给药，待患者病情稳定出院后可逐步转变成胰岛素、口服降糖药、生活方式改变的综合性治疗策略。多种类型的口服降糖药可用于肾移植术后糖尿病患者的治疗，但目前还没有研究证实哪种非胰岛素药物对移植术后糖尿病患者最安全或最有效。药物的选择通常是根据患者的肾功能、药物的不良反应和可能与受者的免疫抑制方案的相互作用作出的。

第八节　总　　结

围手术期良好的血糖控制对于改善患者的预后具有非常重要的意义，临床可通过医 - 药共管模式来加强对围手术期患者血糖的管理。血糖管理应根据手术类型和患者的具体情况制订个体化的血糖控制目标及治疗方案。期间要进行严密的血糖监测，尽量避免低血糖和血糖大幅波动。胰岛素是围手术期血糖控制的首选治疗方案，对于非重症患者，行大、中型手术时，术前首选速效胰岛素联合长效胰岛素的多次皮下注射方案，术中选择常规胰岛素 - 葡萄糖持续静脉输注方案（术后胰岛素输注时间应在 24 小时以上）。而对于重症患者，围手术期持续短效胰岛素 - 葡萄糖静脉输注是最有效方式和首选方法。

（伍俊妍　赵文霞）

附表：

附表 3 - 6 - 1 评 估 表

患者基本情况

病例号_____ 姓名_____ 性别_____ 年龄_____ 科室_____ 床号_____

主要诊断_____身高/体重/腰围_____ BMI _____

血糖控制情况

空腹血糖_____早餐后 2 小时血糖_____午餐前血糖_____

午餐后 2 小时血糖_____晚餐前血糖_____晚餐后 2 小时血糖_____

睡前血糖_____ HbA1c _____

是否糖尿病 □是 □否 糖尿病类型 □1 型 □2 型

糖尿病病程_____ 低血糖发作史_____

并发症的评估

血压_____ LDL - C _____ TG _____ Cr _____ AST _____ ALT _____

WBC _____ NET% _____

是否合并心血管疾病 □是 □否　　　是否合并脑血管疾病 □是 □否

是否合并恶性肿瘤 □是 □否　　　是否危重症患者 □是 □否

手术评估

手术日期_____手术类型 □急诊手术 □择期 　手术大小 □普通大中型手术 □小手术 □整形等精细手术

手术是否需禁食 □是 □否 　禁食时长_____ 　麻醉方式 □全身麻醉 □局部麻醉或腰硬膜外

血糖控制目标

□一般（空腹或餐前血糖：6.1 ~ 7.8mmol/L；餐后或不能进食的随机血糖：7.8 ~ 10.0mmol/L）

□严格（空腹或餐前血糖：4.4 ~ 6.1mmol/L；餐后或不能进食的随机血糖：6.1 ~ 7.8mmol/L）

□宽松（空腹或餐前血糖：7.8 ~ 10.0mmol/L；餐后或不能进食的随机血糖：7.8 ~ 13.9mmol/L）

附表 3-6-2　血 糖 控 制 方 法

					剂量
非危重患者	大中型手术	术前	皮下注射（餐时+基础胰岛素（首选）或者预混胰岛素）	餐时胰岛素（首选速效）	□生物合成人胰岛素 □重组人胰岛素（餐前30分钟皮下注射）□门冬胰岛素 □赖脯胰岛素 □谷赖胰岛素（餐前即刻注射）
				+基础胰岛素（首选长效）	□低精蛋白锌人胰岛素 □地特胰岛素 □甘精胰岛素（睡前皮下注射） 剂量___
			预混胰岛素	□预混门冬胰岛素30 □预混赖脯胰岛素25 □预混门冬胰岛素50 □预混赖脯胰岛素50 □预混人胰岛素50 □预混人胰岛素30	剂量___　早/中/晚餐前剂量___
		术中	胰岛素泵	短/速效胰岛素（首选速效）	□生物合成人胰岛素 □重组人胰岛素 □门冬胰岛素 □赖脯胰岛素 □谷赖胰岛素　基本速率___
			胰岛素静脉输注（首选短效）　□门冬胰岛素 □赖脯胰岛素 □重组人胰岛素 □生物合成人胰岛素 胰岛素的静脉滴注速度：___ 胰岛素微泵的配制：胰岛素50 U + NS 50ml　泵速：___		
		术后	胰岛素静脉输注至少24小时。待恢复饮食后，改皮下注射　方案：___		

外科药学

续表

患者	手术	阶段	内容	方案/选项
非危重患者	小手术	术前	□原方案 □皮下注射胰岛素	方案：
		术中	若血糖高，皮下注射短/速效胰岛素（首选速效）	□门冬胰岛素 □赖脯胰岛素 □合赖胰岛素 □重组人胰岛素 □生物合成人胰岛素　素　剂量＿＿　剂量＿＿
		术后	恢复饮食前：血糖高，皮下注射短/速效胰岛素	方案：
			恢复饮食后，转为原治疗方案	方案＿＿
危重患者	术前、术中		□胰岛素静脉输注	□重组人胰岛素　□生物合成人胰岛素　□合赖胰岛素　□门冬胰岛素　□赖脯胰岛素　胰岛素的静脉滴注速度：＿＿　微泵的配制：人胰岛素 50U＋NS 50ml　泵速＿＿　方案＿＿
	术后		待患者病情稳定。恢复饮食时，可将静脉输注胰岛素转为皮下注射胰岛素	方案＿＿

附表 3 - 6 - 3　血糖监测追踪表

日期	6：00 早餐前	9：00 早餐后	11：00 午餐前	14：00 午餐后	17：00 晚餐前	20：00 晚餐后	22：00 睡前	用药方案

参考文献

[1] 中华医学会糖尿病学分会.中国 2 型糖尿病防治指南(2020 年版)[J].中华糖尿病杂志,2021,13(4)：315 - 409.

[2] 王彤,肖新华.糖尿病患者围手术期的血糖管理[J].中华内分泌代谢杂志,2010,26(6):527 - 528.

[3] 中华医学会糖尿病学分会糖尿病教育与管理学组.中国 2 型糖尿病自我管理处方专家共识(2017 年版)[J].中华糖尿病杂志,2017,9(12):740 - 750.

[4] 中国医师协会内分泌代谢科医师分会,中国住院患者血糖管理专家组.中国住院患者血糖管理专家共识[J].中华内分泌代谢杂志,2017,33(1):1 - 9.

[5] Doyle D K,Chamberlain J J,Shubrook J H,et al. Pharmacologic Approaches to Glycemic Treatment of Type 2 Diabetes:Synopsis of the 2020 American Diabetes Association′s Standards of Medical Care in Diabetes Clinical Guideline [J]. Annals of International Medicine,2020.

[6] 中国医师协会内分泌代谢科医师分会.2 型糖尿病合并慢性肾脏病患者口服降糖药治疗中国专家共识(2019 年更新版)[J].中华内分泌代谢杂志,2019,35(6):447 - 454.

[7] 广东省药学会.围手术期血糖管理医 - 药专家共识[J].今日药学,2018,28(2):73 - 83.

[8] 中国老年医学研究会内分泌代谢分会,中国毒理学会临床毒理专业委员会.老年人多重用药安全管理专家共识[J].中国药物警戒,2018,15(10):627 - 640.

[9] 高卉.围术期血糖管理专家共识(快捷版)[J].临床麻醉学杂志,2016,32(1):93 ~ 95.

［10］Sebranek J J,Lugli A K,Coursin D B. Glycaemic control in the perioperative period［J］. British Journal of Anaesthesia,2013,111(S1):i18 - i34.

［11］Neila F,Raoudha S,Sofien L,et al. Drug - Induced Hyperglycaemia and Diabetes［J］. Drug Safety,2015,38(12):1153 - 68.

［12］陈孝平,汪建平. 外科学［M］. 8 版. 北京:人民卫生出版社,2013.

［13］Simon F,Stephane H. The NICE - SUGAR(Normoglycaemia in Intensive Care Evaluation and Survival Using Glucose Algorithm Regulation)Study:statistical analysis plan［J］. Critical Care Medicine,2009,11(1):46 - 57.

［14］Moghissi E S,Korytkowski M T,DiNardo M,et al. American Association of Clinical Endocrinologists and American Diabetes Association consensus statement oninpatient glycemic control［J］. Endocrine Practice,2009,15:1 - 17.

［15］Australian diabetes society. Perioperative diabetes management guidelines［M］. 2012.

［16］Umpierrez G E,Hellman R,Korytkowski M T,et al. Management of Hyperglycemia in Hospitalized Patients in Non - critical Care Setting:An Endocrine Society Clinical Practice Guideline［J］. The Journal of Clinical Endocrinology & Metabolism,2012,97(1):16 - 38.

［17］Miriam A,Korula G. A Simple Glucose Insulin Regimen for Perioperative Blood Glucose Control:The Vellore Regimen［J］. Anesthesia & Analgesia,2004,99(2):598 - 602.

［18］Sudhakaran S,Surani S R,Croner R. Guidelines for Perioperative Management of the Diabetic Patient［J］. Surgery Research and Practice,2015.

［19］Barker P,Creasey P E,Dhatariya K,et al. Perioperative management of the surgical patient with diabetes 2015:Association of Anaesthetists of Great Britain and Ireland［J］. Anaesthesia,2015,70(12):1427 - 1440.

［20］American Diabetes association. Standards of Medical Care in Diabetes——2017［J］. Diabetes Care,2017,40(Suppl. 1):1 - 142.

［21］Jacobi J,Bircher N,Krinsley J,et al. Guidelines for the use of an insulin infusion for the management of hyperglycemia in critically ill patients［J］. Critical Care Medicine,2012,40(12):3251 - 3276.

［22］Joint British Diabetes Societies for inpatient care. Management of adults with diabetes undergoing surgery and elective procedures:Improving standards［S］. 2016.

［23］中华医学会糖尿病学分会. 中国糖尿病患者胰岛素使用教育管理规范［M］. 天津:天津科学技术出版社,2011.

［24］冉兴无. 中国胰岛素泵治疗指南 2014［A］. 中华医学会,中华医学会内分泌学分会. 中华医学会第十三次全国内分泌学学术会议会议指南［C］. 中华医学会,中华医学会内分泌学分会:中华医学会,2014:1 - 40.

［25］George S,Dale J,Stanisstreet D. A guideline for the use of variable rate intravenous insulin infusion in medical inpatients［J］. Diabetic Medicine,2015,32(6):706 - 713.

［26］贾伟平,陈莉明. 中国血糖监测临床应用指南(2015 年版)［J］. 中华糖尿病杂志,2015,7(10):603 - 613.

［27］吴国豪,毛翔宇. 成人围手术期营养支持指南［J］. 中华外科杂志,2016,54(9):641 - 657.

［28］中华医学会糖尿病学分会,中国医师协会营养医师专业委员会. 中国糖尿病医学营养治疗指南(2013)［J］. 中华糖尿病杂志,2015,7(2):73 - 88.

［29］中华医学会妇产科学分会产科学组,中华医学会围产医学分会妊娠合并糖尿病协作组. 妊娠合并糖尿

病诊治指南(2014)[J]. 中华妇产科杂志,2014,49(8):561-569.

[30] 中国医师协会儿科学分会内分泌遗传代谢学组,中华医学会儿科学分会急救学组. 儿童及青少年特殊情况下住院高血糖管理指导建议[J]. 中华糖尿病杂志,2020,12(10):765-771.

[31] 国家老年医学中心,中华医学会老年医学分会,中国老年保健协会糖尿病专业委员会. 中国老年糖尿病诊疗指南(2021年版)[J]. 中华糖尿病杂志,2021,13(1):14-46.

[32] 纪立农,郭晓蕙,黄金,等. 中国糖尿病药物注射技术指南(2016年版)[J]. 中华糖尿病杂志,2017,9(2):79-105.

[33] 母义明,郭代红,彭永德,等. 临床药物治疗学内分泌代谢疾病[M]. 北京:人民卫生出版社,2017.

第七章

围手术期血压管理

第一节　血压管理的重要性

　　我国 18 岁及以上居民高血压的患病率高达 27.9%，随着高血压患病率的逐年增加，外科手术中高血压患者也逐渐增多。而既往有高血压病史，特别是舒张压（DBP）超过 110mmHg 者更易出现围手术期血流动力学的不稳定，存在较高的心血管风险，如围手术期血压升高可使既往有高血压病史的手术患者出现脑血管破裂和急性左心功能衰竭等严重并发症。而血压正常的患者围手术期血压也可能因围手术期应激因素增加和麻醉药等作用而发生波动，气管插管、导尿管、麻醉深度不当或镇痛不全等均可诱发围手术期高血压；手术操作涉及心脏及大血管或因纱垫填塞、拉钩等压迫心脏和大血管，牵拉内脏、腹膜和手术直接刺激迷走神经，术中失血过多以及输血反应等常可致血压急剧下降。围手术期血压管理已经成为临床普遍存在的问题。

第二节　医 - 药共管模式

　　围手术期血压管理是指在外科手术患者住院期间（包括术前、术中和术后）进行的血压管理。目前临床对高血压患者围手术期的血压监测已给予重视，但对于非高血压患者围手术期血压监测的关注并不多。现代应激理论认为，人在受到或即将受到有害刺激（如手术、创伤等）的状态下，神经 - 内分泌系统会释放儿茶酚胺，可出现心率加快、血压升高，即使无高血压病史的患者血压也会呈现升高状态。各种应激反应会导致患者术后血压波动，而血压过高易引起吻合口破裂、出血、脑血管意外等危险，血压过低又会出现重要脏器的血液供应不足的情况。因此，应加强非高血压患者围手术期血压变化的监测。

　　外科及麻醉科医师往往容易忽略自身专业以外的问题，如围手术期高血压，且大多外科住院医师对降压药物（特别是围手术期高血压常用治疗药物与一般高血压常用治疗药物有所不同）的使用经验不足，可能会对围手术期高血压患者的诊治不及时或不充分。当前院内患者血压异常的诊治主要由心血管内科医师负责，但由于医疗资源的限制，心血管内科医师不可能全程参与每个围手术期患者血压异常的管理，患者的血压管理大多由所在科室医护人员完成，专科指导有限。

国内外均有研究表明，医师和药师合作是一种较好的血压管理模式。目前国外的相关诊疗标准已将药师纳入高血压综合治疗团队，如美国心脏协会（AHA）《2017 美国成人高血压预防、检测、评估和管理指南》中关于血压管理方面推荐以团队为基础对患者的高血压进行控制，对成人推荐以多学科团队为基础进行高血压管理。团队成员主要包括患者、患者的初级保健提供者和其他专业人员（如医师、护士、药师、医师助理、营养师、社会工作者和社区卫生工作者），药师是此团队中的重要一员。随着我国临床药学工作的逐步推进，国内多家医院的临床药师相继开展针对高血压病患者的药学服务，为患者带来的获益也逐渐被证实。

目前，我国临床药师参与的血压管理大多是针对心血管专科患者，对外科围手术期患者提供的药学服务较少，而且缺乏可参照和遵循的统一规范和标准。因此，通过建立针对围手术期血压异常患者的医 – 药共管模式，为临床提供参考，具体流程见图 3 – 7 – 1。

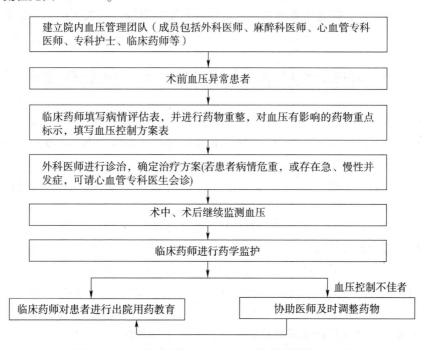

图 3 – 7 – 1　围手术期血压管理医 – 药共管模式流程图

建立围手术期血压管理医 – 药共管模式首先应成立院内血压管理团队，其成员应包含外科医师、麻醉科医师、心血管科临床医师、专科护士、临床药师等。

临床药师可在团队中充分发挥药师的专业作用，密切关注住院患者的用药情况，关注用药对血压的影响（附表 3 - 7 - 1）。

对于术前存在血压异常的患者，临床药师首先填写病情评估表（附表 3 - 7 - 2），根据评估情况进行药物重整，对血压有影响的药物重点标示并填写血压控制方案表（附表 3 - 7 - 3）。外科医师根据评估表确定最终诊治方案。若患者病情危重或存在急、慢性并发症，可请心血管内科医师会诊。若治疗过程中出现血压控制不佳或病情变化，临床药师应将结果反馈给医师，以及时调整方案。对于即将进行手术的患者，麻醉医师在术前访视，根据患者的病情及手术要求选择麻醉方式及麻醉药物，麻醉维持期应严密调控麻醉深度使之与刺激性强度相适应，对麻醉过程中血压波动进行处理。术后专科护士继续对患者进行心电血压监护（每小时测血压、心率一次），达平稳期后每日按医嘱进行血压监测，同时注意观察可能引起血压升高的因素，如寒冷、疼痛、焦虑、失眠及尿潴留等，发现异常问题及时对症处理或报告医生并进行复测。术后临床药师可继续进行药学监护，包括追踪血压监测结果（附表 3 - 7 - 4——护士协助填写）、是否出现不良反应等；若患者血压仍控制不佳，协助医师及时调整药物。对于出院患者，临床药师应对患者进行健康教育，提高患者的用药依从性（包括口服降压药的服用方法、低血压的防范等）。

第三节　围手术期血压异常的定义、分类及高危因素

1. 定义　正常成人血压标准：90mmHg ≤ 收缩压（SBP）＜140mmHg 且 60mmHg ≤ 舒张压（DBP）＜90mmHg，围手术期血压异常指围手术期血压在此以外的血压类型。

围手术期基础血压 =（术前等候区测量的血压 + 手术室第一次测量的血压）/2。

2. 分类　主要分为围手术期高血压和围手术期低血压。

3. 围手术期高血压　指从确定手术治疗到与本手术有关的治疗基本结束期内，患者的血压升高幅度大于基础血压的 30%，或 SBP ≥ 140mmHg 和（或）DBP ≥ 90mmHg。围手术高血压危象是指围手术期中出现短时间血压增高并超过 180/110mmHg。血压过高，不仅会增加心肌耗氧量，影响心肌供血，诱发脑血管破裂，对心脑血管及肾疾病患者危害极大，而且会增加术中、术后创面出血的概率。高血压合并靶器官损害也会明显增加麻醉危险性。

4. 围手术期低血压　目前没有统一的标准。现最常用的标准为：SBP 小于 80mmHg、平均动脉压 55 ~ 60mmHg 或 SBP、平均动脉压较术前基础血压降低超

过 25%。围手术期急性低血压指的是 SBP 由正常或较高的水平突然而明显的下降大于 30mmHg 且持续时间大于 30 分钟。围手术期低血压造成组织器官低灌注，增加术后谵妄、脑卒中、心肌缺血、心肌梗死、急性肾损伤等风险及增加术后死亡率。

5. 高危因素

（1）围手术期高血压的高危因素

①原发性高血压术前控制不理想（特别是 DBP > 110mmHg 患者）或不合理停用降压药物。

②继发性高血压术前准备不充分：嗜铬细胞瘤、肾动脉狭窄、原发性醛固酮增多症等。

③清醒状态下进行有创操作。

④手术操作刺激。

⑤麻醉诱导期麻醉深度不当或镇痛不全，术中因疼痛而引起交感神经兴奋血管收缩；麻醉恢复早期疼痛感、低体温、低通气缺氧或二氧化碳蓄积。

⑥气管插管、导尿管、引流管等不良刺激。

⑦过度输液使容量负荷过重、术后 24 ~ 48 小时血管外间隙液体回流入血管。

⑧颅内高压。

⑨易发生严重高血压的手术类型：心脏手术、大血管手术、神经系统及头颈部手术、肾脏移植及大的创伤（烧伤或头部创伤）等。

⑩紧张、焦虑、恐惧、失眠等心理应激因素。

（2）围手术期低血压的高危因素

①基础疾病：血容量不足，如创伤性、感染性、中毒性休克；酸中毒、低钙血症、低血糖等；胆道梗阻致血管扩张，并对血管活性药物敏感性降低；瓣膜存在病变，如二尖瓣狭窄、主动脉瓣狭窄等；心肌收缩力受损，如扩张型心肌病、心力衰竭等；心肌缺血、心绞痛、心律失常、心包填塞、肺栓塞等。

②体位性低血压。

③仰卧位低血压综合征。

④手术因素和术中管理：麻醉性低血压（麻醉方式：如脊髓麻醉）；手术刺激干扰循环系统的正常调节功能可发生低血压；手术操作涉及心脏及大血管或因纱布填塞、拉钩等压迫心脏和大血管；术中失血过多以及输血反应等常可致血压急剧下降；术前和术中不适当地使用了降压药或扩血管药导致急剧长时间的低血压；钳夹的主动脉开放后；坐位时空气栓塞、止血带松带后；后颅窝手术刺激血管运动中枢，颈部手术触压颈动脉窦，牵拉内脏、腹膜和手术直接刺激迷走神经等；镇痛泵药物致低血压（详见附表 3 - 7 - 5）。

第四节 围手术期血压管理

一、术前血压评估及围手术期血压监测

（一）术前应综合评估的因素

（1）是否有高血压　鉴别术前高血压是持续状态还是紧张焦虑引起的，长期高血压的患者常伴有压力感受器敏感性降低，导致术中血流动力学不稳定。

（2）高血压的程度　判断是否需要进一步控制血压：1、2 级高血压（BP＜180/110mmHg）的危险性与一般患者相仿，手术并不增加围手术期心血管并发症发生的风险；而 3 级高血压（BP≥180/110mmHg）未控制时，围手术期发生心肌梗死、心力衰竭及脑血管意外的危险性明显增加，需选择合适的降压药物，使血压稳定在一定水平。

（3）靶器官受累情况　高血压伴重要脏器功能损害者，麻醉手术的危险性显著增加。应注意了解有无心绞痛、心力衰竭、高血压脑病、糖尿病以及肾功能、脂类代谢紊乱等合并症。如存在上述靶器官受累或生理紊乱的情况，术前在控制血压水平的同时应对并存疾病进行治疗。

（4）了解患者术前用药情况　中枢降压药、β 受体阻滞剂不宜骤然停药。

（5）手术部位和种类及评估手术时间

①高危手术（心脏危险性＞5%）：急诊大手术（尤其是老年人）、主动脉或其他大血管手术、外周血管手术、长时间手术（＞4 小时）和（或）失血较多等。

②中危手术（1%＜心脏危险性≤5%）：颈动脉内膜剥离术、头颈部手术、腹腔内或胸腔内手术、矫形外科手术、前列腺手术等。

③低危手术（心脏危险性≤1%）：内镜检查、浅表手术、白内障手术、乳腺手术等。

（6）其他除紧急手术外，择期手术一般应在血压得到控制之后进行，并调整受损器官功能的稳定。

（二）围手术期血压监测

围手术期血压异常主要表现为术前血压升高、麻醉诱导期气管插管和术终拔管期高血压、诱导后期低血压、术中血压不稳定及术后高血压。术前血压升高的程度与其基础血压、受刺激的程度有关，应密切监测患者的血压。原则上对无高血压病史的患者，术前轻、中度血压升高（SBP 140～179mmHg、DBP 90～109mmHg）不影响手术进行，可严密观察，不急于处理，稳定患者情绪和消除紧

张状态后血压多可恢复正常。术前重度以上（＞180/110mmHg）高血压患者，建议缓慢降压治疗。对于进入手术室后血压仍高于180/110mmHg推荐择期手术。但对危及生命的紧急状况，为抢救生命，无论血压多高，都应急诊手术；对严重高血压合并威胁生命的靶器官损害及状态的，应在短时间内采取措施改善威胁生命的脏器功能。术中切皮等刺激可引起血压升高，而大失血等导致的血容量不足及麻醉过深等可致低血压，MAP下降33%持续10分钟以上或短时间内下降50%均可造成心肌缺血，因此在术中应持续监测患者的血压。术后的血压一般与术前高血压的程度、血压准备是否充分、手术创伤的大小、失血量的多少、麻醉方式及术中血管活性药物的应用等因素有关。术后短时间内血压不会太高，一般偏低或较正常。但随着临床上血容量的补充和麻醉药、镇静药及止血药物作用的逐渐消退，血压往往会逐渐升高。因此，术后应严密观察，及时监测血压变化，发现异常，及时处理。

二、围手术期高血压的管理

（一）围手术期高血压的危害

围手术期血压过高增加心肌耗氧量，影响心肌供血，诱发脑血管破裂，对心脑血管及肾疾病患者危害极大。高血压合并靶器官损害，导致麻醉危险性明显增加。因此围手术期高血压处理的目的是降低心肌耗氧量，减轻心脏负担，预防心肌缺血、心衰和脑血管意外等并发症。

（二）围手术期高血压控制目标

一般认为，患者年龄＜60岁，血压控制目标＜140/90mmHg；患者年龄≥60岁，不伴有糖尿病和慢性肾病患者，血压控制目标＜150/90mmHg；糖尿病和慢性肾病患者，血压控制目标＜140/90mmHg。术中血压波动幅度不超过基础血压的30%。进入手术室后血压仍高于180/110mmHg的择期手术患者，建议推迟手术；如确有手术需要（如肿瘤伴少量出血），家属同意可手术。术前重度以上（＞180/110mmHg）高血压者，建议缓慢降压治疗，否则常带来重要靶器官缺血及降压药物的不良反应；而轻、中度高血压（＜180/110mmHg）一般不影响手术进行。

（三）围手术期高血压的处理

如高血压由疼痛、紧张焦虑所引起，给予镇痛、解释安慰和镇静；1级高血压且不伴代谢紊乱或心血管系统异常，可不做特殊处理；2级高血压及1级高血压伴代谢紊乱或心血管系统异常，应选用合适的降压药物控制血压，不需延期手术；3级高血压应权衡延期手术的利弊再做决定。如原发病为危及生命的紧急状态，应立即手术，同时静脉给予降压药物；如手术并非紧急，应先行控制血压，使血压平稳在一定水平，但不要求降至正常后才做手术；如出现高血压急症，通常需要静脉给予降压药物，即刻目标是 30 ~ 60 分钟内使 DBP 降至 110mmHg 左右，或降低 10% ~ 15%，但不超过 25%。

1. 高血压患者术前降压药物的应用建议　欧美及我国高血压管理指南均推荐：在接受大手术的高血压患者中，长期使用 β 受体阻滞剂的高血压患者在围手术期期间应继续使用；钙通道阻滞剂治疗剂量对血流动力学无明显影响，且能增加静脉麻醉药、吸入麻醉药、肌松药和镇痛药的作用，故不主张术前停药，对于不能耐受 β 受体阻滞剂的患者可考虑启动该类药物治疗；而 RASS 抑制剂（ACEI 和 ARB）会增加围手术期低血压和血管性休克的风险，ACEI 术前停用或减量，ARB 则建议手术当天或术前停用，待体液容量恢复后再服用；利尿剂由于其降低血管平滑肌对缩血管物质的反应性，增加术中血压控制的难度，同时利尿药可能会加重手术相关的体液缺失，因此主张术前停药，但具体的停药时间应根据患者个人具体疾病情况来确定。高血压患者术前降压药选用推荐意见见表 3 - 7 - 1。

表 3 - 7 - 1　高血压患者术前常用降压药应用推荐意见

降压药物	围手术期用药建议	理　由
β 受体阻滞剂	继续用药	β 受体阻滞剂可降低术后房颤发生率、非心脏手术心血管并发症的发生率及病死率，适用于术前血压控制。术前要避免突然停用 β 受体阻滞剂，防止术中心率的反跳。围手术期要维持此类药物使用的种类以及剂量，无法口服药物的高血压患者可经肠道外给药
RASS 抑制剂	可以考虑术前 24 小时停用	RASS 抑制剂包括 ACEI 和 ARB，会增加围手术期低血压和血管性休克的风险，ACEI 术前停用或减量；ARB 则建议手术当天停用，待体液容量恢复后再服用
钙通道阻滞剂	术前不需停药	钙通道阻滞剂可改善心肌氧供需平衡，治疗剂量对血流动力学无明显影响。同时，能增加静脉麻醉药、吸入麻醉药、肌松药和镇痛药的作用。故不主张术前停药
利尿剂	术前需停药	利尿剂由于其降低血管平滑肌对缩血管物质的反应性，增加术中血压控制的难度，同时利尿药可能会加重手术相关的体液缺失。因此，目前主张术前停用利尿药

2. 一般类型手术围手术期高血压的管理　围手术期高血压有别于临床高血压，在降压药物的选择上也有所不同。临床高血压以控制血压平稳为目的，主张选用中、长效的降压药；而围手术期高血压则以短时间内调整好血压为宗旨，主要选用起效迅速、作用时间短的药物。中枢肾上腺素 α_2 受体激动药（右美托咪

定)、周围肾上腺素 α_1(乌拉地尔)和 β 受体阻滞剂(艾司洛尔)和二氢吡啶类钙通道阻滞剂(尼卡地平)等是围手术期常用的降压药物(附表 3 – 7 – 6)。另外,许多吸入性麻醉和部分静脉用的麻醉药也有降压作用。

一般手术患者在麻醉状态下极易出现高血压反应,若患者血压在短时间内急剧升高,超过基础血压的 30% 即应处理。气管插管、手术切皮、开胸去肋、开腹、内脏探查等强烈刺激性的操作极易导致血压急剧波动,除适时适当地加深麻醉外,可追加异丙酚、芬太尼等麻醉药来辅助控制血压;若血压持续较高,可加用乌拉地尔(25~50mg)或尼卡地平(0.5~1.0mg)等起效迅速、作用时间较短的降压药,1 分钟左右均可有效降压,而少见后继的低血压,如仍未能有效控制,可考虑使用硝普钠,短时间内可迅速降压,但应注意严格控制剂量及速度,禁止静脉注射,防止低血压的发生。围手术期控制血压药物的选择应根据患者的基础疾病来进行,同时结合药物使用的经济性。

3. 围手术期高血压急症的管理

(1)定义 短时间内血压升高并超过 180/110mmHg 时称为高血压危象,极易发生在手术后早期,与交感神经张力增高和血管阻力增加有关。

(2)诱因 停止服用降压药物所致的反跳性高血压、血管外科缝合线出血所致的高血压、头部创伤引起的高血压以及儿茶酚胺大量释放(如嗜铬细胞瘤)引起的高血压等可以导致高血压急症。

(3)处理 手术中血压快速升高超过 20% 时应考虑高血压急症。通常需要给予静脉降压药物,首要治疗是逆转危险因素(包括疼痛、血容量过多、低氧血症、高碳酸血症和体温过低)。即刻目标是在 30~60 分钟内使舒张压降至 110mmHg 左右,或降低 10%~15%,但不超过 25%。高血压急症的具体降压要求、降压目标、药物选择见表 3 – 7 – 2。

4. 特殊类型手术的围手术期血压管理

(1)心脏外科手术 主动脉夹层的年发病率约 3.5 例/10 万,近期数据显示可达 14 例/10 万。有研究表明,近年来我国主动脉夹层的发病率有上升趋势。中国台湾地区报道的主动脉夹层年发病率约为 4.3/10 万。未经治疗的主动脉夹层患者在最初 24~48 小时内病死率以每小时增加 1%~2% 的速度增长,2 周达到 75%,1 年可达 91%。一项单中心、观察性回顾性研究,对 2008~2010 年住院的 492 例的 A 型主动脉夹层患者进行随访,中位随访 20.4 个月,住院死亡率为 12.2% 和随访期间的全因死亡率为 5.8%。中国主动脉夹层年发病率有上升趋势,死亡率高,亟待积极治疗,主动脉夹层现已成为心脏专科手术主要疾病。

表 3-7-2 高血压急症的具体降压要求、降压目标、药物选择

临床情况	降压要求	降压目标	药物选择及用法用量
高血压脑病	降低血压的同时需保证脑灌注，给药开始1h内将SBP降20%~25%，不超过50%	160~180/100~110mmHg	乌拉地尔(10~50mg iv, 6~24mg/h) 拉贝洛尔(20~100mg iv, 0.5~2mg/min iv, 24h 不超过 300mg) 尼卡地平[0.5~10μg/(kg·min) iv]
脑出血	当急性脑出血患者 SBP≥220mmHg, 积极静脉降压同时严密监测血压；SBP≥180mmHg, 静脉降压并根据临床表现调整降压速度	SBP<180mmHg	乌拉地尔(10~50mg iv, 6~24mg/h) 拉贝洛尔(20~100mg iv, 0.5~2mg/min iv, 24h 不超过 300mg) 尼卡地平[0.5~10μg/(kg·min) iv]
蛛网膜下腔出血	防止出血加剧及血压过度下降，引起短暂性神经功能缺陷，造成迟发弥漫性脑血管致死性痉挛	SBP<150~160mmHg	尼卡地平[0.5~10μg/(kg·min) iv] 拉贝洛尔(20~100mg iv, 0.5~2mg/min iv, 24h 不超过 300mg) 艾司洛尔[250~500μg/kg iv, 随后 50~300μg/(kg·min) iv]
脑梗死	一般不积极降压，稍高的血压有利于缺血区灌注，除非血压≥200/110mmHg, 或伴有心功能不全、主动脉夹层、高血压脑病等。如考虑紧急溶栓治疗，为防止高血压致脑出血，血压≥180/100mmHg就应降压治疗	24h降压应不超25%	乌拉地尔(10~50mg iv, 6~24mg/h) 拉贝洛尔(20~100mg iv, 0.5~2mg/min iv, 24h 不超过 300mg) 尼卡地平[0.5~10μg/(kg·min) iv]
恶性高血压伴或不伴肾脏损害	避免血压剧烈波动，平稳降压，保证肾灌注	<140/90mmHg	利尿剂 乌拉地尔(10~50mg iv, 6~24mg/h) 尼卡地平[0.5~10μg/(kg·min) iv] 拉贝洛尔(20~100mg iv, 0.5~2mg/min iv, 24h 不超过 300mg)

续表

临床情况	降压要求	降压目标	药物选择及用法用量
急性心力衰竭	降低血压，减少心肌氧耗量，但不影响冠状动脉灌注压及冠状动脉血流，不能诱发反射性心动过速	<140/90mmHg	硝酸甘油（5~100μg/min iv） 艾司洛尔[250~500μg/kg iv，随后50~300μg/（kg·min）iv] 地尔硫䓬[10mg iv,5~15μg/（kg·min）] 乌拉地尔（10~50mg iv,6~24mg/h）
急性冠脉综合征	降低血压，减少心肌氧耗量，但不影响冠状动脉灌注压及冠状动脉血流，不能诱发反射性心动过速	<140/90mmHg	硝酸甘油（5~100μg/min iv） 艾司洛尔[250~500μg/kg iv，随后50~300μg/（kg·min）iv] 地尔硫䓬[10mg iv,5~15μg/（kg·min）iv] 乌拉地尔（10~50mg iv,6~24mg/h）
主动脉夹层	扩张血管，控制心室率，抑制心脏收缩，在保证器官灌注的前提下，迅速将血压降低并维持在尽可能低的水平；首选静脉途径的β受体阻滞剂，非二氢吡啶类CCB，必要时可联合使用乌拉地尔、硝普钠、尼卡地平等	SBP<120mmHg	艾司洛尔[250~500μg/kg iv，随后50~300μg/（kg·min）iv] 拉贝洛尔[20~100mg,0.5~2mg/min,24h不超过300mg] 地尔硫䓬[10mg,5~15μg/（kg·min）iv] 乌拉地尔（10~50mg,6~24mg/h）iv 硝普钠[0.25~10μg/（kg·min）iv] 尼卡地平[0.5~10μg/（kg·min）iv]

主动脉夹层是由于各种原因导致的主动脉内膜和中膜撕裂，主动脉内膜与中膜分离，血液流入主动脉腔被分隔为真腔和假腔，形成主动脉夹层。主动脉夹层形成的原因可能有高血压、主动脉狭窄、外伤等使主动脉壁张力增加，动脉粥样硬化、主动脉瘤、大动脉炎等使主动脉壁结构异常，妊娠、医源性等其他因素。

主动脉夹层有 Stanford 分型和 DeBakey 分型，Stanford 分型包括 Stanford A 型和 Stanford B 型，DeBakey 分型包括 DeBakey Ⅰ 型、DeBakey Ⅱ 型和 DeBakey Ⅲ 型。其中约 42.9% 的主动脉夹层患者是 Stanford A 型，即 DeBakey Ⅰ 型和 DeBakey Ⅱ 型；约 57.1% 的主动脉夹层患者是 Stanford B 型，即 DeBakey Ⅲ 型。

高血压是主动脉夹层的发病基础，也是主动脉夹层的一个重要并发症。高血压导致主动脉壁结构的变化是夹层发生的基础。患者疼痛、主动脉结构和功能的毁损、主动脉内膜功能障碍及中枢神经和肾脏缺血均可导致急性主动脉夹层血压急剧增高。国际急性主动脉夹层注册研究（IRAD）的人口统计资料显示：72.1% 的主动脉夹层患者有高血压病史。研究结果显示，汉族患者平均年龄偏低，男性比例高于高加索族（P < 0.01），B 型夹层中，汉族患者既往高血压病史 85.7%，高于高加索族的 75.6%（P < 0.01）。中国汉族人群现阶段主动脉夹层患者发病率高于高加索族，相对于高加索族人群发病年龄较低，但基础疾病较多。

对患者产生致命影响的不是夹层本身，而是血肿进展引起的一系列变化，充分控制血压是主动脉夹层抢救的关键，如图 3 - 7 - 2。国内外指南指出主动脉夹层初步治疗的原则是有效镇痛、控制心率和血压，减轻主动脉剪应力，降低主动脉破裂的风险。在适当的心率控制后，如血压仍高于 120mmHg，应进一步降低血压，但能维持充足的终末器官灌注。药物治疗的目标为控制收缩压至 100 ~ 120mmHg、HR 60 ~ 80 次/分。

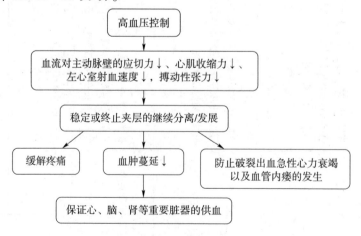

图 3 - 7 - 2　充分控制血压是主动脉夹层抢救的关键

控制血压药物治疗的基本原则：快速、平稳、联合用药。首选 β 受体阻滞剂，或联合应用乌拉地尔、硝普钠等血管扩张剂。需注意的是，若患者心率未得到良好控制，不要首选硝普钠降压。因硝普钠可引起反射性儿茶酚胺释放，使左心室收缩力和主动脉壁切应力增加，加重夹层病情。在遵循基本原则的同时，对于不同类型的主动脉夹层应注意差异化和个体化治疗：A 型应更积极地将心率、血压控制在上述达标水平，以防止夹层破裂，确保患者生命安全，并在此基础上尽快进行外科手术治疗；B 型目前多主张一周后再行大血管覆膜支架术，围手术期的血压控制则应根据个体的年龄、既往血压水平、有无脑卒中病史、肝肾功能状况及夹层累及脏器分支血管的程度等具体情况，将血压控制在保证重要脏器血流灌注的最低水平。有创动脉测压应建立在肢体动脉未受累及侧，以保证血压监测的真实准确。如需置换主动脉弓，应双侧桡动脉测压，以判断脑或体循环灌注压。

术后为保证组织器官的灌注应维持较高水平的血压。β 受体阻滞剂是主动脉夹层患者术后最常用的基础降压药物，其可能延缓残余夹层扩张、降低主动脉相关事件和改善患者远期生存率。β 受体阻滞剂降压效果不佳时，可在专科医师的指导下联用 ACEI、ARB、CCB 类等降压药物。

（2）妊娠期高血压疾病　妊娠期高血压疾病是妊娠特有疾病，发生率为 5%～12%，严重威胁母儿健康和安全，是产科常见的并发症，也是孕产妇死亡的重要原因之一，尤其子痫前期 – 子痫是导致孕产妇及围生儿病死率升高的主要原因之一。患有妊娠高血压或先兆子痫的妇女需要在围产期进行密切管理，特别是分娩前不久和分娩期间，而妊娠期高血压疾病导致的孕产妇死亡有 10% 发生在产后，故整个围产期（出生前至出生后第 28 天）均应进行血压管理。

妊娠期高血压疾病的孕妇发病背景复杂，尤其是子痫前期 – 子痫存在多因素发病异源性、多机制发病异质性、病理改变和临床表现的多通路不平行性，存在多因素、多机制、多通路发病综合征性质。其主要的病因学说为子宫螺旋小动脉重铸不足——胎盘浅着床。正常妊娠时子宫螺旋小动脉充分重铸，深达子宫壁的浅肌层，形成子宫胎盘低阻力循环。而子痫前期患者只有蜕膜层血管重铸，子宫螺旋动脉的管径变细，即胎盘浅着床，使血管阻力增大，胎盘血流量减少。妊娠期高血压疾病病理生理改变包括慢性子宫胎盘缺血、免疫不耐受、脂蛋白毒性、遗传印记、滋养细胞凋亡和坏死增多及孕妇过度耐受滋养细胞炎性反应等。子痫前期 – 子痫基本病理生理变化是全身小血管痉挛，血管内皮损伤及局部缺血，最终导致全身各系统脏器灌流减少，功能出现障碍，全身各系统各脏器灌流减少，对母儿造成危害，出现妊高症心脏病、肺水肿、急性肾功能衰竭、胎儿窘迫、胎盘早剥、新生儿窒息等，严重者甚至导致母儿死亡。

目前，将妊娠相关高血压疾病分为 4 类：妊娠期高血压、子痫前期 - 子痫、妊娠合并慢性高血压、慢性高血压伴发子痫前期。妊娠 20 周后首次出现高血压，收缩压≥140mmHg 和（或）舒张压≥90mmHg，尿蛋白检测阴性诊断为妊娠期高血压；收缩压≥160mmHg 和（或）舒张压≥110mmHg 为重度妊娠期高血压。妊娠 20 周后孕妇出现收缩压≥140mmHg 和（或）舒张压≥90mmHg，伴有下列任意 1 项：①尿蛋白定量≥0.3g/24h，或尿蛋白/肌酐比值≥0.3，或随机尿蛋白≥（＋）；②无蛋白尿但伴有以下任何 1 种器官或系统受累：心、肺、肝、肾等重要器官或血液系统、消化系统、神经系统的异常改变，胎盘 - 胎儿受累等则诊断为子痫前期。子痫前期孕妇出现下述任一表现为重度子痫前期：①血压持续升高不可控：收缩压≥160mmHg 和（或）舒张压≥110mmHg；②持续性头痛、视觉障碍或其他中枢神经系统异常表现；③持续性上腹部疼痛及肝包膜下血肿或肝破裂表现；④转氨酶水平异常：血丙氨酸转氨酶或天冬氨酸转氨酶水平升高；⑤肾功能受损：尿蛋白定量 >2.0g/24h；少尿（24h 尿量 106μmol/L；⑥低蛋白血症伴腹水、胸腔积液或心包积液；⑦血液系统异常：血小板计数呈持续性下降并低于 $100×10^9$/L；⑧心功能衰竭；⑨肺水肿等。子痫是在子痫前期基础上发生不能用其他原因解释的强直性抽搐，可以发生在产前、产时或产后。妊娠合并慢性高血压是指孕妇既往存在高血压或在妊娠 20 周前发现收缩压≥140mmHg 和（或）舒张压≥90mmHg。慢性高血压孕妇妊娠 20 周前无蛋白尿，妊娠 20 周后出现尿蛋白定量≥0.3g/24h 或随机尿蛋白≥（＋）则诊断为慢性高血压伴发子痫前期。

妊娠期高血压疾病的治疗目的是预防重度子痫前期和子痫的发生，降低母儿围产期并发症发生率和死亡率，改善围产结局。及时终止妊娠是治疗子痫前期 - 子痫的重要手段。收缩压≥160mmHg 和（或）舒张压≥110mmHg 的高血压孕妇应进行降压治疗；收缩压≥140mmHg 和（或）舒张压≥90mmHg 的高血压孕妇建议降压治疗。目标血压为：当孕妇未并发器官功能损伤，酌情将收缩压控制在 130～155mmHg，舒张压控制在 80～105mmHg；孕妇并发器官功能损伤，则收缩压应控制在 130～139mmHg，舒张压应控制在 80～89mmHg；血压不可低于 130/80mmHg，以保证子宫胎盘血流灌注。

妊娠期常用的口服降压药物有拉贝洛尔、硝苯地平或硝苯地平缓释片等；如口服药物血压控制不理想，可使用静脉用药，常用拉贝洛尔、酚妥拉明；妊娠期一般不使用利尿剂降压，以防血液浓缩、有效循环血量减少和高凝倾向。不推荐使用阿替洛尔和哌唑嗪。硫酸镁不作为降压药使用。妊娠期禁止使用血管紧张素转换酶抑制剂（ACEI）和血管紧张素Ⅱ受体阻滞剂（ARB）。

重度高血压和急性重度高血压的紧急降压处理：妊娠期、分娩期及产后任何时期出现重度高血压和急性重度高血压都需要给予降压药物治疗；对于出现的急性重度或持续性重度高血压的几种临床情形：①若为未使用过降压药物者，可以首选口服，每 10～20 分钟监测血压，血压仍高则重复给药，2～3 次后效果不显著立即改用静脉给药。例如口服速效硝苯地平 10mg，但注意每 10～20 分钟监测血压，如血压仍 >160/110mmHg，再口服 20mg；20 分钟复测血压未下降，可再口服 20mg；20 分钟复测血压仍未下降，应该用静脉降压药物；②若是在使用口服降压药物过程中出现了持续性重度高血压，应该考虑使用静脉降压方法；③降压达标后，仍需要严密监测血压变化（如 1 小时内每 10 分钟测量 1 次，以后每 15 分钟测量 1 次维持 1 小时，再每 30 分钟测量 1 次维持 1 小时，接着每 1 小时测量 1 次维持 4 小时）。

子痫前期孕妇经积极治疗，而母儿状况无改善或者病情持续进展的情况下，应考虑终止妊娠。如出现子痫前期的严重并发症（包括重度高血压不可控制、高血压脑病和脑血管意外、PRES、子痫、心功能衰竭、肺水肿、完全性和部分性 HELLP 综合征、DIC、胎盘早剥和胎死宫内），或者达到一定孕周，也应考虑终止妊娠，如妊娠期高血压、病情未达重度的子痫前期孕妇可期待至妊娠 37 周终止妊娠。终止妊娠的方式应注意个体化处理，分娩期间应注意监测血压并继续降压治疗，应将血压控制在 <160/110mmHg。产时、产后不可应用任何麦角新碱类药物，这些药物均会影响血压。

妊娠期高血压疾病的产妇产后需规律监测血压，并至少监测 42 天。子痫前期孕妇产后 1 周内是产褥期血压波动的高峰期，高血压、蛋白尿等症状仍可能反复出现甚至加重，此期仍应每天监测血压。如产后血压升高 ≥150/100mmHg 应继续给予降压治疗。哺乳期可继续应用产前使用的降压药物，但禁用 ACEI 和 ARB 类降压药物，除有研究表明哺乳期可以正常使用卡托普利、依那普利外。

围产期高血压除了上述原因外，还有可能因为：①医源性原因——药物：用于镇痛的非甾体抗炎药，用于产后出血的麦角衍生物或麻黄碱，用于纠正区域麻醉后的高容量血症；②疼痛（止痛不足）；③焦虑。在围产期出现高血压要注意进行评估和排查各种导致高血压的原因并进行处理，保证围产期母儿的安全（图 3-7-3）。

（3）神经外科手术围手术期血压管理

①神经外科的欧姆定律：颅内压（ICP）受到颅腔内容物的影响，主要有脑组织、血流和脑脊液，颅内容积是恒定的，颅内任一成分的增加都有可能导致 ICP 的升高。ICP 超过 22mmHg 时应给予积极治疗，否则会显著增加死亡率。

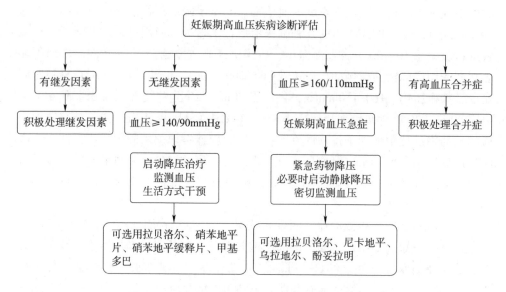

图 3 - 7 - 3　妊娠期高血压围手术期血压管理流程

脑灌注压（CPP）指脑动脉压（输入）和脑静脉压（输出）的差值，其临床计算方法是：平均动脉压（MAP）- ICP。正常状况下，MAP 范围是 30 ~ 100mmHg，ICP 为 5 ~ 10mmHg。为了增加存活率和改善结局，推荐的 CPP 目标值为 60 ~ 70mmHg，60 或 70mmHg 是否为脑灌注压最佳极小阈值尚不清楚，可能取决于患者的自身调节功能。避免使用液体疗法和升压药维持 CPP > 70mmHg 的激进做法，这可能会增加成人呼吸衰竭的风险。类似于欧姆定律，脑血流（CBF）等于 CPP 与脑血管阻力（CVR）的比值成正比。

根据公式 CPP = MAP - ICP，ICP 增高，CPP 下降，脑血管自动调节，CPP 不低于 50 ~ 70mmHg，脑血管舒张，CBF 保持相对恒定，脑血流下降不明显。CPP 低于 50 ~ 70mmHg 时，超过脑血管自动调节的下限，CBF 明显下降，造成脑缺血，继而脑水肿，加剧 ICP 增高。

②全身性血管加压反应：当 ICP 明显增高，CPP 下降至 40mmHg 以下时，脑血管自动调节功能基本丧失，机体通过自主神经系统调节，使全身周围血管收缩，血压升高，以提高 CPP，同时伴有呼吸节律减慢，呼吸深度增加。

颅脑病变引起的高血压多与 ICP 升高有关，部分垂体肿瘤可因导致水钠潴留而引起高血压。

术前 SBP 在 160mmHg 以下，可不做特殊准备；血压过高者，麻醉诱导和手术应激可并发脑血管意外和充血性心力衰竭等危险，术前应选择合适的降压药物以控制血压；急性脑梗死介入治疗时（血管再通前）SBP 应维持在 140 ~

180mmHg；帕金森病脑深部电刺激术麻醉管理时 SBP 控制目标为低于 140mmHg；对于 SBP 在 150～220mmHg 和无急性降压治疗禁忌的自发性脑出血患者，急性期 SBP 可降至 140mmHg；对于重症动脉瘤蛛网膜下腔出血患者，动脉瘤处理前建议将 SBP 控制在 140～160mmHg；但需注意降低血压同时应保证脑灌注压 >60mmHg。

　　高血压性脑出血是高血压病最严重的并发症之一。积极合理的治疗可挽救患者生命、减少神经功能残疾程度并降低复发率，治疗方法主要有内科治疗或外科手术治疗，其中控制血压是重要的内科治疗手段之一。目前脑出血急性期降压的时机和血压控制目标尚存争议，一种观点认为血压增高可促进血肿扩大，血肿周围水肿增加，这些会促使患者转归不良；另一种观点认为脑出血急性期血压控制过低，可导致血肿周围脑组织发生缺血性损伤。因此，脑出血急性期给予患者"合理的"血压管理对于遏制早期神经功能恶化和改善后期临床预后都具有重要意义。2008 年的 INTERACT 研究是 INTERACT-2 的试点研究，是一个开放标签随机对照试验。研究者将患者随机分组至强化降压组（目标收缩压 <140mmHg）和标准降压组（目标收缩压 150～180mmHg），最终该研究首次明确证实急性脑出血治疗中强化静脉降压治疗能够获益。INTERACT-2 研究将研究样本量增加到了来自 21 个国家 2839 例发病在 6 小时以内的脑出血患者，仍随机分为强化降压组（目标收缩压 <140mmHg）和标准降压组（目标收缩压 150～180mmHg），再次证实了强化降压治疗至 140mmHg 是安全的，治疗过程中不良事件无显著增加，为脑出血急性期降压目标及降压时机的选择提供了重要的证据。在这些研究的基础上，欧洲卒中组织 2014 年在《自发性脑出血管理指南》中推荐：发生在 6 小时内的急性脑出血，强化降压（在 1 小时内目标收缩压 <140mmHg）是安全的且可能优于目标收缩压 <180mmHg；2015 年美国心脏协会和卒中协会在最新的脑出血处理指南上也指出：急性脑出血收缩压在 150～220mmHg 且无降压治疗禁忌证患者，将收缩压降到 140mmHg 是安全的，而且对功能的改善有效；收缩压 >220mmHg 的 ICH 患者，在持续性静脉输注和密切监测血压的情况下，进行积极降压治疗是合理的。

　　有高血压病史的患者在围手术期可持续使用 β 受体阻滞剂和钙通道阻滞剂；由于利尿剂的使用会增加围手术期低渗透压和低钾血症风险，应在手术当天停止使用，如存在利尿剂持续治疗，术前一天应注意复查钾离子，手术后利尿剂需尽早恢复使用；在手术当日应停止使用 RASS 抑制剂（ACEI 或者 ARB）。围手术期出现高血压急症者需给予静脉降压药物治疗，推荐降压药物包括乌拉地尔、依那普利、尼卡地平、拉贝洛尔或艾司洛尔，应避免使用增高颅内压的硝普钠。降压药物宜从小剂量应用，谨防发生低血压（图 3-7-4）。

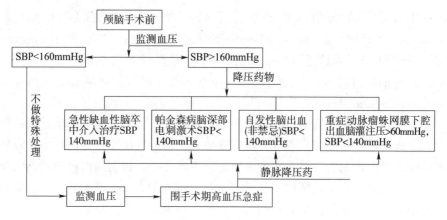

图 3 - 7 - 4　颅脑病变围术期血压管理流程图

（4）泌尿外科手术

1）嗜铬细胞瘤（PHEO）及副神经节瘤（PGL）　PHEO 是起源于肾上腺髓质嗜铬细胞的肿瘤，合成、存储和分解代谢儿茶酚胺，并因后者的释放引起症状。PGL 是起源于肾上腺外的嗜铬细胞的肿瘤，包括源于交感神经（腹部、盆腔、胸部）和副交感神经（头颈部）者。前者多具有儿茶酚胺激素功能活性，而后者罕见过量儿茶酚胺产生。PHEO/PGL 的症状与体征是由肿瘤性嗜铬细胞分泌的肾上腺素、去甲肾上腺素和多巴胺释放至血循环引起的，最典型的症状是高血压、头痛、心悸、出汗、面色苍白，偶见体位性低血压等。

嗜铬细胞瘤唯一有效的治疗方法是手术切除肿瘤。90% 的嗜铬细胞瘤是良性肿瘤，手术效果好，但风险很大。妥善的围手术期处理是降低手术风险的关键。术前充分的药物准备是嗜铬细胞瘤手术成功的关键，未常规予 α 受体阻滞剂前，PHEO 手术死亡率达 24% ～50%。术前药物准备目的是阻断过量儿茶酚胺的作用，控制高血压，维持正常的心率和心律，纠正因长期过量肾上腺素、去甲肾上腺素作用引起的外周血管收缩及血容量不足、改善心脏功能，预防麻醉和手术诱发的血压剧烈波动、心脑血管意外、急性心肺功能衰竭等严重并发症的发生。

①PHEO 的术前药物准备

a. 控制高血压：首选 α 受体阻滞剂，最常用的是长效非选择性 α 受体阻滞剂：酚苄明（一般每日 30 ～60mg）；或者选择性 α_1 受体阻滞剂：哌唑嗪（2 ～5mg/次、2 ～3 次/日）、特拉唑嗪（2 ～5mg/d）、多沙唑嗪（2 ～16mg/d），但需要注意这类药物存在 α 受体的不完全阻滞作用。乌拉地尔具有中枢和外周双重作用，每日 30 ～90mg。如患者血压仍未能控制，则可加用钙通道阻滞剂如硝苯地平（30 ～60mg/d）、氨氯地平（5 ～10mg/d）。

b. 控制心率失常：如患者服用 α 受体阻滞剂后出现心动过速或患者合并儿茶

酚胺心肌病，可加用 β 受体阻滞剂如美托洛尔（25～50mg/d）、阿替洛尔（25～50mg/d）、普萘洛尔（10～30mg/d）等将心率控制在 90 次/分以下。但切忌在未使用 α 受体阻滞剂时单独使用 β 受体阻滞剂，以免出现严重肺水肿、心衰、高血压危象。

c. 高血压危象的处理：推荐硝普钠、酚妥拉明或尼卡地平静脉泵入。

d. 补充容量：嗜铬细胞瘤患者应在服用 α 受体阻滞剂后开始口服电解质，进行正常或高盐（>5g/d）饮食，鼓励患者多饮水；入院后 1～2 天可静脉补充晶体溶液或人工胶体溶液；可在患者进入手术室前给予 1L 或更多的平衡盐溶液。

②术前药物准备的时间和标准：推荐 7～10 天，发作频繁者需 4～6 周。以下几点提示术前药物准备充分：

a. 血压稳定在 120/80mmHg 左右，HR <80～90 次/分；

b. 无频发性血压升高、心悸、多汗等现象；

c. 体重呈增加趋势，红细胞压积 <45%；

d. 轻度鼻塞，四肢末端发凉感消失或有温暖感，甲床红润等表明微循环灌注良好。

③术中的首要目标：在切除肿瘤的同时，维持患者血流动力学稳定。

a. 诱导前准备：对于术前血压控制不佳，肿瘤较大、术前儿茶酚胺水平高的患者可在手术当天早晨给予镇静催眠药，以免患者紧张、焦虑引起高血压危象。

b. 麻醉诱导：丙泊酚可以安全的用于嗜铬细胞瘤患者的诱导，依托咪酯对血流动力学的影响小，可用于心功能较差、容量不足的患者。诱导时给予少量利多卡因、艾司洛尔也能减少血压的突然升高。麻醉前禁用阿托品、吗啡、筒箭毒碱，因其可抑制迷走神经并诱发心律失常。另术中应避免使用刺激交感神经系统的药物（如麻黄碱、氯胺酮等）、抑制副交感神经系统的药物、引起组胺释放的药物（如吗啡、阿曲库铵、氟哌利多等）。

c. 肿瘤切除前：术中触碰肿瘤往往会导致过量儿茶酚胺释放，血压急剧升高。当血压升高较缓和时，可给予 5～25mg 乌拉地尔或 0.2～1.0mg 尼卡地平降压治疗；当血压急剧升高时，酚妥拉明持续静脉滴注（100mg 配置予 500ml 生理氯化钠溶液）。术中出现心率 >100 次/分或快速型心律失常，则在使用 α 受体阻滞剂后，静脉注射选择性 $β_1$ 受体阻滞剂艾司洛尔。

d. 肿瘤切除后：血供阻断后，部分患者的血压可迅速降低，应立即停止所有血管扩张剂，由开放的外周通路和中心静脉快速补液，液体复苏往往比血管活性药的使用更有效。

④血流动力学的管理仍然是术后的首要任务。大多数患者的血管活性药会逐渐减量至停药，术后 72 小时内要密切监测患者的血压和心率，如出现血压明显

下降或低血压，则应立即停用 α 受体阻滞剂并快速补充血容量，必要时使用血管活性药物。

2）原发性醛固酮增多症（PHA）　简称原醛，是指由于肾上腺皮质分泌过量醛固酮激素，引起以高血压、低血钾、低血浆肾素活性和碱中毒为主要表现的临床综合征，又称 Conn 综合征。PHA 流行病学分析，高血压患者中 PHA 占 5% ~ 12%，平均 10% 左右，是继发性高血压最常见的病因。发病高峰在 30 ~ 50 岁，女性稍多。PHA 目前常用的分型的诊断方法有卧立位醛固酮实验、肾上腺影像学（如肾上腺 CT）和双侧肾上腺静脉采血（AVS）。PHA 临床亚型包括特发性醛固酮增多症（IHA）、醛固酮腺瘤（APA）、原发性单侧肾上腺增生（UNAH）、分泌醛固酮的肾上腺皮质癌（ACC）、家族性醛固酮增多症（FH）和异位醛固酮肿瘤。PHA 的早期症状不典型，仅有高血压，大多数患者血钾正常；晚期症状发生频次依次为：高血压（93.7%），低钾血症（89.7%），肢端麻木、肌无力、弛缓性瘫痪（79.5%），夜尿增多（21.7%），心电图异常（28.9%）。

PHA 的治疗分为手术治疗和内科治疗。手术适应证：适用于 APA、UNAH、分泌醛固酮的 ACC、异位醛固酮肿瘤。内科治疗适用于 IHA 和 GRA、不能根治切除的醛固酮瘤，以及原醛的术前准备。

PHA 的术前准备：其主要目的是纠正电解质紊乱、恢复血钾正常。主要措施：a. 低钠饮食和口服补钾，一般每天补钾 3 ~ 6g 分次口服，至少一周以上；b. 控制血压。推荐口服螺内酯（100 ~ 400mg/d），分 2 ~ 4 次服用。如血压控制不满意，可联合应用 ACEI、钙通道阻滞剂等。

术后处理主要监测高血压和血钾情况。术后第一天起停止补钾和螺内酯。术后禁食期间可适当补充钠钾，或根据电解质监测结果补充。一般原醛患者很少发生对侧肾上腺萎缩或功能抑制，术后一般不需要激素替代治疗。

（5）老年患者手术　2012 ~ 2015 年全国高血压分层多阶段随机抽样横断面调查资料显示，我国 ≥60 岁老年人患病率为 53.2%，老年人群高血压患病率随增龄而显著增高，80 岁以上人群 70% ~ 79% 患有高血压。老年高血压患者常伴发动脉粥样硬化性疾病如冠心病、脑血管病、外周血管病、缺血性肾病及血脂异常等疾患，更应该确保其术中血压平稳，保证老年患者重要器官血液灌注，维护心脏功能，减少围手术期并发症。

①老年人血压特点

a. 收缩压增高为主：在老年人群中，收缩压增高更常见，老年单纯收缩期高血压（ISH）成为老年高血压最为常见的类型，占 60 岁以上老年高血压的 65%，70 岁以上老年患者的 90%。

b. 脉压增大：老年人收缩压水平随年龄增长升高，而舒张压趋于降低，脉压增大是老年高血压的重要特点。脉压 >40mmHg 视为脉压增大，老年人的脉压可达 50～100mmHg。

c. 血压波动大：随着年龄增长，老年人压力感受器敏感性降低，而动脉壁僵硬度增加，血管顺应性降低，使老年高血压患者的血压更易随情绪、季节和体位的变化而出现明显波动，部分高龄老年人甚至可发生餐后低血压。

d. 容易发生体位性低血压：由于老年人自主神经系统调节功能减退，尤其当高血压伴有糖尿病、低血容量或应用利尿剂、扩血管药物及精神类药物时更容易发生体位性低血压。因此，在老年人高血压的诊断与疗效监测过程中需要注意测量立位血压。

e. 常见血压昼夜节律异常：老年高血压患者常伴有血压昼夜节律的异常，表现为夜间血压下降幅度 <10%（非杓型）或 >20%（超杓型）、甚至表现为夜间血压不降反较白天升高（反杓型），使心、脑、肾等靶器官损害的危险性显著增加。老年高血压患者非杓型血压发生率可高达 60% 以上。与年轻患者相比，老年人靶器官损害程度与血压的昼夜节律更为密切。

②老年围手术期血压管理：除急诊外，手术一般应在高血压得到控制后进行。年龄≥65 岁，应将血压降至 <140/90mmHg；年龄≥80 岁，应将血压降至 <150/90mmHg，若耐受性良好，则进一步将血压降至 <140/90mmHg；经评估确定为衰弱的高龄高血压患者，收缩压控制目标为 <150mmHg，但尽量不低于130mmHg。《中国老年高血压管理指南 2019》对老年高血压围手术期的管理做了具体推荐，见表 3 – 7 – 3。

表 3 – 7 – 3　老年围手术期高血压管理

推 荐 证 据	推荐类别	证据水平
对于择期手术，SBP≥180mmHg 和（或）DBP≥110mmHg 者推荐推迟手术	Ⅱa 类	C 级
对于围手术期老年高血压患者，应将血压降至 <150/90mmHg；若合并糖尿病或慢性肾病，且耐受性良好，可进一步降至 <140/90mmHg	Ⅱa 类	C 级
围手术期血压波动幅度应控制在基础血压的 10% 以内	Ⅲ类	B 级
长期服用 β 受体阻滞剂者，术前不应中断使用	Ⅱa 类	C 级
服用 ACEI 或 ARB 老年患者，应在非心脏手术前停用	Ⅱa 类	C 级

③老年人降压药物的选择：CCB、ACEI、ARB、利尿剂及单片固定复方制剂，均可作为老年高血压降压治疗的初始用药或长期维持用药。

a. 利尿剂：根据分子结构又可分为噻嗪型（如氢氯噻嗪）和噻嗪样利尿剂（如吲达帕胺）。保钾利尿剂属于弱效利尿剂，分为两类：一类为醛固酮受体抑制剂，代表药物包括螺内酯和依普利酮；另一类作用不依赖醛固酮，代表药物包括氨苯蝶啶和阿米洛利。利尿剂尤其适合老年高血压、难治性高血压、心力衰竭合并高血压和盐敏感性高血压等患者。

b. 长效钙通道阻滞剂：已被证明对老年高血压患者，特别是单纯收缩期高血压患者具有疗效和安全性。中国老年收缩期降压治疗临床试验以及上海老年高血压硝苯地平试验等临床试验（STONE）证实，以尼群地平、硝苯地平等 CCB 为基础的降压治疗方案可显著降低我国高血压患者卒中的发生率与死亡率。马来酸左旋氨氯地平可有效降低我国高血压患者的心脑血管复合终点事件，下肢水肿等不良反应较氨氯地平发生率低。

c. ACEI/ARB：各类 ACEI 制剂的作用机制大致相同。ACEI 具有良好的靶器官保护和心血管终点事件预防作用，尤其适用于伴慢性心力衰竭以及有心肌梗死病史的老年高血压患者。ACEI 对糖脂代谢无不良影响，可有效减少尿白蛋白排泄量，延缓肾脏病变进展，适用于合并糖尿病肾病、代谢综合征、慢性肾脏病（CKD）、蛋白尿或微量白蛋白尿的老年高血压患者。高血压伴心血管事件高风险患者，ARB 可以降低心血管死亡、心肌梗死、卒中或因心力衰竭住院等复合终点事件发生风险。ARB 可降低糖尿病或肾病患者的蛋白尿及微量白蛋白尿的发生率，尤其适用于伴左室肥厚、心力衰竭、糖尿病肾病、代谢综合征、微量白蛋白尿或蛋白尿患者以及不能耐受 ACEI 的患者。

d. β 受体阻滞剂：适用于伴快速性心律失常、心绞痛、慢性心力衰竭的老年高血压患者。在与其他降压药物的比较研究中，对于降低卒中事件发生率，β 受体阻滞剂并未显示出优势。因此，不建议老年单纯收缩期高血压患者和卒中患者首选 β 受体阻滞剂，除非有 β 受体阻滞剂使用强适应证，如合并冠心病或心力衰竭。

e. 复方制剂：单片复方制剂通常由不同作用机制的降压药组成。与自由联合降压治疗相比，其优点是使用方便，可增加老年患者的治疗依从性。目前我国上市的新型固定配比复方制剂主要包括：ACEI + 噻嗪类利尿剂、ARB + 噻嗪类利尿剂、二氢吡啶类 CCB + ARB、二氢吡啶类 CCB + β 受体阻滞剂、噻嗪类利尿剂 + 保钾利尿剂等。复方制剂能够符合老年人降压药物应用的基本原则，可作为高血压患者降压治疗的一种选择。

三、围手术期低血压的管理

（一）围手术期低血压的危害

临床研究显示，术中出现的低血压可能会影响患者术后转归，与术后谵妄、卒中、急性肾损伤、心肌梗死的发生率增加及术后 1 年内的死亡率增加有关；

而未在术中呈现症状的低血压（隐性低血压），也会在术后带来低灌注相关的并发症，导致重要脏器并发症发生率和死亡率增加。

对于高血压患者而言，围手术期低血压的危险性远大于高血压，患者由于长时间高血压状态，器官对相对高的血压比较耐受，可满足健康人器官灌注的血压，对高血压患者而言却是相对过低的。在麻醉诱导期、手术刺激较轻以及大量失血情况下，血压会降得更低，进一步增加高血压患者围手术期脑卒中、心肌梗死的风险，故应在关注围手术期高血压的同时，积极预防和处理围手术期低血压。

（二）围手术期低血压的处理

资料表明血压波动在基础血压 ±20% 内是合乎生理要求的范围，在此范围内，各重要器官和组织灌注良好，在代偿范围内无缺血、缺氧等表现。当血压下降超过 20% 时需及时进行干预，给予容量治疗、静脉注射或滴注合适的升压药物，至血压恢复至基础血压 ±20% 内：①起因于交感神经阻滞导致的静脉扩张和心排血量减少而引起的低血压，通常使用拟交感神经药处理，如麻黄碱或去氧肾上腺素；②因手术出血、休克等引起的低血压，通常进行扩容和应用血管升压药物，在血压非常低时可利用拟交感神经药如去甲肾上腺素、多巴胺的收缩血管作用进行升压。一项比较多巴胺与去甲肾上腺素作为一线缩血管药的研究发现，两者对预后的影响无显著差异，但是多巴胺不良反应更多。必要时可考虑同时给予小剂量去甲肾上腺素和间羟胺（图 3 - 7 - 5）。

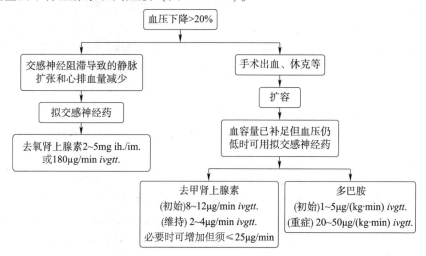

图 3 - 7 - 5　围手术期低血压管理流程图

低血压的处理除了药物治疗外还应注重液体的补充，避免因低血容量导致的组织灌注不足和器官功能损害。维持性液体治疗即补充患者生理需要量：25 ~ 30ml/（kg·d）液体，1mmol/（kg·d）的 Na$^+$、K$^+$、Cl$^-$，50 ~ 100g/d 葡萄糖。液体复苏推荐给予钠浓度为 130 ~ 154mmol/L 的平衡盐液或胶体溶液，在 15 分钟内快速输注 500ml。需注意，晶体溶液对凝血和肝、肾功能基本没有影响，但扩容效率低、效应短暂，输注液体主要分布在细胞外液，仅约 20% 的输液量保留在血管内，大量输注可致组织水肿、肺水肿等。胶体溶液维持血容量效率高、持续时间长、外周水肿轻，但价格高、可引起凝血功能障碍或肾功能损害，还可引发过敏反应，故应根据患者疾病情况进行补液。

（三）围手术期常用升压药物的种类和用法用量

1. 种类 肾上腺素能受体激动剂，包括内源性儿茶酚胺，如肾上腺素、去甲肾上腺素、多巴胺；合成儿茶酚胺，如异丙肾上腺素、多巴酚丁胺；合成非儿茶酚胺，如去氧肾上腺素、麻黄素、间羟胺。各肾上腺素能受体激动剂的药理机制见表 3 - 7 - 4。

2. 给药方法 单次推注或静脉泵维持，静脉泵的配置标准剂量单位为 μg/ (kg·min)。以多巴胺/多巴酚丁胺为例，配置公式为 ［Wt（kg）×3］mg/50ml，

$$1ml/h = \frac{Wt（kg）×3×1000}{50×60×Wt（kg）} = 1μg/(kg·min)；肾上腺素/去甲肾上腺素/间羟胺配置$$

公式为 ［Wt（kg）×0.3］mg/50ml，1ml/h = 0.1μg/(kg·min)。

3. 各种升压药介绍及用法用量

（1）肾上腺素 是肾上腺髓质产生的儿茶酚胺，对 α 和 β 受体的兴奋作用都很强，作用复杂而广泛。其主要作用是：①兴奋心脏 $β_1$ 受体，能增强心肌收缩力和缩短心肌收缩时间，升高血压（平均压变化不大），增快心率；兴奋肾的 $β_1$ 受体，肾素分泌增多，肾血流下降；②兴奋皮肤、黏膜、肝和肾血管的 $α_1$ 受体导致广泛血管收缩；③兴奋骨骼肌血管 $β_2$ 受体，致血管扩张，降低体循环血管阻力。兴奋支气管平滑肌 $β_2$ 受体，使支气管平滑肌松弛。适应证为心肺复苏；过敏性休克；低心排血量，常与血管扩张药联合应用；支气管痉挛。肾上腺素作用于 α 受体，使冠脉灌注压升高，为心肌和脑优先供血，使心脏复苏成功率升高。所以是心肺复苏的首选药物，适用于任何原因导致的心脏骤停的抢救。用法用量：成人心脏骤停时每 3 ~ 5 分钟给予 1mg 肾上腺素静推是适当的（Ⅱb），如果静脉通路不能建立，肾上腺素也可通过气管内途径给予，其剂量为 2 ~ 2.5mg。用于过敏性休克、支气管痉挛时，肾上腺素 1mg/500ml N.S 静脉快速滴注或 ≤40μg 单次缓慢静推。用于低心排血量及长时间麻醉（抑制心肌）时，小剂量肾上腺素泵注 0.1 ~ 0.3μg/(kg·min)可增加心排血量及血压，还能降低周围血管阻力，增加冠状血流。肾上腺素的静脉泵的一般用量为 0.1 ~ 1μg/(kg·min)［<2μg/(kg·min)］，其不良反应为：严重心律失常；急性肾衰竭；全身和心肌耗氧量增加；清醒患者使用可引起头胀、头痛、心悸、面色苍白、烦躁不安；血压升高。

表 3-7-4 各肾上腺素能受体激动剂药理机制

拟交感胺	受体			作用机制	心脏作用			周围循环阻力	肾血流	平均动脉压	气道阻力	中枢神经兴奋
	α	β₁	β₂		心排血量	心率	心律失常					
内源性儿茶酚胺												
肾上腺素	+	++	++	直接	++	++	+++	±	- -	+	- -	有
去甲肾上腺素	+++	+++	0	直接	- -	- -	+	+++	- - -	+++	无变化	无
多巴胺	++	+++	+	直接、间接	++	+	+	+	+++	+	无变化	无
合成儿茶酚胺												
异丙肾上腺素	0	+++	+++	直接	+++	+++	+++	- -	-	±	- - -	有
多巴酚丁胺	0~+	+++	0~+	直接	+++	+	±	无变化	++	+	无变化	无
多培沙明	0	+	+++	直接	+++	+	±	- -	++	+	- -	无
合成非儿茶酚胺												
麻黄素	++	+	+	间接+直接	++	++	++	+	- -	++	-	有
间羟胺	++	+	+	间接	-	-	+	+++	- - -	+++	无变化	无
去氧肾上腺素	+++	0	0	直接	-	-	无影响	+++	- -	+++	无变化	无
甲氧胺	+++	0	0	直接	-	-	无影响	+++	- -	+++	无变化	无

注:0 无作用;+ 增加;- 减少。

（2）去甲肾上腺素（NE）　为交感神经递质，肾上腺髓质也释放 NE。直接兴奋 α_1、α_2 和 β_1 受体，无 β_2 效应。其 β_1 受体效应弱于 α_1 受体效应（输注 NE——心动过缓；而应激时释放的 NE——心动过速），表现为血管收缩和心脏的正性肌力作用。适应证：长期服用利血平患者的低血压（体内儿茶酚胺耗竭）；SVR 明显降低的休克，如感染性休克和过敏性休克；嗜铬细胞瘤切除引起的低血压以及长时间麻醉（抑制血管）。用法与用量：①静脉推注：2mg/250ml，浓度（8μg/ml），需要时静脉推注。②静脉泵注：a. 模糊给药法：2mg/50ml、40μg/ml。起始剂量 3ml/h（1～8μg/min）泵，后根据血压调控（最好是有创血压）；b. 精确给药法：1ml/h =［Wt(kg)×0.3］mg/50ml = 0.1μg/(kg·min)。一般用量：0.1～1μg/(kg·min)［<2μg/(kg·min)］。注意，临床上予超过 0.5μg/(kg·min)，视为血流动力学不稳定患者。

使用去甲肾上腺素时具体注意细节：①用量为 0.4μg/(kg·min) 时，以 β 受体激动为主；用较大剂量时，以 α 受体激动为主；②最好选用中心静脉给药，易出现局部组织缺血坏死（血管扩张剂对抗、热敷、普鲁卡因封闭）；③鉴于目前医疗环境，充分做好病情沟通工作。

（3）多巴胺　多巴胺是中枢和周围神经的一个重要神经递质。可以兴奋 α_1、β_1、DA_1 和 DA_2 受体。对 α_1 受体的作用部分是由于内源性去甲肾上腺素释放引起（间接作用）。

①适应证：常用于治疗各种休克、低血压。中剂量通过正性肌力作用，用于心力衰竭、低心排血量综合征；小剂量用于少尿、早期急性肾功能衰竭等。越来越多的临床实验证明，在休克状态下，多巴胺没有扩张肾脏血管的作用，其观察到的增加尿量的作用也是由于血压升高肾灌注增加的结果。

②用法用量：小剂量［1～5μg/(kg·min)］激动多巴胺受体、β_1 受体（轻度），使肾及肠系膜血管扩张，肾血流量及 GFR 增加，轻度强心作用；中等剂量［6～10μg/(kg·min)］激动多巴胺受体、β_1 受体、α 受体，维持血压；大剂量［>10μg/(kg·min)］主要激动 α 受体，维持血压，肾血流量及尿量反而减少。一般用量：3～10μg/(kg·min)［<20μg/(kg·min)］；极量：50μg/(kg·min)，达20μg/(kg·min)，无效改去甲肾上腺素或联合应用。与去甲肾上腺素相比，多巴胺具有更高的心律失常（如心动过速、室性或室上性心律失常）的发生率。

（4）异丙肾上腺素　其药理作用是强烈的 β_1 受体激动剂 + β_2 作用，临床效应表现为正性肌力和正性频率，舒张支气管。临床适用于：阿托品无效的心动过缓、房室传导阻滞，低心排血量，哮喘持续状态，β 受体阻滞剂过量。用法与用量：常规剂量：起始剂量为 2μg/min，可逐渐增至 10μg/min。微量泵配制：异丙肾上腺素 1mg 加生理氯化钠溶液 48ml 至总量 50ml，6ml/h = 2μg/min。

（5）多巴酚丁胺 主要作用于 β_1 受体，对 β_2 及 α 受体作用均衡，故对周围血管作用不明显。主要作用为增加心排血量，改善左心功能优于多巴胺。禁忌证：梗阻型肥厚性心肌病和特发性肥厚性主动脉瓣下狭窄。快房颤、室性心律失常及低血容量时应慎用。临床多利用其强心作用：①充血性心力衰竭，尤适用于慢性代偿性心衰和严重心衰，用药后血流动力学改善，表现为心排血量增加，肺动脉压和肺小动脉契嵌压下降，尿量增加；②心脏手术后低排高阻型心功能不全；③急性心梗并低心排血量；④感染性休克，细菌毒素、炎性介质等致心肌受损，心功能下降，在血容量补充后血压仍不能维持时。一般用量：$2 \sim 10\mu g/(kg \cdot min)$〔$<15\mu g/(kg \cdot min)$〕，小于 $10\mu g/(kg \cdot min)$ 不会引起心率增快，用量过大时，可能出现血压下降和心律失常。

（6）去氧肾上腺素 非儿茶酚胺类药，直接兴奋 α_1 受体，临床无 β 效应，单纯血管收缩药。在收缩外周血管的同时，对冠状动脉产生收缩作用，对冠心病患者使用需谨慎。对抗由于麻醉药扩张阻力血管和容量血管而导致的一部分有效循环血容量不足的问题。反射性心率减慢，不增加心肌耗氧。适应证：外周血管扩张引起的低血压、室上性心动过速、针对麻醉药扩张血管导致的循环不稳定。

去氧肾上腺素的特点：①直接作用的激动剂，作用时间短（<5 分钟），是可靠的血管加压药；②对有室性心动过速的患者，由于 BP 升高反射性兴奋迷走神经可终止心律失常，因此它能同时处理低血压和心律失常；③去氧不敏感常见于 3 种患者，一种是欠容量，一种是外周血管阻力本来就很高，另一种是心功能低下。前 2 种可以通过增加去氧剂量来发挥作用，而心功能低下时去氧越用情况越差。

（7）麻黄碱 可直接激动 α、β 受体，主要适用于慢心率患者的低血压治疗。如脊椎麻醉后回心血量急剧下降，导致血压和心率同时下降（本－周氏反射）。用法：稀释至 6mg/ml，根据需要静脉推注。

（8）间羟胺 选择性激动 α 受体，激动 $\alpha_1 D$ 受体，强力收缩血管的同时收缩冠状动脉，可能减少冠状动脉血流，且其对 β_1 受体有一定兴奋作用，具有正性肌力与正性频率作用，增加心肌氧耗量，具有强烈的血管收缩作用，与去甲肾上腺素比作用较弱，但持续时间较长，可能引起高血压及严重高血压。一般作为去甲肾上腺素替代，作用强而持久，用法单一且需谨慎（不能长期用药，短期应用以及停药都需注意），有快速蓄积及快速耐受性，不推荐联合用药。

（9）甲氧明 纯 α 受体激动剂，对外周血管有明显收缩作用，但对冠状动脉几乎没有作用。使外周阻力增加、升高血压、反射性降低心率、减少心肌氧耗。增加心肌灌注压及冠脉血流量、增加心肌氧供。升压作用温和，与去氧肾上腺素和去甲肾上腺素相比，较少出现迷走神经反射引起的心率显著减慢。用量：

单次推注 1~2mg，持续泵注 1.5~4μg/（kg·min）。

四、手术麻醉期间对血压的管理

根据欧姆定律：血压（BP）= 心排血量（CO）× 体循环血管阻力（SVR），麻醉期间凡能引发 CO 或 SVR 变化的各种原因都能导致血压波动。围手术期血压影响因素包括：钙通道阻滞剂、肾素 – 血管紧张素系统拮抗剂、利尿剂、高血压药物联合应用、全身麻醉、术中静脉用药、挥发性麻醉剂、椎管内麻醉、心肌收缩力、心律失常、全身血管阻力（SVR）降低、静脉回流不足、手术体位与手术操作、机械通气、过敏和败血症等。术中血压异常的常见原因及处理办法见表 3 – 7 – 5，表 3 – 7 – 6。

表 3 – 7 – 5　术中低血压常见原因及处理

常见原因	患者因素	低血容量
		静脉梗阻致回流不畅
		张力性气胸等原因致胸内压增高
		过敏反应
		栓子脱落（气体/空气/血栓/骨水泥/脂肪/羊水）
		心力衰竭/快速型心律失常
		全身脓毒败血症等
	技术原因	监测有误
		麻醉过深
		高位区域阻滞（包括从眼球周围或斜角肌间隙向中枢以外扩散）
		医源性用药失误（包括局麻药中毒、巴比妥类药物所致卟啉症）
		手术操作或体位影响等
处理办法	紧急处理	100% 氧气吸入
		检查手术失血
		检查通气
		减少吸入麻醉
		抬高双腿（如有条件）
		静脉补液
		血管收缩药或正性肌力药
		进一步检查：心电图、胸部 X 线、动脉血气、心肌酶谱等以明确诊断
	首要措施	检查手术中是否有腔静脉受压或出血，及时钳夹压迫
		提高吸氧浓度，保证氧合
		提高 CVP（抬腿，加压输液）
		增加心肌收缩力（麻黄碱、肾上腺素、钙剂）
		收缩全身血管（甲氧胺、间羟胺、去氧肾上腺素、肾上腺素）

续表

处理办法	次要措施	纠正酸中毒，提高心肌对药物的反应性
		首先纠正呼吸性酸中毒
		如存在严重代谢性酸中毒则考虑使用碳酸氢钠
		缩血管药物（肾上腺素、去甲肾上腺素）或正性肌力药物（多巴酚丁胺）

表 3 - 7 - 6 术中高血压常见原因及处理

常见原因	患者因素	应激状态
		高血压未控制
		原发性醛固酮增多症
		嗜铬细胞瘤
		甲状腺危象
		颅内压增高
		先兆子痫等
	技术原因	监测有误
		麻醉或镇痛深度不够
		低氧或高碳酸血症
		用药失误
		手术操作或体位影响等
处理办法	紧急处理	如有必要，停止手术，直到血压已控制
		再次确定血压读数
		加深麻醉
		充分镇痛
		静脉应用扩血管药物
		进一步检查：心电图、心肌酶谱等明确诊断
	首要措施	提高吸入浓度，同时增大新鲜气流量
		泵注硝酸甘油或硝普钠
		静脉应用硫酸镁
		β 受体阻滞剂（艾司洛尔、拉贝洛尔）
		α 受体阻滞剂（酚妥拉明）
	次要措施	加强术后镇痛
		根据甲状腺功能，24 小时儿茶酚胺决定术后是否专科治疗

手术麻醉期间对血压的管理流程包括：①病情评估：要注意患者病史中的血压描述与患者实际情况是否一致，区别病理性与生理性（如情绪影响）的血压波动；②术前准备：患者的精神状态准备（必要时服用镇静、安眠药）；术前使

用抗高血压药，使血压控制在正常高值之内，即使是手术当天，也应继续服药；纠正血容量不足、贫血、营养不良、电解质及酸碱紊乱；权衡急诊和非急诊，必要时行多专科会诊；③明确麻醉方式及手术步骤：对于即将进行手术的患者，麻醉医师在术前访视时根据患者的病情及手术要求选择麻醉方式及麻醉药物，几乎所有吸入和静脉全麻药物都能引起不同程度的循环抑制，而浅麻醉则又引起血压升高；④加强监测，及时处理。建议以下手术情况加有创动脉监测：颅脑、胸、腹部大手术、高血压累及重要脏器者（如冠心病、肝肾功能低下）、伴有危险因素者（老年、并存病等）、估计术中循环不稳定、大失血等。

1. 神经外科术中血压管理　平均动脉压（MAP）低于基础血压30%时要处理；脑灌注压推荐范围为50~70mmHg；脑卒中脑缺血风险高的患者，尤其是伴有心排血量和（或）携氧能力减少，需要确定一个合理的标准；在麻醉期间血压尽可能维持在清醒状态时的水平或者波动范围在10%以内；管理坐位手术患者，血压应以外耳道水平为校正点进行调零并且使MAP维持在60mmHg以上。

以下情况应积极维持血压：新近脊髓损伤、存在脊髓受压或受伤的危险、某种疾病引起的血管受压、某种特定手术引起脊髓受牵拉，尽可能维持在清醒状态的平均血压水平或波动范围在10%以内。

一切有利于降低颅内压的措施，均有助于降压；对机械通气的患者，应维持$PaCO_2$在30~35mmHg，以利于降低颅内压；避免应用可能增高颅内压的降压药物，优先选用乌拉地尔；对于自发性脑出血血压管理目标：收缩压在150~220mmHg；无急性降压治疗禁忌证者：急性期收缩压降至140mmHg是安全的；收缩压>220mmHg者，连续静脉用药强化降压和频繁血压监测是合理的；对于重症动脉瘤性蛛网膜下腔出血，目前建议动脉瘤处理前可将收缩压控制在140~160mmHg。

2. 创伤性脑损伤血压管理　脑外伤基金会结合临床医师最新建议脑灌注压目标值在50~70mmHg；重度创伤性脑损伤低血压合并低氧可使死亡率增高2倍，因此建议收缩压≥90mmHg，目标值为MAP>70mmHg；建立颅内监测和脑灌注压能达到目标值，灌注压目标值>60mmHg，后续维持50~70mmHg。

3. 血管外科血压管理　可能存在锁骨下动脉和腋动脉粥样硬化，导致患侧动脉压低，应选择血压高的一侧作为血压值；两臂均有病变则测量股动脉血压，但外周血管疾病者应避免股动脉穿刺；为增加侧支循环血流，预防脑缺血，血压应控制在正常高值，在阻断病变血管时可实施诱导性高血压（高于基础水平10%~20%）

（1）主动脉夹层围手术期高血压，术前在积极控制血压及降低心室收缩力，防止夹层假腔扩张、撕裂的前提下，尽可能保证组织器官灌注。

（2）充分镇痛的同时，尽快将收缩压控制到100~120mmHg，心率尽量控制在 50 ~ 60 次/分。

（3）术后为保证组织器官的灌注应维持较高水平的血压。

（4）药物治疗的基本原则是快速、平稳、联合用药，但对于不同类型的主动脉夹层应注意差异化和个体化治疗。

4. 心脏外科血压管理　经验性血压管理：心脏手术后大部分脑卒中为低灌注性分水岭卒中，与体外循环维持期间动脉压下降有关；通常体外循环时，MAP > 50mmHg；对于年龄大于 50 岁的患者，推荐 MAP 与年龄相符：70 岁，体外循环期间 MAP > 70mmHg；80 岁，体外循环期间 MAP > 80mmHg。

对于心脏围手术期高血压，术前应充分镇静，先麻醉后再降压，选择以阿片类药物为主的全身麻醉；若 MAP > 90mmHg 应加深麻醉或用降压药物。

主动脉瓣膜手术在体外循环转流和术后易发生高血压，可用乌拉地尔、尼卡地平、硝普钠处理；对合并心肌肥厚的患者应维持血压在较高水平；二尖瓣成形术后应控制收缩压 < 120mmHg；冠状动脉旁路移植术围手术期应维持较高的灌注压，MAP > 70mmHg，避免降压过程中心率（HR）增快，保持 MAP（mmHg）/HR > 1。不建议用硝普钠控制血压，以免引起冠脉窃血；动脉导管结扎术在结扎导管时将收缩压降至 70 ~ 80mmHg 或血压降低不超过基础水平的 40%，应注意术后高血压反跳，及时给予镇静、乌拉地尔、β 受体阻滞剂或钙通道阻滞剂等治疗。

5. 嗜铬细胞瘤血压管理　抗高血压治疗和补充容量同时进行。最终目标：术前 24 小时内未出现血压 > 160/90mmHg；未发生血压 < 80/45mmHg 及体位性低血压；术前 1 周心电图无 ST 段或 T 波改变；无频发性室性早搏；术前降压药物为 α 受体阻滞剂；β 受体阻滞剂切忌在未使用 α 受体阻滞剂时单独使用；术中一旦血压超过基础血压的 1/3 或达到 200mmHg 时，应立即采取降压措施，同时提示外科医师暂停手术操作。若同时心率 > 100 次/分，可静脉注射 β 受体阻滞剂；术中应尽量避免使用刺激交感神经系统的药物（如麻黄碱、氯胺酮等）、抑制副交感神经系统的药物、引起组胺释放的药物（如吗啡、阿曲库铵、氟哌利多等）。

6. 妊娠血压管理　重视药物的使用对母体和胎儿的双重影响，降压力求平稳，不能过快、过度；控制血压时应注意补充容量，以免影响胎儿血供；血压不宜高于治疗前水平，且为保证胎盘血流灌注，血压应不低于 130/80mmHg；慎用硝普钠降压，常用乌拉地尔、钙通道阻滞剂。同时要注意降压药物与镇静药物、解痉药物的相互作用。

7. 老年患者血压管理　关于老年患者控制性低血压是否有害的研究尚不清楚，研究表明老年患者在骨外科手术期间能安全地接受控制性降压麻醉（MAP

45～55mmHg），并不增加危险。

8. 脑死亡器官供体血压管理 管理指南要求收缩压＞100mmHg（MAP 70～110mmHg）；治疗低血压时首先补充液体，输入晶体和胶体溶液，也会考虑输血，尽快纠正低血容量以增加尿量；摘取肺和胰腺时，输胶体溶液优于输晶体溶液。

总结：预防和早期干预最重要；优化麻醉技术；除非手术对血压有特殊需要，血压应尽量维持在接近基础值水平；严密观察、及时发现、积极处理。

第五节　围手术期影响血压的药物

外科手术围手术期的治疗药物主要包括麻醉药、镇静安定药、骨骼肌松弛药（简称肌松药）、镇痛药、止血药、止吐药、抗菌药及中药注射剂等。围手术期麻醉药、肌松药和镇痛药是使用率最高的药物，几乎每个手术患者都能用到，这三类药物对血压的影响需要格外关注。本节对部分常用麻醉药、肌松药和镇痛药对血压的影响做简要概述，其他常用药物对血压的影响见附表3－7－4。

1. 常用吸入性全身麻醉药 ①氟烷、恩氟烷、七氟烷：使血压下降，心率减慢。②异氟烷：深度麻醉下可引起低血压。

2. 常用静脉全身麻醉 ①依托咪酯：对心血管系统血压无影响。②氯胺酮、羟丁酸钠：使血压升高。③丙泊酚、咪达唑仑、右美托咪定：可引起血压下降、心率增快；但右美托咪定负荷剂量注射后，先出现一过性血压升高和心率减慢，且注射速度越快，血压升高越明显。故临床建议负荷剂量应在10～15分钟内给予。④硫喷妥钠：在患者血容量不足或脑外伤时容易出现低血压和呼吸抑制，甚至心跳骤停。与大剂量氯胺酮同时并用，常出现低血压、呼吸慢而浅，两者均应减量。

3. 常用局部麻醉药 ①普鲁卡因。小剂量可使心率加快、血压上升，大剂量使血压下降、心率增快。②可卡因、左布比卡因：可导致低血压。

4. 常用肌松药 米库氯铵、维库溴铵、哌库溴胺、顺式阿曲库铵无心血管不良反应。罗库溴铵有轻微的组胺释放作用，但临床剂量无心率及血压变化。泮库溴铵有轻度迷走神经阻滞及交感神经兴奋作用，可引起剂量相关性的心率增快、血压升高。阿曲库铵常用剂量不影响心功能，不产生心动过缓等迷走神经兴奋的症状，快速静脉注射大剂量（大于0.5mg/kg）因组胺释放可引起低血压和心动过缓。

5. 常用镇痛药 大剂量使用喷他佐辛可引起血压升高。使用大剂量吗啡进行静脉麻醉时，常和神经安定药并用，诱导中可发生低血压，手术开始遇到外科刺激时血压又会骤升，应及早对症处理。阿芬太尼不宜与单胺氧化酶抑制剂合用，务必在单胺氧化酶抑制剂停用 14 天以上方可给药，否则会发生严重的并发症，血压先升后剧降。瑞芬太尼可使动脉压和心率下降 20% 以上，下降幅度与剂量不相关。静脉注射哌替啶后可出现血压下降。地佐辛少见低血压。钠布啡对心血管影响轻微，适用于心血管疾病或心血管手术后的镇痛。

6. 中药注射剂　围手术期临床常用中药注射剂见表 3 − 7 − 7。中药注射剂由于处方组成、提取工艺等因素，临床应用中较多发生过敏性休克，应予以关注。

表 3 − 7 − 7　临床常用中药注射剂对血压影响

药　　名	处方成分	功能主治	对血压影响
喜炎平注射液	穿心莲内酯总磺化物	清热解毒，止咳止痢	血压下降，过敏性休克
热毒宁注射液	青蒿金银花栀子	清热，疏风，解毒	血压下降，过敏性休克
痰热清注射液	黄芩熊胆粉山羊角、金银花连翘	清热，化痰，解毒	过敏性休克
醒脑静注射液	人工麝香栀子，郁金冰片	清热解毒，凉血活血，开窍醒脑	血压下降，过敏性休克
血必净注射液	红花赤芍川芎，丹参当归	化瘀解毒	血压升高或下降，过敏性休克
参麦注射液	红参麦冬	益气固脱，养阴生津，生脉	血压升高或下降，过敏性休克
生脉注射液	红参麦冬五味子	益气养阴，复脉固脱	血压升高或下降，过敏性休克
参附注射液	红参附片	回阳救逆，益气固脱	升压
参芪扶正注射液	党参黄芪	益气扶正	过敏性休克

7. 围手术期药物相互作用对血压的影响

（1）药物相互作用的概念　两种或两种以上药物同时或在一定时间内先后应用时，在机体因素（如药物代谢酶、药物转运蛋白、药物结合蛋白、药物基因多态性等）的影响下，因为彼此之间的交互作用而发生的药动学或药效学的变化，临床表现为药效增强和（或）不良反应加重，也可表现为药效减弱和（或）不良反应减轻。药物相互作用的机制非常复杂，可涉及药剂学、药效学和药代学。联合用药后药物效应或毒性的改变一般可归纳为四种类型。

①相加作用（addition）：两种药物合用时，引起的效应等于它们各自单独使用时效应的代数和。其实质为两种药物同一效应的相互叠加。

②协同作用（synergism）：两种药物合用时，引起的效应大于它们各自单独

使用时效应的代数和，称为协同作用。为临床最重要的药物相互作用，利用协同作用可减少药物的毒性反应，并能通过小剂量药物实现所需的最大效应。

③敏感化作用（potentiation）：一种药物虽不具有某种特殊的效应，但却能使相关组织或受体对其他药物的反应性增强。

④拮抗作用（antagonism）：两种药物合用时，其中一种药物能降低另一药物的作用。拮抗性相互作用分为竞争性、非竞争性、化学性及生理性拮抗四类。

（2）围手术期药物相互作用对血压的影响

①利尿药与麻醉药：利尿药可干扰机体正常的水、电解质代谢，术前长期服用者可引起机体的电解质紊乱及缺水，对各种麻醉药的心肌抑制和血管扩张敏感性增加，术中易发生心律失常及低血压。

②ACEI与麻醉药：ACEI长期使用可引起机体肾素 – 血管紧张素 – 醛固酮系统功能的受抑，患者对麻醉药循环抑制的敏感性明显增加，尤其在补液不充分时可发生严重低血压。为此，术中宜适当减少麻醉药的用量，同时注意及时补足液体。

③β受体阻滞剂与麻醉药：长期使用β受体阻滞剂突然停药后可出现"反跳"现象，宜持续用药至手术当日。β受体阻滞药与全麻药相互作用可产生严重的心肌抑制效应，并且呈剂量相关性，术中应警惕。

④α_2受体激动药：与全麻药合用，患者围手术期心动过缓和低血压的发生率较高。

⑤其他药与麻醉药：硝普钠、硝酸甘油及钙通道阻滞剂等与全麻药伍用后在抑制心肌功能和血管扩张方面呈相加效应，用药时应遵循从小剂量开始的原则。利血平可消耗体内的儿茶酚胺，使患者对麻醉药的循环抑制敏感性增加，术中易发生低血压和心率减慢，术前建议停用该类药物10天以上。氯胺酮与甲状腺素、拟交感药和血管加压素合用可能导致血压升高、心率加快。

⑥镇静药与抗高血压药：地西泮与抗高血压药物和利尿药合用，可使降压作用增强。咪达唑仑：与β受体阻滞剂、ACEI、钙通道阻滞剂、利尿剂、硫酸镁及其他抗高血压药物合用时，会导致抗高血压药物的降压作用和血管扩张作用加强。氟哌利多与抗高血压药合用易致体位性低血压。依托咪酯与任意降压药联用如可乐定、甲基多巴、利血平、利尿药、钙通道阻滞剂均可导致血压剧降。

⑦镇痛药与抗高血压药：喷他佐辛与抗高血压药物、利尿药合用，有发生体位性低血压的危险，与吩噻嗪中枢性抑制药及三环类抗抑郁药合用，会加重呼吸抑制和低血压。阿片类镇痛药会加强静脉注射硫酸镁后的中枢抑制作用（呼吸抑制和低血压）。

⑧非甾体抗炎药与抗高血压药：前列腺素通过加压刺激维持肾脏血液循环，调节细胞外容量，调节血管平滑肌；非甾体抗炎药可增加髓袢厚壁段对

Na$^+$、水的吸收，降低肾血流量，降低利尿剂在肾小管中的浓度，可削弱髓袢利尿剂及噻嗪类利尿剂的利尿作用，影响 ARB/CCB 的降压效果；另外 ACEI 可使肾前列腺素分泌和释放增加而降压，与非甾体抗炎药合用可影响其降压作用。

⑨中药注射剂与抗高血压药物：目前中药注射剂与抗高血压药物的相互作用研究较少，中药注射剂对肝药酶的影响多为体外研究，其对需经肝药酶代谢的抗高血压药物影响的临床价值尚不清楚，表 3 − 7 − 8 总结了临床常用抗高血压药物的肝药酶代谢亚型及部分主要注射剂对其可能潜在的影响，供临床参考。

表 3 − 7 − 8　围手术期常用中药注射剂与抗高血压药间潜在相互作用

药　　物	CYP450s 代谢亚型	具有抑制作用的中药注射剂	具有诱导作用的中药注射剂
氯沙坦钾、厄贝沙坦、地平类、维拉帕米、地尔硫䓬	CYP3A4	喜炎平注射液	—
氯沙坦钾、厄贝沙坦	CYP2C9	—	参麦注射液
普萘洛尔、噻吗洛尔、美托洛尔	CYP2D6	痰热清注射液	—
维拉帕米	CYP1A2	参附注射液　痰热清注射液	热毒宁注射液
利尿剂类、普利类、索他洛尔、阿替洛尔、纳多洛尔、倍他洛尔	不在体内代谢或体内代谢几乎不依赖于肝药酶	—	—

第六节　患者的用药教育

高血压是一种常见的慢性疾病，需终身治疗，不能因自觉无症状或服药后血压控制达标而停用药物。对确诊高血压的患者，应遵医嘱按时服药，进行自我监测，立即启动并长期坚持生活方式干预，即"限盐减重多运动，戒烟限酒心态平"。

一、药物的合理使用

高血压患者出院后均以口服降压药控制血压，故本节重点介绍口服降压药物的使用。常用口服降压药物的用法、适应证、禁忌证及不良反应见表 3 − 7 − 9。

外科药学

表3-7-9 常用口服降压药物用法、适应证、禁忌证及不良反应

分类	名称	每次剂量	服药(次/天)	推荐常用起始用法[2]	适应证[3]	禁忌证[3]	不良反应[3]
A(ACEI)	依那普利	5~20mg	1~2	5mg Bid	心力衰竭； 心肌梗死后； 左心室肥厚； 外周动脉粥样硬化； 糖尿病肾病； 非糖尿病肾病； 蛋白尿； 微量蛋白尿； 代谢综合征； 糖尿病	绝对禁忌：妊娠、高血钾；双侧肾动脉狭窄； 相对禁忌：严重肾功能不全：肌酐>3mg/dl(265μmol/L)；可能怀孕的女性	咳嗽、血管神经性水肿
	卡托普利	12.5~50mg	2~3	12.5mg Tid			
	培哚普利	4~8mg	1	4mg Qd			
	贝那普利	10~20mg	1~2	10mg Qd			
	雷米普利	1.25~10mg	1	5mg Qd			
	福辛普利	10~40mg	1	10mg Qd			
	赖诺普利	5~80mg	1	10mg Qd			
	咪达普利	2.5~10mg	1	5mg Qd			
A(ARB)	缬沙坦	80~160mg	1	80mg Qd	心力衰竭； 左心室肥厚； 心肌梗死后； 糖尿病肾病； 蛋白尿； 微量白蛋白尿； 代谢综合征； 糖尿病； ACEI引起的咳嗽	同ACEI	血管神经性水肿
	氯沙坦	25~100mg	1	50mg Qd			
	厄贝沙坦	150~300mg	1	150mg Qd			
	替米沙坦	20~80mg	1	40mg Qd			
	坎地沙坦	4~12mg	1	4mg Qd			
	奥美沙坦酯	20~40mg	1	20mg Qd			

续表

分类	名称	每次剂量	服药(次/天)	推荐常用起始用法[2]	适应证[3]	禁忌证[3]	不良反应[3]
B(β受体阻滞剂)	阿替洛尔	6.25~25mg	1~2	6.25mg Bid	心绞痛；心肌梗死后；快速性心律失常；心力衰竭；拉贝洛尔适用于妊娠高血压	绝对禁忌：二度、三度房室传导阻滞；哮喘 相对禁忌：慢性阻塞性肺疾病；外周动脉疾病	心动过缓；支气管痉挛
	美托洛尔	12.5~100mg	2	25mg Bid			
	美托洛尔缓释片	23.75~190mg	1	47.5mg Qd			
	比索洛尔	2.5~10mg	1~2	5mg Qd			
B(α-β受体阻滞剂)	卡维地洛	3.125~25mg	2	6.25mg Bid			
	阿罗洛尔	5~10mg	2	5mg Bid			
	拉贝洛尔	100~200mg	2	100mg Bid			
C(二氢吡啶类钙通道阻滞剂)	氨氯地平	2.5~10mg	1	5mg Qd	左心室肥厚；老年单纯收缩期高血压；心绞痛；动脉粥样硬化；代谢综合征	相对禁忌：快速心律失常；充血性心力衰竭	头痛，水肿
	左旋氨氯地平	2.5~5mg	1	2.5mg Qd			
	硝苯地平	10~20mg	2~3	5mg Tid			
	硝苯地平缓释片	10~20mg	1~2	20mg Bid			
	硝苯地平控释片	30~60mg	1	30mg Qd			
	尼群地平	10~20mg	2	10mg Bid			

续表

分类	名称	每次剂量	服药(次/天)	推荐常用起始用法[2]	适应证[3]	禁忌证[3]	不良反应[3]
C(二氢吡啶类钙通道阻滞剂)	非洛地平缓释片	2.5~10mg	1	5mg Qd	左心室肥厚；老年单纯收缩期高血压；心绞痛；动脉粥样硬化；代谢综合征	相对禁忌：快速心律失常；充血性心力衰竭	头痛，水肿
	拉西地平	2~8mg	1	2mg Qd			
	贝尼地平	2~8mg	1	2mg Qd			
	乐卡地平	10~20mg	1	10mg Qd			
	西尼地平	5~10mg	1	5mg Qd			
D(噻嗪类利尿剂)	氢氯噻嗪	6.25~25mg	1	12.5mg Qd	老年单纯收缩期高血压；心力衰竭	绝对禁忌：痛风；相对禁忌：妊娠	低钾血症
	吲达帕胺	1.25~2.5mg	1	1.25mg Qd			
固定剂量复方制剂	氨氯地平贝那普利	1片	1	1片 Qd	单药未达标或需2种及以上药物治疗的高血压	相应成分的禁忌证	相应成分的不良反应
	贝那普利氢氯噻嗪	1片	1	1片 Qd			
	复方卡托普利	1~2片	2~3	1片 Tid			
	赖诺普利氢氯噻嗪	1片	1	1片 Qd			
	依那普利氢氯噻嗪(Ⅱ)	1片	1	1片 Qd			

续表

分类	名称	每次剂量	服药(次/天)	推荐常用起始用法[2]	适应证[3]	禁忌证[3]	不良反应[3]
固定剂量复方制剂	厄贝沙坦氢氯噻嗪	1片	1	1片 Qd	单药未达标或需2种及以上药物治疗的高血压	相应成分的禁忌证	相应成分的不良反应
	氯沙坦氢氯噻嗪	1片	1	1片 Qd			
	替米沙坦氢氯噻嗪	1片	1	1片 Qd			
	缬沙坦氢氯噻嗪	1~2片	1	1片 Qd			
	缬沙坦氨氯地平	1片	1	1片 Qd			
其他传统复方制剂	复方利血平片	1~3片	2~3	1片 Tid	单药未达标或需2种及以上药物治疗的高血压	相应成分的禁忌证	相应成分的不良反应
	复方利血平氨苯蝶啶片(0号)	1片	1	1片 Qd		活动性溃疡	

注:1. 资源来源:《国家基本药物目录(2017年版)》和《国家基本医疗保险、工伤保险和生育保险药品目录(2017年版)》。

2. 推荐常用起始用法适用于一般高血压患者,对于合并心力衰竭或≥80岁易发生直立性低血压的老年患者仍建议从更小剂量开始。Qd:每日1次,Bid:每日2次,Tid:每日3次。

3. 每种药物的适应证、禁忌证及不良反应以说明书为准。

二、生活方式干预

一些生活方式干预方法不但可明显降低血压，还可预防心血管疾病，如应大力提倡戒烟、减轻体重、适度运动等。根据患者具体情况，建议患者逐步改善生活方式，制定阶段目标，然后完成最终目标，鼓励患者做好相应的记录。生活方式干预目标及降压效果见表3-7-10。

表3-7-10 生活方式干预目标及降压效果

内　　容	目　　标	可获得的收缩压下降效果
减少钠盐摄入	每人每日食盐摄入量不超过6克（1啤酒瓶盖*）注意隐性盐的摄入（咸菜、鸡精、酱油等）	2~8mmHg
减轻体重	BMI<24kg/m^2；腰围<90cm（男），腰围<85cm（女）	5~20mmHg 减重10kg
规律运动	中等强度运动每次30分钟每周5~7次	4~9mmHg
戒烟	科学戒烟，避免被动吸烟	—
限制饮酒	每日饮酒量限制：白酒<50ml（1两），葡萄酒<200ml，啤酒<500ml	
心理平衡	减轻精神压力，保持心情愉悦	—

注：*普通啤酒瓶盖去掉胶皮垫后水平装满可盛6克食盐。

三、自我监测

家庭血压监测是每个高血压患者需要做的事情，包括长期服药后血压处于正常范围的患者。家庭血压监测可以更准确、更全面地反映一个人日常生活状态下的血压水平，可以有效鉴别出"白大衣性高血压"或"白大衣性未控制高血压"，以及在家庭测量血压时升高的"隐蔽性高血压"或"隐蔽性未控制高血压"。这样可以避免这部分患者的心血管病风险。

1. 监测方法 在休息至少5分钟后，开始测量血压。测量血压时，应确保捆绑袖带上臂的中点与心脏同一水平，测量方法见图3-7-6。建议早晨起床后1小时内或晚上就寝前测量血压，早晨测量应在服降压药物及早餐前、排尿后测量坐位血压。测量血压时，应至少测量2次，间隔1~2分钟，若差别≤5mmHg，则取2次测量的平均值；若差别>5mmHg，应再次测量，取后2次测量的平均值。初诊高血压患者或高血压患者调整降压药物期间，建议连续自测家庭血压7天；血压控制平稳者，建议每周家庭自测血压1~2天，记录每次测量血压的日期、时间、收缩压、舒张压和心率。

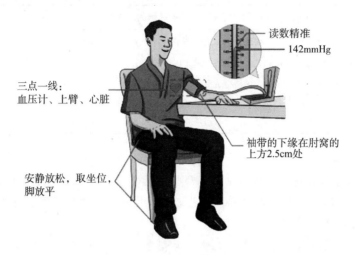

读数精准

142mmHg

三点一线：
血压计、上臂、心脏

袖带的下缘在肘窝的
上方2.5cm处

安静放松，取坐位，
脚放平

图 3 - 7 - 6　测量血压方法

2. 血压计的选择（验证）与校准　推荐使用经过验证的上臂式电子血压计，每年至少校准 1 次。不推荐腕式血压计、手指血压计等其他部位的电子血压测量设备。

第七节　案例分析

（一）案例一

1. 案例一　患者信息见表 3 - 7 - 11。

表 3 - 7 - 11　案例患者信息

患者基本信息	李某，男，28 岁，体重 100kg，BMI 30.86kg/m²
主诉	突发胸痛 17 小时
既往病史	有高血压病史 3 年，未规律服药，控制情况不详；否认其他疾病史
查体	T 36.2℃，HR 100 次/分，R 20 次/分，上肢 BP 190/70mmHg
辅助检查	血管 CTA：主动脉夹层（Ⅰ型） 心脏超声：主动脉瓣关闭不全，心包积液（少 - 中量） 血常规：白细胞 14.57 × 10⁹/L，中性粒细胞计数：12.63 × 10⁹/L，中性粒细胞比 86.7%，血小板计数：173 × 10⁹/L 全生化：总胆红素：13.7μmol/L，直接胆红素：5.7μmol/L，白蛋白：44.0g/L，谷丙转氨酶：46U/L，谷草转氨酶：23U/L，血糖：10.7mmol/L，尿素氮：6.6mmol/L，肌酐：69μmol/L，尿酸 367μmol/L

诊断	主动脉夹层（I型）；高血压；主动脉瓣关闭不全
急诊手术	行"Bentall（机械瓣）＋全弓置换＋降主动脉腔内隔绝术"
术前降压方案	乌拉地尔 0.15～2mg/min，静脉持续泵入 尼卡地平 0.05～0.6mg/min，静脉持续泵入 艾司洛尔 15～30mg/min，静脉持续泵入 乌拉地尔、尼卡地平、艾司洛尔，根据患者血压调节剂量

2. 案例分析

（1）患者术前血压升高的原因有哪些？患者术前血压控制目标为多少？

患者因主动脉夹层急诊入院，因患者未规律服用口服降压药，平时也未监测血压，因此无法获得患者基础血压。

患者因主动脉夹层需行急诊手术（大型手术），入院时该患者肝、肾功能无异常，无其他并发症。为防止夹层进一步撕裂，甚至破裂危及生命，入院后在保证全身组织器官灌注前提下，应尽快降压，血压控制目标为 100～120mmHg，心率控制目标 50～60 次/分。

（2）患者术前降压治疗方案是否合理？

患者入院前血压控制不达标，入院时血压较高，未长期服用口服降压药物，因此入院后直接给予静脉降压药物乌拉地尔、尼卡地平、艾司洛尔降压治疗合理。

（二）案例二

1. 案例二 患者信息见表 3-7-12。

表 3-7-12 案例二患者信息

患者基本信息	胡某，女，38 岁，体重 53kg，BMI 22.15kg/m²
主诉	停经33⁺周，发现高血压10⁺周
现病史	患者孕24⁺周血压波动在 130～137/90～102mmHg，测 24 小时尿蛋白量0.18g/24h，拉贝洛尔100mg bid，患者孕33⁺¹周血压波动在 140～150/100～110mmHg，查 24 小时尿蛋白定量 5.53g/24h，下肢水肿＋＋＋，自诉无腹痛，无头痛、头晕，无心悸气促、拟重度子痫前期收入院
既往史	患者 3 年前发现血压偏高，波动 120～125/80～105mmHg，自诉未曾用药
查体	T 36.7℃，P 78 次/分，R 12 次/分，BP 170/109mmHg，腹部未扪及宫缩。宫高29cm，腹围104cm，胎方位头位，胎心率131 次/分，心律齐，下肢水肿＋＋＋

续表

辅助检查	超声提示：双顶径75mm，头围285mm，腹围241mm，股骨长56mm，胎儿体重1347±197g，羊水指数12.7cm，头位，胎盘1+级，附着于子宫前壁，厚28mm，脐血流R1=0.59，S/D-2.5，脐带绕颈1圈
	血常规：血红蛋白143g/L，红细胞压积0.40；凝血八项正常；肝功能：总蛋白53.4g/L，白蛋白30.3g/L，余无明显异常；床边心电图无异常
诊断	妊娠期高血压疾病；慢性高血压合并重度子痫前期；胎儿生长有受限?；妊娠（孕5产1，孕30^{+1}周头位单活胎）；疤痕子宫；高龄产妇
拟行手术	入院后第二天患者出现头痛、腹痛，呈持续性，监测血压170~198/120~127mmHg，经积极处理后患者头痛症状持续无缓解，并出现烦躁不安、情绪不稳，遂于当天下午在全身麻醉下行急诊剖宫产手术终止妊娠
治疗方案	剖宫产前使用地塞米松6mg q12h，共4次；给予盐酸拉贝洛尔100mg tid，口服；硫酸镁5g，静脉滴注30分钟，负荷量；15g静脉滴注，1~2g/h维持量；地西泮5mg，口服，1次/晚。后加用硝苯地平10mg口服紧急降压，根据血压情况每10分钟调整1次剂量。术中给予患者盐酸拉贝洛尔注射液200mg，以3ml/h持续静脉泵入，1次；缩宫素注射液10IU+硫酸镁注射液7.5g，静脉滴注，1次；缩宫素注射液10IU，肌内注射，立即（娩儿后）。术后患者血压161/108mmHg，给与患者盐酸尼卡地平注射液10mg，静脉滴注，1次；盐酸拉贝洛尔片100mg 3/日口服；硫酸镁注射液7.5g，静脉泵入3~4h，1次

2. 案例分析

（1）患者初始降压治疗方案是否合理？

患者入院测得血压170/109mmHg，给予盐酸拉贝洛尔100mg tid，口服降压，后临时加用硝苯地平10mg，口服，紧急降压，降压药物使用有指征，药物选择及用法用量合理。

（2）患者产后的降压方案是否合理？

子痫前期孕妇产后3~6天是产褥期血压高峰期，高血压、蛋白尿等症状仍可能反复出现甚至加重，此期间仍应每天监测血压。患者术后血压161/108mmHg，继续给予盐酸拉贝洛尔片100mg tid，口服，联合使用尼卡地平静推降压治疗有指征；CCB具有的扩张血管和轻度增加心率作用，可抵消β受体阻滞剂收缩血管和减慢心率作用，两药联用合理。

第八节　总　　结

围手术期血压控制良好对预防术中并发症及改善患者的预后具有非常重要的意义，临床可通过医-药共管模式来加强对围手术期患者血压的管理。血压管理应根据患者的具体情况、疾病程度、手术类型及手术时间等制定个体化的血压控制目标及治疗方案。

对于无高血压病史的患者围手术期出现的轻、中度血压升高，可严密观察，不急于处理，稳定患者情绪，消除紧张状态后血压可恢复正常。对血压仍高或有高血压病史的患者要根据具体情况采取相应的治疗措施，使血压基本恢复到正常范围。临床药师的加入可以很好地协助外科医师对患者血压进行调整，通过术前评估和药物重整，与外科医师一同制定血压控制方案，维持术前患者血压平稳，保证手术的安全及良好的预后。术中及术后严密监测血流动力学，尽量避免血压大幅波动和低血压的发生。如若术后患者血压控制不佳，临床药师可进行药学监护，协助医师及时调整药物。

对于没有合并心功能不全、急性肾功能不全和脑血管事件的低危患者，推荐予短效 β 受体阻滞剂降低血压。针对特殊类型围手术期高血压患者也应制定相应的降压目标和治疗方案，如妊娠期高血压围手术期降压首选口服用药。对有高血压病史的患者而言，围手术期低血压的危险性远大于高血压，可利用拟交感神经药如去甲肾上腺素、多巴胺的收缩血管作用进行升压。此外还需格外关注围手术期麻醉药和镇痛药对血压的影响。

（谢又佳　梁虹艺　卢丽清）

参考文献

[1] 高血压联盟(中国).中国高血压防治指南 2018 年修订版[J].心脑血管病防治,2019,19(1):1 - 44.

[2] 陈娟,管向东.合并高血压.患者围手术期处理[J].中国实用外科杂志,2008,28(2):102 - 104.

[3] 董兰,韩曙君.围手术期高血压[J].中国医刊,2005,40(6):52 - 53.

[4] 陈源源.围手术期高血压的管理策略[J].中华高血压杂志,2017,25(8):786 - 789.

[5] Howell S J, Sear J W, FOËx P. Hypertension, hypertensive heart disease and perioperative cardiac risk [J]. British Journal of Anaesthesia,2004,92(4):570 - 583.

[6] 黄震华.围手术期高血压的治疗[J].中国新药与临床杂志,2009, 28(5):329 - 332.

[7] Hwang A Y, Gums T H, Gums J G. The benefits of physician - pharmacist collaboration [J]. The Journal of Family Practice,2017,66(12):E1.

[8] Whelton P K, Carey R M, Aronow W S, et al. 2017 ACC/AHA/AAPA/ABC/ACPM/AGS/APhA/ASH/ASPC/NMA/PCNA guideline for the prevention, detection, evaluation, and management of high blood pressure in adults:a report of the American college of cardiology/American heart association task force on clinical practice guidelines[J]. Hypertension,2017.

[9] Tsuyuki R T, Al Hamarneh Y N, Jones C A, et al. The effectiveness of pharmacist interventions on cardiovascular risk:The Multicenter Randomized Controlled RxEACH Trial[J]. Journal of the American College of Cardiology,2016,67(24):2846 - 54.

［10］Walsh M，Devereaux P J，Garg A X，et al. Relationship between Intraoperative Mean Arterial Pressure and Clinical Outcomes after Noncardiac Surgery：Toward and Empirical Definition of Hypotension［J］. Anesthesiology，2013，119（3）：507 – 515.

［11］Bijker J B，Persoon S，Peelen L M，et al. Incidence of intraoperative hypotension as a function of the chosen definition：literature definitions applied to a retrospective cohort using automated data collection［J］. Anesthesiology，2007，107（2）：213 – 220.

［12］中华医学会麻醉学分会.中国麻醉学指南与专家共识（2014 年版）［M］. 北京：人民卫生出版社，2014，215 – 221.

［13］Wright J T，Fine L J，Lackland D T，et al. Evidence supporting a systolic blood pressure goal of less than 150mmHg in patients aged 60 years or older：the minority view［J］. Annals of Internal Medicine，2014，160（7）：499 – 503.

［14］Sousa – Uva M，Head S J，Milojevic M，et al. 2017 EACTS Guidelines on perioperative medication in adult cardiac surgery［J］. European Journal of Cardiothoracic Surgery，2018，53（1）：5 – 33.

［15］Port S C. 2014 ESC/ESA guidelines on noncardiac surgery：Cardiovascular assessment and management［J］. European Heart Journal，2014，35（35）：2344 – 2345.

［16］Patel A Y，Eagle K A，Vaishnava P. Acute type B aortic dissection：insights from the International Registry of Acute Aortic Dissection［J］. Annals of Cardiothoracic Surgery，2014，3（4）：368 – 374.

［17］中国医师协会心血管外科分会大血管外科专业委员会.主动脉夹层诊断与治疗规范中国专家共识［J］.中华胸心血管外科杂志，2017，33（11）：641 – 654.

［18］Chen Z R，Huang B，Yang Y M，et al. Onset seasons and clinical outcomes in patients with Stanford type A acute aortic dissection：an observational retrospective study［J］. BMJ Open，2017，7（2）：e012940.

［19］华琦，范振兴.高血压与主动脉夹层［J］.岭南心血管病杂志，2012，18（1）：4 – 5.

［20］Hagan P G，Nienaber C A，Isselbacher E M，et al. The International Registry of Acute Aortic Dissection（IRAD）：New Insights Into an Old Disease［J］. JAMA，2000，283（7）：897 – 903.

［21］王吉耀.内科学［M］.2 版. 北京：人民卫生出版社，2010，378 – 381.

［22］Raimund E，VictorA，Catherine B，et al. 2014 ESC Guidelines on the diagnosis and treatment of aortic diseases：Document covering acute and chronic aortic diseases of the thoracic and abdominal aorta of the adult［J］. European Heart Journal，2014，35（41）：2873 – 926.

［23］Hiratzka L F，Bakris G L，Beckman J A，et al. 2010 ACCF/AHA/AATS/ACR/ASA/SCA/SCAI/SIR/STS/SVM Guidelines for the diagnosis and management of patients with thoracic aortic disease［J］. Journal of American College of Cardiology，2010，55（14）：e27 – e129.

［24］李军.围手术期高血压管理专家共识［J］.临床麻醉学杂志，2016，32（03）：295 – 297.

［25］WHO. WHO recommendations：Policy of interventionist versus expectant management of severe pre – eclampsia before term ［M］. Geneva：World Health Organization，2018.

［26］Churchill D，Beevers G D，Meher S，et al. Diuretics for preventing pre – eclampsia ［J］. Cochrane Database of Systematic Reviews，2007，（1）：CD004451.

［27］Koopmans C M，Bijlenga D，Groen H，et al. Induction of labour versus expectant monitoring for gestational hypertension or mild pre – eclampsia after 36 weeks'gestation（HYPITAT）：a multicentre，open – label randomised controlled trial［J］. The Lancet，2009，374（9694）：979 – 988.

［28］中华医学会心血管病学分会女性心脏健康学组，中华医学会心血管病学分会高血压学组. 妊娠期高血压

疾病血压管理专家共识(2019)[J].中华心血管病杂志,2020(03):195-204.

[29] 中华医学会妇产科学分会妊娠期高血压疾病学组.妊娠期高血压疾病诊治指南(2020)[J].中华妇产科杂志,2020(04):227-238.

[30] 王天龙,王国林.中国颅脑疾病介入治疗麻醉管理专家共识[J].中华医学杂志,2016,96(16):1241-1245.

[31] 施瓦普,赛林,维尔纳,等.神经重症医学:第2版[M].雷霆,孙炜,蒋伟,等,译.2版.武汉:湖北科学技术出版社,2014.

[32] SPRINT Research Group,Wright J T Jr,Williamson J D,et al.A Randomized Trial of Intensive versus Standard Blood-pressure Control[J].The New England Journal of Medicine,2015,373(22):2103-2116.

[33] Ettehad D,A Emdin C,Kiran A,et al.Blood pressure lowering forprevention of cardiovascular disease and death:a systematicreview and meta-analysis [J].The Lancet,2016,387(10022):957-967.

[34] Beckett N S,Peters R,Fletcher A E,et al.Treatment of Hypertension in Patients 80 Years of Age or Older[J].New England Journal of Medicine,2008,358(18):1887-1898.

[35] Staessen J A,Fagard R,Thijs L,et al.Randomised double-blind comparison of placebo and active treatment for older patients with isolated systolic hypertension.The Systolic Hypertension in Europe(Syst-Eur)Trial Investigators[J].The Lancet,1997,350(9080):757-764.

[36] Gong L,Zhang W,Zhu Y,et al.Shanghai trial of nifedipine in the elderly(STONE)[J].Journal of Hypertension,1996,14(10):1237-1245.

[37] Mann J F,Schmieder R E,McQueen M,et al.Renal outcomes withtelmisartan,ramipril,orboth,in people at high vascular risk (the ONTARGET study):a multicentre,randomised,double-blind,controlled trial[J].The Lancet,2008,3729638):547-553.

[38] The ONTARGET Investigators.Telmisartan,Ramipril,or Both in Patients at High Risk for Vascular Events[J].New England Journal of Medicine,2008,358(15):1547-1559.

[39] Schrader J,Lüders S,Kulschewski A,et al.Morbidity and Mortality After Stroke,Eprosartan Compared With Nitrendipine for Secondary Prevention:Principal Results of a Prospective Randomized Controlled Study(MOSES) [J].Stroke,2005,36(6):1218-1226.

[40] Blood Pressure Lowering Treatment Trialists Collaboration,TurnbullF,NealB,et al.Effects of Different Regimens to Lower Blood Pressure on Major Cardiovascular Events in Older and Younger Adults:Meta-analysis of Randomised Trials[J].BMJ,2008,336(7653):1121-1123.

[41] Südfeld S,Brechnitz S,Wagner J Y,et al.Post-induction hypotension and early intraoperative hypotension associated with general anaesthesia[J].British Journal of Anaesthesia,2017,119(1):57-64.

[42] 俞卫锋,王天龙,郭向阳,等.α₁肾上腺素能受体激动剂围术期应用专家共识(2017版)[J].临床麻醉学杂志,2017,33(2):186-192.

[43] 斯威曼.马丁代尔药物大典:第37版[M].李大魁,金有豫,汤光,等译.2版.北京:化学工业出版社,2014:1134-1143.

[44] 赵玉沛,杨尹默,楼文晖,等.外科病人围手术期液体治疗专家共识(2015)[J].中国实用外科杂志,2015,35(9):960-966.

[45] 欧阳葆怡,吴新民.肌肉松弛药合理应用的专家共识(2013)[J].临床麻醉学杂志,2013,29(7):712.

[46] 国家药典委员会.中华人民共和国药典临床用药须知:化学药和生物制品卷[M].2015年版.北京:中国医药科技出版社,2017.

[47] 陈新谦,金有豫,汤光.新编药物学[M].17版.北京:人民卫生出版社,2017.

[48] 季闽春,耿晓芳,殷民德.非甾体抗炎药物与 ACE 抑制剂的相互作用[J].中国临床药理学杂志,2003,19 (4):310-314.

[49] 国家基本公共卫生服务项目基层高血压管理办公室,基层高血压管理专家委员会.国家基层高血压防治管理指南[J].中国循环杂志,2017,32(11):1041-1048.

[50] 中国高血压联盟《家庭血压监测指南》委员会.2019 中国家庭血压监测指南[J].中华高血压杂志, 2019,27(8):708-711.

附表

附表 3-7-1　围手术期用药对血压的影响

药品种类	机　制	对血压的影响
糖皮质激素	可引起水钠潴留,糖、蛋白质和脂肪代谢紊乱,水钠潴留使 RAAS 系统的升压效应增强,使血管平滑肌对缩血管物质的敏感性提高,使血压增高	升高
雄激素	上调肾素-血管紧张素系统,增强血管和肾血管阻力对血管紧张素 II 的反应;通过 NADPH 氧化酶的作用,刺激过氧化物的产生	升高
甲状腺素	兴奋交感神经系统而升高血压	升高
避孕药	增加肾素底物,引起血浆血管紧张素 II 浓度升高,增高的 ANG 既可使血管收缩,促进钠进入细胞内,又可使醛固酮分泌增加;雌二醇有盐皮质激素作用,可直接作用于肾小血管细胞引起钠潴留	升高
催产素	收缩毛细血管及小动脉	升高
麦角新碱	收缩子宫平滑肌,作用强而持久,剂量稍大可产生强直性收缩	升高
垂体后叶素	收缩毛细血管	升高
含钠盐的药物	引起水钠潴留	升高
抗血管内皮生长因子（贝伐珠单抗、舒尼替尼、索拉非尼等）	抗血管生成药物抑制 VEGF 导致 NO 和前列环素生成减少,血管收缩;微血管密度的减低,从而致外周循环阻力增大,血压升高;抗血管生成药物对神经-内分泌有一定影响,可能通过影响某些激素从而影响血压	升高
重组人促红细胞生成素	促进内皮素 1 释放、血栓烷素 B2 合成增加,前列腺素 I_2 和血栓内皮细胞一氧化氮合成下降,并使末梢血管异常反应性收缩,引起外周血管阻力增加	升高
减轻鼻充血剂（盐酸麻黄碱、伪麻黄碱、萘甲唑林、羟甲唑啉等）	促使鼻黏膜血管收缩	升高

药品种类	机　　制	对血压的影响
免疫抑制剂（环孢素、左旋咪唑）	水钠潴留、交感神经兴奋性增强	升高
甘草及其衍生物	类皮质激素作用	升高
抗抑郁药	三环类抗抑郁药抑制去甲肾上腺素和 5 - 羟色胺的再摄取，增加突触间隙二者的浓度，产生拟交感效应；单胺氧化酶抑制剂抑制单胺氧化酶活性，使儿茶酚胺类物质和 5 - 羟色胺蓄积，引起血压升高	升高
拟交感胺类药（肾上腺素、去甲肾上腺素、多巴胺）	使心肌收缩力增强，心率加快，心排血量增加，血管收缩，外周阻力增高，同时激活 RAAS 系统，促使肾素释放	升高
麦角胺、毒扁豆碱	直接收缩血管	升高
乙醇	促进肾上腺皮质激素分泌，升高血浆儿茶酚胺，引起钠潴留，激活 RAAS 系统	升高
环磷酰胺、白消安等抗癌药物、磺胺类、头孢菌素类、氨基糖苷类、两性霉素 B	直接的肾损害作用导致急性肾衰竭，肾素水平升高，导致继发性肾性高血压	升高
大环内酯类抗菌药克拉霉素、红霉素（阿奇霉素除外）	抑制细胞色素 P450 同工酶 3A4，减弱细胞色素 P450 3A4 的作用底物（钙通道阻滞剂）的代谢	降低
咪唑类抗真菌药物	咪唑类药物为 P450 3A4 的抑制剂，减弱细胞色素 P450 3A4 的作用底物（钙通道阻滞剂）的代谢	降低
抗精神病药物（氯丙嗪、舒必利氯氮平、利培酮）	抑制中枢调节的加压反射性和阻滞外周 α 肾上腺素受体	引起体位性低血压
抗心律失常药（奎尼丁、利多卡因、胺碘酮、普罗帕酮等）	剂量过大或静脉注射时	降低
镇静催眠药（地西泮、硝西泮、苯巴比妥、苯妥英钠）	较大剂量或静脉速度过快	降低
抗震颤麻痹药（左旋多巴、金刚烷胺）	超剂量时可引起低血压	可引起低血压
维生素类（维生素 K_1）	静脉注射注过快时	血压剧降，可致死亡

续表

药品种类	机　制	对血压的影响
麻醉药	对血管的影响随着剂量及注射速度的不同而不同	降低或者升高
解热镇痛药、非甾体抗炎药	抑制环氧化酶，导致前列环素、前列腺素等合成受阻，引起血管收缩，人体血压平衡失调，从而引起血压升高。退热出汗增多，消化道出血导致贫血、低血压	升高或降低
镇痛药（吗啡、哌替啶）	可使组胺释放，致周围血管扩张	降低

附表 3 - 7 - 2　病情评估表

科室：　　　　　　　　床号：

姓名		性别		年龄		住院号	
身高（cm）		体重（kg）			BMI（kg/m²）		
主要诊断			拟手术日期				

手术评估：

手术类型：□ 择期手术　　　□ 急诊手术

手术大小：□ 普通大中型手术　　　□ 小手术　　　□ 特殊类型高血压手术

麻醉方式：□ 全身麻醉　　　□ 局部麻醉或腰硬膜外麻醉

高危因素评估：

基础疾病

用药情况

手术因素

术中管理

体位性/仰卧位性低血压

心理应激因素

血压控制情况：

基础血压

围手术期血压控制目标

并发症评估：

UREACREAUACcr

Na^+K^+

是否合并心血管疾病：□ 是　　　□ 否　　　是否合并脑血管疾病：□ 是　　　□ 否

是否合并恶性肿瘤：□ 是　　　□ 否　　　是否危重症患者：□ 是　　　□ 否

评估结果：□ 高危　　　□ 中危　　　□ 低危

临床药师签名：　　　　　　　　日期：

附表 3 – 7 – 3 围手术期血压控制方案

给 药 时 机	给 药 方 案		血压（mmHg）
	选择药物	用法用量	
术前			
术中			
术后			

医师签名：   日期：

附表 3 - 7 - 4　血压监测追踪表

日期	7:00 晨起	10:00 上午	15:00 下午	20:00 睡前	血压控制 用药方案

护士签名：　　　　　　　　　日期：

附表 3 – 7 – 5　手术操作对血压的影响

手 术 操 作	对血压的影响
清醒状态下进行有创操作	升高
麻醉诱导期麻醉深度不当或镇痛不全	升高
气管插管、导尿管、引流管	升高
心脏手术	升高
大血管手术	升高
神经系统及头颈部手术	升高
肾脏移植	升高
大的创伤手术（烧伤或头部创伤）	升高
过度输液使容量负荷过重	升高
术后 24~48h 血管外间隙液体回流入血管	升高
因纱垫填塞、拉钩等压迫心脏和大血管	降低
椎管内麻醉（$T_1 \sim T_4$）	降低
全身麻醉诱导期	降低
钳夹的主动脉开放后	降低
止血带松带后	降低
后颅窝手术刺激血管运动中枢	降低
颈部手术触压颈动脉窦	降低
牵拉内脏、腹膜	降低
手术直接刺激迷走神经	降低
术中失血过多	降低
输血反应	降低

附表 3-7-6　围手术期高血压常用静脉降压药

降压药物	适应证	作用机制	用法用量	起效时间	持续时间	不良反应	禁忌证
美托洛尔	围手术期高血压,诱导麻醉或麻醉期间出现的窦性心动过速	选择性 β_1 受体阻滞剂	3~5mg 静脉推注,间隔 5 分钟重复,最大可用到 15mg	5~10min	5~10h	低血压、心力衰竭、心脏传导阻滞、头晕、疲劳、抑郁、支气管痉挛、腹泻、皮肤瘙痒、皮疹	Ⅱ度和Ⅲ度房室传导阻滞、心源性休克、严重心动过缓(心率小于 60 次/分)、收缩期血压小于 12mmHg、心功能不全、病态窦房结综合征及孕妇禁用
艾司洛尔	围手术期高血压,窦性心动过速、心房颤动、心房扑动时控制心室率	选择性 β_1 受体阻滞剂	0.15~0.3mg/(kg·min)泵入	1~2min	10~20min	低血压、支气管痉挛、心力衰竭、心脏传导阻滞	支气管哮喘或有支气管哮喘病史、严重慢性阻塞性肺病、窦性心动过缓、Ⅱ度和Ⅲ度房室传导阻滞、难治性心功能不全、心源性休克及对本药品过敏者禁用
拉贝洛尔	外科手术前控制血压,还可用于高血压危象	α、β受体阻滞剂	25~50mg 静脉注射 15min 可重复;也可静脉泵入 1~4mg/min,根据血压调整	5~10min	3~6h	恶心、头皮发麻、支气管痉挛、头晕、心脏传导阻滞、体位性低血压	支气管哮喘、心源性休克、Ⅱ度和Ⅲ度房室传导阻滞、心力衰竭、重度窦性心动过缓、严重窦性心动过缓、严重持续性低血压及对本药过敏者禁用
乌拉地尔	围手术期高血压危象,以及高血压危象、重度和极重度高血压、难治性高血压	外周选择性 α₁ 受体阻滞剂,中枢激活 5-羟色胺-1A 受体	25mg 静脉注射,2min 可重复,总量可达 100mg,或者静脉泵入 5~40mg/h,根据血压调整	0.5~3min	40~90min	低血压、头痛、头晕	对本药过敏者禁用、主动脉峡部狭窄或动静脉分流的患者禁用(肾透析时的分流除外),哺乳期妇女禁用

外科药学

续表

降压药物	适应证	作用机制	用法用量	起效时间	持续时间	不良反应	禁忌证
地尔硫䓬	手术时异常高血压的急救处置、高血压急症	钙通道阻滞剂	5~10mg静脉注射,或5~15μg/(kg·min)泵入	2~7min	30min~10h	心动过缓、房室传导阻滞、低血压、心力衰竭、外周水肿、头痛、便秘、肝毒性	严重低血压患者,病态窦房结综合征、Ⅱ度以上房室传导阻滞(安置心室起搏器除外)、心源性休克、急性心肌梗死伴肺充血、严重心力衰竭、妊娠期妇女或可能妊娠的妇女及对本药过敏者禁用
尼卡地平	手术时异常高血压的急救处置、高血压急症	钙通道阻滞剂	0.5~10μg/(kg·min)静脉给予,根据血压调整	5~10min	1~4h	心动过速、头痛、周围水肿、心绞痛、恶心、房室传导阻滞、头晕	重度主动脉狭窄者,颅内出血尚未完全止血者,脑卒中急性期颅内压增高及对本药过敏者禁用
硝普钠	手术前后降发性高血压等的紧急降压,麻醉期间控制性降压、高血压急症	NO供体	6.25~12.5μg/min起泵入,根据血压调整剂量	立即	2~10min	低血压、心动过速、头痛、氰化物和硫氰酸盐中毒、恶心、脸红、呕吐、肌经挛、肺分流	代偿性高血压(如伴动静脉分流或主动脉缩窄引起的高血压)、血管阻力降低引起的充血性心力衰竭、症状性低血压、视神经萎缩、烟草中毒性弱视、颅内高压、妊娠期妇女及对本药过敏者禁用
硝酸甘油	围手术期高血压	NO供体	起始量5~100μg/min静滴,逐渐确定,最高剂量200~400μg/min	2~5min	5~10min	低血压、头痛、头晕、呕吐、快速耐受性、高铁血红蛋白血症	早期心肌梗死伴严重低血压及心动过速,急性循环衰竭,严重低血压(SBP<90mmHg),梗阻性肥厚型心肌病,缩窄性心包炎、心包填塞、青光眼、重症脑出血或颅外伤,颅内压增高及对本药及硝酸盐类药物过敏者禁用

— 364 —

附表 3 – 7 – 7　妊娠期高血压疾病围手术期常用降压药

降压药物	用法用量	备　注
拉贝洛尔	口服：50～150mg，3～4 次/天；静脉注射：初始剂量20mg，然后1～2mg/min，10min 后如未有效降压则剂量加倍，单次最大剂量80mg，直至血压控制，每日最大总剂量220mg；也可 50～100mg 稀释后静脉滴注	目前唯一被推荐用于妊娠高血压的 α/β 受体阻滞剂；降压的同时不影响肾脏、胎盘灌注，是妊娠期高血压及子痫前期一线用药
硝苯地平	有短效和缓控释制剂两种，短效剂用法：5～10mg 口服，3～4 次/天，每天最大剂量60mg（短效硝苯地平可用于紧急降压，10mg，口服，30～45 分钟未起效重复上述剂量，但不推荐常规使用）；缓释片20mg 口服，1～2 次/天或控释制剂 30～60mg qd	短效硝苯地平在舌下含服的状态下，降压速度快速，服药后 10～30min 明显降低平均动脉压，极易导致严重低血压、心肌梗死、胎儿预后不良等。因此，短效制剂舌下含服只作为妊娠期或产褥期急性、重度高血压紧急治疗的备选方案。在无法立即获得静脉药物时，舌下含服短效硝苯地平 10mg 可作为静注拉贝洛尔替代选择之一
甲基多巴	250～500mg 口服，2～3 次/天，每 2 天调整剂量一次，至达到预期疗效，每天最大剂量不宜超过 3g	
尼卡地平	口服初始剂量 20～40mg，3 次/天。静脉滴注：0.5～1.0μg/（kg·min），5～10min 起效	
硝酸甘油	起始剂量 5～10μg/min 静脉滴注，每 5～10min 增加滴速至维持剂量 20～50μg/min	
酚妥拉明	静脉滴注：一次 10～20mg，以 5% 葡萄糖注射液稀释至 100～200ml，滴速为 10μg/min，应根据降压效果调整滴注剂量	可降低心脏后负荷，改善肺动脉高压，改善心肌供氧是妊娠期高血压心脏病的首选药物
乌拉地尔	缓慢静注 10～50mg，监测血压变化，降压效果应在 5 分钟内即可显示，若效果不够满意，可重复用药。在静脉注射乌拉地尔后，予持续静脉点滴以维持降压作用，应根据患者的血压调整给药速度，推荐初始速度为2mg/min，维持速度为9mg/h	降压效果快，适用于治疗高血压危象、难治性高血压，用于控制围手术期高血压

续表

降压药物	用法用量	备 注
硝普钠	$0.5 \sim 0.8 \mu g/$（kg·min）缓慢静脉滴注	因可增加胎儿氰化物中毒风险，因此不建议常规使用，仅适用于其他降压药物无效的高血压危象孕妇，且产前应用时间不宜超过 4h
硫酸镁	严重子痫前期患者需在手术前后及时给予硫酸镁治疗，一般首次剂量为 $4 \sim 6g$，维持剂量 $1 \sim 2g/h$，24 h 总量不超过 25g，至少要维持给药 24h。推荐子痫前期行剖宫产时，术中持续性静脉滴注硫酸镁，以预防子痫发生，持续到产后 $12 \sim 24h$	是子痫前期解痉和预防子痫发作疗效最确切、应用最广泛的药物

第八章 | 围手术期液体管理

液体治疗是外科患者围手术期治疗的重要组成部分，能够影响外科患者的预后，目的在于维持水、电解质、酸碱平衡及血流动力学等重要指标的稳定，保证组织灌注，从而改善患者术后的结局，使患者快速康复。然而，在临床实践中，由于患者的年龄、病情及手术方式不同，围手术期液体治疗及管理存在复杂性，经过数十年的科学研究和临床调查，合理的围手术期补液方案仍没有定论，例如选择开放性或限制性液体治疗，液体复苏中选择晶体溶液或胶体溶液、血流动力学检测指标等，部分问题已形成一定的共识，部分问题仍在探索之中。临床上，应针对患者个体化制定、实施合理的液体治疗方案并反复评估，根据不同的治疗目的、疾病状态及阶段不断进行调整和修正，因此充分做好围手术期液体治疗管理尤为重要。

第一节　围手术期患者液体管理的重要性

液体治疗（fluid therapy，FT）对预防术后并发症及促进患者康复至关重要。输液不足可造成患者心、肾、脑等重要器官低灌注、微循环障碍、器官功能不全；输液过量会引起患者术后腹内高压，影响吻合口愈合、胃肠功能恢复，增加全身感染概率；两者都可导致患者术后并发症的发生率和病死率增加。因此，正确评估容量状态加上合理的液体管理，优化患者血流动力学，避免无效甚至有害的液体输注显得尤为重要。

外科手术患者的液体治疗按时间可分为术前、术中和术后三个环节，这三个环节环环相扣，对患者整个围手术期治疗起到重要的影响。

（1）术前补液的意义　外科患者术前禁食、肠道准备及应激状态均可能影响血容量及细胞功能。合理的术前补液方案可纠正患者术前液体缺失及离子紊乱，确保患者术中保持相对稳定的血流动力学状态，减轻术后胰岛素抵抗及手术相关并发症。

（2）术中补液的意义　术中（麻醉期）在密切监测各项指标的前提下合理补液，可保证循环血容量正常，确保麻醉深度适宜，避免手术伤害性刺激对机体造成不良影响，维持良好的组织灌注、内环境和生命体征稳定的重要措施。

（3）术后补液的意义　手术后恢复过程包括手术所造成的血流动力学和水、电解质平衡紊乱的恢复和代谢的恢复。综合考虑患者手术大小、时长、部位、麻醉种类和方式，以及患者能否进食等因素，合理进行补液，可有效缩短患者康复期，降低术后并发症。术后补液应包含三部分，即日常生理需要量、额外丢失量和特殊目的补液。

围手术期的液体治疗与术后恶心呕吐、疼痛、组织氧合、肠道功能恢复时间、急性肾衰竭、心肺功能紊乱及切口感染等诸多因素有关，如果处理不当就会导致术后一系列并发症，影响患者术后的康复。因此，合理适量的液体治疗对患者的术后恢复有十分重要的作用。

第二节　医－药共管模式

外科医生主要关注患者的手术治疗，对于术前及术后的患者用药管理往往存在关注相对不足的情况。药物是临床预防、诊断和治疗的重要手段之一，而药师是医疗机构合理用药的重要责任人。现有研究表明，药师参与外科患者围手术期药物治疗管理，可在降低患者术后并发症、缩短康复时间，减少治疗费用等方面起到积极的作用。药师通过与外科医师－麻醉师－护士等多方合作，充分发挥自身药学专业所长，使围手术期液体治疗更合理、规范，是当下倡导多学科合作下精准治疗的必然趋势。因此通过建立针对围手术期患者的液体治疗医－药共管模式，为临床提供参考，具体流程见图3－8－1。

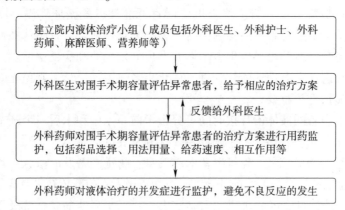

图3－8－1　围手术期液体治疗医－药共管模式流程图

建立围手术期液体治疗医－药共管模式首先应建立院内液体治疗管理小组，其成员应包含外科临床医生、外科护士、外科药师、麻醉科医师、营养师等。外科药师作为团队中连接外科医生、护士和患者的桥梁，应充分发挥临床药师的职能，密切关注患者住院期间的用药情况，关注所用液体治疗药物与其他治疗药物之间的相互作用及注意事项等。

第三节　管理目标及容量状态的评估方法

一、正常成人的体液分布

人体体液分为细胞内液（ICF）和细胞外液（ECF），由细胞膜所分隔。体液量与性别、年龄、体重有关。成人男性总体液量约占身体体重的60%，成人女性总体液量约占身体体重的55%，其中细胞内液男性约占40%，女性约占35%，细胞外液占20%。细胞内液以K^+为主，其容量和成分的恒定是由细胞膜上的钠钾 ATP 酶调节的。细胞外液由组织间液和血浆（PV）组成，其中组织间液占15%，血浆占5%。细胞外液以Na^+为主，其容量直接影响有效循环血容量，是液体管理的关键。

成人通常每日液体摄入量为2000～3000ml。每日液体损失量包括显性失水量（尿量 800～1500ml）、隐性失水量（肺呼吸 250～450ml、皮肤蒸发 250～450ml）、粪便（约150ml）和消化道液体丢失量（呕吐、腹泻和消化道准备时需考虑）。人体每日生理需要量见表 3－8－1，每日胃肠液的分泌量和电解质的成分及浓度见表 3－8－2。

表3－8－1　人体每日生理需要量

体重	ml/(kg·h)	ml/(kg·d)
第一个 10kg	4	100
第二个 10kg	2	50
20kg 以上	1	20

表3－8－2　每日胃肠液的分泌量和电解质的成分及浓度

来源	分泌量 （ml/d）	Na^+ （mmol/L）	K^+ （mmol/L）	Cl^- （mmol/L）	HCO_3^- （mmol/L）
胃	1500	60	10	130	0
小肠	3000	140	5	104	30
胰腺	400	140	5	75	115

来源	分泌量 （ml/d）	Na^+ （mmol/L）	K^+ （mmol/L）	Cl^- （mmol/L）	HCO_3^- （mmol/L）
胆汁	400	140	5	100	35
腹泻液	—	25~50	35~60	20~40	30~45
汗液	—	30~50	5	40	0

二、围手术期患者的体液缺失

麻醉手术期间液体需要量包括生理需要量，术前禁食、禁饮丢失的液体量、术前丢失液体量、手术创伤的液体再分布和蒸发失液、麻醉引起的代偿性血管扩张、术中失血量及第三间隙丢失的液体量。

1. 生理需要量　从患者进入手术室开始计算，直至手术结束送返病房。以体重70kg的患者为例，麻醉手术时间为4小时，该患者的生理需要量为（4×10+2×10+1×50）ml/h×4h=440ml。

2. 禁食、禁饮丢失的液体量　成人每日摄入量为2000~3000ml，术前禁饮和禁食后，由于机体的正常需要量没得到补充，存在一定程度的体液缺失，此部分体液缺失量的估计可根据术前禁食的时间进行计算，以禁食8小时，体重70kg的患者为例，液体的缺失量约为（4×10+2×10+1×50）ml/h×8h=880ml，由于睡眠时基础代谢降低以及肾脏对水的调节作用，实际缺失量可能会少于此数值。

3. 术前丢失液体量　部分患者术前存在非正常的体液丢失，如术前呕吐、腹泻、利尿及麻醉前的过度不显性失液，包括过度通气、发热、出汗等，理论上麻醉手术前的体液丢失量都应在麻醉前或麻醉开始初期给予补充，并采用与丢失的体液成分相近的液体，故主要选择晶体溶液。若低血容量而导致血流动力学不稳定者，应该给予胶体溶液。

4. 手术创伤的液体再分布和蒸发失液　根据手术创伤程度不同，手术患者出现不同程度的体液再分布和蒸发失液，具体补液量见表3-8-3。

表3-8-3　手术创伤的体液再分布和蒸发失液

组织创伤程度	额外液体需要量（ml/kg）
中小手术创伤	0~2
中手术创伤	2~4
大手术创伤	4~8

5. 麻醉引起的代偿性血管扩张 围手术期麻醉引起的血管扩张和心肌抑制在麻醉实施前或麻醉作用开始的同时，增加或加快输液以代偿血管扩张，增加前负荷，利用 Startling 定律以代偿心肌抑制造成的心排血量的降低，总量为 5 ~ 7ml/kg。

6. 术中失血量及第三间隙丢失的液体量 手术失血主要包括红细胞和凝血因子丢失及血容量减少，需进行针对性的处理。精确评估失血量可采用称重法，切除的器官和组织会影响失血量的估计。术中失血导致血容量减少，可输注晶体溶液和（或）人工胶体溶液维持血容量，必要时根据指征输注血液制品。围手术期第三间隙丢失的液体量见表 3 - 8 - 4。

表 3 - 8 - 4 围手术期第三间隙丢失的液体量

组织创伤程度	液体额外需要量（ml/kg/h）
轻（如疝修补术）	0 ~ 2
中（如开腹胆囊切除术）	2 ~ 4
重（如开腹肠切除术）	4 ~ 8
极重（如主动脉手术）	10

三、围手术期液体治疗的管理目标

（一）一般原则

围手术期液体治疗可分为针对脱水的补液治疗及有效循环血量减少所致血流动力学改变的复苏治疗，在补充细胞外液及有效循环血量的同时，纠正并发的电解质紊乱。参照中华医学会外科学分会《外科病人围手术期液体治疗专家共识（2015）》，液体治疗的原则可用"5R"概括，即复苏（resuscitation）、常规维持（routine maintenance）、纠正失衡（replacement）、重分布（redistribution）及再评估（reassessment）。

（1）复苏 对存在低血容量、血流动力学异常、组织灌注不足及器官功能不全的患者及时行液体复苏治疗。液体复苏的临床指征包括：收缩压 < 100mmHg，心率 > 90 次/分，毛细血管再充盈时间 > 2s，被动抬腿试验阳性（将平卧患者的腿抬高 45°，30 ~ 90s 内血流动力学指标改善），中心静脉压（CVP）< 4mmHg。值得关注的是，低灌注的程度在各个器官并不一致，当心率和血压正常时，仍可能存在某个或某些器官的低灌注，处于"隐匿性休克"状态，导致相应器官出现功能障碍。因此，临床上要注意识别此类情况，及时进行液体复苏，避免隐匿性低血容量和组织低灌注的发生。

液体复苏推荐给予钠浓度为 130～154mmol/L 的平衡盐溶液或胶体溶液，在 15 分钟内快速输注 500ml。对于严重脓毒症患者，特别是低蛋白血症时，可考虑使用 5% 的白蛋白溶液进行扩容治疗。

（2）常规维持　对禁食、水但不存在低血容量的患者，可根据病史、体格检查、临床监测和实验室检查结果，确定液体和电解质的需要量。如患者不存在体液异常丢失和异常分布等情况，则给予维持性液体治疗。

维持性液体治疗即补充患者生理需要量：25～30ml/（kg·d）液体，1mmol/（kg·d）的 Na^+、K^+、Cl^-，50～100g/d 葡萄糖。对于肥胖患者，应根据实际体重计算，一般不超过 3L/d。对于心肺功能不全、营养不良或再营养综合征患者，可适当减少液体量 ［如 20～25ml/（kg·d）］。

（3）纠正失衡与重分布　当患者因原发疾病、手术或外科并发症导致水、电解质失衡，消化液丢失或体液分布异常时，在维持性液体治疗的基础上，应补充体液丢失、纠正电解质失衡与体液异常分布。

显性的液体丢失（如胃肠减压和腹腔引流量等）较易识别，应关注发热、消化道内瘘等非显性液体丢失量。液体异常分布的情况包括水肿，严重脓毒症，高钠或低钠血症，肾、肝、心功能受损，术后液体积聚或再分布，营养不良和再营养综合征等，患者总体液量可呈过负荷表现，但有效循环血量仍存在不足，液体治疗时应注意纠正。

（4）再评估　液体治疗的目的及方案需随患者病情演变而不断调整，出血、感染、代谢异常与器官功能障碍等均可随时影响对液体的治疗需求。因此，对接受静脉液体治疗的患者须进行反复再评估，及时调整液体治疗方案。

对于液体复苏的患者，在复苏治疗后应再次分析患者的心率、血压、CVP、组织灌注、血乳酸水平、血 pH 值、碱剩余和尿量等，评估容量状态。

对持续接受静脉液体治疗的患者须定期监测，每日评估液体状态，至少每周 2 次分析实验室指标、出入量和体重。对于为纠正液体失衡和再分布而进行液体治疗的患者，建议增加监测与评估的次数。

对合并有大量消化液丢失的患者，监测尿钠具有临床价值，尿钠浓度＜30mmol/L 常提示机体总钠耗竭。尿钠监测还可提示低钠血症的病因，但合并肾功能不全或使用利尿剂时，可影响测定结果的准确性。如果患者输注的液体含 Cl^-＞120mmol/L（如生理氯化钠溶液），应注意监测血中 Cl^- 的浓度，防止发生高氯性酸血症。

（二）重症和复杂手术的液体治疗管理目标

重症患者和复杂手术患者的不良转归与输液不足或过度输液有关。术中输液不足导致有效循环血容量减少、组织器官灌注不足、器官功能受损，而过量输液则可引起组织水肿，损害患者的心、肺等脏器功能。液体治疗的目标是维持与患者心血管功能状态匹配的循环容量，获取最佳心排血量、组织灌注和器官功能。满意的循环血容量能够保证足够的麻醉深度以对抗手术创伤对机体产生的不良影响，避免循环血容量不足，为获得适当的血压，一味减浅麻醉，手术创伤应激导致血管极度收缩，组织灌注受损，影响器官功能。

主张对重症患者和复杂手术患者实施目标导向液体治疗（goal - directed fluid therapy，GDFT）。输液的速度和剂量应是维持心率和收缩压不低于术前的20%，CVP 6～8mmHg，尿量不少于0.5ml/（kg·h），混合静脉血氧饱和度不低于75%，血乳酸不大于2mmol/ml，心脏每博量变异（SW）不大于13%。脓毒症、休克、烧伤、肠梗阻、肝功能衰竭、心衰、多器官衰竭、颅脑损伤、成人呼吸窘迫综合征的患者以及重度妊高症孕妇等复杂手术的液体治疗，应首先判定患者的病理生理特点，综合动态监测的结果，采用适当种类的液体，并针对术中液体的实际需要量进行积极治疗。

四、围手术期容量状态的评估方法

（一）常规评估方法

影响围手术期液体平衡的因素包括患者个人情况（如年龄、体重、身高、合并疾病等）、生理变化（如出汗、尿量等）、麻醉（如麻醉的方式、麻醉的时长、术中的液体量等）及其他因素（如术前肠道准备、手术方式、术中出血量等）。

容量状态的评估方法包括病史、体格检查、临床症状、临床指标和实验室检查等，具体评估内容见表3-8-5。

表3-8-5　液体平衡的评估及监测

参　　数	意　　义
病史	可能出现体液不足（例如呕吐、腹泻、出血）或过量（例如术中输入）
体重	24h体重变化是水平衡的最佳评估标准
尿量	<30ml/h通常作为输液特征，在无低血容量等情况下，通常是由于正常少尿反应，尿液质量同样重要，特别是在复杂患者中
血压	袖带测量可能并不总是与动脉内监测相关，可能受药物等影响；血压下降提示血管内低血容量，同时应参照其他指标，如脉率、尿量等
毛细血管再充盈	再充盈减慢提示液体不足，但受温度和周围血管疾病的影响
自主反应	苍白和出汗，特别是当与心动过速、低血压和少尿相结合时，提示血容量不足，也可能由其他并发症引起，例如肺栓塞、心肌梗死

参　　数	意　　义
皮肤肿胀	盐和水的消耗减少
口干	通常由于用口呼吸，盐和水消耗
凹陷面容	饥饿或疾病造成的消耗，盐和水消耗
血清生化	细胞外液中电解质与水的比例，低钠血症最常见的原因是水过量引起；低钾血症提示需要补充钾
尿液生化	尿钠浓度反应肾灌注，低值（<20mmol/L）表明肾灌注不足；尿钠的测量可以评估术后钠动员，尿钾测量有助于评估难治性低钾血症的病因

（1）病史　既往史及现病史对患者液体状态的评估极为重要，不同病史可反映出患者不同的容量状态，对液体治疗方案的制定有指导意义。

（2）体格检查　通过详细的查体，可简单、快速、直观地获得择期手术患者术前、术中及术后的容量状态，经验性地判断液体容量并指导液体治疗。体格检查可为进一步完善后续临床及实验室检查提供参考及指导。

（3）临床指标　包括无创检查和有创检查。对于一般择期手术患者多采用无创检查，如心电监护、脉搏血氧饱和度监测（SpO_2吸空气>90%，吸氧情况下>95%）、血压（>90/60mmHg）、脉搏（60～100次/分）、呼吸（12～20次/分）等，在多数情况下可完成对一般患者的容量评估。

少数择期大手术患者可能需要有创检查，包括中心静脉压（CVP 5～12cmH$_2$O）、每搏输出量（SV 50～80ml）、心排血量（CO 4500～6000ml）、每搏量变异度（SVV<13%）、脉压变异度（PPV 10.5%）和中心静脉血氧饱和度（$ScvO_2$ 60%～80%）等。对于创伤患者或重症患者可结合血压与中心静脉压评估容量，见表3-8-6。

表3-8-6　血压和中心静脉压（CVP）与补液的关系

中心静脉压	血压	原因	处理原则
低	低	血容量不足	充分补液
低	正常	血容量不足	适当补液
高	低	心功能不全或容量相对过多	强心利尿纠正酸中毒
高	正常	容量血管过度收缩	舒张血管
正常	低	心功能不全或容量不足	补液试验*

注：*补液试验：取等渗晶体250ml，于5～10分钟内经静脉注入。如血压升高而中心静脉压不变，提示血容量不足；如血压不变而中心静脉压升高，则提示心功能不全。

（4）实验指标　常规检查包括血常规、凝血功能、肝肾功能、电解质、血气分析等，评估患者血红蛋白和凝血功能状态。此外，尿液生化中尿钠浓度反映肾脏灌注，低值（＜20mmol/L）提示肾灌注不足。

外科患者围手术期低血容量状态评估策略及液体治疗指征见图3-8-2。

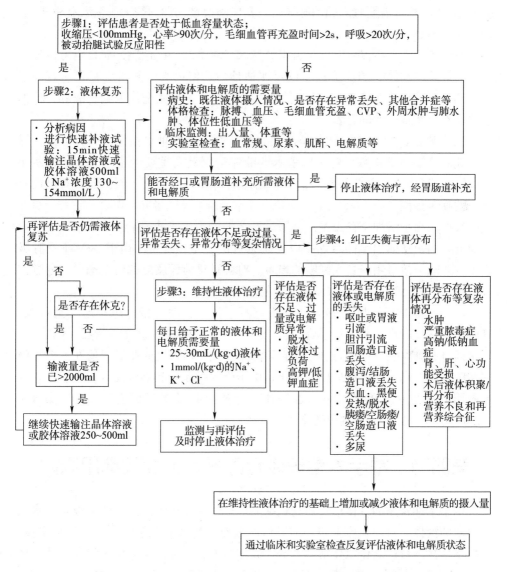

图3-8-2　外科患者围手术期低血容量状态评估及液体治疗策略

（二）重症和复杂手术患者围手术期容量状态的评估方法

重症和复杂手术患者围手术期适宜实施目标导向液体治疗（GDFT），采用的技术包括氧代谢监测技术、心排血量监测技术等，GDFT 的评价指标如下。

（1）氧代谢指标　混合静脉血氧饱和度（SvO_2）是全身所有静脉血的混合血氧饱和度均值，正常值为 70% ~ 75%。中心静脉血氧饱和度（$ScvO_2$）是上腔静脉血或右心房血的氧饱和度，其正常值高于 75%，二者的相关性已得到证实。由于 SvO2 的测量需要置入肺动脉导管，其风险及创伤性均较大，临床上 $ScvO_2$ 逐渐替代了 SvO_2。

血乳酸的水平不仅可以反映组织氧需求与氧供的平衡情况，而且也可以反映组织的低灌注和休克的严重程度以及评估预后。但血乳酸测定也存在一定局限性，其反映机体缺氧较 $ScvO_2$ 延迟，有些情况下并不能完全代表组织缺氧，比如肝功能不全脓毒血症的患者。

（2）流量指标　CO 和 SV 是反映心脏泵血功能的重要指标，同时可以计算出其他血流动力学参数，对于围手术期液体治疗具有重要的指导意义。近些年 CO 的监测经历了革命性的发展，从有创逐渐发展为微创或无创，但目前仍没有统一的临床指南。

每搏输出量增加率（ΔSV）是通过给予扩容治疗或被动抬腿试验增加心脏前负荷导致的每搏输出量的增加率以反映患者的容量反应性。由于 ΔSV 不受呼吸模式的影响，故可用于自主呼吸的患者。对容量负荷无反应的患者来说，通过扩容治疗测定的 ΔSV 可能会增加肺水肿的发生。

（3）动态指标　随着临床试验研究不断深入，动态指标越来越受到重视。其中每搏量变异度（SVV）、脉压变异度（PPV）和脉搏灌注变异指数（PVI）等均是通过心肺交互作用进行测定，它们测定的是正压通气时靶目标值在一个呼吸周期中发生升高与降低的周期性变化。由于受呼吸模式和心律失常的影响，其临床应用应满足一定的条件：窦性心律、容量控制模式机械通气、潮气量 8 ~ 10ml/kg、胸腔闭合、腹内压正常。

第四节　围手术期液体治疗药物分类及选用原则

围手术期常用的液体治疗药物包括晶体溶液和胶体溶液。晶体溶液是含水和电解质的液体，目前临床上应用的晶体溶液有：生理氯化钠溶液、乳酸林格液、醋酸平衡盐溶液、高张氯化钠溶液等。胶体溶液又分为人工胶体溶液和天然胶体溶液，前者包括羟乙基淀粉（HES）、明胶、右旋糖酐等，后者主要有白蛋白、新鲜冰冻血浆等。晶体溶液和胶体溶液的优缺点见表 3 – 8 – 7。

表 3 - 8 - 7　晶体溶液和胶体溶液的优缺点

液体治疗药物	优　点	缺　点
晶体溶液	对凝血、肝肾功能基本没有影响，可有效补充人体生理需要量及电解质	扩容效率低、效应短暂，输注液体主要分布于细胞外液，仅约20%的输液量保留在血管内，大量输注可致组织水肿、肺水肿等
人工胶体溶液	维持血容量效率高、持续时间长	存在过敏、干扰凝血功能及肾损伤等不良反应
天然胶体溶液		价格昂贵、来源短缺、容易传播血源性疾病等

一、晶体溶液

晶体溶液的主要成分是水和低分子的电解质，含或不含糖，其溶质分子质量 $<29763u$，可自由通过大部分的毛细血管，使毛细血管内外具有相同的晶体渗透压。晶体溶液主要用于维持水和电解质平衡，扩充血管内容量。当用晶体溶液补充失血量、扩充血管内容量时，要求输入晶体溶液的容量是失血量的 3 ~ 4 倍。各晶体溶液与血浆、细胞内外液主要成分对比见表 3 - 8 - 8。

表 3 - 8 - 8　各晶体溶液与血浆、细胞内外液的成分对比

指标	Na^+ (mmol/L)	K^+ (mmol/L)	Cl^- (mmol/L)	Ca^{2+} (mmol/L)	Mg^{2+} (mmol/L)	缓冲碱 (mmol/L)	葡萄糖 (g/L)	渗透浓度 (mOsm/L)
血浆	136 ~ 146	4	100 ~ 106	2.5	1	23 ~ 27 (HCO_3^-)	70 ~ 110	280 ~ 310
细胞外液	142	4	117	2.5	1	23 ~ 27 (HCO_3^-)	0	310
细胞内液	10	159	3	<1.0	40	23 ~ 27 (HCO_3^-)	0	310
氯化钠注射液	154	0	154	0	0	0	0	310
5%、10%葡萄糖	0	0	0	0	0	0	50, 100	250, 500
林格液	147	4	155.5	4.5	0	0	0	311

指标	Na+ （mmol/L）	K+ （mmol/L）	Cl- （mmol/L）	Ca2+ （mmol/L）	Mg2+ （mmol/L）	缓冲碱 （mmol/L）	葡萄糖 （g/L）	渗透浓度 （mOsm/L）
乳酸钠林格液	130	4	109	3	0	28 （乳酸根）	0	273
醋酸钠林格液	142	5	98	0	3	27 （醋酸根）	0	308
钠钾镁钙葡萄糖注射液	140	4	115	1.5	1	25 （醋酸根）	10	304

1. 生理氯化钠溶液　是等渗和等张的，但是其含有的氯离子大于机体细胞外液中的氯离子浓度，如果大量使用可造成血液高氯，高氯血症可以影响肾小管分泌 K^+ 和 H^+，进一步干扰体内水与电解质的平衡。生理氯化钠溶液无缓冲成分，Na^+ 和 Cl^- 浓度较高，在脑损伤、低氯性碱中毒和低钠时，使用生理氯化钠溶液进行液体治疗优于乳酸林格液。并且在肾功能衰竭的患者高钾血症时，补充体液可使用生理氯化钠溶液，因其无钾离子。

2. 高渗盐溶液　钠离子浓度为 250 ~ 1200mmol/L，即常用浓度为 3% ~ 7.5% 的高渗盐水，其较高的渗透梯度可使水分从血管外间隙向血管内移动，减少细胞内水分，减轻水肿、兴奋钠离子敏感系统和延髓心血管中枢，适用于烧伤和水中毒等患者。输注高渗盐溶液产生的不良反应与剂量及输注速率有关，实时监测电解质，及时调整高渗盐溶液的用药剂量、速率和时间，有利于减少不良反应的发生。由于高渗液对外周血管有较强的刺激性，会引起注射部位痛，也可致溶血和中枢脑桥脱髓鞘，故输注速度不宜过快，使用量一般不宜大于（7.5%）4ml/kg，总量不宜大于400ml，过量使用可诱发高渗性溶血。

3. 平衡盐溶液　常用的平衡盐溶液有乳酸林格液和醋酸林格液。平衡盐溶液中含有的离子成分与细胞外液相似，与生理氯化钠溶液相比，平衡盐溶液含有少量其他离子（如钾和钙），但其含量不足以维持日常需求。围手术期使用平衡盐溶液的患者高氯性代谢性酸中毒的发生率低于使用生理氯化钠溶液者，而且胃肠黏膜灌注好。另有研究显示，与生理氯化钠溶液相比，平衡盐溶液急性肾衰竭的发生率更低。

（1）乳酸林格液　1883 年 Sydney Ringer 主张在生理氯化钠溶液中添加钾、钙等离子治疗脱水，称林格液。1932 年，Hartmann 在林格液中加入乳酸钠，乳酸通过代谢可间接地产生碳酸氢根缓冲碱而达到酸碱平衡调节目的，称为乳酸林格液。乳酸林格液中的电解质含量与血浆相近，乳酸盐可代谢为碳酸氢盐，增强体内对酸中毒的缓冲作用。乳酸的代谢有赖正常的肝脏功能，大量输注和肝脏功能受损时可致高乳酸血症，对合并有高乳酸血症及肝肾功能不全者不宜选用。乳酸林格液的渗透浓度为 273mOsm/L，当乳酸盐不能完全离子化时渗透浓度仅为 255mOsm/L，而血浆的渗透浓度为 295mOsm/L，即乳酸林格液相对于血浆来说为低渗液，故合并中枢神经系统病变的患者禁用乳酸林格液。此外，由于乳酸林格液可能的乳酸蓄积作用，危重患者大量输注乳酸林格液可能会干扰临床医师根据乳酸浓度判断患者病情危重程度。综上所述，在围手术期患者和危重患者中乳酸林格液的使用仍有顾虑。

（2）醋酸钠林格液　为了避免乳酸林格液乳酸蓄积的不良反应，1979 年研发出醋酸钠林格液。醋酸钠林格液包括不含糖和含糖的醋酸钠林格液（如钠钾镁钙葡萄糖注射液）。醋酸钠林格液中 Cl^- 和 Na^+ 的浓度接近血浆，K^+ 和 Mg^{2+} 的浓度接近细胞外液，渗透浓度（294mOsm/L）接近血浆的渗透浓度。在手术期间应用，可减少输液对机体生理功能的影响。醋酸钠林格液中醋酸含量是正常血浆值的 2 倍，醋酸在肌肉和外周组织代谢为 HCO_3^-，最后转化为二氧化碳和水，具有较强的抗酸缓冲能力，可有效防止高氯性酸中毒和乳酸血症，适用于肝功能不全、肝移植及肝脏手术的患者，也可用于糖尿病和酸中毒患者的治疗。与乳酸林格液相比，不含糖的醋酸钠林格液更适于在输血前后使用，因其成分中不含 Ca^{2+}，可避免 Ca^{2+} 过量导致的凝集级联反应的活化和凝血的发生。而含糖醋酸钠林格液中含有接近生理浓度的 Ca^{2+}，能有效补充因体液丢失而可能导致的血清 Ca^{2+} 浓度降低，这对于维持血清 Ca^{2+} 浓度在生理水平起到重要作用，有利于维持心肌收缩功能。此外，输注性醋酸钠林格液的代谢速度是乳酸林格液的 2 倍，乳酸的代谢依赖肝脏和肾脏，而对醋酸的代谢主要通过三羧酸循环，受肝肾影响较小，因此对于肝肾功能受损或高乳酸血症的患者，醋酸钠林格液治疗优于乳酸林格液。

4. 葡萄糖溶液　5% 和 10% 葡萄糖溶液中的葡萄糖可以代谢，所以它输入机体后提供的主要是自由水，因而补充的是细胞外液的自由水。5% 葡萄糖溶液经静脉输入后仅有 1/4 可保留在血管内，术中除新生儿和 1 岁以内婴儿以外的患儿和成人很少出现低血糖，因为紧张和应激，血糖通常会升高，且糖利用受限以及高血糖对缺血性神经系统的不利影响都限制术中使用葡萄糖溶液。5% 葡萄糖溶液在葡萄糖没有代谢时是等渗的，它可以用于纠正高钠血症，但更多的是在糖尿病患者注射胰岛素时同时使用，以防止低血糖的发生。婴幼儿术中是否需要添加葡萄糖目前还有许多争议。

二、胶体溶液

胶体溶液的溶质分子质量≥29763u，直径为1～100nm，不能自由通过大部分毛细血管，可在血管内产生较高的胶体渗透压。胶体溶液是相对高分子量的溶液，不易从血管内移动到血管外，这使得它在血管内的半衰期较长，而通常晶体溶液在血管中的半衰期只有20～30分钟。胶体溶液由于其相对晶体溶液价格高昂和潜在的不良反应限制了其应用，通常广泛接受的使用胶体溶液的指征是液体复苏时在获取血液之前，有严重血管内液体不足（如失血性休克）以及严重低蛋白血症或烧伤时。理想胶体溶液的特点应包括在组织和血浆中无蓄积，不影响止血功能，不影响免疫系统功能，无传染性，无抗原性，无致敏原，不引起促炎反应，无毒性、致畸性与致突变性，对诊断试验无影响，与其他药物相容性好，耐受性好，消除完全。天然胶体溶液和人工胶体溶液的特点见表3－8－9。

表3－8－9　天然胶体溶液和人工胶体溶液的特点

天 然 胶 体	人 工 胶 体
扩容效果好	快速补充血容量，增加组织灌注
血管内滞留时间长	足够的血管内停留时间，对凝血功能无明显的影响
可维持有效循环血容量	改善氧供和器官功能
组织和细胞水肿少	体内容易代谢和排出
过敏、凝血障碍、肾功能影响等	无过敏反应和组织毒性
价位较高	

1. 天然胶体溶液

（1）白蛋白　人体血浆中含量最丰富的蛋白质，约占血浆蛋白总量的60%，相对分子质量为69ku，半衰期20天。白蛋白是血浆胶体渗透压的主要决定因子及酸碱缓冲体系的重要组成部分，其主要的生理作用是维持70%～80%的血浆胶体渗透压、内环境酸碱平衡稳定、蛋白的结合和转运功能以调节血管通透性等。临床应用的白蛋白有5%、20%及25% 3种浓度，其中5%的浓度为等张溶液，25%为高渗溶液。输注5%的白蛋白可增加等体积的血容量，而输注20%～25%的白蛋白可达到高于输注溶液4～5倍体积的扩容效果。最大剂量取决于容量及蛋白的缺乏程度。白蛋白的适应证主要包括失血创伤、烧伤引起的休克，脑水肿及损伤引起的颅压升高，肝硬化及肾病引起的水肿及腹水，低蛋白血症的防治，新生儿高胆红素血症，心肺分流术、烧伤的辅助治疗、血液透析的辅助治疗和成人呼吸窘迫综合征。在围手术期，白蛋白主要应用于心脏手术、肝脏手术等特定手术中，而其他手术中，与晶体溶液或任何其他胶体溶液相比时，使用白蛋白进行液体复苏在维持围手术期的血流动力学稳定性方面，没有明显的益处和危害。因其来源于血液，白蛋白理论上可能传播血源性疾病，但目前研究认为其导致不良事件发生率非常低。

（2）新鲜冰冻血浆　含有血浆所有的蛋白和凝血因子，主要用于纠正凝血功能障碍以及华法林抗凝患者逆转的替代治疗，不作为常规扩容剂使用。

2. 人工胶体溶液　包括羟乙基淀粉（HES）、明胶、右旋糖酐等，它们之间的区别见表 3 - 8 - 10。

表 3 - 8 - 10　人工胶体的区别

人工胶体	过敏发生率	扩容能力	扩容时间（h）	肾损害	对凝血的影响
明胶	高	75%	2	无	小
右旋糖酐	高	50%	1	可能引发严重损害	大
羟乙基淀粉40	低	50%	1	可能引发严重损害	小
羟乙基淀粉200/0.5	低	100%	4	无	小
羟乙基淀粉130/0.4	低	100%~130%	6	无	很小

（1）羟乙基淀粉（HES）　以玉米或马铃薯淀粉为原料，是天然支链淀粉经部分水解后，在其葡萄糖分子环的 C2、C3、C6 位点进行羟乙基化后的产物。HES 体外平均分子质量为 70~450ku，主要用于扩充围手术期及创伤患者的有效血容量，应根据失血量、失血速度、血流动力学状态以及血液稀释度决定输注剂量和速度。HES（200/0.5）每日成人用量不应 >30ml/kg，HES（130/0.4）因分子质量相对集中且较小、降解快、安全性更好、对凝血和肾功能的影响较小，每日成人用量可提高到 50ml/kg，且是目前唯一可用于儿童的人工胶体溶液。HES 输注后能够维持相同容量的循环血容量至少达 6 小时。HES 主要的不良反应是凝血功能障碍。有临床研究提示，HES 对重症特别是严重脓毒症和肾功能受损患者可致肾功能损害，因此，不建议用于重症、严重脓毒症和有肾损伤的患者，一旦出现肾脏损害要终止其使用并继续监测肾功能变化。各种羟乙基淀粉系列产品的特点对比见表 3 - 8 - 11。

表 3 - 8 - 11　各种羟乙基淀粉系列产品的特点对比

	第一代		第二代	第三代
产品名称	羟乙基淀粉20	羟乙基淀粉40	羟乙基淀粉200/0.5	羟乙基淀粉130/0.4
分子量	20000	40000	200000	130000
取代级	0.9（0.8~1.3）	0.9（0.8~1.3）	0.5（0.43~0.55）	0.4（0.38~0.45）
C2/C6 比值	—	—	>0.5	>0.8

续表

	第一代		第二代	第三代
浓度	6%	6%	6%	6%
适应证	改善微循环	扩容、改善微循环	扩容	扩容
扩容效力	—	50%	100%	100% ~130%
时效（h）		1	4	4 ~6
半衰期	>20 天	>20 天	3 ~4h	4h
变态反应	高	高	低	低
血液	抑制凝血	抑制凝血	稀释	稀释
临床特点	影响凝血系统，体内蓄积，导致临床应用受到限制		较第一代显著改善有效性、安全性和耐受性	保留第二代扩容效力，同时减少血浆和组织蓄积以及对肾脏和凝血功能的影响

（2）明胶 由牛胶原水解而制成，改良明胶具有较好的补充血容量效能。临床常用的是4%明胶，分为琥珀酰明胶和尿联明胶，分子质量约35ku，血浆半衰期为2~3小时。体外实验显示琥珀明胶有抗血小板作用，有致凝血功能障碍的风险。明胶对肾功能影响较小，但可致严重过敏反应。每日最大剂量取决于血液稀释的程度。

（3）胶体复方电解质溶液 传统人工胶体溶液多溶解于生理氯化钠溶液，输注胶体溶液扩容的同时也会输注氯化钠，研究显示1小时内输注2L含有生理氯化钠溶液的胶体溶液，可致高氯性酸血症及肾损害。将胶体物质溶解于醋酸平衡盐溶液，制成胶体复方电解质溶液，例如 HES（130/0.4/9:1）醋酸平衡盐溶液，可显著提高 HES 注射液的安全性，在有效维持血容量的同时，避免出现高氯性酸血症。

（4）右旋糖酐 右旋糖酐40输入机体后理论上可降低血黏度和细胞黏附，并且改善微循环的低流速状态。在创伤、失血、烧伤和内毒素休克时患者血黏度升高，使用右旋糖酐40后血黏度可降低，但没有文献显示可改善微循环的低流速状态。有报道在使用右旋糖酐40总量大于20ml/kg后，患者出现肾功能衰竭。右旋糖酐40较少用于扩充血容量，多用于血管外科防止血栓性疾病，使用过程中可出现过敏性休克，建议使用前进行皮试。

三、围手术期晶体溶液与胶体溶液的选用原则

1. 成人围手术期晶体溶液和胶体溶液的选用原则 当患者存在血容量不足

而需大量补液时，建议补充晶体溶液的同时，适量输注胶体溶液，以控制输液量，减少组织水肿；如患者无低血容量，仅需补充细胞外液或功能性细胞外液时，建议以晶体溶液补充生理需要量；对于需大量液体复苏的危重患者，尤其是合并急性肺损伤时，建议选择白蛋白实施目标导向的限制性液体治疗。

根据中华医学会麻醉学分会《麻醉手术期间液体治疗专家共识（2014）》，成人麻醉手术期间的液体需要量及液体治疗推荐如下。

（1）每日正常生理需要量 麻醉手术期间生理需要量主要采用晶体溶液补充。

（2）术前禁饮食所致液体缺失量和手术前累计液体丢失量 麻醉手术期间累计缺失量主要采用晶体溶液补充：①晶体溶液能有效补充机体需要的 Na^+、K^+、Mg^{2+}、Ca^{2+}、HCO_3^-；②胃肠手术患者术前肠道丢掉液体，推荐采用晶体溶液治疗；③临床情况稳定的患者，有证据显示术前应采用口服电解质液体治疗术前累计缺失量；④不推荐肺水肿患者继续晶体溶液治疗。

（3）麻醉导致的血管扩张循环血容量减少 目前常用的麻醉药物和麻醉方法（区域阻滞和全身麻醉等）均会引起血管扩张，导致有效循环血容量减少，需及时评估和处理，通常在麻醉开始即应遵循个体化的原则及时输注晶体溶液或胶体溶液，以维持有效循环血容量。一般而言，达到相同的容量效果，胶体溶液的用量明显少于晶体溶液。

麻醉导致的血管扩张和有效循环血容量减少评估和处理的建议：①胶体溶液更有效补充血管内容量，麻醉手术期间使用胶体溶液补充血管内容量是合理的；②补充与胶体在血管内相同容量效果需要 3～4 倍晶体溶液且维持时间较短；③不推荐严重脓毒症患者麻醉手术期间采用胶体溶液治疗。

（4）术中失血量 术中失血导致血容量减少，可输注晶体溶液和（或）人工胶体溶液维持血容量，有指征时输注血液制品。补充建议：①给予足够晶体溶液可有效产生与胶体溶液相同容量效应；②补充与胶体溶液相同容量效应需要 3～4 倍晶体溶液；③手术中失血导致血容量减少采用胶体溶液是有效/有益的；④尚不确定补充大量晶体溶液的有益性，快速大量（>4～5L）输注晶体溶液常导致明显组织水肿。

（5）第三间隙丢失量 根据手术创伤的大小，第三间隙丢失量不同，应适量补充。是否需要补充第三间隙丢失及补充多少仍存在明显分歧。对于 ASA Ⅰ～Ⅱ级、接受肺部或颅脑手术的患者，术中不需要补充第三间隙。

2. 重症患者和复杂手术的晶体溶液和胶体溶液的选择 重症患者、复杂手术需根据患者病理生理改变和术中液体需要量进行液体治疗，以达到良好组织灌注的目的。根据《拯救脓毒症运动：脓毒症与脓毒性休克治疗国际指南（2016

年版)》中与液体种类选择相关的内容，对脓毒症及脓毒症休克患者：①在早期液体复苏及随后的血管容量补充中，推荐首选晶体溶液；②建议使用平衡盐溶液或生理氯化钠溶液进行液体复苏；③在早期复苏阶段及随后的血管内容量扩充阶段，当需要大量晶体溶液时，可以额外使用白蛋白；④不建议使用羟乙基淀粉进行血管内容量扩充；⑤复苏时，与明胶类液体相比，建议使用晶体溶液。

四、围手术期液体治疗药物的其他注意事项

（一）配伍禁忌

配伍禁忌可分为物理性配伍禁忌、化学性配伍禁忌和药理性配伍禁忌。物理性配伍禁忌是指在对药物进行配伍后，其物理性状发生了变化，给临床上带来使用困难等问题。化学性配伍禁忌是指在对药物进行配伍后，其发生了沉淀、氧化还原反应及变色反应等化学变化，该药物也可因被分解而失效。药理性配伍禁忌是指在对药物进行配伍后，其药效发生变化，毒性增加。目前未见报道不同液体在同一静脉通道输注产生不良反应，但是根据不同药物输注不良反应，也可以判断某些液体或药物不能或者不宜在同一静脉通道输注，见表 3 - 8 - 12。

表 3 - 8 - 12 　不可共用同一静脉输液通道的药物

液体中所含物质	不可混合的物质	结　果
Ca^{2+}	含枸橼酸钠的血制品	凝血
Ca^{2+}、Mg^{2+}	含磷酸根离子、碳酸根离子溶液	产生沉淀
5% $NaHCO_3$（属碱性）	酸性液体 促皮质素、胰岛素、异丙肾上腺素、去甲肾上腺素、葡萄糖酸钙、氯化钙、氢化可的松、硫酸镁、间羟胺、苯肾上腺素、美沙酮、吗啡、喷他佐辛、戊巴比妥、复合维生素 B 和维生素 C、利血平、硝普钠、氯丙嗪、异丙嗪、地西泮、甘露醇、垂体后叶素、维生素 C、阿托品、东莨菪碱等药物以及青霉素 G 钾、头孢噻肟钠、链霉素、四环素、万古霉素、氯霉素、多黏菌素、红霉素等抗生素	
甘露醇（属过饱和溶液）	氯化钾、氯化钠或其他盐类、头孢吡硫钠等抗生素以及强酸、强碱等	
氯化钾	硝普钠、氯丙嗪、地西泮、甘露醇、噻替哌、5 - 氟尿嘧啶以及部分抗生素如两性霉素 B、氯霉素、四环素、乳糖酸红霉素	

液体中所含物质	不可混合的物质	结　果
氨茶碱	氯丙嗪、肾上腺素、胰岛素、异丙上腺素、去甲肾上腺素、喷他佐辛、哌替啶、美沙酮、异丙嗪、吗啡、复合维生素 B 和维生素 C、硝普钠、利血平、甲强龙、苯肾上腺素、间羟胺、葡萄糖酸钙、硫酸镁、氢化可的松、地西泮、甘露醇、止血环酸、阿托品、东莨菪碱，以及青霉素 G 钾等大多数抗生素	
多巴酚丁胺	氯化钙、葡萄糖酸钙、硫酸镁、碳酸氢钠及其他碱性液	
多巴胺	5% 碳酸氢钠、氢化可的松、硝普钠、利血平、地西泮、呋塞米、利尿酸钠、甘露醇以及部分抗生素如两性霉素 B、氨苄青霉素、青霉素 G 钾、氯霉素、四环素等	
间羟胺	巴比妥类、地塞米松、纤维蛋白原、甲强龙、强的松龙、硫喷妥钠、华法林、两性霉素 B、乳糖酸红霉素、青霉素 G 钾等	
米力农	呋塞米	
肾上腺素	碳酸氢钠、氨茶碱、呋塞米等	
葡萄糖酸钙	硫酸镁、碳酸氢钠、硝普钠、毒毛花苷 K、西地兰、氨茶碱、呋塞米、利尿酸钠、甘露醇、止血环酸、甲强龙、多巴酚丁胺、氢化可的松、对氨基水杨酸钠，以及氯霉素、两性霉素 B、头孢类、四环素、氯霉素、乳糖酸红霉素、青霉素 G 等	
呋塞米	10% 果糖水溶液、转化糖电解质液、肾上腺素、去甲肾上腺素、地西泮、哌替啶、普萘洛尔、维拉帕米、利血平、硝普钠、多巴胺、葡萄糖酸钙、甘露醇及大多数抗生素	
乳酸钠林格液	大环内酯类抗生素、生物碱、磺胺类	因 pH 值及离子强度变化而产生配伍禁忌
中/长链脂肪乳注射液（20%）	电解质、其他药物或其他附加剂	
注射用顺苯磺阿曲库铵	乳酸林格注射液	出现降解产物的速度较快

续表

液体中所含物质	不可混合的物质	结　果
输血	输血时血液最好不要与其他液体混合，也不与葡萄糖液（包括等渗或高渗）混合 由输等渗葡萄糖液改为输血，或由输血改为输等渗葡萄糖液，一般多无问题，但有时可出现微细颗粒，说明血液遭到一些破坏。故安全起见，在输血前后及两个供血者血液之间，需用小量生理氯化钠溶液来调整，以免互相影响 输血时还不能与氨甲环酸、重酒石酸去甲肾上腺素及含 Ca^{2+} 制剂在同一输液通道内输注	

（二）液体治疗药物的加温

围手术期体温低于36℃称为体温过低。在全身麻醉的状态下，机体只能通过自主性反应来调节体温变化，行为型体温调节功能完全丧失。手术中的大量输血输液未经加温处理导致体温下降，通常输入1L晶体溶液或一个单位4℃库血可使体温下降0.25℃，当大量快速输血，以每分钟100ml的4℃库血连续输注20分钟，体温可降至32～34℃。低温对机体可产生不同的影响：轻度低温会导致麻醉后苏醒延迟，患者出现寒战，从而增加氧耗，使血压和心率增加，对老年及体弱的患者造成心肌缺血；严重的低温将导致心律失常。同时低温也会影响凝血时间及伤口愈合。关于常用液体是否适合加温的建议见表3-8-13。

表3-8-13　关于液体加温的建议

液　体	是否适合加温	加温建议
晶体溶液	是	在围手术期适宜加温应用，对非控制性降温的患者有益
聚明胶肽	是	温度较低时本类液体黏度较大，可稍加温，但不宜超25℃
羟乙基淀粉	是	使用时保持溶液温度在37℃左右
新鲜冰冻血浆（FFP）	是	新鲜冰冻血浆中的FVⅢ活性较高，且随保存时间的延长而活性下降。建议在4±2℃保存，融化后加温至37℃，尽快输注
冷沉淀物	是	必须在-20℃以下保存，输注前在37℃水浴中10分钟内融化，融化过程中必须不断轻轻摇动，避免局部温度过高融化后6小时内输完，输速不低于200ml/h。融化后不可再重新冻存
红细胞悬液	是	对红细胞悬液进行适当加温，有利于危急患者的救治，可减少低温血制品输注引起的低体温、寒战等并发症，使患者获益，但加温温度不能超过37℃

液　体	是否适合加温	加温建议
血小板制剂	是	血小板一般为液态保存。冰冻保存多为基层血站常用 液态保存的血小板要求于22±2℃条件下震荡保存。血小 板输注过程尽可能保持在该温度范围内 深低温冰冻保存技术保存的血小板制剂，使用前从冰箱取 出，直接置于37℃循环式水浴箱内完全融化，融化完毕 后，室温可放置4小时，采用输血器以患者可耐受的速度 尽快输注
普通冰冻血浆	是	在输注前放在37℃水浴中融化，并不断轻轻地摇动血袋， 直到血浆完全融化为止。不能在室温下放置使之自然融 化，以免有大量纤维蛋白析出 水温绝对不可超过37℃ 在融化后的24小时之内使用输血器进行输注 对于已经融化未能及时输注的血浆，可在4℃冰箱暂时保 存，但不能超过24小时。输注时可使用专用输血加温仪加 温，但不能超过37℃ 融化后的血浆应尽快输用，以避免血浆蛋白变性和不稳定 的凝血因子丧失活性

第五节　特殊人群围手术期液体治疗的管理

一、儿童患者

小儿体液量较大，体液交换率高，输液不足易发生脱水、休克，输液过量又可导致心力衰竭及肺水肿，故安全、合理、有效的术中输液对保证患儿术中安全及术后恢复极为重要。

1. 输液量的确定　维持性输液补充生理需要量，可根据体重、热卡消耗和体表面积计算。小儿围手术期的输液量可参考4:2:1法计算每小时液体需要量。新生儿临床治疗须参考计算结果并根据患儿对液体治疗的反应决定治疗方案。

（1）足月新生儿（胎龄＞36周）出生后最初几天会正常丢失占体重10%～15%的水分，液体的维持需要量减少，见表3－8－14。

表 3 - 8 - 14   出生最初几天的维持液需要量

年龄（天）	每小时液体需要量（ml/kg）	每日液体需要量（ml/kg）
1	2 ~ 3	20 ~ 40
2	3 ~ 4	40 ~ 60
3	4 ~ 6	60 ~ 80
4	6 ~ 8	80 ~ 100

（2）足月新生儿在出生后 48 小时内应给予 10% 葡萄糖 2 ~ 3ml/（kg·h）或 40 ~ 80ml/（kg·d）。

（3）体重 <2kg 的早产儿液体治疗推荐至少给予 4ml/（kg·h）或 100ml/（kg·d）输液量，并应每日监测体重和电解质，及时确定治疗方案。

2. 输液液体的选择　应根据患儿的需要，并考虑液体的电解质、含糖量和渗透浓度进行选择。通常小儿围手术期使用无糖等张平衡盐溶液（BEL）是比较理想的，而较小的婴幼儿可以酌情使用含 1% ~2% 葡萄糖的平衡盐溶液。当手术中失液、失血较多时应增补胶体溶液，可视具体情况选用白蛋白等血液制品或羟乙基淀粉、明胶类等血浆代用品。

（1）低张性液体　原则上维持性补液可选用轻度低张液，如 0.25% ~0.5% 氯化钠溶液。但大量输注容易导致术后低钠血症，甚至引起脑损伤，对小儿是非常危险的。术中、术后不推荐使用低张性液体，应加强对血浆电解质的监测。

（2）等张性液体　由于小儿的血浆容量小，电解质易被稀释，小儿更易发生低钠血症，故在常规输液治疗时，应当用乳酸钠林格液补充细胞外液的丢失。但由于其稍低张的状态，应谨慎用于颅脑外伤的患儿。

（3）葡萄糖溶液　应避免小儿在围手术期出现低血糖，低血糖可引起脑损伤。但大多数儿童对手术刺激有高血糖反应，而输入含糖溶液将加重血糖的升高。小儿手术过程中不建议常规输注葡萄糖溶液。

（4）胶体溶液　对胶体的选择，尤其是羟乙基淀粉的使用要慎重，未足月儿和新生儿围手术期不宜使用羟乙基淀粉。白蛋白是天然血液制品，虽然有传播疾病的风险，但其仍然是新生儿和小婴儿扩容治疗时使用的主要胶体溶液。5% 白蛋白的渗透压接近生理胶体渗透压，能够维持血压和血浆胶体渗透压。

3. 输液注意事项

（1）小儿输液的安全范围小，婴幼儿更为明显，计算补液总量时应包括稀释药物（包括抗生素）在内的液体量。建议婴幼儿术中补液使用输液泵控制或选用带有计量的输液器。

（2）补液速度取决于失水的严重程度，小儿由于新陈代谢旺盛，排泄水的速度也较成人快。根据患儿病情缓急、严重程度等具体情况，强调个体化输液，根据患儿对补液的反应及时对补液量和速度作出调整。比如休克患儿，可以给予每次 10ml/kg 的冲击量，以加快液体复苏。

二、老年患者

老年患者术中液体管理应充分结合老年患者血流动力学的特殊改变，以及不同手术类型对血流动力学的影响，术中严密监测，根据血流动力学变化有目标的进行液体管理和使用血管活性药物。

（1）老年患者血流动力学的变化特点　随着年龄的增长，心脏呈退行性改变，心排量减少；冠状动脉血流量及流速的下降导致心脏储备功能下降；动脉血管的厚度及硬化程度随年龄的增长而增加，使血流的阻力增加；静脉弹性减退，静脉压调节能力下降。

（2）老年患者器官功能的变化特点　肾单位减少、肾小球硬化，肾功能（特别是肾浓缩功能）降低，易发生电解质紊乱、水中毒、酸中毒；肺顺应性下降、对缺氧的保护性反应下降，易发生低氧血症；肝脏对药物的代谢能力下降；激素分泌水平及胰岛素抵抗等改变，大多数老年人存在糖耐量异常，静脉输注含糖液体需慎重。

1. 液体类型选择　一般情况下，乳酸林格液或醋酸林格液为老年患者围手术期的首选液体类型。围手术期给予人工胶体溶液的术后转归不弱于晶体溶液，可以安全用于大型手术。

如果术前评估为肾功能不全的高危老年患者，如肾损伤、肾功能不全甚至因肾功能衰竭接受肾透析治疗，应该慎用人工胶体溶液。最近的证据表明，合并严重脓毒症等患者，应该慎用羟乙基淀粉溶液。

2. 目标导向液体管理策略　老年患者由于全身血容量降低，心、肺、肾功能减退以及静脉血管张力在麻醉状态下的易丧失性，围手术期容易为了维持循环稳定而导致液体输注过负荷，因此实施目标导向液体管理策略对于降低患者围手术期心、肺、肾以及肠道功能并发症，改善患者术后转归方面具有重要作用。

三、产科患者

产妇孕期生理发生改变，低血压是腰硬联合麻醉剖宫产术最常见的一种并发症，严重的低血压可能会对产妇及胎儿造成不良影响。产科患者围手术期液体管理主要目标包括：维持足够的组织灌注、正常血容量及血流动力学稳定、改善微循环、防止/减缓血液高凝、预防血栓风险等。

1. 液体种类的选择　目前晶体溶液和胶体溶液是临床上最常用的液体种类，

对于术中使用哪种液体尚存在争论。大量晶体溶液快速输入不仅不能降低低血压的发生率，还可能增加肺水肿的发生风险。目前主要的趋势是联合升压药的合理使用，避免液体大量输注，同时也减少血管活性药大量使用引起的不良反应，从而尽可能减少对产妇及胎儿的影响。

2. 围手术期补液需要量 包括每日正常生理需要量、术前禁食所致的液体缺失量或手术前累积缺失量、麻醉手术期间液体再分布、麻醉导致的血管扩张、术中失血及失液量等。在短时间如果进行大量的液体输注易引起产妇的组织水肿，严重的还会造成心功能衰竭。静脉液体预充或补液与麻醉同时进行均能减少剖宫产术脊椎麻醉后产妇低血压的发生（包括胶体溶液预充、晶体溶液共负荷、胶体溶液共负荷等）。

四、肥胖患者

较之普通患者，肥胖患者无论细胞内液、细胞外液还是体液总量均减少，但由于总体重和净体重的增加，术中仅根据实际体重计算或临床经验指导输液容易造成液体过量或欠缺。

1. 液体种类的选择 原则上补充足够多的晶体溶液，可以产生和胶体溶液同样有效的保持血管内容量的作用，但需注意快速、大量补充晶体溶液（>4～5L）容易引起显著的组织水肿。严重的血容量不足时，补充胶体溶液所起的作用更为迅速和有效。对于肥胖患者多按理想体重补充术前、术中、术后丢失量和每日基本生理需要量。如何选择晶体溶液、胶体溶液配比仍然是围手术期液体管理的难点和重点。

2. 输液量的确定 肥胖患者围手术期补液量要根据患者自身状况（如肥胖程度、是否合并严重心肺疾患）以及手术方式（如腹腔镜或开腹手术）等具体情况选择。由于肥胖患者术前往往合并呼吸功能障碍和低氧血症，开放性补液可能增加肺循环负荷和肺部并发症，进一步降低术后全身肌肉氧合，延迟胃肠功能的恢复，术中液体超负荷和术后体重的增加往往伴随伤口恢复延迟及各种术后并发症的增加。因此，理论上限制性补液更适合于肥胖患者。

临床中单靠扩容预防低血压的效果有限。椎管麻醉后的脊神经广泛阻滞以及全身麻醉诱导后导致患者的血液重新分布，引起血容量的相对不足，尤其是肥胖患者，所以必须使用血管活性药物，来维持血流动力学稳定。

五、肝、肾、心功能异常患者

1. 肝功能异常患者

（1）术中液体管理 患肝脏疾病尤其是终末期肝病的患者，通常处于体液异常状态，包括血浆渗透压降低、外周水肿、腹水生成等，许多患者还存在体液相关的电解质紊乱。对于疾病严重或进行长时间手术的患者，应优先考虑使用胶体；对于严重凝血障碍的患者，首选新鲜冰冻血浆作为术中维持性液体。

（2）低中心静脉压（CVP）技术　在肝切除术期间降低 CVP 可通过减轻肝静脉内淤血程度而显著减少术中出血。不要补液过度，因其可导致 CVP 升高进而妨碍在恢复灌注后的再控制出血的能力。

（3）控制凝血功能障碍　与肝脏疾病相关的凝血功能障碍会显著增加围手术期出血风险。肝脏是产生主要凝血因子的场所，还产生许多凝血抑制剂、纤溶蛋白和其抑制剂等。凝血和纤溶过程中多种活化因子的障碍都与肝功能异常相关。肝病患者因肝硬化和脾功能亢进引起的血小板异常和血小板减少也很常见。术中监测凝血功能能及时监测凝血和纤溶的全过程，能明确诊断高凝状态或由于凝血因子、血小板缺乏还是纤溶亢进导致的低凝渗血，从而进行更有针对性的治疗。应维持正常的血容量和灌注压，红细胞比容≥25%。

2. 肾功能异常患者

（1）液体品种的选择　肾功能不全患者的围手术期液体治疗应首选晶体溶液，尤其是平衡盐液最为合适，应尽量避免人工合成胶体溶液。对于需要大量液体复苏又应避免液体输入过多的患者，应考虑适当补充胶体溶液。肾衰患者需注意控制氯化钠溶液的输注量。大量输注甘露醇可引起肾小管管腔狭窄、肾小球滤过率下降，当血浆渗透压上升超过肾小球滤过压时可导致急性肾功能衰竭。碳酸氢钠溶液对于有急性或慢性肾功能衰竭的患者，需慎用。

白蛋白可提高血浆白蛋白和胶体渗透压，但能通过增加肾小管与管旁小血管中的渗透压而引起一过性的肾脏水钠排泄减少。相对于右旋糖酐、琥珀酰明胶、羟乙基淀粉，肾衰患者应用白蛋白更为安全。

（2）围手术期液体管理重点　对于已有肾功能损害或可能发生肾功能损伤的患者，围手术期应重点关注防治肾前性急性肾损伤及由长时间休克引起的肾性急性肾损伤，对于肾后性急性肾损伤应尽快解除梗阻。

肾衰患者的术前准备应以"量出为入"的原则控制补液量。每天补液量＝显性失液量＋不显性失液量－内生水量。不显性失液量和内生水量估计常有困难，因此患者每天大致的补液量可按前一日尿量加 500ml 计算。术中补液应包括每日正常生理需要量，还需关注术中渗漏到第三间隙的液体返回到血管的量，同时显性失液量部分还应增加术后引流液及创面渗液量。

3. 心功能异常患者　心功能不全非心脏手术患者的液体治疗重点如下。

（1）液体治疗应以改善组织器官血流灌注，维持血流动力学稳定和避免因体液失衡所致心功能或血容量失代偿为原则。

（2）液体输注期间可适当选用正性肌力药（如多巴胺、多巴酚丁胺），并用血管扩张药（如硝普钠、硝酸甘油）及利尿剂降低心脏前后负荷。

（3）失代偿性心功能不全患者即便是出汗、唾液分泌增加也会导致 Na^+ 丢失过多。液体治疗时除注意维持胶体渗透压外，还应注意补充一定量的钠盐（林格液或乳酸林格液）。

（4）同等充盈压条件下，胶体溶液能获得比晶体溶液更高的心排血量。肺毛细血管楔压（PCWP）升高或血浆胶渗压下降时，应适量输注胶体溶液或含胶体溶液的晶体溶液（如人工胶体、血浆、白蛋白、全血等）。

（5）可依据尿量和失血量调整输液速度。

第六节　围手术期液体治疗并发症的监护

在液体管理过程中，补液的种类选择不当、剂量过多或过少、补液速度过快等均可能会导致一系列并发症，对于危重、高龄或合并心、肺、肾等脏器功能不全的患者发生率更高。部分大手术可能导致体液失衡、全身炎症反应综合征（SIRS）甚至失血性休克等，而不恰当的液体治疗亦可致患者容量不足或负荷过重，继发脏器功能障碍或肺水肿、电解质紊乱、代谢性酸中毒等异常表现。

一、低血容量

在低血容量早期，通过代偿机制将液体分布至重要脏器以保障其灌注，激发交感神经和肾素－醛固酮－血管紧张素系统，相应导致胃肠道、肾脏、肌肉、皮肤等组织处于低灌注状态。虽然这种神经元介导的代偿保护机制在开始是有益的，但如应激持续存在，可致不良结局。循环血量的持续减少可激活免疫防御系统，引起 SIRS，促使大量的细胞因子及炎性介质释放，导致毛细血管内皮损伤，血管通透性增加，严重者可致毛细血管渗漏综合征（capillary leak syndrome，CLS），使有效循环血容量进一步下降，内脏微循环紊乱及组织氧供不足，无氧代谢增强，乳酸及脂肪酸等酸性代谢产物蓄积，是导致脏器功能不全的病理生理基础。

液体治疗低血容量的最终目的不仅是纠正心脏输出、维持机体血流动力学稳定，还包括改善微循环灌注状态，维持组织细胞充足的氧供，促进组织愈合和器官功能恢复。即使在一些循环系统监测指标如心率、动脉血压等正常的情况下，仍可能存在潜在的微循环灌注不足。隐匿性低血容量可能与器官低灌注继发术后功能障碍有关。

改善术后患者低血容量状态下的微循环障碍、维持良好的组织灌注和氧供是防止术后出现多器官功能不全的关键。除大量失血所致的低血容量性休克必须及时补充含有凝血因子的新鲜冰冻血浆及红细胞等血液制品以保障氧供外，大部分休克治疗中平衡盐溶液应作为液体治疗的基础，并根据患者电解质变化相应调整溶质成分与含量，以纠正继发的水、电解质平衡紊乱。为了维持胶体渗透压，避免组织水肿（例如肺水肿）应当适量输注胶体溶液，常见晶胶比例为3:1。

二、肺水肿

液体过负荷可致肺水肿，主要原因为肺泡毛细血管内静水压升高导致肺泡液体渗出增加，肺间质或肺泡积液，影响血氧交换。临床表现根据病程不同而有所差异。肺水肿间质期，患者可主诉咳嗽、胸闷及呼吸困难，只表现轻度呼吸浅速，可无啰音。肺水肿液体渗至肺泡后，可出现咳白色或血性泡沫痰，表现为严重的呼吸困难，两肺布满湿啰音，血气分析可示低氧血症加重，甚至出现 CO_2 潴留和混合性酸中毒等。

临床治疗可采用吸氧、强心、利尿、β_2 受体激动剂、肾上腺糖皮质激素、减少肺循环血量等方法，必要时应用呼吸机及肾脏替代治疗。临床常见肺水肿合并有效循环血量不足的患者，可输入胶体溶液替代晶体溶液治疗血容量不足，以减少总液体量的摄入，同时应注重血流动力学的监测与支持，必要时转到重症监护室（ICU）治疗。

三、电解质紊乱

1. 低钠血症　指血 Na^+ <135mmol/L，多由输液总量较多而钠盐相对不足所致。低钠血症主要表现为神经系统症状，其严重性与低钠血症的严重程度、血容量水平特别是血钠浓度改变的速度具有相关性。如短时间内发生严重低钠血症，可致严重脑水肿，产生明显的神经系统症状，亦可出现心律失常和难治性低血压。当血清 Na^+ 浓度 <125 ~ 130mmol/L 时，可表现为恶心、呕吐、不适等症状；当血清 Na^+ 浓度 <115 ~ 120mmol/L 时，可致头痛、嗜睡、抽搐、昏迷、呼吸困难甚至死亡。

低钠血症可通过限制水入量及输注高渗盐水治疗，通过水的负平衡使血钠浓度上升，另外在允许的范围内尽可能地提高血钠浓度，缓解临床症状。

2. 高钠血症　血清 Na^+ >145mmol/L，并伴有过高的血渗透压。生理氯化钠溶液中约含154mmol/L Na^+，明显高于人体血浆正常水平，大量输注可致高钠血症。高钠血症可致神经系统症状如肌无力、肌张力增高、腱反射亢进等，尤以下肢偏重；神志由兴奋逐渐转为抑郁、淡漠；可合并有高血压及心功能不全症状；持续高钠血症可致抽搐、神志障碍、昏迷甚至死亡。

根据病情可通过静脉或口服补充葡萄糖溶液治疗，有缺钾者应注意同时补钾。HES（130/0.4）醋酸平衡盐溶液的 Na^+ 浓度（137mmol/L）明显低于 HES 氯化钠注射液（154mmol/L），以更加接近生理状态的复方电解质溶液为载体，显著降低了 Na^+ 浓度，有助于避免高钠血症的发生。

3. 低钾血症　血清 K^+ < 3.5mmol/L 时称为低钾血症。低钾血症可因 K^+ 入量不足或丢失过多所致。轻度可表现为精神萎靡、神情淡漠、倦怠、四肢无力及心律失常等，严重可致呼吸肌及肌张力下降、腱反射减弱或消失，甚至出现因骨骼肌供血不足导致的肌肉痉挛、缺血坏死及横纹肌溶解等。

根据低钾情况可选择经口服或静脉补充钾盐。静脉补充通常不超过 10 ~ 20mmol/h，若 >10mmol/h 时须进行心脏监护。纠正低钾血症的同时须注意监测尿量并治疗伴随的水、电解质及酸碱平衡紊乱。

4. 高钾血症　血清 K^+ > 5.5mmol/L 时称为高钾血症，多为补充 K^+ 过多所致。血清 K^+ 5.5 ~ 7.0mmol/L 时可致肌肉兴奋性增强，出现轻度震颤及手足感觉异常。血清 K^+ 7.0 ~ 9.0mmol/L 时可致肌无力及腱反射减弱或消失，甚至出现迟缓性麻痹。高钾血症还可影响心肌细胞的兴奋、自律与传导，导致心电图异常。与平衡盐溶液相比，生理氯化钠溶液中 Cl^- 浓度高于血浆，更容易导致高钾血症等电解质紊乱。

根据病情可选用静脉输注葡萄糖酸钙、5% $NaHCO_3$、葡萄糖和胰岛素以及进行透析等方法降低血清 K^+ 浓度。

四、代谢性酸中毒

代谢性酸中毒是因细胞外液中 H^+ 增加或 HCO_3^- 丢失导致的以 HCO_3^- 浓度降低为特征的酸碱平衡紊乱。生理氯化钠溶液只含 Na^+ 和 Cl^-，pH 值为 5.0，属于高氯、高钠的酸性液体，与正常的血浆成分差异较大，输注过多可致高氯性酸中毒。代谢性酸中毒患者轻者可表现为疲乏无力、呼吸短促、食欲差等，重者可出现 Kussmaul 呼吸及循环功能障碍，甚至出现血压下降、心率失常及昏迷等症状。

轻度代谢性酸中毒无需特殊治疗，补充葡萄糖或生理氯化钠溶液后多可自行缓解。采用乳酸林格液或醋酸平衡盐溶液作为载体溶液有助于避免高氯性代谢性酸中毒等不良反应。重度患者可输注 $NaHCO_3$ 纠正酸中毒。HES（130/0.4）醋酸平衡盐溶液中的 Cl^- 浓度为 110mmol/L，HES（130/0.4）氯化钠注射液中 Cl^- 浓度为 154mmol/L，因此，建议使用平衡型 HES（130/0.4）替代非平衡的 HES（130/0.4）氯化钠注射液，在纠正患者血容量不足的同时，避免继发代谢性酸中毒。

第七节　案例分析

（一）案例一

1. 案例一　患者信息见表3-8-15。

表3-8-15　案例一患者信息

患者基本信息	陈某，男，6岁，体重21kg，BMI 17.35kg/m²
主诉	转移性右下腹腹痛1天
现病史	患儿1天前无明确诱因出现脐周疼痛，呈持续性钝痛，无阵发性加剧，无他处放射，无恶心、呕吐，发病后曾于当地诊断为"急性胃肠炎"，予口服药物治疗（药名及剂量不详），无好转，10小时后疼痛转移至右下腹，呈持续性胀痛，较前加重，门诊医师行血常规及腹部超声检测后，以"急性阑尾炎"收入院
既往史	既往体健，无手术史、外伤史及药物过敏史，否认"肝炎""结核"等传染病接触史
查体	T 38.5℃，HR 102次/分，R 20次/分，BP 115/76mmHg，右下腹压痛（＋）
辅助检查	WBC 11.97×10⁹/L，NEU% 94.0%，CRP 4.76mg/L 空腹血糖5.6mmol/L；血钾4.2mmol/L；血钠140mmol/L；血钙2.4mmol/L；血氯102mmol/L
诊断	急性化脓性阑尾炎
拟行手术	拟行"阑尾切除术"
术后治疗方案	术后第1天禁食，静脉输注溶液包括：5%葡萄糖、生理氯化钠溶液、10%氯化钾溶液、复方氨基酸溶液、脂肪乳溶液、抗菌药物溶液共1530ml，补液速度65ml/h

2. 案例分析

（1）该患儿术后补液量是否充足？

根据小儿体重计算的每小时维持量（4:2:1）法则：体重21kg，理论上补液量为$4×10+2×10+1=61ml/h=1464ml/d$，该患儿补液量充足。小儿输液的安全范围小，婴幼儿更为明显，计算补液总量时应包括稀释药物（包括抗菌药物）在内的液体量。

（2）在需要静脉补液维持需要量的患儿中，输注等张液是否能减少术后低钠血症的风险？

和低张液相比，输注等张液来维持需要量能减少术后低钠血症的发生率，但需要维持一定的输注速率，否则会因为发生脱水而出现高钠血症。在细胞外液超负荷（如心力衰竭、肝肾功能衰竭）或大量水分丢失的患儿中应避免使用等张液。本例患儿未出现腹泻等胃肠道症状，血钠正常，然而对于如已出现感染性腹泻症状的患儿，则需结合脱水阶段、电解质水平选择低张静脉补液。

（二）案例二

1. 案例二 患者信息见表 3 - 8 - 16。

表 3 - 8 - 16　案例二患者信息

患者基本信息	患者，女，30 岁，体重 60kg，孕前 BMI 22.3kg/m^2，现 BMI 30.8kg/m^2
主诉	停经 39^{+5} 周，下腹痛 12 小时，见红 10 小时
现病史	孕妇停经 1$^+$ 月外院验尿妊娠试验阳性，伴轻度恶心、呕吐不适。现孕妇孕 39^{+5} 周，12 小时前无明显诱因出现不规则下腹痛，间歇 7~10 分钟，持续 10~30 秒，逐渐加密，10 小时前开始出现阴道少量流血，淡红色，自觉胎动如常，拟诊"先兆临产"入院
既往史	1 年前因"乳房良性肿瘤"行剥除术，无传染病史
查体	T 37.0℃，HR 88 次/分，R 20 次/分，BP 125/87mmHg；腹形膨隆，纵椭圆形，子宫底高度耻联上 35cm，腹围 108cm，头先露，胎心率 142 次/分，节律规则
辅助检查	WBC 12.97×10^9/L，NEU% 84.0% 尿常规、肝肾功能、血糖、凝血功能、甲状腺功能、心电图、胸片均无异常
诊断	孕 39 周，孕 1 产 0；胎膜早破
拟行手术	拟行"剖宫产术"
术前治疗方案	麻醉前静脉输注 1000ml 乳酸林格液

患者入手术室麻醉检测，血压、心率正常，SpO$_2$ 98%，面罩吸氧。麻醉选择腰硬联合麻醉，患者右侧卧位，穿刺点选择 L$_3$~L$_4$ 间隙，给予 0.5% 布卡因 10mg，硬膜外置管后仰卧，手术床稍头高脚低，此时患者 BP 107/65mmHg，HR 90 次/分，SpO$_2$ 95%，麻醉平面 T$_{10}$ 左右。约 3 分钟后，患者自觉恶心、胸闷，此时 BP 85/57mmHg，HR 108 次/分，SpO$_2$ 94%，随后患者意识丧失，面色苍白，血压测不出。麻醉医生迅速输注胶体扩容补液，给予麻黄碱 10mg，同时产科医生将患者子宫推向左侧，手术床左倾。2 分钟后 BP 70/43mmHg，HR 130 次/分；继续扩容补液，再次给予麻黄碱 10mg。此时患者呼之能应，面色红润，BP 95/62mmHg，HR 110 次/分。麻醉医生检查麻醉平面至 T$_5$ 左右。在这个过程中输注胶体 800ml。

2. 案例分析

（1）该患者麻醉前输注 1000ml 乳酸林格液为什么还是会出现低血压？

该患者仰卧位后血压急剧下降，收缩压降至 80mmHg 以下、血压下降幅度 >

20%基础值，伴随头晕、恶心、胸闷、面色苍白、脉率加快等症状，考虑仰卧位低血压综合征。麻醉前输注1000ml乳酸林格液确实能增加心排血量，但持续作用短暂，并不能完全避免脊椎麻醉后低血压的发生。该患者麻醉过程中阻滞交感神经，引起外周血管扩张，同时子宫压迫下腔静脉，使回心血量减少，也会引起低血压。

（2）剖宫产患者该如何进行液体管理来预防低血压的发生？

剖宫产手术脊椎麻醉后低血压可采取以下措施治疗：扩容体液、麻黄碱或去氧肾上腺素、将患者子宫推向左侧、手术床左倾20°等。

对于剖宫产术的液体管理，美国ASA产科麻醉操作指南指出静脉液体预充（麻醉前补液）或共同负荷（麻醉开始同时补液）均能减少剖宫产术脊麻后产妇低血压的发生；晶体溶液共负荷扩容效果取决于输注的量和速率，输注量多、速率快时预防作用明显，但持续时间短暂；胶体溶液无论是预充或者共同负荷对于降低低血压的发生、减少升压药使用及维持母体心排血量都有效。在某些血流动力学不稳定的紧急情况下来不及进行液体预充，可使用共同负荷补液。无论当前哪种液体管理方法都不能完全避免低血压的发生，联合升压药的使用效果更好。

第八节　总　　结

围手术期液体治疗是外科患者围手术期治疗的重要组成部分，液体治疗能够影响外科患者的预后，目的在于维持患者水、电解质、酸碱平衡及血流动力学等重要指标的稳定，保证组织灌注，从而改善患者术后的结局，使患者快速康复。临床可通过医-药共管模式来加强对围手术期患者液体的管理。液体管理应根据手术类型和患者的具体情况制定个体化的液体控制目标及治疗方案。输液不足可造成患者心、肾、脑等重要器官低灌注、微循环障碍、器官功能不全；输液过量会引起患者术后腹内高压，影响吻合口愈合、胃肠功能恢复，增加全身感染概率。围手术期常用的液体治疗药物包括晶体溶液和胶体溶液。晶体溶液是含水和电解质的液体，胶体溶液又分为人工胶体溶液和天然胶体溶液，需根据患者病理生理改变和围手术期液体需要量、配伍禁忌等选择液体治疗种类、剂量、速度，因此，合理适量的液体治疗对患者的术后恢复有十分重要的作用。

（魏　理　孟冬梅　何素珍）

参考文献

[1] 田亚丽,李冰冰.围手术期患者容量状态评估及液体管理研究进展[J].国际麻醉学与复苏杂志,2019,40

(8):774 - 779.

[2] 赵玉沛,杨尹默,楼文晖,等.外科病人围手术期液体治疗专家共识(2015)[J].中国实用外科杂志,2015, 35(9):960 - 966.

[3] 中华医学会麻醉学分会.麻醉手术期间液体治疗专家共识(2014)[C].北京医学会麻醉学分会学术年会,2014.

[4] 薛张纲,江伟,蒋豪.围手术期液体治疗[M].上海:上海世界图书出版公司,2017:282.

[5] 方金鸣,王建祥.高渗盐水作用及机制的研究进展[C].中华急诊医学杂志第九届组稿会暨第二届急诊医学青年论坛,2010:277 - 280.

[6] 马宇,王天龙,王英伟,等.醋酸钠林格液围手术期临床应用专家共识[J].国际麻醉学与复苏杂志,2018, 39(1):1 - 5.

[7] Self W H,Semler M W,Wanderer J P,et al. Balanced Crystalloids versus Saline in Noncritically Ill Adults[J]. New England Journal of Medicine,2018,378(9):819 - 839.

[8] Thacker J KM,Mountford W K,Ernstet F R,et al. Perioperative Fluid Utilization Variability and Association With Outcomes:Considerations for Enhanced Recovery Efforts in Sample US Surgical Populations[J]. Annals of Surgery,2016,263(3):502 - 510.

[9] 许幸,吴新民,薛张纲,等.全麻非心脏手术患者羟乙基淀粉 130/0.4 电解质注射液与羟乙基淀粉 130/0. 4 氯化钠溶液容量治疗效果的比较:多中心、前瞻、随机、双盲、对照研究[J].中华麻醉学杂志,2011,31 (10):1165 - 1169.

[10] 丁梅,王刚.小儿围手术期液体和输血管理指南(2014)[J].实用器官移植电子杂志,2015,3(6):328 - 332.

[11] Padhi S,Bullock,Li L,et al. Intravenous fluid therapy for adults in hospital:summary of NICE guidance[J]. BMJ,2013,347:f7073.

[12] Dellinger RP,Levy M M,Rhodes A,et al. Surviving Sepsis Campaign:International Guidelines for Management of Severe Sepsis and Septic Shock,2012[J]. Intensive Care Medicine,2013,39(2):165 - 228.

[13] Wakeling HG,McFall MR,Jenkins CS,et al. Intraoperative oesophageal Doppler guided fluid management shortens postoperative hospital stay after major bowel surgery[J]. British Journal of Anaesthesia,2005,95(5):634 - 642.

[14] O'Malley CM,Frumento RJ,Hardy MA,et al. A randomized,double - blind comparison of lactated Ringer's solution and 0.9% NaCl during renal transplantation[J]. Anesthesia and Analgesia,2005,100(5):1518 - 1524.

[15] Khajavi M R,Etezadi F,Moharari R S,et al. Effects of Normal Saline vs. Lactated Ringer's during Renal Transplantation[J]. Renal Failure,2008,30(5):535 - 539.

[16] Base E M,Standl T,Lassnigg A,et al. Efficacy and safety of hydroxyethyl starch 6% 130/0.4 in a balanced electrolyte solution(Volulyte) during cardiac surgery[J]. Journal of Cardiothoracic Vascular Anesthesia,2011,25 (3):407 - 414.

[17] Chua HR,Venkatesh B,Stachowski E,et al. Plasma - Lyte 148 vs 0.9% saline for fluid resuscitation in diabetic ketoacidosis[J]. Journal of Critical Care,2012,27(2):138 - 145.

[18] Shaw AD,Bagshaw SM,Goldstein SL,et al. Major complications,mortality,and resource utilization after open abdominal surgery:0.9% saline compared to Plasma - Lyte[J]. Annals of Surgery,2012,255(5):821 - 829.

[19] Myburgh J A,Finfer S,Bellomo R,et al. Hydroxyethyl Starch or Saline for Fluid Resuscitation in Intensive Care [J]. New England Journal of Medicine,2012,367(20):1901 - 1911.

[20] 吴新民.羟乙基淀粉的争论[J].中华麻醉学杂志,2014,34(3):257 - 260.

[21] Chappell D,Jacob M. Hydroxyethyl starch - the importance of being earnest[J]. Scandinavian Journal of Trauma,

Resuscitation and Emergency Medicine,2013,21(9):61.

[22] Brandstrup B,Tønnesen H,Beier – Holgersen R,et al. Effects of Intravenous Fluid Restriction on Postoperative Complications:Comparison of Two Perioperative Fluid Regimens:A Randomized Assessor – Blinded Multicenter Trial[J]. Annals of Surgery,2003,238(5):641 –648.

[23] YU W K,LI N,GONG J F,et al. Restricted peri – operative fluid administration adjusted by serum lactate level improved outcome after major elective surgery for gastrointestinal malignancy[J]. Surgery,2010,147(4):542 – 552.

[24] Cecconi M,Corredor C,Arulkumaran N,et al. Clinical review:Goal – directed therapy – what is the evidence in surgical patients? The effect on different risk groups[J]. Critical Care,2013,17(2):209.

[25] 吴玉慧,赵鑫,崔银,等.老年病人围术期液体管理的研究进展[J].实用老年医学,2019,33(7):716 –718.

[26] 邹璐雯,徐铭军.剖宫产液体治疗的争议[J].国际麻醉学与复苏杂志,2016,37(3):251 –254.

[27] 李冠珠,魏珂.肥胖患者围术期液体治疗的研究进展[J].临床麻醉学杂志,2019,35(12):1225 –1227.

[28] 于霜霜,赵晓春.围术期目标导向液体治疗策略与进展[J].医学综述,2018,24(21):4286 –4289.

第九章

围手术期糖皮质激素的应用

糖皮质激素（glucocorticoid）是肾上腺皮质中束状带分泌的一类甾体激素，除具有重要的生理作用外，还有免疫抑制、抗炎、抗毒、抗休克作用，是机体应激反应最重要的调节激素。外科手术创伤可刺激机体产生一系列应激反应，出现包括术后恶心呕吐（PONV）、气道反应、疼痛和炎症反应等并发症。糖皮质激素作为非特异性抗炎药，可以对抗手术创伤引起的应激反应，减少术后创伤反应。不但能抑制炎症反应的发生，还可以提高机体对缺血、缺氧的耐受能力，对减少呼吸系统及各脏器并发症，保护咽喉黏膜及抑制全身炎症反应有重要作用。然而糖皮质激素的免疫抑制作用可以抑制机体对病原微生物侵袭的正常反应，增加围手术期感染的风险，还可抑制蛋白质合成、延缓伤口愈合、诱发应激性溃疡、引发高血糖等，因此充分做好围手术期糖皮质激素的管理尤为重要。

第一节　糖皮质激素的药理生理作用

糖皮质激素的靶细胞分布于全身各组织器官，作用广泛而复杂，其影响随剂量不同而异，主要作用如下。

1. 对代谢的影响

（1）糖代谢　①促进糖原异生；②减慢葡萄糖分解；③减少机体组织对葡萄糖的利用。

（2）脂质代谢　大剂量长期应用可增高血浆胆固醇，促使皮下脂肪分解，表现为向心性肥胖。

（3）蛋白质代谢　加速蛋白质分解代谢，造成负氮平衡。

（4）水和电解质代谢　有较弱保钠排钾作用，还能促进尿钙排泄，长期用药将造成骨质脱钙。

2. 抗炎作用　糖皮质激素有很强的抗炎作用，在炎症早期可减轻渗出和水肿；同时减少各种炎症因子的释放，改善红、肿、热、痛等症状。炎症后期可延缓胶原蛋白、糖胺聚糖的合成及肉芽组织增生，防止粘连及瘢痕形成，减轻后遗症。

3. 允许作用　可增强儿茶酚胺的收缩血管作用和胰高血糖素的升高血糖作用。

4. 免疫抑制与抗过敏作用

（1）对免疫系统的抑制作用　对免疫过程的许多环节均有抑制作用，与移植物排斥反应、炎症等发病有关。

（2）抗过敏作用　可以减少过敏介质的产生，抑制因变态反应而产生的病理变化。

5. 抗毒素作用　有强大的抗细菌内毒素作用，可减少内源性致热原的释放，有退热作用，极大地改善中毒症状。

6. 抗休克作用　抑制炎症因子的产生，减轻全身炎症反应综合征及组织损伤；提高机体对细菌内毒素的耐受力；改善休克状态。

7. 其他作用

（1）血液与造血系统　可刺激骨髓造血功能，使红细胞和血红蛋白含量增加。大剂量可使血小板和纤维蛋白原增加，缩短凝血酶原时间，减弱对炎症区的浸润与吞噬活动。

（2）中枢神经系统　能提高中枢神经系统的兴奋性，大剂量可致惊厥。

（3）消化系统　能使胃蛋白酶和胃酸分泌增多，增加食欲，但大剂量应用可诱发或加重胃肠溃疡。

（4）骨骼　长期大量应用可出现骨质疏松。

（5）增强应激能力　通过维持心血管对儿茶酚胺的反应性及其抗炎、抗过敏作用以及允许作用发挥作用。

常用糖皮质激素的等效剂量及比较见表3-9-1。

表3-9-1　常用糖皮质激素的等效剂量及比较

类别	药物	等效剂量（mg）	对糖皮质激素受体的亲和力	水盐代谢（比值）	糖代谢（比值）	抗炎作用（比值）	血浆半衰期（min）	作用持续时间（h）
短效	氢化可的松	20.00	1.00	1.0	1.0	1.0	90	8~12
	可的松	25.00	0.01	0.8	0.8	0.8	30	8~12
中效	泼尼松	5.00	0.05	0.8	4.0	3.5	60	12~36
	泼尼松龙	5.00	2.20	0.8	4.0	4.0	200	12~36
	甲泼尼龙	4.00	11.90	0.5	5.0	5.0	180	12~36
	曲安西龙	4.00	1.90	0	5.0	5.0	>200	12~36
长效	地塞米松	0.75	7.10	0	20.0~30.0	30.0	100~300	36~54
	倍他米松	0.60	5.40	0	20.0~30.0	25.0~35.0	100~300	36~54

注：表中水盐代谢、糖代谢、抗炎作用的比值均以氢化可的松为1计；等效剂量以氢化可的松为标准计。

第二节　围手术期糖皮质激素的应用

一、肾上腺皮质功能减退症患者

肾上腺皮质功能减退症（adrenocortical insufficiency，ACI）是指肾上腺皮质激素的合成及释放发生障碍而引起的疾病，按病程可分为慢性 ACI 和急性 ACI。外科手术的创伤是一个重大的应激源，慢性 ACI 患者行外科手术时，由于肾上腺无法恰当应对，易诱发急性症状、危及生命，而及时给予适量的糖皮质激素类补充治疗，将大大提高机体的应激能力，避免肾上腺危象的产生。

（一）ACI 的诊断

肾上腺皮质功能减退症按病因可分为原发性 ACI 和继发性 ACI。原发性 ACI 是由于自身免疫、结核等原因造成肾上腺皮质受损所致，可表现为肾上腺皮质产生的一种或多种激素缺乏，包括糖皮质激素、盐皮质激素和雄激素。继发性 ACI 是指垂体、下丘脑等病变引起 ACTH 的生成受损所致，病因包括垂体性 ACI、下丘脑促肾上腺皮质激素释放激素分泌不足以及血中糖皮质激素类长期升高致下丘脑和垂体功能抑制。

肾上腺皮质功能减退症的诊断应结合病史、临床表现、实验室检查、功能试验等综合评估。

1. 临床表现　肾上腺皮质功能减退症的临床表现是非特异性的，原发性 ACI 和继发性 ACI 共有的表现为：①疲劳、乏力、虚弱；②纳差和体重减轻；③头晕和体位性低血压；④恶心、呕吐、腹泻；⑤电解质紊乱（如低钠血症、高钙血症）。原发性 ACI 还存在其他特有的临床表现：包括皮肤色素沉着、严重的低钠血症伴高钾血症等；继发性 ACI 还可能表现出肤色苍白及合并其他腺垂体功能减退的症状（如甲状腺和性腺功能减退），表现为不耐寒、便秘、闭经、腋毛及阴毛稀少、阳痿等。

2. 实验室检查

（1）血清皮质醇　由于皮质醇存在昼夜节律，清晨最高、午夜最低。因此一般于早晨 8 时采血测定晨间皮质醇，晨间皮质醇≤3μg/dL（83nmol/L），可以确诊 ACI；皮质醇≥15μg/dL（500nmol/L），可以排除诊断。但需注意对于某些急性危重患者，基础血清皮质醇在正常范围尚不能排除 ACI。

（2）血浆 ACTH　原发性 ACI 血浆 ACTH≥22pmol，继发性 ACI 血浆 ACTH 水平降低或在正常范围低限，一般＜12pmol。因此，血浆 ACTH 正常，能排除原发性 ACI。

（3）血醛固酮、肾素　原发性 ACI 血醛固酮低于正常，而血浆肾素活性（PRA）升高；继发性 ACI 血醛固酮水平正常。

（4）尿游离皮质醇（UFC）、尿 17-羟皮质醇（17-OHCS）和 17-酮皮质醇（17KS）常低于正常值。

3. 功能试验　目前最为常用的激发试验方法为标准 ACTH 兴奋试验，其他试验还包括：小剂量 ACTH 兴奋试验、连续性 ACTH 兴奋试验、胰岛素低血糖兴奋试验等。

（1）标准 ACTH 兴奋试验　正常个体在 250μg ACTH$_{1-24}$ 刺激下，0、30 和 60 分钟抽血查血清皮质醇，30 或 60 分钟血清皮质醇峰值 ≥18μg/dl（500nmol/L）可排除原发性 ACI。轻型或初发继发性 ACI 可呈正常反应，因此标准 ACTH 兴奋试验只能排除原发性 ACI。

（2）小剂量 ACTH 兴奋试验　被认为是诊断继发性 ACI 更敏感的试验。正常个体在 1μg ACTH$_{1-24}$ 刺激下，0、30 和 6 分钟抽血查血清皮质醇，30 或 60 分钟血清皮质醇峰值 ≥18μg/dl（500nmol/L），继发性 ACI 则不上升。

（3）连续性 ACTH 兴奋试验　有利于更好地将原发性 ACI 作出鉴别。持续静脉滴注 ACTH$_{1-24}$ 25U 维持 8 小时，共 4～5 天，每日测血清皮质醇、UFC、17-OH。4～5 天后：UFC<0.554μmol/24h 或 17-OH<27.6μmol/24h，则支持原发性 ACI，继发性 ACI 常呈低反应或延迟反应。

（4）胰岛素低血糖兴奋试验　是判断可疑继发性 ACI 的金标准试验。静脉注射胰岛素 0.05～0.15U/kg 后，0、30、60 和 120 分钟测血清皮质醇和血浆 ACTH，正常反应为兴奋后血清皮质醇峰值 ≥18μg/dl（500nmol/L），而继发性 ACI 血清皮质醇和血浆 ACTH 不上升。需要注意该试验有较高风险，试验过程应严密监护，癫痫或心脑血管疾病者禁忌。

（二）ACI 患者围手术期糖皮质激素的使用

1. 术前评估

（1）评估人群　手术是 HPA 最大的激活因素之一。正常成年人皮质醇的基础分泌值为 10～20mg/d，中小手术时为 50mg/d，而大手术时则可增至 75～150mg/d，甚至高达 200～400mg/d。由于 ACI 患者在手术应激时无法产生足够的皮质醇代偿，易发生肾上腺危象。因此建议以下患者围手术期常规进行 HPA 功能评估。

1）既往诊断 ACI 的患者。

2）既往未诊断 ACI，但出现典型类库欣（向心性肥胖、多血质、紫纹、非创伤性皮肤瘀斑和皮肤变薄等）或 ACI 症状的患者。

3）既往未诊断 ACI，类库欣或 ACI 症状未出现或症状不典型，但长期使用糖皮质激素治疗的患者，包括：①全身性使用糖皮质激素的患者：a. 目前正在使用剂量≥5mg/d 泼尼松（或其他等效剂量激素）且持续时间≥3 周；b. 目前停药，但过去 1 年内曾使用≥5mg/d 泼尼松（或其他等效剂量激素）且持续时间≥3 周。②局部使用糖皮质激素的患者：包括吸入用、外用、关节内和脊椎注射等。研究表明长期吸入用糖皮质激素将影响患者 HPA 功能，以氟替卡松发生率较高。外用也可发生 HPA 抑制，特别是长期使用强效糖皮质激素、用于渗透性强的部位（如面部或生殖器），大面积治疗和年龄较小的患者。关节内和脊椎注射糖皮质激素类由于可发生全身性吸收，也易出现 HPA 抑制。因此，建议应接受 HPA 功能评估的人群包括：a. 使用吸入氟替卡松≥750μg/d 或其他吸入用糖皮质激素≥1500μg/d 且持续时间≥3 周；b. 使用强效或超强效局部用激素≥2g/d 且持续时间≥3 周；c. 术前 3 个月内接受≥3 次关节内或脊椎注射的患者。

（2）评估方法　至少停用糖皮质激素治疗 24 小时后测定早上 8 时的血清皮质醇及血浆 ACTH。若早上 8 时皮质醇水平<3μg/dL（83nmol/L），可以确诊肾上腺皮质功能减退症，建议围手术期额外补充糖皮质激素；皮质醇>15μg/dL（500nmol/L），可以排除诊断，围手术期无需额外补充糖皮质激素；皮质醇为 3～15μg/dL（83～500nmol/L），建议行肾上腺皮质功能激发试验进一步评估。

目前最为常用的激发试验方法为标准 ACTH 兴奋试验，对于行标准 ACTH 兴奋试验的患者，如果 ACTH 刺激后 30 或 60 分钟血清皮质醇<18μg/dL（500nmol/L），建议在围手术期额外补充糖皮质激素类。如果血清皮质醇≥18μg/dL（500nmol/L），预示术中有足够的肾上腺功能储备，则无需额外补充糖皮质激素。

2. 不同手术糖皮质激素的替代方法　目前尚无固定的糖皮质激素替代治疗方案，围手术期糖皮质激素的使用需根据其应用史、HPA 抑制程度、手术类型及持续时间来决定。

（1）大型手术　包括胸腹腔内手术、开颅手术等。对于接受大型手术的 ACI 患者，在手术当日停用口服糖皮质激素，于麻醉前静脉给予氢化可的松 100mg，麻醉后继续每 8 小时静脉给予氢化可的松 100mg 至 24 小时，从术后第 1 日即可每日依次减量 50%，直至维持剂量（麻醉时应静脉注射 100mg 氢化可的松，然后以 200mg/24h 的速度连续输注氢化可的松，直至患者可以将口服）。

（2）中型手术　包括关节置换术、剖腹胆囊切除术等。对于接受中型手术的 ACI 患者，在手术当日停用口服糖皮质激素类，于麻醉前静脉给予氢化可的松 50～75mg，麻醉后继续每 8 小时静脉给予氢化可的松 50mg 至 24 小时，从术后第 1 日即可每日依次减量 50%，直至维持剂量。

（3）小型手术 对于接受小型手术的 ACI 患者，在手术当日无需停用口服糖皮质激素，术前静脉给予氢化可的松 25mg，次日恢复至日常替代剂量即可。

3. 特殊人群的围手术期替代方案

（1）孕妇 孕妇血中皮质类固醇结合球蛋白随孕龄增加而升高，同时具有抗盐皮质激素作用的孕激素浓度也升高，因此在妊娠晚期氢化可的松的替代剂量需增加 50%，同时根据血压和血钾调整盐皮质激素的剂量。围产期氢化可的松的剂量需依据分娩情况来确定，分泌期间应维持水、电解质平衡，可静脉给予氢化可的松 100mg/24h，若出现分娩时间延长，可静脉给予氢化可的松 100mg/6h 持续至产后 48 小时，再逐渐减至维持剂量。

（2）儿童 对于接受大、中型手术的肾上腺皮质功能减退症患儿，在手术日停用口服糖皮质激素，于麻醉前静脉给予 2mg/kg 氢化可的松，麻醉后按体重计算静脉给予氢化可的松的总量（≤10kg：25mg/24h；11～20kg：50mg/24h；>20kg：青春期前 100mg/24h，青春期 150mg/24h），分 3～4 次给药。术后第 1 日即可每日依次减量 50%，直至维持剂量。对于接受小型手术的肾上腺皮质功能减退症患儿，术前给予原日常替代剂量的双倍剂量，次日恢复至日常替代剂量即可。

4. 特殊疾病的替代方案

（1）库欣病 首选治疗方法是手术切除垂体或肾上腺病变，手术术前、术中不需要使用糖皮质激素，但术后皮质醇分泌量锐减，需在术后 3 天内监测晨间血清皮质醇水平，以决定是否需要糖皮质激素替代治疗。若血清皮质醇 <2μg/dl（55nmol/L），需立即补充糖皮质激素；皮质醇在 2～10μg/dl（55～276nmol/L），同时合并血压下降、不明原因发热、低钠血症等 ACI 症状，需立即补充糖皮质激素。替代方案建议先静脉给予氢化泼尼松 100～200mg/d，待症状缓解后可改为口服糖皮质激素替代，疗程一般持续 6～12 个月，停药标准为晨间血清皮质醇或皮质醇对 ACTH 的反应 ≥18ug/dl（500nmol/L）。

（2）肾上腺危象 可表现为恶心、呕吐、腹泻、脱水，出现意识障碍、昏迷，需紧急救治。除积极的抗休克治疗、纠正脱水及电解质紊乱之外，应即刻静脉给予氢化可的松 100mg，接着在 24 小时内每 6～8 小时静脉给予氢化可的松 100mg，同时静脉补充大量的生理氯化钠溶液或 5% 葡萄糖盐水，待病情好转后再逐渐减量。

二、肾上腺皮质功能正常患者

围手术期使用糖皮质激素前应对患者给予充分评估，下列疾病患者一般不宜使用，特殊情况应权衡利弊使用，但应注意病情恶化可能：严重的精神病（过去或现在）和癫痫，活动性消化性溃疡，新近胃肠吻合手术，骨折，创伤修复期，角膜溃疡，肾上腺皮质功能亢进，高血压，糖尿病，孕妇，抗菌药物不能控制的霉菌感染、水痘、麻疹，较重的骨质疏松症等。如考虑患者可疑 ACI，需请内分泌科会诊评估是否需要糖皮质激素的替代治疗。

肾上腺皮质功能正常患者糖皮质激素围手术期的应用主要包括防治术后恶心呕吐（PONV）、辅助镇痛治疗、减轻术后水肿、降低术后炎症反应、防治气道高反应、防治喉头水肿及喉喘鸣、改善神经功能、过敏反应的治疗、抑制器官移植排斥反应等。

（一）防治 PONV

1. 背景及机制　PONV 通常是指在麻醉后苏醒室中，或者术后 24 小时内发生的恶心和（或）呕吐或干呕，一般无后遗症，但可能需要意料之外的入院以及延迟转出恢复室。此外，恶心或干呕可能导致伤口裂开、食管破裂、误吸、脱水、颅内压增高以及气胸。儿童中通常评估和讨论的是术后呕吐（postoperative vomiting，POV），而不是 PONV，因为很难评估幼儿的恶心症状。在不进行预防的情况下，PONV 发生于约 30% 的麻醉后儿童和成人。PONV 的发生率因患者因素和麻醉选择的不同而有所差异，也可能因手术类型不同而有所差异。在高风险患者中可能高达 80%。成人 PONV 的危险因素包括女性、PONV 史和（或）晕动病史、不吸烟、年轻人、术后使用阿片类药物、麻醉时间、麻醉方式、使用挥发性麻醉剂及一氧化二氮、手术类型（胆囊切除术、腹腔镜、妇科）。

PONV 可通过多种外周和中枢机制发生，由多种神经递质和受体介导。糖皮质激素抗呕吐的机制主要有五个方面：①抑制 5 - 羟色胺的表达：降低大脑皮层和海马的 5 - HT 水平，减少 5 - HT 的释放，发挥止吐作用；②抗炎作用：抑制恶心呕吐相关的炎症反应，抑制炎性介质如类花生酸（前列腺素、前列腺细胞周期蛋白、白三烯、脂蛋白）的释放及合成达到止吐效果；③作用于糖皮质激素受体或肾上腺素能受体：直接作用于参与中枢呕吐作用的糖皮质激素受体或与肾上腺素受体相互作用以调节呕吐；④调节 HPA：恢复低皮质醇状态的正常生理功能，减少低皮质醇状态导致的恶心、呕吐，也可减少有害刺激对神经系统的损害，减少迷走神经和内脏的损伤，快速恢复肠道蠕动功能，改善恶心、呕吐；

⑤其他方面：通过抑制引起疼痛的炎症介质如前列腺素和 P 物质的释放来减轻组织炎症而缓解疼痛，减少阿片类镇痛药物的使用，从而减少阿片类药物相关的恶心和呕吐。

2. 剂量推荐　甲泼尼龙与地塞米松均可以预防 PONV，地塞米松已被证实在预防 PONV 方面与昂丹司琼和氟哌利多一样有效，也是最常用和研究最多的糖皮质激素类。由于地塞米松发挥作用需要一定时间，一般在手术开始时麻醉前 12 小时或麻醉诱导时静脉给予。中华医学会麻醉学分会《术后恶心呕吐防治专家共识》推荐地塞米松用于 PONV 的成人剂量为 4～5mg，中华医学会麻醉学分会《肾上腺糖皮质激素围手术期应用专家共识》推荐地塞米松的剂量为 8～10mg，广东省药学会《加速康复外科围手术期药物治疗管理医药专家共识》的推荐剂量为 2.5～5mg，有研究则提示 4～5mg 与 8～10mg 地塞米松静脉给药在减少 PONV 方面效果是一样的。几个共识对儿童的推荐剂量较为统一，均为 0.15mg/kg（最大剂量为 5mg）。Weren M 等研究提示，甲泼尼龙 40mg 与地塞米松 8mg 抗呕吐效果相近，起效快，可在麻醉诱导时或术毕时给予。美国促进恢复学会（ASER）/门诊麻醉学会（SAMBA）《术后恶心呕吐管理的共识性指南（第四版)》推荐地塞米松用于预防 PONV 给药剂量为 4～8mg，甲泼尼龙为 40mg。

（二）辅助镇痛治疗

1. 背景及机制　围手术期疼痛的原因是组织创伤（如手术切开、分离、烧灼）所致炎症或直接的神经损伤。组织创伤释放局部炎症介质，增强了损伤周围区域对刺激的敏感性或对非伤害性刺激产生疼痛感。过去的镇痛模式仅依靠阿片类药物靶向作用于痛觉相关中枢机制，目前更多的是选择多模式镇痛，即联合使用几种作用于不同疼痛通路的药物（包括阿片类和非阿片类镇痛药），以减少对单一药物的依赖，还能减少阿片类药物的用量，减少阿片类药物相关不良反应如恶心、呕吐。

糖皮质激素可以减少手术所致炎症介质的释放，也可诱导血管紧张素转化酶形成，促进缓激肽降解，发挥镇痛作用；也可延长周围神经感觉阻滞的时间，从而有效降低术后疼痛强度和阿片类药物的消耗。糖皮质激素还可通过收缩血管、降低毛细血管的通透性、减慢血管对局麻药的吸收速率，延长局麻药的作用时间。基于以上理论，糖皮质激素可有效预防 PONV，也可减轻术后疼痛，联合糖皮质激素是多模式镇痛的联合方案之一。

2. 剂量推荐　地塞米松用于术后疼痛的剂量（＞0.1mg/kg，静脉给药）远大于预防 PONV 时所需剂量，低剂量可能达不到预期效果。较多研究推荐麻醉诱导前30分钟术前给予静脉注射125mg甲强龙可以有效缓解大型手术（尤其是骨科手术，包括全髋关节、膝关节置换）术后疼痛，减少阿片类药物的用量。

2019年法国麻醉和重症医学学会（SFAR）《术后疼痛管理指南》建议成人接受8mg地塞米松静脉注射以减少术后疼痛，在麻醉诱导时给予。中华医学会麻醉学分会《肾上腺糖皮质激素围手术期应用专家共识》推荐在关节、四肢局麻手术中辅助镇痛的糖皮质激素剂量为地塞米松5~10mg或甲泼尼龙40mg。所有的糖皮质激素均不推荐用于蛛网膜下腔镇痛，硬膜外镇痛选择无颗粒、无脊神经或血管刺激的甲泼尼龙、地塞米松或倍他米松。

使用糖皮质激素前应评估获益与潜在风险，包括伤口愈合延缓、高血糖、免疫受损等，个体化使用。

（三）减轻术后水肿

空气暴露及侵入性操作可激活手术部位炎症反应系统，释放炎性因子，同时手术引起的缺血再灌注损伤也能刺激炎性因子产生。糖皮质激素的抗炎作用可减轻组织充血、降低毛细血管的通透性，减轻渗出和水肿，可以减少局部组织对手术压力的反应，从而减轻术后水肿，缓解疼痛。因此广泛用于外科手术，研究较多的是脑水肿和慢性鼻窦炎手术。

1. 脑水肿

（1）背景及机制　糖皮质激素可以减少脑脊液和自由基生成，恢复脑水肿组织的血管通透性，早在19世纪60年代已用于脑水肿的治疗，并在防治术后脑水肿方面也有确切疗效。

脑肿瘤患者在血脑屏障被破坏后，富含蛋白的液体在细胞外间隙积聚，肿瘤周围存在血管源性水肿。围手术期使用糖皮质激素对脑肿瘤患者有益处。糖皮质激素控制血管源性水肿的作用机制尚未完全明确。糖皮质激素可以上调血脑屏障稳定因子即血管生成素–1，并下调血脑屏障通透因子，亦可促进液体转运入脑室系统，通过脑脊液的整体流动带走多余液体来增加瘤周水肿的清除。

2016年美国《重型颅脑损伤救治指南》推荐脑肿瘤患者围手术期使用糖皮质激素以降低瘤周水肿，也普遍应用于各种神经外科手术。但不可用于严重创伤性脑损伤手术，因较多大型研究表明糖皮质激素用于严重创伤性脑损伤手术弊大于利。

（2）剂量推荐　地塞米松的盐皮质激素作用较弱，可降低体液潴留的风险，是常规推荐用于缓解血管源性水肿的药物。但关于该药围手术期用于防治脑水肿的用法剂量尚无统一的建议。一般来说应在术前24～48小时给予糖皮质激素治疗。对于脑转移瘤导致颅内压增高及水肿的重症患者，推荐的地塞米松起始方案是先给予10mg负荷剂量，再以4mg/次，每日4次或8mg/次，每日2次剂量维持。轻至中度症状的患者可使用较低剂量4～8mg/d维持，分1～2次给药，2周后缓慢减量至停药，也有推荐4日左右减量停药。无症状患者不推荐使用糖皮质激素。中华医学会麻醉学分会《肾上腺糖皮质激素围手术期应用专家共识》推荐糖皮质激素用于防治血管源性脑水肿的剂量为首剂甲泼尼龙30mg/kg，之后以20～40mg/d维持3～5天。

2. 慢性鼻窦炎手术

（1）背景及机制　糖皮质激素显著的抗水肿、抗炎作用同样在慢性鼻窦炎手术的围手术期起着重要作用，其使用包括整个慢性鼻窦炎手术围手术期，术前使用可以减轻鼻腔和鼻窦黏膜炎性反应，减轻水肿，减少术中出血等；术后使用可以减少鼻窦炎复发。

（2）剂量推荐　糖皮质激素的用药方式包括全身（口服）和局部（鼻用）用药，但不推荐静脉注射或鼻内注射方式。中华医学会耳鼻咽喉头颈外科学分会《中国慢性鼻窦炎诊断和治疗指南（2018）》推荐鼻用激素治疗剂量为每侧鼻腔至少100μg/次，每天1～2次，需长期持续用药，术前用药时间至少1～2周。术后在第1次清理术腔后开始用药，根据术腔恢复情况，持续用药3～6个月。除鼻喷雾剂外，鼻用滴剂、鼻腔冲洗和雾化吸入、激素支架、浸渍鼻敷料等其他给药方式也有报道。

常见鼻用激素对比见表3－9－2。

（四）减少术后炎症反应

1. 背景及机制　手术创伤能刺激机体发生一系列的炎症反应，而细胞因子是炎症反应的关键调节剂，并在创伤后的防御和修复机制中发挥重要作用。细胞因子的表达因手术创伤的强度以及麻醉药量和麻醉药的类型而异。炎性细胞因子在术后器官功能障碍中起重要作用，包括中枢神经系统、心血管系统、肺、肝、肾损伤。糖皮质激素可以减少炎症细胞因子的产生，增加抗炎细胞因子的释放，改变两者间的平衡，降低毛细血管通透性，稳定血流动力学，降低炎症反应引起的临床并发症，减轻术后组织/器官功能的损害。

已有较多临床研究证实，围手术期使用糖皮质激素可以显著降低炎症因子IL－6、IL－8，升高抑炎因子IL－10，降低手术相关的炎症反应。

表 3-9-2 鼻用激素对比

化学名	商品名	剂量	成人用法（每侧鼻孔）	儿童使用年龄	儿童用法（每侧鼻孔）
			第二代（全身生物利用度小于1%或检测不到）		
糠酸氟替卡松	文适	55μg/喷	每日一次，每次2喷，症状得到控制后减至每次1喷	≥2岁	2～11岁：每日一次，每次1喷，疗效不明显可改为每次两喷，症状得到控制后减至每次一喷；≥12岁：同成人
丙酸氟替卡松	辅舒良	50μg/喷	每日一次，每次2喷，早晨用药较好。有需要者每日两次每次2喷，症状控制后以每日一次每次1喷维持。每日最大剂量不超过4喷	≥12岁	同成人
糠酸莫米松	内舒拿、逸青	50μg/喷	每日一次，每次2喷，症状得到控制后减至每次一喷，如未控制，可增加至每次4喷,后减量	≥3岁	3～11岁：每天一次每次1喷；≥12岁：同成人
			第一代（系统生物利用度10%～50%）		
曲安奈德	珍德、毕诺、星瑞克	110μg/喷	每日一次，每次2喷	≥4岁	4～11岁：每日一次，每次1喷；≥12岁：同成人
丙酸倍氯米松	伯克纳	50μg/喷	每日两次，每次1～2喷；也可每日3～4次，每次1喷	—	儿童（尤其6岁以下小儿）应用时应咨询医师或药师
布地奈德	雷诺考特	64μg/喷	每早一次，每次2喷或早晚两次，每次1喷，控制后减量	≥6岁	同成人

2. 剂量推荐

（1）心外科 Kwok 等人的一份纳入 50 个 RCT 研究的 Meta 分析显示，体外循环中糖皮质激素的使用剂量跨度较大，主要集中在甲泼尼龙 30mg/kg、15mg/kg、1000mg，地塞米松 1mg/kg、100mg 等几种剂量。小剂量糖皮质激素（氢化可的松总剂量 <1000mg）能较好控制炎症反应，改善预后，也较经济；大剂量（氢化可的松总剂量 >1000mg）容易导致心肌细胞钠、钾含量异常，引起心律失常、水钠潴留等一系列并发症。近年来剂量有减小趋势。

Ghiasi 等人研究发现，对于行冠状动脉旁路移植术的患者，术前分别给予低剂量甲泼尼龙 2mg/kg 和高剂量甲泼尼龙 15mg/kg，结果两组均可以降低血清中 IL-6 和 CRP 含量，降低炎症反应；Kwok 的研究也同样支持在心脏外科手术中使用低剂量（2mg/kg）甲泼尼龙即可降低炎症反应。

2012 JAMA 的一项 RCT 研究提示成人心脏外科手术在麻醉诱导后，体外循环开始前给予地塞米松 1mg/kg（最大 100mg），可以减轻术后炎症反应。2015 年 Lancet 关于心脏外科手术使用糖皮质激素的研究剂量为甲泼尼龙 250mg，在麻醉诱导和体外循环开始时各给药一次；但发现甲泼尼龙对体外循环心脏手术后的死亡率或主要并发症发病率方面没有显著影响。

因此，在心脏外科手术患者中使用糖皮质激素是否能真正获益尚存争议，不同研究得出的结论并不一致。一份英国和爱尔兰的实践调查报告认为，尽管糖皮质激素在心脏外科手术中已使用了 60 多年，但不同研究间结论存在很大差异，其类型、剂量以及针对的患者人群尚无统一的共识。进一步的证据表明糖皮质激素对术后炎症的影响与其对临床结局的影响之间没有相关性。一些 Meta 分析提示现有证据并不支持在儿科患者中预防性使用糖皮质激素来减少体外循环术后并发症。2015 年 Lancet 的 SIRS 试验得出的结论是不支持在进行体外循环的心脏外科手术患者中常规使用甲泼尼龙。2017 年欧洲心胸外科协会（EACTS）《成人心脏手术围术期药物治疗指南》明确指出不建议对进行心脏手术的患者常规预防性使用糖皮质激素。

（2）其他外科 Motte L 等人的随机双盲对照研究发现，行腹主动脉瘤腔内修补术术前给予甲泼尼龙 30mg/kg 可以降低术后全身炎症反应综合征的发生率；Adam C 等人发现，全膝关节置换术患者术前、术后分别静脉给予 10mg 地塞米松，可以明显缓解术后急性炎症反应，明显降低相关炎症指标。对于合并有糖尿病或肝病等慢性病的患者，剂量可调整为 5~8mg。同时提示围手术期使用糖皮质激素控制术后炎症反应可能存在最佳治疗窗（包括剂量和时间），但治疗窗的界限并不清楚。

（五）防治气道高反应

糖皮质激素可抑制炎症反应，减轻水肿，术前使用可维持气道稳定性，减少围手术期气管插管并发症的发生率。包括预防术后支气管痉挛、防治拔管后喉头水肿（postextubation laryngeal edema，PELE）和术后喉喘鸣（postextubation stridor，PES）

1. 预防术后支气管痉挛

（1）背景及机制　气管插管可以导致儿茶酚胺分泌增加，引起心动过速、高血压等应激反应，也可导致气道痉挛和哮喘。支气管痉挛可表现为呼吸困难、哮鸣、胸闷、呼吸过速、小潮气量、呼气时间延长等，可由气管插管等外科刺激导致平滑肌反射性收缩引起，也可能由药物或慢性肺疾病加重（如哮喘或慢性阻塞性肺疾病）引起。任何类型的麻醉都可能发生支气管痉挛，吸入性麻醉药支气管扩张作用消失引起支气管反射性收缩导致支气管痉挛尤为常见。糖皮质激素可抑制炎症反应，减轻水肿，减少围手术期气管插管并发症的发生率，防治气道高反应。

（2）剂量推荐　围手术期支气管痉挛的处理包括治疗基础疾病、去除潜在诱因以及药物治疗。一线药物治疗为短效吸入性 β_2 受体激动剂，也可联用短效吸入性抗胆碱能药。对于接受 1～2 剂吸入性支气管扩张剂后病情无改善的患者，加用全身性糖皮质激素可能获益。中华医学会麻醉学分会《肾上腺糖皮质激素围手术期应用专家共识》推荐在外科手术中发生支气管痉挛时，尽早大剂量静脉给予甲泼尼龙（40～200mg），静脉注射氨茶碱（负荷剂量 5～6mg/kg）。此外，可适当加大吸入麻醉药氟烷、安氟醚、异氟醚、七氟醚的剂量，促进支气管扩张。择期手术的患者应在术前控制好哮喘，未控制好哮喘而需紧急手术的患者，应权衡利弊评估风险。COPD 患者术前应进行积极治疗至最佳的基线肺功能水平，有症状或体征提示 COPD 发作的患者，治疗期间应该推迟择期手术，直到肺功能恢复到基线水平。

2. 防治拔管后喉头水肿和术后喉喘鸣

（1）背景及机制　麻醉喉镜和气管内插管对咽喉部的刺激可能造成喉部黏膜缺血水肿、炎症及溃疡，容易出现 PELE 及气道狭窄发生 PES，导致气道梗阻需要再次插管。气囊放气漏气量试验（CLV）可以预测 PELE 的发生，CLV < 24% 或 <110ml 属于发生 PELE/PES 高风险人群。发生 PELE/PES 的危险因素包括：女性、年龄大于 70 岁、机械通气 6 天或以上、气道损伤、气囊放气漏气量试验（CLV）小于 24% 或小于 110ml 等。如有肺部感染、药物使用不当、困难气道等因素，更会加重插管过程中的气道高反应性，增加 PELE 和 PES 的发生率。

PELE 在机械通气的成人患者中发生率多达 20%，一半以上的患者需要再次插管。对于这些高风险人群（CLV < 24%）可考虑给予糖皮质激素预防 PELE。

（2）剂量推荐　虽然糖皮质激素预防 PELE 的最佳方案（包括药物、剂量和持续时间）尚不清楚，但目前的证据大多支持拔管前 12 ~ 24 小时使用甲泼尼龙 20 ~ 40mg，每 4 ~ 6 小时静脉注射一次。

Robinder 等人的一项对新生儿、儿童、成人的 Meta 分析认为，激素可降低 PES 高风险新生儿（潜在气道异常）拔管后 PES 发生率和再插管率；但对儿童作用并不明确；但在成年人中，拔管前 12 ~ 24 小时开始使用多剂量糖皮质激素对有喘鸣高风险患者是获益的。Chao – Hsien 等人的前瞻性、随机双盲对照研究推荐拔管前 24 小时预防性给予多剂量地塞米松 5mg，每 6 小时一次，使用 4 次后即 24 小时后拔管，可有效降低高拔管后喉水肿高风险的成年患者拔管后 PES 的发生率。Francois 等人推荐，在拔管前 12 小时分 4 次使用总剂量 80mg 的甲泼尼龙可以减少炎症反应、减轻喉头水肿及再次插管的概率。Cheng 等人发现拔管前 4 小时给予 40mg 甲泼尼龙能够减少 PES 的发生率及再插管概率。综上，糖皮质激素防治 PES 的目标人群、品种、使用时间、剂量、总量在不同的研究中有不同推荐。

研究证实围手术期雾化吸入糖皮质激素可显著减少气管插管咽喉部并发症的发生，降低术后肺部并发症发生风险并缩短术后住院时间。吸入性糖皮质激素（inhaled corticosteroids，ICS）通过对炎症反应所必需的细胞和分子产生影响而发挥作用，是首选的咽喉及气道局部抗炎药物。多个专家共识对吸入性糖皮质激素在围手术期用于防治气道反应、加速术后康复进行了推荐：对于合并危险因素的患者，在术前和术后 3 ~ 7 天雾化吸入布地奈德 2mg，每日 2 ~ 3 次，必要时联合支气管舒张剂。对于气管插管术的儿童患者，根据患儿年龄，分别于插管前 30 分钟雾化吸入布地奈德 1 次，拔管后吸入 1 次后每隔 30 分钟 1 次，持续 4 ~ 6 次，每次 0.5 ~ 1.0mg；依据病情及拔管后喉部水肿恢复情况而定，一般气管插管术中和术后使用 ICS 3 ~ 5 天。

（六）改善神经功能

（1）背景与机制　糖皮质激素可有效抑制脂质过氧化反应并改善神经功能，脊柱外科手术常使用糖皮质激素用于脊髓手术的急性脊髓损伤（SCI）。SCI 是一种严重的中枢神经系统创伤，年发病率为（10.4 ~ 83）/百万，具有较高的致残率，尚无有效的治疗策略。目前的研究认为大剂量甲泼尼龙对 SCI 的运动恢复具有良好效果，但大剂量使用会增加不良反应发生，如感染、消化道出血等。因此糖皮质激素是否使用以及如何使用仍存在较大争议。

2016 年英国《脊髓损伤的评估和初始管理》建议在创伤性脊髓损伤急性期，

避免使用以下提供神经保护和预防继发性恶化的药物：甲泼尼龙、尼莫地平、纳洛酮。2020 年法国《对脊髓损伤或有脊髓损伤风险患者的管理建议》指出脊髓损伤后不建议早期应用类固醇以改善神经预后。然而，2017 年美国《急性脊髓损伤患者管理的临床实践指南》建议对于创伤后 8 小时内的急性脊髓损伤患者可使用 24 小时大剂量甲泼尼龙治疗，创伤 8 小时以后则不推荐使用。2020 年中国《糖皮质激素急诊应用专家共识》推荐对创伤后 8 小时内的患者可使用 24 小时超大剂量甲泼尼龙治疗，不对损伤 8 小时以后的 SCI 的患者使用 24 小时大剂量甲泼尼龙治疗。2019 年中国《急性脊柱脊髓损伤围术期管理临床指南》建议成年 ACI 患者伤后 8 小时内，使用高剂量输注甲泼尼龙，但时间不超过 48 小时；伤后超过 8 小时，不使用高剂量输注甲泼尼龙。

（2）剂量推荐　美国国家急性脊髓损伤研究（NASCIS-Ⅱ）研究和 2020 年中国《糖皮质激素急诊应用专家共识》推荐先使用负荷剂量甲泼尼龙 30mg/kg 在 15 分钟内输注完毕，之后以 5.4mg/（kg·h）输注 45 分钟，此后维持同一给药速度 23 小时；但此用法大大超出了冲击剂量，发生不良反应风险较高，需要权衡利弊，谨慎使用。

（七）过敏反应的治疗

（1）背景和机制　进行全身麻醉和手术的患者会发生复杂的生理变化。静脉给予或吸入性麻醉剂造成的低血压、脊麻/硬膜外麻醉引起的交感神经阻滞、麻醉患者不能表达其早期症状（如瘙痒），以及手术洞巾覆盖导致遗漏皮肤征象，这些均可能导致麻醉期间发生的变态反应。研究显示，全身麻醉期间全身性过敏的发病率为 0.005%~0.01%。而发生过敏较为常见的原因包括：①抗菌药物，尤其是青霉素类和头孢菌素类的使用；②神经肌肉阻滞剂的使用，如维库溴铵、罗库溴铵、筒箭毒碱、琥珀胆碱；③乳胶物品过敏，如手套、引流管、导尿管等；④对手术区域擦洗剂氯己定过敏。

麻醉期间全身性过敏反应的基础治疗是立即给予肾上腺素和液体复苏。糖皮质激素类起效需要数小时，因此并不能迅速缓解全身性过敏反应的初始症状和体征，在严重过敏反应和过敏性休克时不作为首选的抢救措施，但可作为肾上腺素的治疗补充。

（2）剂量推荐　围手术期全身过敏反应救治首选推荐的糖皮质激素是无需代谢直接作用于受体的品种（如氢化可的松或甲泼尼龙）。中国国家卫生健康委员会发布的《β内酰胺类抗菌药物皮肤试验指导原则（2021 年版）》推荐糖皮质激素类作为严重过敏反应抢救的补充治疗，方案是静注氢化可的松琥珀酸 100~200mg 或甲泼尼龙 40mg。2014 年中华医学会麻醉学分会《围术期过敏反应诊治的专家共识》推荐按体重使用糖皮质激素：静脉注射氢化可的松琥珀酸 1~2mg/kg，可6小时后重复给予，24小时不超过300mg；或甲泼尼龙1mg/kg，最大不超过1g。

（八）抑制器官移植排斥反应

（1）背景及机制　糖皮质激素是器官移植免疫抑制治疗方案的首选治疗药物，在移植受者排斥反应预防和治疗的联合用药方案中起着重要作用。

（2）剂量推荐

①肾移植术中围手术期应用：为预防肾脏移植后早期强烈排斥反应，通常在移植手术中大剂量静脉滴注糖皮质激素，术后逐渐减量。常规的给药方案：肾移植术中（手术当日）静脉给予甲泼尼龙250~1000mg（5~15mg/kg）；术后次日每日250~500mg，共2天，随后改为口服，并快速减量至维持剂量（泼尼松5~10mg或甲泼尼龙4~8mg），用药1个月。术后急性排斥反应通常用大剂量糖皮质激素冲击治疗：甲泼尼龙250~500mg/d或6mg/（kg·d）在30~60分钟内静脉滴注完，连续3~5天。排斥反应较轻者也可酌情减少剂量，合并糖尿病患者冲击剂量不宜过大，或直接采用抗体治疗。冲击治疗后改为口服糖皮质激素，逐渐递减至冲击前用量。

②肝移植围手术期应用：肝移植术中甲泼尼龙500mg静脉推注，术后第1天240mg，后每日递减40mg。术后第7天改为泼尼松或甲泼尼龙口服给药。必要情况下，术后1个月后泼尼松5~10mg/d（或甲泼尼龙4~8mg/d）口服维持。急性排斥反应治疗：目前各移植中心对急性排斥反应治疗无明确的冲击疗法标准。建议第1天甲泼尼龙500~1000mg静脉推注冲击，第2天始剂量递减，至5~7天改为口服泼尼松20mg/d维持，维持时间视病情而定。

第三节　药学监护

一、相互作用

糖皮质激素主要在肝内分解代谢，与其他药物联用时要考虑药物对肝药酶的影响。苯巴比妥、苯妥英、卡马西平、利福平等肝药酶诱导剂可加快糖皮质激素类的代谢，使其疗效降低，故联用时需适当增加糖皮质激素的剂量。而大环内酯类、三唑类抗真菌药、利托那韦等肝药酶抑制剂，可导致药物代谢降低，血药浓度升高，引起药物蓄积和肾上腺功能抑制，故同用时需适当降低糖皮质激素剂量。但应注意不同种类糖皮质激素受肝酶影响程度不同，且同时受到其他因素影响，如疾病、剂量、饮食和性别等。另外因其可能导致高血糖或高血压，使用时可能需调整降糖药或降压药的剂量（表3-9-3）。

表3-9-3 糖皮质激素与其他药物相互作用

合用药物	作用
非甾体消炎镇痛药	致溃疡作用增强，可降低血浆水杨酸盐的浓度，可增强对乙酰氨基酚的肝毒性
氨鲁米特	加速地塞米松代谢，使其半衰期缩短2倍
两性霉素B或碳酸酐酶抑制剂	加重低钾血症，更易发生低钙血症和骨质疏松；噻嗪类利尿药可消除本类药物所致的水肿
蛋白质同化激素	增加水肿的发生率，使痤疮加重
制酸药	减少泼尼松或地塞米松的吸收
抗胆碱能药（如阿托品）	致眼压增高
拟胆碱药（如新斯的明、吡斯的明）	增强后者的疗效
三环类抗抑郁药	激素引起的精神症状加重
降糖药如胰岛素	血糖升高
甲状腺素、麻黄碱、利福平	使激素的代谢清除率增加，应适当调整后者的剂量
避孕药或雌激素	加强糖皮质激素的治疗作用和不良反应
强心苷	提高强心效应，但也增加洋地黄毒性及心律紊乱的发生，故两者合用时应适当补钾
排钾利尿药	可致严重低钾血症，且减弱利尿药的作用
免疫抑制剂	可增加感染的危险性，并可能诱发淋巴瘤或其他淋巴细胞增生性疾病
异烟肼、美西律、水杨酸盐	增加其在体内代谢，降低后者血药浓度和疗效
生长激素	抑制其促生长作用
氨茶碱	使之血药浓度升高
异丙肾上腺素	心脏毒性作用增强
单胺氧化酶抑制药	诱发高血压危象
苯妥英钠和苯巴比妥	加速本类药物的代谢灭活（酶诱导作用），降低药效
奎宁	降低抗疟效力
抗凝药、神经肌肉阻滞药	降低药理作用
考来烯胺、考来替泊	减少激素吸收

续表

合 用 药 物	作 用
维生素 E 或维生素 K	增强激素抗炎效应，减轻停药后的反跳现象
维生素 C	防治本类药物引起的皮下出血反应
维生素 A	可消除激素所致创面愈合迟延，但也影响抗炎作用，激素可拮抗维生素 A 中毒时的全身反应（恶心、呕吐、嗜睡等）

二、不良反应及防治

围手术期应用糖皮质激素除了可能引起 HPA 抑制外，还可能影响伤口愈合，增加感染、胃肠道出血或溃疡的风险，皮肤、浅表血管及其他组织的脆性增加。单剂量的激素可能不会增加术后感染的风险，但要尽可能避免围手术期给予超生理剂量的糖皮质激素，避免发生急性不良反应如血糖、血压升高，液体潴留和感染。

（1）水钠潴留/高血压/低钾血症 糖皮质激素影响水和电解质代谢，引起电解质紊乱，导致水钠潴留、低钾血症。水钠潴留是糖皮质激素致高血压的主要原因。合并高血压的患者在使用糖皮质激素前应先控制血压，对于血压控制欠佳的严重高血压患者，应避免使用。围手术期使用糖皮质激素应做好密切的血压监测管理，根据监测结果调整降压药物。用药期间建议低钠高钾高蛋白饮食（食盐少于 6g/d），选用利尿剂等降压药物，但应注意部分排钾利尿剂可能加重低血钾，必要时应予补钾。

（2）消化道出血 活动性消化性溃疡、近期胃空肠吻合术后患者应尽量避免使用糖皮质激素。需使用大剂量特别是有溃疡病史的患者，应同时给予质子泵抑制剂（PPI）、H_2受体拮抗剂、抗酸药和胃黏膜保护剂，PPI 为首选。

（3）高血糖 研究显示，血糖升高的程度与术时间长短、使用糖皮质激素的剂量有关。给予 10mg 地塞米松血糖升高程度明显高于 5mg，应尽可能给予小剂量糖皮质激素。糖尿病患者使用糖皮质激素时需要严密监测血糖，以调整降糖药物的剂量，非糖尿病患者也应监测是否有发生类固醇性糖尿病。对于空腹血糖≥11.1mmol/L 的使用者，胰岛素治疗为首选治疗。对于既往无糖尿病病史服用低剂量的患者或空腹血糖＜11.1mmol/L 的使用者，可考虑使用口服降糖药物。对于短期应用糖皮质激素引起血糖轻度升高者，其口服降糖药物宜选择起效迅速和以降低餐后血糖为主的药物。

（4）骨质疏松 任何剂量的糖皮质激素都有可能诱发骨质疏松。预防糖皮质激素所致的骨质疏松方法包括生活方式的干预以及钙剂、普通或活性维生素 D

制剂的基础治疗。对于预期使用糖皮质激素超过 3 个月的患者，无论使用糖皮质激素类的剂量多少，均建议给予生活方式的干预，包括戒烟、戒酒、适当阳光照射、适量运动和防止跌倒，同时给予补充钙剂和普通或活性维生素 D。

（5）切口延愈及感染　糖皮质激素促进蛋白质分解，抑制蛋白质合成，造成负氮平衡，可延缓肉芽组织的形成，术后使用可抑制切口修复、延迟溃疡愈合，导致术后延迟性出血。但大多数研究显示，一个剂量的地塞米松不会增加切口感染的风险，但糖耐量异常患者在使用 6～12 小时术后可能发生血糖升高，应相对禁忌。

（6）血细胞计数　药理学剂量的糖皮质激素常导致白细胞计数增多，其原因主要是中性粒细胞增多。这种现象是由黏附于血管内皮的中性粒细胞比例增多造成的。对于因骨髓活检或腰椎穿刺而进行麻醉的儿科肿瘤患者，糖皮质激素可影响细胞计数，并干扰化疗，或者极少数情况下可引起肿瘤溶解综合征。因此，在围手术期给予地塞米松前应请肿瘤科会诊。

（7）神经精神效应　可以诱发一系列精神症状和认知症状，具体取决于治疗剂量和持续时间。大多数患者的症状轻微且可逆，但可能出现情绪不稳、轻躁狂、躁狂、抑郁、精神病性症状、谵妄、意识模糊或定向障碍，以及认知改变。有精神病史或脑肿瘤的患者可能会出现精神病和严重的抑郁症。癫痫发作是糖皮质激素较罕的不良反应，可能与大剂量使用有关。

（8）静脉血栓栓塞（VTE）　JAMA 一项基于人群的病例对照研究结果显示，糖皮质激素使凝血因子和血纤蛋白原水平增加。无论是全身用糖皮质激素（包括静脉和口服）还是 ICS 都有增加 VTE 特别是肿栓塞（PE）的风险。因此，在围手术期使用糖皮质激素前须评估治疗的潜在获益是否超过风险，并做好诊断及治疗血栓栓塞的准备。

（9）局部反应　与全身用糖皮质激素相比，鼻用激素全身不良反应均少见，主要为局部不良反应，包括鼻出血、鼻中隔穿孔、鼻干、鼻烧灼感和刺激感、咽炎、咳嗽等，但这些反应大多轻微。避免朝向鼻中隔喷药可减少鼻出血的发生。目前尚无证据支持鼻用糖皮质激素有增加白内障、青光眼和升高眼内压的风险。大多研究提示鼻用激素对 HPA 没有明显影响，对儿童身高发育与安慰剂无明显差异。鼻用激素的全身不良反应发生率可能与生物利用度有关，需长期使用时应优先选择全身生物利用度低的制剂。

吸入性糖皮质激素的不良反应包括口咽部念珠菌感染、口咽腔黏膜干燥、发音障碍、支气管痉挛咳嗽等。使用后立即漱口漱喉，可有效减少局部不良反应。短期用药有较好的安全性，长期小剂量用药亦未见对儿童生长发育、骨质疏松、HPA 有明显的抑制作用。长期大剂量用药，应定期检查皮肤、骨骼、代谢等情况，必要时检测血清皮质醇及相关激素水平、血清骨钙素水平，以监测不良事件的发生。

三、用药监护

外科临床药师应对围手术期使用糖皮质激素的患者进行个体化用药监护。术前评估患者血糖、血压、消化道情况、相关术前实验室检查和术前状态，对有条件的患者进行用药教育。

重点告知患者不良反应的预防，用药期间应控制饮食结构，低盐低脂高蛋白饮食，禁食腌制品，以减轻可能引起的水钠潴留、高血压、高血脂等。用药后应告知患者及家属或相关人员注意监测血糖、血压变化情况，观察有无消化道出血症状，如黑便等。有消化道病史特别是消化道出血史或者联用非甾体抗炎药等可能加重胃黏膜损害的患者，应告知医师，必要时加用胃黏膜保护剂或抑酸剂。

术后使用的糖皮质激素更多可能是吸入性糖皮质激素（如布地奈德雾化液），为了避免药物在口腔内滞留，造成口腔内真菌感染，应告知患者雾化后漱口，充分含漱，反复 3~4 次，必要时可用淡盐水。最后一次可用温开水吞服，将咽喉深部滞留药物冲入胃内消除。有条件者可刷牙，真正将牙缝口腔滞留药物清漱。

（林　茵　伍俊妍）

参考文献

[1] Mohamed Y,Fadoua N,Mongi T,et al. Systemic Effects of Epidural and Intra – Articular Glucocorticoid Injections in Diabetic and Non – Diabetic Patients[J]. Joint Bone Spine,2007,74(5):472 – 6.

[2] Irina B,Stefanie H,Jeremy T,et al. Diagnosis and management of adrenal insufficiency [J]. The Lancet Diabetes & Endocrinology,2015,3(3):216 – 26.

[3] Erichsen M M,Løvås K,Skinningsrud B,et al. Clinical,Immunological,and Genetic Features of Autoimmune Primary Adrenal Insufficiency:Observations from a Norwegian Registry [J]. The Journal of Clinical Endocrinology & Metabolism,2009,94(12):4882 – 90.

[4] Mitchell A L,Pearce S HS. Autoimmune Addison disease:pathophysiology and genetic complexity[J]. Nature Reviews Endocrinology,2012 Jan 31,8(5):306 – 16.

[5] Burke C W. Adrenocortical insufficiency[J]. Clinics Endocrinology and Metabolism,1985 Nov,14(4):947 – 76.

[6] Arlt W,Allolio B. Adrenocortical insufficiency[J]. The Lancet,2003,361(9372):1881 – 1893.

[7] 廖二元.内分泌代谢病学[M].3 版.北京:人民卫生出版社,2012:668 – 679.

[8] 陈家伦,宁光,潘长玉,等.临床内分泌学[M].上海:上海科学技术出版社,2011:548 – 555.

[9] Bornstein S R,Allolio B,Arlt W,et al. Diagnosis and Treatment of Primary Adrenal Insufficiency:An Endocrine Society Clinical Practice Guideline[J]. The Journal of Clinical Endocrinology & Metabolism,2016,101(2):

364 – 89.

[10] Jabbour S A. Steriods and the surgical patient[J]. Medical Clinics of North America,2001,85(5):1311 – 1317.

[11] Salem M,Tainsh R E,Bromberg J,et al. Perioperative glucocorticoid coverage. A reassessment 42 years after e-mergence of a problem[J]. Annals of Surgery,1994,219(4):416 – 425.

[12] Lamberts S WJ,Bruining H A,De Jong F H. Corticosteroid therapy in severe illness[J]. New England Journal of Medicine,1997,337(18):1285 – 92.

[13] Cooper M S,Stewart P M. Corticosteroid insufficiency in acutely ill patients[J]. New England Journal of Medicine,2003,348(8):727 – 34.

[14] Axelrod L. Perioperative management of patients treated with glucocorticoids[J]. Endocrinology and Metabolism Clinics of North America,2003,32(2):367 – 383.

[15] Livanou T,Ferriman D,James VHT. Recovery of hypothalamo – pituitary – adrenal function after corticosteroid therapy[J]. The Lancet,1967,2(7521):856 – 9.

[16] Graber A L,Ney R L,Nicholson W E,et al. History of pituitary – adrenal recovery following long – term suppression with corticosteroids[J]. The Journal of Clinical Endocrinology and Metabolim,1965,25:11 – 6.

[17] Zöllner E W,Lombard C,Galal U,et al. Hypothalamic – pituitary – adrenal axis suppression in asthmatic children on inhaled and nasal corticosteroids – more common than expected? [J]. Journal of Pediatric Endocrinology and Metabolism,2011,24(7 – 8):529.

[18] Hengge U R,Ruzicka T,Schwartz R A,et al. Adverse effects of topical glucocorticosteroids[J]. Journal of America Academy Dermatology,2006,54(1):1.

[19] Cecilia L M,Tracie F,Laurence K. Diagnosing the unrecognized systemic absorption of intra – articular and epidural steroid injections[J]. Endocrine Practice,2009,15(3):225.

[20] Duclos M,Guinot M,Colsy M,et al. High risk of adrenal insufficiency after a single articular steroid injection in athletes[J]. Medicine & Science in Sports & Exercise,2007,39(7):1036 – 43.

[21] Woodcock T,Barker P,Daniel S,et al. Guidelines for the Management of Glucocorticoids During the Peri – Operative Period for Patients With Adrenal Insufficiency:Guidelines From the Association of Anaesthetists,the Royal College of Physicians and the Society for Endocrinology UK [J]. Anaesthesia,2020,75(5):654 – 663.

[22] Freudzon L. Perioperative Steroid Therapy:Where's the Evidence? [J]. Current Opinion in Anaesthesiology,2018,31(1):39 – 42.

[23] Endert E,Ouwehand A,Fliers E,et al. Establishment of reference values for endocrine tests. Part IV:Adrenal insufficiency[J]. The Netherlands Journal of Medicine,2005,63(11):435 – 443.

[24] 徐建国,唐会,姚尚龙,等.肾上腺糖皮质激素围手术期应用专家共识(2017 版)[J]. 临床麻醉学杂志,2017,33(7):712 – 716.

[25] 中国垂体瘤协作组. 中国库欣病诊治专家共识(2015)[J]. 中华医学杂志,2016,96(11):835 – 840.

[26] 吴肇汉,秦新裕,丁强.实用外科学[M].4 版.北京:人民卫生出版社出版,2017:173.

[27] Kranke P,Eberhart L H,Toker H,et al. A prospective evaluation of the POVOC score for the prediction of postoperative vomiting in children[J]. Anesthesia & Analgesia,2007,105(6):1592 – 1597.

[28] Apfel C C,Läärä E,Koivuranta M,et al. A simplified risk score for predicting postoperative nausea and vomiting:conclusions from cross – validations between two centers [J]. Anesthesiology,1999,91(3):693 – 700.

[29] Chu CC,Hsing CH,Shieh JP,et al. The Cellular Mechanisms of the Antiemetic Action of Dexamethasone and Related Glucocorticoids Against Vomiting[J]. European Journal of Pharmacology,2014,722:48 – 54.

［30］Apfel C C，Korttila K，Abdalla M，et al. A factorial trial of six interventions for the prevention of postoperative nausea and vomiting［J］. The New England Journal of Medicine，2004，350（24）：2441.

［31］中华医学会麻醉学分会.2014 版中国麻醉学指南与专家共识［M］.北京：人民卫生出版社，2014：305 － 310，234 － 236.

［32］广东省药学会.加速康复外科围手术期药物治疗管理医药专家共识［J］.今日药学，2020，30（6）：361 － 371.

［33］Oliveira G SD，Castro － Alves L JS，Ahmad S，et al. Dexamethasone to Prevent Postoperative Nausea and Vomiting：An Updated Meta － Analysis of Randomized Controlled Trials［J］. Anesthesia & Analgesia，2013，116（1）：58 － 74.

［34］Weren M，Demeere J L. Methylprednisolone vs. dexamethasone in the prevention of postoperative nausea and vomiting：a prospective，randomised，double － blind，placebo － controlled trial［J］. Acta Anaesthesiological Belgica，2008，59（1）：1 － 5.

［35］Nathan N. Management of Postoperative Nausea and Vomiting：The 4th Consensus Guidelines［J］. Anesthesia & Analgesia，2020，131（2）：410.

［36］Kelly D J，Ahmad M，Brull S J. Preemptive analgesia I：physiological pathways and pharmacological modalities［J］. Canadian Journal of Anaesthesia，2001，48（10）：1000.

［37］Lunn TH，Andersen LØ，Kristensen BB，et al. Effect of high － dose preoperative methylprednisolone on recovery after total hip arthroplasty：a randomized，double － blind，placebo － controlled trial［J］. British Journal of Anaesthesia，2013，110（1）：66 － 73.

［38］Poupak R，Farnad I，Reza F S H，et al. Effect of Intravenous Methylprednisolone on Pain After Intertrochanteric Femoral Fracture Surgery［J］. Journal of Clinical and Diagnostic Research，2014，8（4）：C1 － C4.

［39］Aubrun F，Nouette － Gaulain K，Fletcher D，et al. Revision of expert panel′s guidelines on postoperative pain management［J］. Anaesthesia Critical Care & Pain Medicine，2019，38（4）：405 － 411.

［40］Kenji Tsunoda，Motoki Sonohata ，Hajime Kugisaki，et al. The Effect of Air Tourniquet on Interleukin － 6 Levels in Total Knee Arthroplasty ［J］. Open Orthop J，2017，11（1）：20 － 28.

［41］Parvataneni H K，Shah V P，Howard H，et al. Controlling Pain After Total Hip and Knee Arthroplasty Using a Multimodal Protocol With Local Periarticular Injections：A Prospective Randomized Study［J］. The Journal of Arthroplasty，2007，22（6）：33 － 38.

［42］Kim H，Lee J M，Park J S，et al. Dexamethasone coordinately regulates angiopoietin － 1 and VEGF：a mechanism of glucocorticoid － induced stabilization of blood － brain barrier ［J］. Biochemical and Biophysical Research Communications，2008，372（1）：243.

［43］CarneyN，Totten A M，O′Reilly C，et al. Guidelines for the Management of Severe Traumatic Brain Injury，Fourth Edition［J］. Neurosurgery，2017，80（1）：6 － 15.

［44］C Ryken T，McDermott M，D Robinson P，et al. The Role of Steroids in the Management of Brain Metastases：A Systematic Review and Evidence － Based Clinical Practice Guideline ［J］. Journal of Neuro － oncology，2010，96（1）：103 － 114.

［45］Farouk B J. Perioperative Steroids for Peritumoral Intracranial Edema：A Review of Mechanisms，Efficacy，and Side Effects［J］. Journal of Neurosurgical Anesthesiology，2012，24（3）：173 － 7.

［46］Pundir V，Pundir J，Lancaster G，et al. Role of corticosteroids in Functional Endoscopic Sinus Surgery － a systematic review an d meta － analysis［J］. Rhinology，2016，54（1）：3 － 19.

［47］中华医学会耳鼻咽喉头颈外科学分会鼻科学组.中国慢性鼻窦炎诊断和治疗指南（2018）［J］.中华耳鼻

咽喉头颈外科杂志,2019,54(2):81 – 100.

[48] WANG C S,LOU H F,WANG X D,et al. Effect of budesonide transnasal nebulization in patients with eosino-philic chronic rhinosinusitis with nasal polyps[J]. Journal of Allergy and Clinical Immunology,2015,135(4): 922 – 929.

[49] Han J K,Marple B F,Smith T L,et al. Effect of steroid – releasing sinus implants on postoperative medical and surgical interventions:an efficacy meta – analysis[J]. International Forum of Allergy & Rhinology,2012,2(4): 271.

[50] Smith T L,Singh A,Luong A,et al. Randomized controlled trial of a bioabsorbable steroid – releasing implant in the frontal sinus opening [J]. The Laryngoscope,2016,126(12):2659.

[51] Lewin M G,Hansebout R R,Pappius H M,et al. Chemical characteristics of traumatic spinal cord edema in cats. Effects of steroids on potassium depletion[J]. Journal of Neurosurgery:Pediatrics,1974,40(1):65.

[52] Hsing C H,Wang J J. Clinical Implication of Perioperative Inflammatory Cytokine Alteration[J]. Acta Anaesthe-siological Taiwan,2015,53(1):23 – 8.

[53] Jale Bengi C,Niyazi G,Selmin O,et al. Methylprednisolone prevents inflammatory reaction occurring during car-diopulmonary bypass:effects on TNF – alpha,IL – 6,IL – 8,IL – 10[J]. Perfusion,2004,19(3):185 – 191.

[54] Kwok M H,Tan J A. Benefits and risks of corticosteroid prophylaxis in adult cardiac surgery:a dose – response meta – analysis[J]. Circulation,2009,119(14):1853 – 1866.

[55] Ghiasi A,Shafiee A,Salehi O A,et al. The effect of continuous low dose methylprednisolone infusion on inflam-matory parametersin patients undergoing coronary artery bypass graft surgery:arandomized – controlled clinical trial [J]. Acta Medica Iranica,2015,53 (2):104 – 111.

[56] Varan B,Tokel K,Mercan S,et al. Systemic inflammatory response related to cardiopulmon – ary bypass and its modification bymethyl prednisolone:high dose versus low dose[J]. Pediatric Cardiology,2002,23(4): 437 – 441.

[57] Dieleman J M,Nierich A P,Rosseel P M,et al. Intraoperative high – dose dexamethasone for cardiac surgery:a randomized controlled trial[J]. JAMA,2012,308(17):1761 – 7.

[58] Whitlock R P,Devereaux P J,Teoh K H,et al. Methylprednisolone in patients undergoing cardiopulmonary by-pass (SIRS):a randomised,double – blind,placebo – controlled trial [J]. The Lancet,2015,386(10000): 1243 – 1253.

[59] Fudulu D P,Schadenberg A,Gibbison B,et al. Corticosteroids and Other Anti – Inflammatory Strategies in Pediat-ric Heart Surgery:A National Survey of Practice[J]. World Journal for Pediatric and Congenital Heart Surgery, 2018,9(3):289 – 293.

[60] Fudulu D P,Gibbison B,Upton T,et al. Corticosteroids in Pediatric Heart Surgery:Myth or Reality[J]. Fron-tiers in Pediatrics,2018,6:112.

[61] Mahmoud E,Wedad H M,Suzanne R M. WITHDRAWN:Prophylactic Steroids for Pediatric Open Heart Surgery [J]. Cochrane Database of Systematic Reviews,2015,(10):CD005550.

[62] Miguel S U,Stuart J H,Milan M,et al. 2017 EACTS Guidelines on perioperative medication in adult cardiac surgery[J]. European Journal of Cardio – thoracic Surgery,2018,53(1):5 – 33.

[63] BrekkeA C,Amaro E,Posey S L,et al. Do Corticosteroids Attenuate the Peri – Operative Acute Phase Response After Total Knee Arthroplasty? [J]. The Journal of Arthroplasty,2019,34(1):27 – 35.

[64] De La Motte L,Kehlet H,Vogt K,et al. Preoperative methylpred – nisolone enhances recovery after endovascular

aortic repair:a randomized,double – blind,placebo – controlled clinical trial[J]. Annals of Surgery,2014,260 (3):540 – 548.

［65］Renew J R,Aniskevich S. Perioperative Pulmonary Medication Management[J]. Current Clinical Pharmacology, 2017,12(3):182 – 187.

［66］Woods B D,Sladen R N. Perioperative considerations for the patient with asthma and bronchospasm[J]. British Journal of Anaesthesia,2009,103 Suppl 1:i57 – 65.

［67］Roberts R J,Welch S M,Devlin J W. Corticosteroids for Prevention of Postextubation Laryngeal Edema in Adults ［J］. Annals of Pharmacotherapy,2008,42(5):686 – 691.

［68］François B,Bellissant E,Gissot V,et al. 12 – h pretreatment with methylprednisolone versus placebo for prevention of postextubation laryngeal oedema:a randomised double – blind trial[J]. The Lancet,2007,369(9567): 1083 – 1089.

［69］Khemani R G,Randolph A,Markovitz B. Corticosteroids for the Prevention and Treatment of Post – Extubation Stridor in Neonates, Children and Adults[J]. Cochrane Database of Systematic Reviews,2009,3:CD001000.

［70］Lee C H,Peng M J,Wu C L. Dexamethasone to Prevent Postextu – bation Airway Obstruction in Adults:A Prospective,Randomized,Double – Blind,Placebo – Controlled Study［J］. Critical Care,2007,11(4):R72.

［71］Cheng K C,Chen C M,Tan C K,et al. Methylprednisolone reduces the rates of postextubation stridor and reintubation associatedwith attenuated cytokine responses in critically ill patients［J］. Minerva Anestesiologica, 2011,77(5):503 – 509.

［72］Bölükbas S,Eberlein M,Eckhoff J,et al. Short – term effects of inhalative tiotropium/formoterol/budenoside versus tiotropium/formoterol in patients with newly diagnosed chronic obstructive pulmonary disease requiring surgery for lung cancer:a prospective randomized trial[J]. European Journal of Cardio – thoracic Surger,2011,39 (6):995 – 1000.

［73］车国卫,吴齐飞,邱源,等.多学科围手术期气道管理中国专家共识(2018 版)[J].中国胸心血管外科临床杂志,2018,25(6):401 – 405.

［74］杜光,赵杰,卜书红,等.雾化吸入疗法合理用药专家共识(2019 年版)[J].医药导报,2019,38(2): 135 – 146.

［75］徐文,董频,谷庆隆,等.雾化吸入在咽喉科疾病药物治疗中应用专家共识[J].中国耳鼻咽喉头颈外科, 2019,26(5):231 – 238.

［76］中华预防医学会脊柱疾病预防与控制专业委员会.急性脊柱脊髓损伤围术期管理临床指南[J].中华创伤杂志,2019(07):577 – 587.

［77］Sultan I,Lamba N,Liew A,et al. The safety and efficacy of steroid treatment for acute spinal cord injury:A Systematic Review and meta – analysis[J]. Heliyon,2020,6(2):e03414.

［78］Spinal Injury:Assessment and Initial Management[R/OL]. (2016 – 02 – 17). http://www. nice. org. uk/guidance/ng41.

［79］Roquilly A,Vigué B,Boutonnet M,et al. French recommendations for the management of patients with spinal cord injury or at risk of spinal cord injury[J]. Anaesthesia Critical Care & Pain Medicine,2020,39(2):279 – 289.

［80］Fehlings M G,Wilson J R,Tetreault L A,et al. A Clinical Practice Guideline for the Management of Patients With Acute Spinal Cord Injury:Recommendations on the Use of Methylprednisolone Sodium Succinate[J]. Global Spine Journal,2017,7(3 Suppl):203S – 211S.

［81］糖皮质激素急诊应用共识专家组.糖皮质激素急诊应用专家共识[J].中华急诊医学杂志,2020,29(6):

765 - 772.

[82] Bracken M B,Shepard M J,Collins W F,et al. Methylprednisolone or naloxone treatment after acute spinal cord injury:1 - year follow - up data. Results of the second National Acute Spinal Cord Injury Study[J]. Journal of Neurosurgery:Pediatrics,1992,76(1):23 - 31.

[83] Mertes P M,Malinovsky J M,Jouffroy L,et al. Reducing the risk of anaphylaxis during anesthesia:2011 updated guidelines for clinical practice[J]. Journal of Investigational Allergology and Clinical Immunology,2011,21(6):442.

[84] Mertes P M,Alla F,Tréchot P,et al. Anaphylaxis during anesthesia in France:an 8 - year national survey[J]. Journal of Allergy and Clinical Immunology,2011,128(2):366 - 73.

[85] 中华医学会. 糖皮质激素类药物临床应用指导原则[J]. 中华内分泌代谢杂志,2012,28(2):171 - 202.

[86] Polderman J A,Farhang - Razi V,Van Dieren S,et al. Adverse Side Effects of Dexamethasone in Surgical Patients[J]. Cochrane Database of Systematic Reviews,2018,11(11):CD011940.

[87] Pasternak J J,McGregor D G,Lanier W L. Effect of single - dose dexamethasone on blood glucose concentration in patients undergoing craniotomy[J]. Journal of Neurosurgical Anesthesiology,2004,16(2):122 - 125.

[88] Toner A J,Ganeshanathan V,Chan M T,et al. Safety of Perioperative Glucocorticoids in Elective Noncardiac Surgery:A Systematic Review and Meta - analysis[J]. Anesthesiology,2017,126(2):234 - 248.

[89] Gan T J,Diemunsch P,Habib A S,et al. Consensus guidelines for the management of postoperative nausea and vomiting[J]. Anesthesia & Analgesia,2014,118(1):85.

[90] Wolkowitz O M,Burke H,Epel E S,et al. Glucocorticoids. Mood,memory,and mechanisms[J]. Annals of the New York Academy of Science,2009,1179:19.

[91] Fardet L,Petersen I,Nazareth I. Suicidal Behavior and Severe Neuropsychiatric Disorders Following Glucocorticoid Therapy in Primary Care[J]. The American Journal of Psychiatry,2012,169(5):491.

[92] A Johannesdottir S,Horváth - Puhó E,M Dekkers O,et al. Use of Glucocorticoids and Risk of Venous Thromboembolism:A Nationwide Population - based Case - control Study[J]. JAMA Internal Medicine,2013,173(9):743 - 52.

[93] 程雷,董震,孔维佳,等. 变应性鼻炎诊断和治疗指南(2015 年,天津)[J]. 中华耳鼻咽喉头颈外科杂志,2016,51(1):6 - 24.

[94] Turpeinen M,Pelkonen A S,Nikander K,et al. Bone mineral density in children treated with daily or periodical inhaled budesonide:the Helsinki Early Intervention Childhood Asthma study[J]. Pediatric Research,2010,68(2):169 - 73.

[95] Schenkel E J,Skoner D P,Bronsky E A,et al. Absence of growth retardation in children with perennial allergic rhinitis after one year of treatment with mometasone furoate aqueous nasal spray[J]. Pediatrics,2000,105(2):E22.

[96] J Roland N,K Bhalla R,Earis J. The local side effects of inhaled corticosteroids:current understanding and review of the literature[J]. Chest,2004,126(1):213 - 219.

[97] 中华人民共和国国家卫生健康委员会. β 内酰胺类抗菌药物皮肤试验指导原则(2021 年版):国卫办医函[2021]188 号 [S/OL]. [2021 - 04 - 16]. http://www.nhc.gov.cn/yzygj/s7659/202104/a33f49b8c4b5421c85a5649a28a0fce2.shtml.

第十章 | 术后恶心呕吐的药物治疗

术后恶心呕吐（PONV）是一种常见的并发症，据统计，PONV 占全部住院手术患者的 20% ~37%，高危患者 PONV 发生率达 70% ~80%。PONV 主要发生在手术后 24 小时内，引起患者术后身心不适，还可引起脱水、碱中毒和电解质失调等内环境紊乱，严重者可致手术切口裂开，更可因误吸发生肺炎、窒息，甚至死亡。评估术后恶心呕吐的危险因素并减免导致术后恶心呕吐的发生因素，降低术后恶心呕吐发生的基线水平；药师通过协同外科团队，进行安全、有效、合理地使用药物防治，监测用药后安全性与疗效，是管理术后恶心呕吐的有效措施。

第一节 围手术期恶心呕吐的相关定义

（一）恶心呕吐的定义

恶心是一种主观不适感，与或不与呕吐同时发生，其确切机制尚不明确，恶心发生时胃蠕动减弱或消失、排空延缓，十二指肠及近端空肠紧张性增加，出现逆蠕动，导致十二指肠内容物反流至胃内，时常是呕吐的前奏。呕吐是一种防御性反射，指上消化道内容物经口腔有力排出的动作，是一个复杂的反射过程，通过体液或神经元刺激或两者同时激活。

（二）术后恶心呕吐的定义

术后恶心呕吐是指发生于手术之后的恶心呕吐，传统的定义为患者手术结束从到达麻醉复苏室之后，至出院后 24 小时内发生的恶心呕吐。对于出院后 24 小时后发生的恶心呕吐，如日间手术患者，称为出院后恶心呕吐（postoperative discharge nausea and vomiting，PDNV）。广泛定义的 PONV 泛指患者手术结束后从达到麻醉复苏室之后、回到住院病房直至出院后 48 小时内发生的恶心呕吐。在儿童患者中，因患者本人往往不能用语言准确表达恶心的感受，一般表述的概念是术后呕吐（postoperative vomiting）。

第二节　围手术期恶心呕吐发生的病理生理学

一、常见原因与类型

恶心和呕吐是机体抵御摄入毒物的重要防御机制。恶心是与呕吐意识相关的主观不愉快感。呕吐是一种强力将胃肠内容物从口腔驱出的动作，属于一种复杂的保护性反射，通过呕吐可以排出胃内的有害物质。一般来说，清醒的个体会在呕吐之前产生明显的恶心感觉。根据手术结束后的恶心和呕吐的发展程度，可以将其分为两个阶段，一是呕吐前期，二是呕吐期，不同阶段的临床表现存在一定的差异。

（1）呕吐前期　临床表现主要是恶心，同时还会伴有交感神经的兴奋以及血管的舒缩异常。胃迷走传出神经会激活胃壁里面的节后神经元，分泌出大量的血管活性肠肽以及氧化氮，致使近端的胃非常松弛，沿着小肠不断地向胃部发生逆行性的强收缩，把肠道内容物压至胃内，为后续的呕吐做足准备。

（2）呕吐期　腹肌与膈肌同时发生收缩，患者往往会表现出干呕，没有胃内容物排出体外。但是如果在膈肌和腹肌同时收缩时食管四周的膈肌处于松弛状态，就很容易导致胃内容物沿着食管排到患者体外。

恶心呕吐发生的常见原因见表 3 - 10 - 1，其发生的类型主要有 3 种，即术后恶心呕吐、化疗后恶心呕吐与妊娠期恶心呕吐。

表 3 - 10 - 1　恶心呕吐发生的病因

病　　因	具　体　原　因
感染性疾病	细菌性或病毒性感染
胃肠疾病	食道疾病、失弛缓性梗阻、扩张、胃轻瘫、胃肠刺激物、炎症（胃炎、肝炎、胰腺炎、肠炎、胆囊炎）
颅内疾病	恶性高血压、颅内压升高（脑癌、肿瘤、出血）、偏头痛
低血压	继发于脊柱或硬膜外阻滞的血管与生理变化
前庭疾病	内耳炎、前庭神经炎、内耳肿瘤、晕车
怀孕	妊娠期恶心呕吐
代谢性疾病	糖尿病酮症酸中毒、肾上腺疾病、甲状腺疾病如甲状腺功能亢进
精神状态	焦虑
疼痛相关	—
暴露于致吐物质	药物如阿片类药物、挥发性物质、NO_2、艾迪生病、糖尿病酮症酸中毒、毒物、放射、化疗如含有铂类药物和甲氨蝶呤的化疗方案引起的急性或迟发性呕吐

二、恶心呕吐的病理生理机制

PONV 是一种原因复杂的生理现象，涉及中枢及外周受体机制；同时也是机体抵御摄入毒物的重要防御机制。呕吐反射过程由 3 个部分共同完成：感受器传入冲动、中枢整合和运动信息传出。

1. 感受器传入冲动　机械和化学的刺激作用于舌根、咽部、胃肠、胆囊胆管、泌尿生殖器官等处的感受器，通过迷走和交感神经的感觉纤维、舌咽神经及其他神经传入冲动到呕吐中枢。视觉和内耳前庭位置发生改变时，也可引起呕吐。腹腔内脏传入系统一般存在着机械感受器和化学感受器 2 种感受器，前者可被胃肠道的舒缩运动激活，后者感知手术或毒物刺激下的消化道内环境变化，通过肠嗜铬细胞释放神经递质刺激迷走神经和内脏神经末梢传入冲动至延髓内的呕吐中枢或化学感受器触发区。

2. 中枢整合　呕吐中枢位于延髓外侧网状结构的背外侧缘，主要接受大脑皮层、咽喉、泌尿生殖器官、消化道和前庭迷路系统、痛觉以及化学感受器触发区的神经传入刺激，从而引起恶心呕吐；颅内压增高（如脑水肿、肿瘤等情况）也可直接刺激该中枢引起呕吐反射，呕吐中枢在结构上和功能上与呼吸中枢、心血管中枢均有密切联系，它能协调这些邻近中枢的活动，从而在呕吐时产生复杂的反应。另一个中枢整合部位为第四脑室腹侧面极后区的化学感受器触发区（chemoreceptor trigger zone，CTZ），位于延髓呕吐中枢附近，血液和脑脊液的多种化学信号如 5 - HT 受体、阿片受体、胆碱能受体、大麻受体、多巴胺受体激动剂等是通过刺激该区域，再由该区域发出神经冲动兴奋呕吐中枢引发恶心呕吐反射，但其自身并不能直接引起呕吐，常用药物与受体的亲和力见表 3 - 10 - 2。

表 3 - 10 - 2　不同种类止呕药与 PONV 相关受体的亲和力比较

药 物 分 类	多巴胺受体	M - 胆碱能受体	组胺受体	5 - HT$_3$受体	NK - 1 受体
吩噻嗪类	+ + + +	+ ~ + +	+ + ~ + + +	- ~ +	-
丁酰苯类	+ + + +	-	+	- ~ +	-
抗组胺药	+ ~ + +	+ +	+ + + +	-	-
抗胆碱药	+	+ + + +	+	-	-
苯甲酰胺类	+ + +		+	+ +	-
5 - HT$_3$ 受体拮抗剂	-		-	+ + + +	-

续表

药 物 分 类	多巴胺受体	M-胆碱能受体	组胺受体	$5-HT_3$受体	NK-1 受体
三环类抗抑郁药	+++	++~+++	+++~++++	-	-
NK-1 受体拮抗剂	-	-	-	-	++++

注：-：无作用；+：作用强度。

3. 运动信息传出　呕吐中枢发出的冲动通过迷走神经、交感神经、膈神经和脊神经传至胃、小肠、膈肌和腹壁肌等处引发呕吐。传出神经递质有：5-羟色胺、多巴胺、组胺、胆碱和神经激肽等。

第三节　术后恶心呕吐的影响因素

1. 患者因素　①已证实的危险因素：女性、非吸烟、有 PONV 史或晕动病史者发生率高。成人 50 岁以下患者发病率高；②不确定的影响因素：BMI、美国麻醉医师协会（ASA）分级、有偏头痛史、月经周期等；③小儿 PONV：小儿 3 岁以下发病率低，可能机制是与 PONV 相关的自主神经反射随着年龄增长而减弱。

从 PONV 发生年龄来看，3 岁以下儿童和 50 岁以上发病率低。从性别来看，青春期前男女发生率无差异，成年后女性发生率是男性的 3 倍，但 80 岁以上发生率明显下降，提示可能与血清促性腺激素水平变化和种类有关。研究表明非吸烟者发生率低，有研究者认为可能与吸烟阻断了多巴胺受体的激活有关，而后者的激活是恶心呕吐的发病机制之一；也有研究者认为吸烟可以增加肝脏酶活性，尤其是细胞色素 P450 酶，加快了对毒物的降解和排泄所致，而女性吸烟者较男性少，从这一点也可以解释为什么女性较男性更易发生 PONV。既往有 PONV 史和晕动病史患者可能呕吐阈值低，故再次发生 PONV 的风险高，女性患者既往孕吐严重者术后发生 PONV 的概率极高。在临床工作中，麻醉恢复室患者发生恶心呕吐的时机常常是在推动平车进行离室转运时，这类患者往往有晕动病史，可能与此类患者前庭功能异常敏感有关。

BMI 与 PONV 的发生成正相关，这是由于脂肪对脂溶性麻醉药物及挥发性麻醉气体有蓄积作用，停止后残余药物仍能缓慢进入血液导致术后不良反应增加。另外肥胖患者气道困难的发生率较其他患者高，面罩加压吸氧导致胃胀气的发生率较高，而胃胀气也是直接造成 PONV 的一个重要原因；肥胖患者往往合并有胆囊炎或其他胃肠道疾病，这些因素都增加了此类患者发生 PONV 的风险。

国内外多项研究表明，患者PONV与术前焦虑程度存在正相关，可能与焦虑导致的儿茶酚胺释放增加诱导了胃排空延迟或中枢性致呕作用有关，同时，焦虑患者术前可能存在由于紧张过度、吞咽空气过多导致的胃胀气，术后由于胃肠蠕动减慢增加了发生恶心呕吐的风险。

2. 麻醉因素

（1）吸入麻醉药 包括氧化亚氮、阿片类药物、硫喷妥钠、依托咪酯、氯胺酮、曲马多等的使用被认为是引起PONV的重要因素，暴露于吸入性麻醉药的时间越长，越易发生PONV。吸入性麻醉药会增加术后2小时内PONV的发生，氧化亚氮更是PONV发生率升高的危险因素。

（2）充分、适量的液体灌注可降低PONV的发生率。

（3）区域阻滞麻醉较全身麻醉发生率低，丙泊酚TOVA较吸入全麻发生率低。

（4）麻醉时间增加，PONV的发生率增加。

（5）阿片类药物的使用 阿片类药物通过与阿片受体结合，在镇痛的同时还有抑制胃肠蠕动、延迟胃排空的作用；阿片类药物还可以直接兴奋延髓的呕吐化学感受器，引起恶心呕吐，提高前庭的敏感性，这些原因都会导致PONV。

（6）术后使用新斯的明拮抗肌松药能否增加PONV的发生率目前仍无定论。

诸多研究表明，麻醉药物可影响自主神经系统活动，而后者可以维持机体正常的生命活动，调节机体内、外环境的动态平衡，其主要通过调节心肌、平滑肌和腺体（如消化腺、汗腺、部分内分泌腺）的活动，来应对各种内、外环境对机体的刺激。自主神经系统又分为交感神经系统和副交感神经系统，二者在机能上相互拮抗，许多研究表明，通过监测心率变异度了解术中自主神经功能变化，结果显示静脉复合全身麻醉时，自主神经功能以副交感神经张力占优；椎管内麻醉后引起交感神经阻滞，副交感神经兴奋占优，也会引起恶心呕吐的发生，特别是麻醉平面达到T_4以上时，心交感神经也被阻滞，迷走神经相对兴奋，而副交感神经兴奋时，神经末梢释放乙酰胆碱作用于胆碱能受体，可以导致PONV的发生。国外有调查研究不同麻醉方式PONV的发生率比较显示，全身麻醉＞椎管内麻醉＞周围神经阻滞麻醉。全身麻醉状态下自主神经活性均降低，这些自主神经功能改变会一直持续到术后数小时，呕吐前常出现恶心、流涎、呼吸急迫和心跳快而不规则等自主神经兴奋的症状，机体或许是通过这种方式反射性地提高自主神经的活性，以促进术后恢复。

3. 手术因素

（1）手术引起组织创伤和炎性反应 腹部手术引起胃肠道炎性反应，导致局部释放SP、5-HT或其他介质，影响传入神经的信号系统。有研究结果表明，术后肠梗阻和肠道炎性反应的发生可引起 PONV。用于控制 PONV 的止吐药往往具有抗炎作用，如地塞米松、5 – HT 受体拮抗剂、神经激肽 – 1（NK – 1）受体拮抗剂等。

（2）手术时间　手术时间长是 PONV 的一个独立危险因素。手术时间越长，PONV 的发生率越高，尤其是持续 3 小时以上的手术。相关研究表明，每延长 30 分钟，PONV 的风险就相对增加 60%，这也可能与手术时间延长麻醉使用的阿片类药物越多有关。

（3）手术类型　某些手术，如腹腔镜手术、胃肠道手术、胆囊切除术、神经外科手术、妇产科手术以及斜视矫形术等，PONV 的发生率较高。可能的原因是手术刺激引发了神经 – 内分泌的改变，进而发生了自主神经功能失调导致了 PONV。

4. 其他因素　患者术后卧床时间长、过早进食、术后使用对胃肠道有刺激性的药物如诺氟沙星等，也会导致患者出现术后恶心呕吐的症状。PONV 的主要危险因素总结见表 3 – 10 – 3。

表 3 – 10 – 3　PONV 相关危险因素

类　　别	主要危险因素
患者相关因素	女性
	PONV 病史、晕动病病史
	无吸烟史
	年龄小于 50 岁
	肥胖
麻醉相关因素	使用吸入性麻醉药物
	氧化亚氮的使用
	阿片类药物的使用
	大剂量（≥2.5mg）使用新斯的明
手术相关因素	手术引起组织创伤和炎性反应
	手术时间（每增加 30 分钟，PONV 风险相对增加 60%）
	手术类型

第四节　预防术后恶心呕吐的一般措施

1. 术前措施

（1）去除基础病因　包括适当术前禁食（不少于 6 小时）；对消化道梗阻患

者术前插入粗口径胃管单次抽吸或持续引流等。

（2）药物预防 应确定患者发生 PONV 的风险，对中危以上患者应给予有效的药物预防。不同作用机制的 PONV 药物联合用药的防治作用优于单一用药，作用相加而不良反应不相加。5－HT₃ 受体拮抗剂、地塞米松和氟哌利多或氟哌啶醇是预防 PONV 最有效且不良反应小的药物。无 PONV 危险因素的患者，不需要预防用药。对低、中危患者可选用上述一或两种药物预防，对高危患者可用 2～3 种药物组合预防。预防用药应考虑药物起效和持续作用时间。口服药物如昂丹司琼、多拉司琼、丙氯拉嗪、阿瑞匹坦应在麻醉诱导前 1～3 小时给予；静脉抗呕吐药则在手术结束前静脉注射，但静脉制剂地塞米松应在麻醉诱导后给予；东莨菪碱贴剂应在手术前晚上或手术开始前 2～4 小时给予。

2. 术中措施

（1）减少阿片类药物的使用 围手术期使用阿片类药物能大大提高 PONV 的发生率，术中使用丙泊酚能减少阿片类药物的用量，从而预防 PONV 的发生。

（2）避免新斯的明的使用 新斯的明和 PONV 发生有关，尤其是剂量 > 2.5mg 时，建议尽量避免使用。

（3）应用异丙酚进行麻醉诱导和维持 丙泊酚小剂量应用对化疗的癌症患者的呕吐有效。有研究表明，在手术结束前 5 分钟静脉注射 0.5mg/kg 低剂量异丙酚，能有效预防恶心呕吐。亦有研究表明，低剂量丙泊酚在术后 4～8 小时预防 PONV 的作用与地塞米松、昂丹司琼相当，而在 8～2 小时不及地塞米松。

（4）使用右美托咪定 围手术期使用 α₂ 受体激动剂（如可乐定或右美托咪定）可减少术后阿片类药物的用量和 PONV 发生。腹腔镜胆囊切除术切皮前静脉注射右美托咪定 1μg/kg 可降低 PONV 发生率，等效于静脉注射 8mg 地塞米松，且可明显减轻术后 24 小时疼痛。开胸手术后，将右美托咪定加入舒芬太尼联合昂丹司琼进行 PCA 静脉镇痛，可明显减轻术后疼痛，避免 PONV 的发生。对于吸入全麻下行门诊泌尿外科手术的患者，预防性使用右美托咪定 0.5μg/kg 可减轻术后 1 小时和术后 1～3 日的疼痛，使患者更快恢复日常活动；然而与安慰剂组或使用止吐药相比，其对 PONV 发生率并无明显影响。

（5）避免使用吸入性麻醉气体 全凭静脉麻醉可以有效减少 PONV 发生率。吸入麻醉药可以引起术后 0～2 小时内的 PONV，但与 2～24 小时延迟性无直接联系。有研究表明，吸入笑气并不增加短小手术 PONV 的发生率，但长时间手术仍建议尽量避免使用笑气。除笑气外，不同种类的吸入麻醉药对 PONV 发生率的影响无明显差异。

（6）吸氧 有研究表明术中增加吸入氧气的浓度，可对 PONV 的发生有一定预防效果，但是也有 Meta 分析结果表明，这种影响与 PONV 的发生无临床相关性。

（7）充分补液　术前空腹和肠道准备会导致明显脱水，这可能会加剧 PONV。虽然大多数研究得出的结论是静脉补充晶体溶液可以减少 PONV，但只有少数报道结果呈阳性并达到统计学意义。Apfel 等通过对历史资料定量回顾得出，补液能否有效预防 PONV，但仍需大样本随机对照试验来证实。

3. 术后措施

（1）对未预防用药或预防用药无效的 PONV 患者提供止吐治疗。患者离开麻醉恢复室后发生持续的恶心呕吐时，首先应进行床旁检查以除外药物刺激或机械性因素，包括用吗啡进行患者自控镇痛、沿咽喉的血液引流或腹部梗阻。在排除了药物和机械性因素后，可开始止吐治疗。

如果患者没有预防性用药，第一次出现 PONV 时，应使用小剂量 $5-HT_3$ 受体拮抗剂治疗。$5-HT_3$ 受体拮抗剂的治疗剂量通常约为预防剂量的 1/4，昂丹司琼 1mg、多拉司琼 12.5mg、格拉司琼 0.1mg 和托烷司琼 0.5mg。也可给予地塞米松 2～4mg，氟哌利多 0.625mg，或异丙嗪 6.25～12.5mg。患者在 PACU 内发生 PONV 时，可考虑静脉注射丙泊酚 20mg 治疗。如果已预防性用药，则治疗时应换用其他类型药物。

如果在三联疗法（如 $5-HT_3$ 受体拮抗剂、地塞米松和氟哌利多或氟哌啶醇）预防后患者仍发生 PONV，则在用药 6 小时内不应重复使用这三种药物，应换用其他止吐药。如果 PONV 在术后 6 小时以后发生，可考虑重复给予 $5-HT_3$ 受体拮抗剂和氟哌利多或氟哌啶醇，剂量同前。不推荐重复应用地塞米松。

（2）术后多模式镇痛　术后疼痛被认为是 PONV 的危险因素，为获得满意的镇痛效果，通常在围手术期采取多模式镇痛。一般认为非甾体抗炎药作为多模式镇痛的一部分，其使用目的是为了减少术后应用阿片类药物所带来的不良反应（如恶心呕吐），而 Apfel 等人发现对乙酰氨基酚的止吐效应是由于减轻了术后疼痛，从而降低 PONV 的发生率。目前认为患者自控镇痛（PCA）可用于 PONV 的管理。有研究证实，在芬太尼 PCA 中联用止吐可减少恶心呕吐的发生。

（3）其他措施　一项小型前期研究表明，对于全麻下接受腹腔镜或乳房手术的女性患者，咀嚼口香糖治疗 PONV 的效果不逊于昂丹司琼。另一项研究分析了使用舒更葡糖钠或新斯的明拮抗肌松剂对患者 PONV 风险的影响，结果发现使用舒更葡糖钠可降低 PONV 风险，但由于包含了非盲研究，且患者 PONV 的基础风险并不清楚，可能导致偏倚。

第五节　防治术后恶心呕吐药物的临床应用

常用于防治恶心呕吐的药物按药物作用相关的神经递质受体分类，主要分为：①组胺受体拮抗剂：苯海拉明；②多巴胺受体拮抗剂：氟哌利多、甲氧氯普胺；③5 – HT$_3$受体拮抗剂：昂丹司琼、格拉司琼、托烷司琼、多拉司琼、帕洛诺司琼等；④NK – 1 受体拮抗剂：阿瑞匹坦、福沙匹坦；⑤M 胆碱受体拮抗剂：东莨菪碱。

一、受体拮抗剂

5 – HT$_3$受体拮抗剂是目前预防和治疗 PONV 的一线药物之一，其与 5 – HT$_3$受体的结合具高亲和力、高度特异性和选择性而使止吐效果显著提高。昂丹司琼可与 5 – HT$_1$ 或 5 – HT$_2$受体结合，但与 5 – HT$_3$受体的亲和力是其他受体的 250 ~ 500 倍。格拉司琼、托烷司琼和多拉司琼对 5 – HT$_3$受体有高亲和力，格拉司琼也可与其他受体结合，但亲和力极低，与 5 – HT$_3$受体的亲和力比任何其他受体的亲和力高 4000 ~ 40000 倍；多拉司琼的代谢产物氢化多拉司琼与 5 – HT$_3$受体的亲和力比母体化合物大 23 ~ 64 倍；托烷司琼在治疗剂量下，与其他受体无亲和力，对 5 – HT 再摄取点有弱的亲和力；雷米司琼拮抗 5 – HT$_3$受体的作用较格拉司琼和昂丹司琼强，而对多巴胺 D$_2$受体及 5 – HT$_3$以外的受体无亲和性或拮抗作用；帕洛诺司琼在治疗剂量下只与 5 – HT$_3$受体结合而与其他 5 – HT 亚型无亲和力。

1. 盐酸昂丹司琼 口服后吸收迅速，达峰时间约为 1.5 小时，峰浓度约 30ng/ml。口服本品绝对生物利用度约为 60%。口服和静脉滴注盐酸昂丹司琼的体内代谢情况大致相同，主要经肝脏代谢，通过 CYP450 酶（包括 CYP3A4、CYP1A2 和 CYP2D6）代谢为 4 种无活性代谢产物，随后葡萄糖醛酸化为无临床相关药理活性的代谢物，主要自粪便和尿排泄，从尿中排出的原形药小于 5%。昂丹司琼的血浆蛋白结合率是 70% ~ 80%，$t_{1/2\beta}$ 约为 3 小时，稳态表观分布容积约为 140L。老年人由于代谢缓慢，服用本品后 $t_{1/2\beta}$ 延长至 5 小时，同时生物利用度提高至 65%，但无临床意义，65 岁以上的用药疗程及对药物的耐受性与青年人的一样，无须调整剂量及用药途径。严重肝损患者系统清除率可显著减少，$t_{1/2\beta}$ 延长至 15 ~ 32 小时，同时生物利用度可接近 100%。

（1）预防或治疗 PONV 用法用量 ①成人：手术结束前静脉滴注 4mg 或口服 8mg；②小儿：手术结束前静脉滴注 0.05 ~ 0.1mg/kg，最大剂量为 4mg；③老年患者（≥65 岁）：无需调整剂量、用药次数或用药途径；④肾衰竭患者：无需调整剂量、用药次数或用药途径；⑤肝衰竭患者：由于主要自肝脏代谢，对中度或严重肝衰竭患者每日用药剂量不应超过 8mg。

（2）不良反应 ①常见不良反应有头痛、头部和上腹部发热感、静坐不能、腹泻、皮疹、急性张力障碍性反应、便秘等；部分患者可有短暂性氨基转移酶升高；②罕见不良反应有支气管痉挛、心动过速、胸痛、低钾血症、心电图改变和显现大发作；③QT 间期延长：2012 年 6 月，FDA 警告推荐昂丹司琼单次静脉剂量不应超过 16mg。警告指出新的证据表明 QT 间期延长是剂量依赖性的。因此，在 CYP2D6 中间或慢代谢型患者中，昂丹司琼血药浓度可能增加，而在 16mg 最大剂量的情况下发生尖端扭转的风险更高。然而，没有临床资料证明 CYP2D6 慢代谢型者有更显著的 QT 间期延长。

2. 甲磺酸多拉司琼　静脉注射后在体内迅速代谢为有药理活性的氢化多拉司琼，氢化多拉司琼的血浆蛋白结合率为 69% ~ 77%，达峰时间为 0.6 小时，$tt_{1/2_\beta}$ 约为 7.3 小时。多拉司琼代谢为氢化多拉司琼由碳酰还原酶介导，而 CYP2D6 主要介导氢化多拉司琼的羟基化作用，而 CYP3A 和黄素单加氧酶两者介导氢化多拉司琼的 N - 氧化作用。给药量的 53% 以氢化多拉司琼原形在尿中排泄，其他尿代谢物是羟基化葡糖苷酸和 N - 氧化物。

（1）预防或治疗 PONV 用法用量　①成人：手术结束前静脉滴注 12.5mg。②小儿：手术结束前静脉滴注 0.35mg/kg，最大剂量为 12.5mg。③老年人和肝、肾功能不全者无需调整剂量。

（2）不良反应　主要为头痛、腹泻、发热、疲劳、肝功异常等。需注意的是：已经或可能发展为心脏传导间期尤其是 QTc 间期延长的患者应慎用：包括低钾血症或低镁血症患者、服用后可能引起电解质异常的利尿药患者、先天性 QT 综合征患者、服用抗心律失常药物或可导致 QT 延长的其他药物的患者和高剂量蒽环类抗生素治疗累积的患者。

本品可能引起心电图间期的变化（PR、QTc、JT 延长，QRS 波增宽），变化的幅度和频率与活性代谢物的血中浓度有关，这些变化随血药浓度降低而有自限性。有些患者的间期延长达 24 小时或更长，间期延长可导致包括心脏传导阻滞或心律失常的心血管后果（报道罕见）。

3. 格拉司琼　健康志愿者静脉注射本品 20μg/kg 或 40μg/kg 后，平均血浆浓度峰值分别为 13.7 和 42.8μg/L，血浆 $t_{1/2_\beta}$ 为 3.1 ~ 5.9h。本品体内分布广泛，血清蛋白结合率为 65%，大部分迅速代谢，主要代谢途径为 N - 去烷基化及芳香环氧化后再被共轭化，通过粪便和尿液排泄。格拉司琼是通过 CYP450 酶进行代谢，CYP3A4 主要参与格拉司琼脱甲基为 9 - 去甲格拉司琼，而 CYP1A1 则主要负责格拉司琼的主要代谢产物 7 - 羟基格拉司琼的形成。

（1）用法用量　①成人：手术结束前静脉滴注 0.35 ~ 3mg。②小儿：手术结束前静脉滴注 0.04mg/kg，最大剂量为 0.6mg。③老年人和肝、肾功能不全者无需调整剂量。

（2）不良反应　主要为头痛，发生率为 10% ~ 15%，其他少见的不良反应有便秘、嗜睡、腹泻、肝酶短暂性升高等。

4. 托烷司琼　是高选择性 5 - HT$_3$ 受体拮抗剂，与昂丹司琼不同的是，本品具有双重作用：除选择性拮抗周围神经元中的 5 - HT$_3$ 受体外，还可直接拮抗中枢 5 - HT$_3$ 受体，从而抑制大脑极后区迷走神经刺激，而对其他受体如组胺受体、多巴胺受体及肾上腺素受体无亲和力。

托烷司琼口服吸收迅速、完全，其生物利用度与口服剂量有关，使用 5mg 时，生物利用度约为 60%。口服 t$_{1/2}$ 为 8.6~41.9 小时，静脉注射 t$_{1/2}$ 为 7.3~30.3 小时，表观分布容积为 554.1L；约 71% 的本品以非特异性的方式与血浆蛋白结合；代谢正常者，约 8% 的本品以原形从尿液排出，70% 以代谢物从尿中排出，粪便排出约占 15%，几乎均为代谢物。托烷司琼通过 CYP2D6 广泛代谢为非活性代谢物，并进一步结合葡萄糖醛酸和硫酸盐。

（1）预防或治疗 PONV 用法用量　①成人：手术结束前静脉滴注 2mg；②小儿：手术结束前静脉滴注 0.1mg/kg，最大剂量为 2mg；③老年人用量不需调整剂量；④肝、肾功能障碍者使用本品剂量应减少 50%。

（2）不良反应　①常规剂量下的不良反应多为一过性，常见有头痛、便秘、头晕、疲劳及胃肠道功能紊乱，如腹痛和腹泻，偶见皮疹、瘙痒、荨麻疹等；②对血压有一定影响，因此高血压未控制患者每日剂量不宜超过 10mg。

5. 雷莫司琼　健康成人静脉给药 0.1~0.8mg 时，t$_{1/2\beta}$ 约为 5 小时。AUC 与给药量呈正比，体内药物动态呈线性变化。给药后 24 小时内尿中原形药物的排泄率是给药量的 16%~22%。尿中除原形药物外，还有代谢产物脱甲基物、氢氧化物以及耦合物。对健康成人反复给药后，体内药物动态没有变化，未出现蓄积。

（1）预防或治疗 PONV 用法用量　①通常成人静脉注射给药 0.3mg，每日 1 次，另外可根据年龄、症状不同适当增减用量。效果不明显时，可以追加给药相同剂量，但日用量不可超过 0.6mg；②儿童及肝、肾损害者中的使用剂量尚无资料。

（2）不良反应　①不良反应发生率约 2%，主要是身体发热感、头痛、头重感等；②其他不良反应：过敏症状、腹泻、便秘、肝肾功能异常、头部发热、舌头麻木感等；③严重不良反应：对本品过敏者可能出现过敏样症状，如胸闷、呼吸困难、喘鸣、颜面潮红、发红、瘙痒、发绀、血压降低甚至休克等。发生率尚不明确。此外，在国外有使用其他 5 - HT$_3$ 受体拮抗型止吐药出现癫痫样发作的报告。

6. 帕洛诺司琼　是第二代高选择性、高亲和性 5 - HT$_3$ 受体拮抗剂，半衰期长达 40 小时。和第一代 5 - HT$_3$ 受体拮抗剂相比，帕洛诺司琼结构类似于 5 -

HT，更易与 5－HT_3 受体结合。帕洛诺司琼的分布容积为 $8.3\pm2.5L/kg$，血浆蛋白结合率约 62%。帕洛诺司琼通过多种途径代谢，约 50% 的主药代谢为 N－去氧帕洛诺司琼和 6－S－羟基帕洛诺司琼。这两种代谢产物各自拮抗 5－HT_3 受体的活性不到帕洛诺司琼的 1%。体外代谢研究表明：帕洛诺司琼以 CYP2D6 为主要代谢酶，其次 CYP3A 和 CYP1A2 也参与帕洛诺司琼的代谢，但是 CYP2D6 的快代谢者和慢代谢者的临床药代动力学参数无明显差异。40% 的原形药物经肾排泄。临床剂量不受年龄、肝肾功能影响，对 QT 间期无明显影响。

（1）预防或治疗 PONV 用法用量　①成人：诱导前静脉滴注 0.075mg；②18 岁以下的患者使用本品的安全性和有效性尚未经研究确定；③群体药动代力学分析及临床安全性和有效性资料显示，≥65 岁的老年患者与年轻患者（18～64 岁）之间无差异。因此，老年患者无需调整剂量；④轻至中度的肾损伤不会显著影响帕洛诺司琼的药代动力学参数，重度肾损伤患者较健康志愿者的系统暴露量增高约 28%。因此，不同程度的肾损伤患者均无需调整剂量；⑤与健康成人相比，肝脏损害对帕洛诺司琼全身清除率无显著影响，因此，不同程度的肝损伤患者均无需调整剂量。

（2）不良反应　发生率及严重程度与昂丹司琼或多拉司琼相似，主要不良反应为头痛、头晕、便秘、腹泻、腹痛、疲劳、失眠等。

二、NK－1 受体拮抗剂

神经激肽受体有 NK－1、NK－2 和 NK－3 三种亚型，其中 NK－1 受体与 P 物质的结合能力最强，在大脑呕吐中枢中含量最高。NK－1 受体与中枢 P 物质结合后激发呕吐、焦虑、偏头痛等一系列病理生理过程。阿瑞匹坦、福沙匹坦等 NK－1 受体拮抗剂通过选择性与 NK－1 受体结合，可有效防治 PONV。

1. 阿瑞匹坦　平均绝对口服生物利用度为 60%～65%，阿瑞匹坦在大约 4 小时可达到 C_{max}。与标准早餐同服阿瑞匹坦胶囊，对于阿瑞匹坦的生物利用度不存在有临床意义的影响。阿瑞匹坦与血浆蛋白的结合率大于 95%。在人体中，稳态表观分布容积约为 66L。阿瑞匹坦主要通过 CYP3A4 代谢，少数通过 CYP1A2 和 CYP2C19 代谢，而 CYP2D6、CYP2C9 或 CYP2E1 对其无代谢作用。阿瑞匹坦主要通过代谢进行清除，无法通过肾脏排泄。阿瑞匹坦的表观血浆清除率为 60～84ml/min，$t_{1/2}$ 为 9～13 小时。

（1）预防或治疗 PONV 用法用量　①成人：诱导前口服 40mg；②18 岁以下的患者使用本品的安全性和有效性尚未经研究确定；③在老年患者中，无需对本品进行剂量调整；④重度肾功能不全的患者（肌酐清除率 <30ml/min）和进行血液透析的终末期肾病患者均不需要调整剂量；⑤轻、中度肝功能不全（Child－

Pugh 分级评分 5 ~ 9 分）的患者不需要调整剂量。目前尚没有重度肝功能不全（Child - Pugh 分级评分 > 9 分）的患者使用本品的临床研究资料。

（2）不良反应　常见厌食、虚弱、疲劳、便秘、腹泻和恶心呕吐等，发生率为 10% ~ 18%；偶见面色发红、上呼吸道感染、心动过速、肌无力、骨盆疼痛、骨骼痛、朋痛、皮疹、低血钾、焦虑症等。

2. 福沙匹坦　经静脉注射给药，在体内无吸收过程。由于水溶性强，不能穿透血脑屏障，但是经体内迅速转化成活性形式阿瑞匹坦后可以穿透血脑屏障。阿瑞匹坦血浆蛋白结合率超过 95%，人体稳态平均分布体积约为 70L。福沙匹坦主要经体内广泛分布于肝、肺、肾等的磷酸酶水解成阿瑞匹坦。福沙匹坦还是轻度的 CYP3A4、CYP2C9 抑制药，与阿瑞匹坦主要以非活性代谢物形式通过肾脏和小肠排泄。

（1）预防或治疗 PONV 用法用量　①用于预防成人高度致吐化疗药物引起的恶心呕吐时，本药应该与皮质类固醇和 5 - HT$_3$ 拮抗剂联合给药，推荐剂量为第 1 天在化疗前 30 分钟内输注给药 150mg，输注时间为 20 ~ 30 分钟；②儿童：尚未确立本品在儿童患者中的安全性及有效性；③老年人（≥65 岁）：老年人无需调整剂量；④轻、中度肝功能不全（Child - Pugh 分级评分 5 ~ 9 分）的患者不需要调整本品的给药剂量。目前尚没有重度肝功能不全（Child - Pugh 分级评分 > 9 分）的患者使用本品的临床研究资料；⑤肾功能不全：肾功能不全的患者和进行血液透析的终末期肾病患者均不需要调整本品的给药剂量。

（2）不良反应　①常见不良反应：疲乏、腹泻、中性粒细胞减少、无力、贫血、周围神经病变、白细胞减少、消化不良、尿路感染、肢体疼痛；②皮肤及皮下组织病：瘙痒、皮疹、荨麻疹、史 - 约综合征；③免疫系统紊乱：包括过敏反应在内的超敏反应；④神经系统异常：本品与异环磷酰胺合用后有报告出现异环磷酰胺诱导的神经毒性事件。

三、糖皮质激素

糖皮质激素的抗呕吐机制尚未完全阐明，已知糖皮质激素对中枢和外周 5 - HT 的产生和释放均有抑制作用，可降低 5 - HT 作用于血液和肠道化学感受器的浓度，其他可能机制包括阻断致吐因素刺激呕吐中枢化学感应带或减低呕吐信号传入孤束核等。

1. 地塞米松　为长效糖皮质激素，其抗炎作用比泼尼松更显著，而水钠潴留作用较轻微，对垂体 - 肾上腺皮质轴的抑制作用较强。地塞米松血浆蛋白结合率低，$t_{1/2}$ 约为 190 分钟，组织 $t_{1/2}$ 约为 3 天，肌内注射地塞米松磷酸钠注射液或醋酸地塞米松，分别于 1 小时和 8 小时达到血药峰浓度。

（1）预防或治疗 PONV 用法用量　①成人：诱导后静脉给药 4～5mg。②小儿：诱导后静脉给药 0.15mg/kg，最大剂量为 5mg。

（2）不良反应　糖皮质激素在应用生理剂量替代治疗时无明显不良反应，不良反应多发生在应用药理剂量时，而且与疗程、剂量、用药种类、用法及给药途径等有密切关系，其常见不良反应如下。

①长程使用可引起：医源性库欣综合征、体重增加、下肢浮肿、紫纹、易出血倾向、创口愈合不良、痤疮、月经紊乱、肱骨头或股骨头缺血性坏死、骨质疏松及骨折、肌无力、肌萎缩、低钾血症、胃肠道刺激（恶心、呕吐）、胰腺炎、消化性溃疡或穿孔、儿童生长受到抑制、青光眼、白内障、良性颅内压升高综合征、糖耐量减退和糖尿病加重。

②精神症状：欣快感、激动、谵妄、不安、定向力障碍，也可表现为抑制。精神症状尤易发生于患慢性消耗性疾病的人及以往有过精神不正常者。

③并发感染：以真菌、结核分枝杆菌、葡萄球菌、变形杆菌、铜绿假单胞菌和各种疱疹病毒为主。

④停药综合征：患者在停药后出现头晕、昏厥倾向、腹痛或背痛、低热、食欲减退、恶心、呕吐、肌肉或关节疼痛、头疼、乏力、软弱，经仔细检查如能排除肾上腺皮质功能减退症和原来疾病的复发，则可考虑为对糖皮质激素的依赖综合征。

2. 其他糖皮质激素　根据《肾上腺糖皮质激素在围术期应用的专家共识》，甲强龙 20～40mg 起效较快，可在麻醉诱导时或术毕给予。

四、丁酰苯类

丁酰苯类药物主要作用于多巴胺受体，可抑制多巴胺对呕吐中枢的刺激，用于晕动病、使用阿片类药物或吸入麻醉药物及化疗所致的呕吐。

1. 氟哌利多　大部分与血浆蛋白结合，$t_{1/2}$ 约为 2.2 小时。主要在肝脏代谢，代谢物大部分经尿排出，少部分由粪便排出。

小剂量氟哌利多（0.625～1.25mg）能有效预防 PONV，与昂丹司琼 4mg 效果相似。氟哌利多可能导致 QT 间期延长和尖端扭转性室速而受到美国 FDA 的黑框警告，但不少学者和文献认为此类并发症是时间和剂量依赖的，主要见于抗精神病的几周或几个月连续使用，而小剂量应用于 PONV 是安全的，在成人使用低剂量的本品对 QT 间期的影响与昂丹司琼及安慰剂无差别。但也提示在防治 PONV 时应避免大剂量使用本品或与其他可延长 QT 间期的药合用，已证明甚至在非常小剂量时（10～15μg/kg），也有抗呕吐作用。增加剂量虽可增强抗呕吐疗效，但也会带来不良反应增加的危险，如镇静、锥体外系症状。锥体外系症状主要发生在较年长的儿童，剂量大于 50～75ug/kg。

（1）预防或治疗 PONV 用法用量 ①成人：手术结束前静脉滴注 0.62～1.25mg；②小儿：手术结束前静脉滴注 0.01～0.015mg/kg，最大剂量为 1.25mg。

（2）不良反应 ①氟哌利多曾经是预防 PONV 的一线药物，但继 2001 年 FDA 发出氟哌利多使用剂量 >25mg 时可导致心源性猝死的限制用药黑匣子警告后，其在许多国家的使用大大减少。然而，有研究表明，止吐剂量的氟哌利多可安全使用，仅导致 QTc 短暂延长（与昂丹司琼相当），而与跨室壁复极离散度无关。昂丹司琼和氟哌利多联合使用所引起的 QT 间期延长与单独使用每种药物所引起的 QT 间期延长并无差异。有研究纳入 20122 例患者接受氟哌利多 0.625mg 预防 PONV，并未发现其增加多形性室性心动过速的风险；②锥体外系反应较重且常见，急性肌张力障碍在儿童和青少年更易发生，出现明显的扭转痉挛、吞咽困难、静坐不能及类帕金森综合征；③可出现口干、视物模糊、乏力、便秘、出汗等；④可引起血浆中催乳素浓度增加，相关症状为：溢乳、男子女性化乳房、月经失调、闭经；⑤少数患者可能引起抑郁反应；⑥可引起注射局部红肿、疼痛、硬结；⑦较少引起低血压。偶见过敏性皮疹及恶性综合征。

2. 氟哌啶醇 被推荐为氟哌利多的替代品，氟哌啶醇口服吸收快，血浆蛋白结合率约 92%，生物利用度为 40%～70%，口服 3～6 小时后血药浓度达峰值，$t_{1/2}$ 为 21 小时。经肝脏代谢，单剂口服约 40% 在 5 日内随尿排出，其中 1% 为原形药物，活性代谢物为还原氟哌啶醇。大约 15% 由胆汁排出，其余由肾排出。

（1）预防或治疗 PONV 用法用量 成人手术结束前或诱导后静脉滴注或肌内注射 0.5～2mg。低剂量的氟哌啶醇（0.5～2mg）可有效预防 PONV，其效能和不良反应（包括 QT 间期延长）与 5-HT$_3$ 相比并无差异。研究显示麻醉诱导后给予氟哌啶醇 1mg 的疗效和不良反应与给予氟哌利多 0.625mg 相当，且两组患者均未发生锥体外系反应。

（2）不良反应 ①锥体外系反应较重且常见，急性肌张力障碍在儿童和青少年更易发生，出现明显的扭转痉挛、吞咽困难、静坐不能及类帕金森综合征；②长期大量使用可出现迟发性运动障碍；③可出现口干、视物模糊、乏力、便秘、出汗等；④可引起血浆中催乳素浓度增加，相关症状为：溢乳、男子女性化乳房、月经失调、闭经；⑤少数患者可能引起抑郁反应；⑥偶见过敏性皮疹、粒细胞减少及恶性综合征。

五、苯甲酰胺类

1. 甲氧氯普胺 可通过拮抗多巴胺受体而作用于延髓催吐化学感受器，具有强大的中枢性镇吐作用。还可加强胃及上部肠段的运动，抑制胃平滑肌松弛，使胃肠平滑肌对胆碱能的反应增加，促进胃、小肠蠕动和排空，松弛幽门窦和十二指肠，从而提高食物通过率，这些作用也可增强甲氧氯普胺的镇吐效应。

甲氧氯普胺口服后自胃肠道吸收，吸收部位主要在小肠。有明显的受过效应，由于本品促进胃排空，故吸收和起效迅速，血浆蛋白结合率为13%～22%，可通过血脑屏障和胎盘屏障，峰浓度表现出明显的个体差异，作用维持时间为1～2小时。口服生物利用度约为70%，直肠给药生物利用度为1～2小时。主要经肝脏代谢，$t_{1/2}$为4～6小时，肾衰竭及肝功能不全患者的$t_{1/2}$延长。口服量的85%以游离型、结合型或代谢产物自尿中排泄，也可自乳汁排出。

（1）用法用量

1）成人　①口服：1次5～10mg，一日10～30mg，餐前半小时服用；②肌内注射：1次10～20mg，每日剂量一般不超过0.5mg/kg，否则易引起锥体外系反应。

2）儿童　①口服：婴儿（10kg以下），一次0.1mg/kg（最大量1mg），一日2次。1～3岁（10～14kg），一次1mg，一日2～3次。3～5岁（15～19kg），一次2mg，一日2～3次。5～9岁（20～29kg），一次2.5mg，一日3次。9～12岁（30kg以上），一次5mg，一日3次。手术前、后，一次0.1～0.2mg/kg，一日3～4次；②肌内注射、静脉滴注：必要时使用，用于不能口服或治疗急性呕吐，一日0.2～0.3mg/kg，分2～3次给予。

（2）不良反应　①主要不良反应为镇静作用，可有嗜睡、头晕等，较少见便秘、腹泻、皮疹及溢乳、男子乳房发育等；②大剂量或长期应用可能因拮抗多巴胺受体，使胆碱能受体相对亢进而导致锥体外系反应，可用苯海索等抗胆碱药治疗；③注射给药可能引起体位性低血压。

六、抗组胺类

苯海拉明经胃肠道吸收良好，但首过效应明显（50%），可影响系统生物利用度（42%～62%），口服后1～4小时后血浆浓度达峰值，$t_{1/2}$为4～7小时，口服后15～60分钟起效，一次给药后可维持3～6小时。本药在体内分布广泛（包括中枢神经系统），可穿过胎盘屏障并经乳汁分泌，蛋白结合率高，代谢机制多样，主要经尿以代谢物形式排出，原形药很少。

（1）预防或治疗PONV用法用量　成人诱导时静脉滴注1mg/kg，小儿剂量为0.5mg/kg，最大剂量为25mg。

（2）不良反应　①常见不良反应为头晕、头痛、嗜睡、口干、恶心、倦乏，停药或减药后可消失；②偶可引起皮疹、粒细胞减少，长期使用（6个月以上）

可引起贫血。

七、吩噻嗪类

吩噻嗪类药物可阻断脑内多巴胺受体，包括氯丙嗪、异丙嗪等，由于存在内分泌、锥体外系不良反应等作用，目前应用受限。

异丙嗪：肌内注射或口服吸收良好，用药后 2 ~ 3 小时血浆浓度达峰值，肝脏首过效应显著，生物利用度较低，体内分布广泛，可透过血脑屏障和胎盘屏障，并可经过乳汁分泌，血浆蛋白结合率高（76% ~ 93%），代谢机制多样，主要以代谢物形式经尿及胆汁缓慢排泄，$t_{1/2\beta}$ 为 5 ~ 14 小时。

（1）预防或治疗 PONV 用法用量

1）成人常用量 ①口服：开始时一次 25mg，必要时可每 4 ~ 6 小时服 12.5 ~ 25mg；②肌内注射：12.5 ~ 25mg，必要时每 4 小时重复一次。

2）小儿常用量 ①口服：按体重 0.25 ~ 0.5mg/kg 或按体表 7.5 ~ 15mg/m²；必要时每隔 4 ~ 6 小时给药一次；②肌内注射：每次按体重 0.25 ~ 0.5mg/kg 或按体表面积 7.5 ~ 15mg/m²，必要时每 4 ~ 6 小时重复；或每次 12.5 ~ 25mg，必要时每 4 ~ 6 小时重复。

（2）不良反应 异丙嗪属吩噻嗪类衍生物，小剂量时无明显不良反应，但大量和长时间应用时可出现吩噻嗪类常见的不良反应，包括：①较常见的有嗜睡；较少见的有视物模糊或色盲（轻度）、头晕目眩、口鼻咽干燥、耳鸣、皮疹、胃痛或胃部不适感、反应迟钝（儿童多见）、晕倒感（低血压）、恶心或呕吐（进行外科手术和/或并用其他药物时），甚至出现黄疸；②增加皮肤对光的敏感性、多恶梦、易兴奋、易激动、幻觉，中毒性谵妄，儿童易发生锥体外系反应。上述反应发生率不高；③心血管的不良反应很少见，可见血压增高，偶见血压轻度降低。白细胞减少、粒细胞减少症及再生不良性贫血则属少见。

八、抗胆碱能药

该类药物的作用机制是抑制毒蕈碱样胆碱能受体，并抑制乙酰胆碱释放。该类药物可阻滞前庭的冲动传入，主要用于治疗晕动病、眩晕、病毒性内耳炎、梅尼埃病和肿瘤所致的恶心呕吐。

东莨菪碱贴剂：东莨菪碱经皮吸收良好，贴剂贴附后，药物血浆水平呈对数线性方式下降，平均达峰时间为 4 小时，$t_{1/2}$ 为 9.5 小时。东莨菪碱可通过胎盘屏障和血脑屏障，与血浆蛋白呈可逆性结合。东莨菪碱大部分被代谢和结合，不到给药量的 5% 在尿中以原形排出。

（1）预防或治疗 PONV 用法 成人于手术前晚或手术开始前 2 ~ 4 小时。

（2）不良反应　常有口渴、面部潮红、恶心呕吐、视物模糊、眩晕、头痛等反应，少见过敏反应。在治疗剂量即可引起中枢抑制，表现为困倦、遗忘、疲乏、快速动眼睡眠相缩短等。大剂量可出现排尿困难，甚至精神失常反应。

九、其他药物

根据2020年《麻醉与镇痛学杂志》发表的《术后恶心呕吐管理的共识性指南（第四版）》，以下药物也用于防治PONV的发生。

1. 加巴喷丁　是一种γ-氨基丁酸（GABA）类似物，1994年FDA批准用于治疗癫痫，并随后批准用于治疗带状疱疹后神经痛。在2003年Guttuso等人首次报告了加巴喷丁具有抗恶心效应，9名乳腺癌术后化疗的患者使用加巴喷丁后减少了恶心呕吐。目前，对于加巴喷丁的研究倾向于化疗后的抗恶心呕吐，需要更多地研究加巴喷丁对PONV的治疗效果来提供临床上的使用证据，《术后恶心呕吐管理的共识性指南（第四版）》建议手术前1~2小时口服加巴喷丁600~800mg，可减少PONV。腹腔镜胆囊切除术中，加巴喷丁可减轻疼痛、吗啡总消耗量和PONV的发生。腹部手术患者术前使用加巴喷丁可降低PONV的发生。GABA类药物的不良反应包括镇静、视力障碍、头晕和头痛。加巴喷丁可导致腹腔镜手术患者呼吸抑制。FDA于2019年发布了药物安全警戒：当加巴喷丁与中枢神经系统（CNS）抑制剂（如阿片类药物）联合使用时，存在呼吸抑制的风险；采取多模式镇痛时，应减少术中阿片类药物的使用，并提高警惕，尤其是老年患者。

2. 咪达唑仑　是一种短效苯二氮䓬类药物，含有γ-氨基丁酸受体位点和氯离子通道，主要影响中枢苯二氮䓬受体，可产生抗焦虑、镇静、催眠、抗惊厥及肌肉松弛作用。肌内注射或静脉注射后，可产生短暂的顺行性记忆缺失，使患者不能回忆起在药物高峰期间所发生的事情。作用特点为起效快而持续时间短。无耐药性和戒断症状或反跳。毒性小，安全范围大，对正常人的心血管影响轻微，对心肌收缩力无影响，无组胺释放作用，不抑制肾上腺皮质功能。因其镇静作用，常用于麻醉诱导。咪达唑仑预防性给药降低了围手术期PONV的发生率，术后早期的疗效明显优于晚期，而在麻醉诱导时使用咪达唑仑则降低了PONV的发生率。新的研究数据表明，小剂量（2mg）的咪达唑仑比10mg的甲氧氯普胺更为有效。在手术结束前静脉注射2mg的咪达唑仑等效于静脉注射4mg的昂丹司琼。《术后恶心呕吐管理的共识性指南（第四版）》明确表明术后结束时使用咪达唑仑可明显降低PONV的发生（证据级别A1）。

3. 麻黄碱　手术接近结束时肌内注射麻黄碱0.5mg/kg可显著减少术后3小时的PONV。麻黄碱的止吐效果和需要其他药物补救的情况与肌内注射氟哌利多

0.04mg/kg 相当。门诊手术恢复期间的镇静作用明显低于安慰剂组，平均动脉血压（BP）和心率（HR）的变化与安慰剂组相比无明显差异。存在冠脉缺血风险的患者需慎用麻黄碱（证据级别 A2）。

4. 丙泊酚 多项系统评价支持使用丙泊酚全静脉麻醉（TIVA）作为降低斜视手术患儿 PONV 基础风险的有效措施（证据级别 A1）。一项纳入 558 名患儿（<18 岁）在全麻下接受斜视手术的 Meta 分析表明，对比单一药物预防和使用 TIVA 麻醉时 POV 发生率，结果发现两组 POV 发生率相同。另一篇 Meta 分析纳入 9 项 RCT 研究（共 762 名儿童）表明，比较丙泊酚 TIVA 与非药物预防的作用，结果仍支持之前发现的丙泊酚组患儿呕吐率降低的结论，但是两项研究均显示 TIVA 组中眼心反射和心动过缓的风险显著增加，需要临床干预（证据级别 A1）。因此，虽然丙泊酚 TIVA 是对儿童有效的止吐干预措施，但必须权衡使用丙泊酚 TIVA 进行止吐预防的益处及其增加心动过缓的风险。

5. 倍他司汀 是一种强效 H_3 受体拮抗剂，有 2 项研究将倍他司汀联合昂丹司琼与单用昂丹司琼对 PONV 的预防效果进行比较，结果均发现预防性联合用药可显著降低 PONV。

6. 氨磺必利 是多巴胺 D_2 和 D_3 受体拮抗剂，属于口服抗精神病类药物，目前氨磺必利静脉注射剂已被 FDA 批准用于：单独使用或与不同类别的止吐药联合使用来预防 PONV，治疗已使用一种不同类别的抗呕吐药预防性治疗或没有接受抗呕吐药预防性治疗的 PONV 患者。氨磺必利是 FDA 批准的第一个用于标准预防性治疗失败后进行抢救性治疗 PONV 的止吐药。一项纳入 1147 名患者的临床研究发现，氨磺必利与昂丹司琼或地塞米松联合应用比单独使用昂丹司琼或地塞米松可更有效减少 PONV，同时降低需要使用止吐药进行补救治疗的几率（证据级别 A3）。且止吐剂量的氨磺必利不会导致镇静、锥体外系不良反应或 QTc 延长。

第六节 成人术后恶心呕吐的管理

1. 相关危险因素 危险因素较多，主要包括患者自身因素（女性、有 PONV 或晕动病史、非吸烟者、年轻）、麻醉相关的危险因素（如全身麻醉及局部麻醉、使用挥发性麻醉药及氧化亚氮、术后应用阿片类药物、麻醉维持时长等）及手术的类型（如胆囊切除术、腹腔镜手术、妇科手术可能更容易发生术后恶心呕吐）。

2. 常用风险评估量表 多项危险因素简化后的模型可用于预测 PONV 发生的危险性。

（1）Apfel 模型 评估成人患者是否为女性、有 PONV 或晕动病史、非吸烟者、术后使用阿片类药物四个因素，每个因素为是得 1 分，评分为 0、1、2、3、

4 分者，发生 PONV 危险性分别为 10%、20%、40%、60%、80%。根据评估的结果，0~1 分为低风险，2~3 分为中风险，4 分为高风险（表 3 – 10 – 4）。

表 3 – 10 – 4　Apfel 模型 – PONV

独立危险因素	分　值
女性	1
非吸烟者	1
PONV 史或晕动病史	1
预期术后使用阿片类	1
得分	

Apfel 模型还有针对成人出院后恶心呕吐的评估量表（表 3 – 10 – 5），当存在 0、1、2、3、4 和 5 个风险因素时，PDNV 的相应风险分别约为 10%、20%、30%、50%、60% 和 80%。

表 3 – 10 – 5　PDNV

独立危险因素	分　值
女性	1
PONV 史	1
年龄 < 50 岁	1
PACU 使用阿片类药物	1
PACU 恶心	1
得分	

（2）Koivuranta 模型　在 Apfel 模型基础上增加手术时长超过 60 分钟为危险因素（表 3 – 10 – 6）。

表 3 – 10 – 6　Koivuranta 模型

独立危险因素	分　值
女性	1
非吸烟者	1
PONV 史或晕动病史	1
预期术后使用阿片类	1
手术时间 ≥60min	1
得分	

3. 恶心呕吐严重程度量表

（1）视觉模拟评分法（VAS） 以 10cm 直尺作为标尺，一端表示无恶心呕吐，另一端表示为极其严重的恶心呕吐。4cm 以下为轻度，对日常活动影响不大，亦不影响睡眠；7cm 以上为重度，导致患者不能入睡，严重妨碍日常生活（图 3 - 10 - 1）。

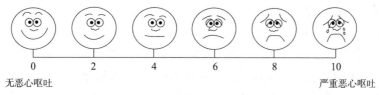

图 3 - 10 - 1　视觉模拟 VAS 评分图

（2）语言表达法 按程度分为无、轻、中、重。与视觉模拟评分法相对应，1 ~ 4 分为轻度，5 ~ 6 分为中度，7 ~ 10 分为重度。

（3）Likert 量表 用药后 30 ~ 60 分钟后评分，一般用于恶心呕吐发生后使用药物治疗后的效果，得分越高表示患者的感受越好（表 3 - 10 - 7）。

表 3 - 10 - 7　Likert 量表

患 者 感 受	分　值
比以前严重得多	1
比之前稍差	2
与之前相同	3
比之前稍好	4
明显比以前好	5
得分	

4. 风险分层及预防用药

（1）轻度风险 如果没有或仅有 1 个风险因素，则无需进行预防或者选择单一的止吐药物进行预防。

（2）中度风险 当存在 2 个风险因素时，建议选择一种药物进行预防，同时降低其他麻醉、手术风险因素，使用非药物辅助治疗。

（3）高度风险 当存在 3 个及 3 个以上风险因素时，建议选择 2 ~ 3 类药物进行预防，同时降低其他麻醉、手术风险因素。推荐对于 PONV 高风险人群使用两种或者两种以上药物进行预防，循证证据最强的是 5 - HT₃ 受体拮抗剂联合地塞米松的联合治疗，也有阿瑞匹坦联合的三联方案预防术后恶心呕吐临床效果较好的 RCT 研究结果。其他联合用药方案，有帕洛诺司琼联合地塞米松、帕洛诺司琼联合地塞米松优于昂丹司琼联合地塞米松、帕洛诺司琼联合阿瑞匹坦优于雷莫司琼联合阿瑞匹坦。5－HT₃受体拮抗剂联合地塞米松优于单独使用5－HT₃受体拮抗剂；阿瑞匹坦40mg联合地塞米松优于昂丹司琼联合地塞米松；阿瑞匹坦联合昂丹司琼优于单独使用昂丹司琼；阿瑞匹坦联合东莨菪碱贴剂与单独使用阿瑞匹坦没有差别。

5. 药物补救治疗　如果未预防性用药，第一次出现PONV时，应开始小剂量5－HT$_3$受体拮抗剂治疗。5－HT$_3$受体拮抗剂的治疗剂量通常约为预防剂量的1/4，昂丹司琼1~2mg、多拉司琼12.5mg、格拉司琼0.1mg、托烷司琼0.5mg、帕洛诺司琼0.075mg。也可给予地塞米松2~4mg，氟哌利多0.625mg或异丙嗪6.25~12.5mg。患者在PACU内发生PONV时，可考虑静脉注射丙泊酚20mg治疗。如果已预防性用药，则治疗时应换用其他类型药物。应采用不同药理作用的止吐药进行补救6小时内给予同类药物并不能对PONV进行有效补救。超过6小时，如果没有其他选择，可以重复给予第二次5－HT$_3$受体拮抗剂或丁酰苯类药物。也有证据表明使用NK－1受体拮抗剂治疗PONV，阿瑞匹坦4~36mg和昂丹司琼在补救PONV预防失败的疗效类似。

如果在三联疗法（如5－HT$_3$受体拮抗剂、地塞米松和氟哌利多或氟哌啶醇）预防后患者仍发生PONV，则在用药6小时内不应重复使用这三种药物，应换用其他止吐药。如果PONV在术后6小时以后发生，可考虑重复给予5－HT$_3$受体拮抗剂和氟哌利多或氟哌啶醇，剂量同前。不推荐重复应用地塞米松或东莨菪碱。

第七节　防治恶心呕吐药物在特殊人群的管理与应用

儿童及青少年　由于儿童无法正确表述对恶心的感受与体会，因此多数研究只能对其进行术后呕吐（POV）的研究。

（1）影响因素　年龄>3岁后风险持续上升，从童年早期至青春期；有术后恶心呕吐史是独立危险因素；PONV或POV/PONV的一级亲属（父母或兄弟姐妹）的历史，也是独立的高危因素。青春期后期的女孩发生概率增高。其中斜视手术、扁桃体切除术伴或不伴腺样体切除术是独立危险因素；手术时间>30分钟发生概率上升。使用吸入性麻醉药可能与升高的呕吐风险相关，尤其是有其他高危因素的儿童中。

（2）儿童及青少年POV的预测量表——Eberhart量表　常用于预测儿童及青少年术后恶心呕吐的发生率，随着危险因素数量的增加，POV的风险也随之增加：0、1、2、3和4个危险因素的POV发生率分别为9%、10%、30%、55%和

70%（表3-10-8）。

表3-10-8　Eberhart 评估量表

独立危险因素	分　值
手术时间≥30min	1
年龄≥3 岁	1
斜视手术	1
POV 史或直系亲属 PONV 史	1
得分	

（3）儿童 PDNV 预测量表（表3-10-9）

表3-10-9　儿童 PDNV 量表

独立危险因素	分　值
斜视、扁桃体切除术和牙科手术	1
术中或出院后使用阿片类药物	1
术中使用长效阿片类药物	1
疼痛	1
出院时有恶心	1
得分	

（4）儿童恶心呕吐严重程度量表——Baxter Raching Face Scale　按儿童面部表情从无到明显呕吐分为 0~10 分（图3-10-2）。

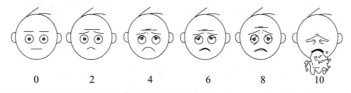

0　　2　　4　　6　　8　　10

图3-10-2　儿童恶心呕吐严重程度量表——Baxter Raching Face Scale

（5）预防性用药　5-HT$_3$受体拮抗剂是儿科患者预防 PONV 的一线用药。2016 年英国儿科麻醉医师协会的推荐意见：对于 POV 风险升高的儿童，应预防性静脉使用昂丹司琼 0.10~0.15mg/kg；对于 POV 高风险的儿童，应预防性给予昂丹司琼 0.10~0.15mg/kg iv 和地塞米松 0.15mg/kg iv，当无法获取地塞米松时，可预防性使用昂丹司琼 0.15mg/kg iv 和氟哌利多 0.025mg/kg iv。对于 POV 高风险的儿童，考虑用静脉麻醉药物或阿片类药物的替代药物进行预防性用药。预防性止吐药有循证证据的还包括格拉司琼 40μg/kg iv、托烷司琼 0.1mg/kg iv，但属于适应证超说明书用药。研究结果表明，昂丹司琼在六个月以下儿童的清除率降低，可能与低月龄儿童中 CYP450 酶系尚不成熟有关。

NK - 1 受体拮抗剂如阿瑞匹坦、福沙匹坦目前仅批准用于 6 月龄以上的化疗引起恶心呕吐。甲氧氯普胺对恶心呕吐有一定治疗作用，但其锥体外系症状在儿童中的发生率可能是成年人的 20 倍。<1 岁以下的儿童应避免服用甲氧氯普胺，如果年龄较大，应以 0.1mg/kg 的 iv 剂量（最大 10mg）给予，应仅在不能使用其他止吐药时才使用。其他类别药物循证证据有限。

（6）治疗性用药　2016 年英国儿科麻醉医师协会的推荐意见：发生 POV，未预防使用过昂丹司琼的，使用昂丹司琼 0.15mg/kg iv；已使用昂丹司琼发生 POV 的，使用其他类别的止呕药物，如：地塞米松 0.15mg/kg iv 或氟哌利多 0.25mg/kg iv。2020 年美国麻醉医师协会推荐的儿童联合用药方案还有昂丹司琼联合地塞米松、昂丹司琼联合氟哌利多、托烷司琼联合地塞米松静脉治疗。氟哌利多可用于其他 PONV 治疗无效的儿科患者，但其存在锥体外系不良反应的可能性。美国食品和药物管理局因为其与 QT 延长有关，于 2001 年对氟哌利多发布了"黑匣子"警告。

2. 肾功能损伤者 PONV 防治药物应用　①昂丹司琼在严重肾功能不全（CrCl <30ml/min）的患者的平均血浆清除率降低 41%（iv）和 50%，不得超剂量使用；②格拉司琼在 CrCl≥60ml/min 无需调整剂量，CrCl 在 30 ~ 59ml/min 时剂量不超过 10mg；CrCl <30ml/min 时避免使用；③托烷司琼在肾功能不全血药浓度上升 50%，剂量应≤2mg/d；④多拉司琼无须调整剂量，监测心电图 ECG；⑤帕洛诺司琼、地塞米松、阿瑞匹坦均无须调整剂量。

3. 肝功能损伤 PONV 防治药物应用　①昂丹司琼当 Child - Pugh A ~ B 级半衰期延长至 12 小时，谨慎使用；在 Child - Pugh C 级患者半衰期延长至 20 小时，限制剂量；肝损者及老年人剂量不超过 8mg；②格拉司琼在肝功能受损患者中清除率降低 50%，静脉、口服、透皮制剂无需调整剂量，缓释制剂不明；③托烷司琼在肾功能不全血药浓度上升 50%，剂量应≤2mg/d；④阿瑞匹坦在轻中度肝功能损伤无需调整剂量，Child - Pugh C 慎用；⑤多拉司琼在轻中度肝功能不全患者中无须调整剂量。

4. 老年患者 PONV 防治药物应用　①昂丹司琼在 >75 岁老年人，消除率降低，半衰期增加，肝损者及老年人剂量不超过 8mg；②格拉司琼同成人剂量，高血压剂量≤10mg/d；③托烷司琼用于化疗恶心呕吐，无需调整剂量，在术后恶心呕吐药物的调整无参考；④多拉司琼同成人剂量，监测心电图 ECG；⑤帕洛诺司琼无须调整；⑥地塞米松在老年人慎用适当减量。由于抗胆碱能特性，在 BEERS 标准中将东莨菪碱确定为对于 65 岁及 65 岁以上患者潜在的不合适药物，并且会引起精神错乱或情绪激动，尤其是认知障碍的老年人；⑦抗组胺类、苯海拉明、异丙嗪、抗胆碱能药、氟哌利多等药的中枢作用较强，在老年人群中应谨慎使用。

第八节　案例分析

（一）案例一

1. 案例一　患者信息见表 3-10-10。

表 3-10-10　案例一患者信息

患者基本信息	梁某，女，30 岁，体重 56kg，BMI 23.3kg/m²
主诉	月经紊乱 5 年，发现血压升高 1 周
现病史	患者 5 年前无明显诱因下出现月经紊乱，经期明显延长，量正常，无异味，无白带增多，自行予中药调理，无明显缓解。伴下腹及大腿内侧皮肤紫纹，呈条形，进行性加重，偶有头晕乏力，无情绪激动剂低落，无面部痤疮，无恶心呕吐，无畏寒发热胸闷气促。1 年余前，患者开始偶有头晕，伴天旋地转，眼花，有恶心，无呕吐，未处理。1 周前患者体检，血压高达 139/101mmHg，未予药物治疗。经内分泌科诊断"库欣综合征；高血压病"，泌尿外科诊断"右侧肾上腺瘤；双肾结石；维生素 D 缺乏"。近 3 年体重增加 10kg。现期治疗药物：碳酸钙 D₃ 片 600mg，口服，qd；维生素 D 滴剂 400IU，口服，qd；特拉唑嗪胶囊 1mg，口服，qd
既往病史	自诉 5 年前外院诊断"肾结石"，口服药物排石（具体无法提供），复查无特殊；否认冠心病、糖尿病病史；否认传染病史、外伤史、手术史、输血史；否认术后恶心呕吐或晕动病史；否认食物、药物过敏史；否认吸烟史
查体	T 36.6℃，HR 88 次/分，R 20 次/分，BP 147/108mmHg；发育正常，营养中等，体型偏胖，满月脸，水牛背，无锁骨上窝脂肪丰厚，自主体位，步态正常；皮肤菲薄，有皮疹，双大腿内侧有紫纹分布；其他查体无异常
辅助检查	皮质醇（8am）27.88 nmol/L，促肾上腺皮质激素（8am）< 0.00 pmol/L（未检出），ALb 40 g/L，空腹静脉血糖 3.8mmol/L；HbA1c 5.5 %；酮体阴性 Cr 63 μmol/L，AST 32 U/L，ALT 36 U/L，TC 3.27mmol/L，LDL-C 1.72mmol/L，WBC 7.26×10⁹/L，NEU% 62.0 ECG：窦性心律，QT/QTc=420/446 ms；CT 及彩色超声检查：双肾多发结石，右侧肾上腺肿物
诊断	库欣综合征；右侧肾上腺瘤；继发性高血压；继发性骨质疏松；双肾结石；维生素 D 缺乏
拟行手术	拟行"腹腔镜下右肾上腺切除术 + 肾周粘连松解术 + 肠粘连松解术"，手术持续时间约 5 小时

围手术期使用的 主要治疗药物	术前 2 小时：口服能量营养补充液 5ml/kg；术前 30 分钟：注射用头孢呋辛钠 0.9g， 静脉滴注，qd
	术中：麻醉药物：吸入麻醉七氟烷 + 静脉麻醉瑞芬太尼联合丙泊酚 + 骶管麻醉 0.2% 罗哌卡因；顺式阿曲库铵静脉泵注负荷剂量 3μg/(kg·h)，维持剂量 1μg/(kg·h)； 新斯的明 1.0mg 肌内注射，阿托品 0.5mg 肌内注射；糖皮质激素补充治疗：氢化可的 松注射液（40ml：200mg）加入氯化钠注射液，静脉滴注；静脉液体治疗：乳酸林格 液 2000ml，羟乙基淀粉注射液 1000ml 手术结束前：静脉注射帕洛诺司琼 0.25mg 术后：PCVA 镇痛泵：氟比洛芬酯 200mg + 羟吗啡酮 4.5mg + 氯化钠注射液至 100ml，分 72 小时静脉泵持续给药。氢化可的松注射液逐日减量 50%

2. 案例分析

（1）该案例具有哪些术后恶心呕吐的风险因素？术后恶心呕吐风险评估水平如何？

分别从患者因素、手术因素与麻醉因素来评估该患儿术后恶心呕吐的风险因素。患者因素：患者为中青年女性，女性是 PONV 发生的独立危险因素；非吸烟是独立危险因素；患者无 PONV 史或晕动病史，不增加风险；手术因素：患者接受的是腹腔镜下右肾上腺切除术 + 肾周粘连松解术 + 肠粘连松解术，属于腹腔镜手术且涉及到肠道，属于发生 PONV 高风险手术类别；该例手术时间超过 30 分钟，可能增加风险；麻醉因素：该例患者使用吸入性麻醉药可能增加术后呕吐风险；术中使用了短效阿片类药物，手术时间长达 5 小时，术后使用多模式镇痛方式，镇痛泵中含有阿片类药物；麻醉药物含丙泊酚相对不易引起 PONV；该例术中使用了抗胆碱能药物，可能增加呕吐风险；术前及术中进行了液体治疗。按照简化的 Apfel 风险评分，该患者具有"女性""非吸烟者""术后使用阿片类药物"三项独立风险因素，评估为 3 分，发生 PONV 几率约 60%，属于中等风险水平。

（2）如何选择该患者的预防恶心呕吐防治药物？

根据 2014 年中华医学会麻醉学分会发布的《术后恶心呕吐防治专家意见》及 2020 年美国《术后恶心呕吐管理指南（第四版)》基于循证医学的推荐意见，有必要对该患者的术后恶心呕吐进行预防性用药。患者无药物过敏史，术前评估情况良好，因库欣综合征及相关骨质疏松症状的存在，因避免使用地塞米松，可以考虑在术前或术中预防性使用以 5 - HT$_3$ 受体拮抗剂为基础的药物治疗。单一用药可静脉使用 5 - HT$_3$ 受体拮抗剂，如昂丹司琼、雷莫司琼、格拉司琼、帕洛诺司琼；联合用药也应避免使用地塞米松，可使用 5 - HT$_3$ 受体拮抗剂联合阿瑞匹坦，或 5 – HT$_3$ 受体拮抗剂联合加巴喷丁，或 5 – HT$_3$ 受体拮抗剂联合氟哌啶醇。

（二）案例二

1. 案例二　患者信息见表 3 – 10 – 11。

表 3 – 10 – 11　案例二患者信息

患者基本信息	患者，男，7 岁 10 个月，体重 29kg，BMI 17.1kg/m^2
主诉	发现阴茎隐匿状态 3 天
现病史	患者于 3 天前被家长发现部分阴茎往会阴皮肤及皮下脂肪内翱翔，呈隐匿状态，不影响排尿，未做相关诊治，入院诊断"隐匿性阴茎"。起病以来，患儿无呕吐，无鼻塞，无咳嗽、气促，无腹胀，无抽搐、无皮疹，精神、胃纳及睡眠一般，大、小便正常，近期体重无明显变化
既往史	平素体质良好，否认心脏病、糖尿病等慢性病史；否认"结核、肝炎、水痘、麻疹"等传染病史；否认手术、外伤史；否认出血史；否认食物、药物过敏史；家属否认患儿既往术后恶心呕吐史或晕动病史；家属否认直系亲属恶心呕吐或晕动病史。按计划预防接种
查体	T 36.5℃，HR 90 次/分，R 21 次/分，BP 113/79mmHg；除专科检查外，其他查体无异常
辅助检查	空腹血糖 4.7mmol/L；Cr 45μmol/L，AST 27U/L，ALT 18U/L，TC 3.15mmol/L，LDL – C 1.68mmol/L，ALb 49g/L，外周血常规 WBC 6.23 × 10^9/L，NEU% 58.0，PLT 285 × 10^9/L ECG：窦性心律，QT/QTc = 352/451ms
诊断	隐匿性阴茎
拟行手术	拟行"隐匿性阴茎矫治术 + 包皮扩张分离 + 皮瓣转移术"，预计手术持续时间 50 分钟
围手术期拟使用的主要治疗药物	术前 2 小时：口服能量营养补充液 5ml/kg；术前 30 分钟：注射用头孢呋辛钠 0.9g，静脉滴注，qd 术中：麻醉药物：吸入麻醉七氟烷 + 静脉麻醉瑞芬太尼联合丙泊酚 + 骶管麻醉 0.2% 罗哌卡因；新斯的明 0.5mg 肌内注射，阿托品 0.25mg 肌内注射；静脉液体治疗：乳酸林格氏液 100ml，氯化钠注射液 100ml 术后：布洛芬混悬液（2g/100ml），8ml/次，口服，q8h

2. 案例分析

（1）该患儿具有哪些术后恶心呕吐的风险因素？术后恶心呕吐风险评估水平如何？

分别从患者因素、手术因素与麻醉因素来评估该患儿术后恶心呕吐的风险因素。患者因素：患儿 7 岁，年龄超过 3 岁风险较小于 3 岁患儿是增加的；患儿及家属无术后恶心呕吐或晕动病史，不增加 POV 风险；手术因素：患儿接受的是隐匿阴茎矫治术，不属于斜视手术、扁桃体切除术等 POV 发生高风险手术类别；该例手术时间超过 30 分钟，可能增加风险；麻醉因素：该例患儿使用吸入性麻醉药可能增加术后呕吐风险；术中使用了短效阿片类药物，术中及术后未使用其他中长效类阿片类药物；该例术中使用了抗胆碱能药物，可能增加呕吐风险；术前及术中进行了液体治疗，可能减少患儿 POV 的风险。按照简化的 Eberhart 风险评分，该患者具有"手术时间超过 30 分钟"与"年龄超过 3 岁"两项独立风险因素，评估为 2 分——术后呕吐中等风险。

（2）该例是否需要药物防治？如何选择该患儿的预防恶心呕吐防治药物？

根据 2016 年英国儿科麻醉医师协会制订的《儿童术后恶心呕吐防治指南》及 2020 年美国《术后恶心呕吐管理指南（第四版）》基于循证医学的推荐意见，该患儿有必要进行预防性用药。患儿无药物过敏史，术前评估情况良好，无明显用药禁忌证，可以考虑在术前及术中预防性用药。单一用药可静脉使用昂丹司琼 0.15mg/kg；联合用药可静脉使用 0.15mg/kg 联合在麻醉诱导期静脉注射地塞米松 0.15mg/kg。如果在术前及术中未预防性用药，可在术后预防性使用静脉注射昂丹司琼 0.15mg/kg。

第九节 总 结

术后恶心呕吐是围手术期常见的造成患者不适的反应。术前对患者因素、手术因素、麻醉因素等对术后恶心呕吐的风险进行评估，通过多模式降低术后恶心呕吐的发生基线水平，再结合患者情况进行风险分层；依据风险水平使用 5 - HT$_3$ 受体拮抗剂等药物、高风险时联合地塞米松等其他药物进行联合防治术后恶心呕吐。对于突破的恶心呕吐，应积极进行防治并监测药物相关的疗效与不良反应，最终达到提高患者术后舒适度的目的。

（谢静文 王颐婷）

参考文献

[1] 中华医学会麻醉学分会. 2014 版中国麻醉学指南与专家共识[M]. 北京:人民卫生出版社,2014:305 - 310.

[2] Gan T J,Diemunsch P,Habib A S,et al. Consensus Guidelines for the Management of Postoperative Nausea and Vomiting[J]. Anesthesia & Analgesia,2014,118(1):85 - 113.

[3] Association of Paediatric Anaesthetists of Great Britain and Ireland. Guidelines on the Prevention of Post - operative Vomiting in Children [EB/OL]. (2016 - 08 - 01) [2016 - 08 - 01]. https://www. researchgate. net/

publication/335714542.

[4] Bell G C,Caudle K E,Whirl - Carrillo M,et al. Clinical Pharmacogenetics Implementation Consortium (CPIC) guideline for CYP2D6 genotype and use of ondansetron and tropisetron [J]. Clinical Pharmacology & Therapeutics,2017,102(2):213 - 218.

[5] Gan T J,Belani K G,Bergese S,et al. Fourth Consensus Guidelines for the Management of Postoperative Nausea and Vomiting[J]. Anesthesia & Analgesia,2020,131(2):411 - 448.

[6] Shaikh S,Nagarekha D,Hegade G,et al. Postoperative nausea and vomiting:A simple yet complex problem[J]. Anesthesia,Essays & Researches,2016,10(3):388 - 396.

[7] 中华医学会外科学分会,中华医学会麻醉学分会.加速康复外科中国专家共识暨路径管理指南(2018)[J].中华麻醉学杂志,2018,38(1):8 - 13.

[8] Apfel C C,Läärä E,Koivuranta M,et al. A simplified risk score for predicting postoperative nausea and vomiting:conclusions from cross - validations between two centers[J]. Anesthesiology,1999,91(3):693 - 700.

[9] Thomas J S,Maple I K,Norcross W,et al. Preoperative Risk Assessment to Guide Prophylaxis and Reduce the Incidence of Postoperative Nausea and Vomiting[J]. Journal of Perianesthesia Nursing,2018,34(1):74 - 85.

[10] 于洋,孙建良.术后恶心呕吐(PONV)的机制及其防治研究进展[J].麻醉安全与质控,2018,2(2):113 - 118.

[11] Eunah C,Kim D H,Shin S,et al. Efficacy of Palonosetron - Dexamethasone Combination Versus Palonosetron Alone for Preventing Nausea and Vomiting Related to Opioid - Based Analgesia:A Prospective,Randomized,Double - blind Trial[J]. International Journal of Medical Sciences,2018,15(10):961 - 968.

[12] Gupta R,Srivastava S,Dhiraaj S,et al. Minimum Effective dose of Dexamethasone in Combination with Midazolam as Prophylaxis against Postoperative Nausea and Vomiting after Laparoscopic Cholecystectomy[J]. Anesthesia,Essays and Researches,2018,12(2):396 - 401.

[13] Apfel C C,Turan A,Souza K,et al. Intravenous acetaminophen reduces postoperative nausea and vomiting:A systematic review and meta - analysis[J]. Pain,2013,154(5):677 - 689.

[14] Wang L F,Dong Y C,Zhang J L,et al. The efficacy of gabapentin in reducing pain intensity and postoperative nausea and vomiting following laparoscopic cholecystectomy:A meta - analysis [J]. Medicine, 2017, 96(37):e8007.

[15] Mackenzie J. Guidelines and use of dexamethasone for postoperative nausea and vomiting [J]. Anaesthesia,2013,68(12):1285 - 1286.

[16] Tateosian V S,Katelynn C,Gan T J. What is New on the Battle Against Post - Operative Nausea and Vomiting?[J]. Best Practice & Research Clinical Anaesthesiology,2018,32(2):137 - 148.

[17] Stoops S,Kovac A. New insights into the pathophysiology and risk factors for PONV[J]. Best Practice & Research in Clinical Anaesthesiology,2020,34(4):667 - 679.

[18] Elvir - Lazo O L,White P F,Yumul R,et al. Management strategies for the treatment and prevention of postoperative/postdischarge nausea and vomiting:an updated review[J]. F1000 Research,2020,9:983.

[19] Kranke P,Wilhelm W,Eberhart L. Management of Postoperative Nausea and Vomiting (PONV)[M]. Enhanced Recovery After Surgery,2020.

[20] Gupta R,Soto R. Prophylaxis and management of postoperative nausea and vomiting in enhanced recovery protocols:Expert Opinion statement from the American Society for Enhanced Recovery (ASER)[J]. Perioperative Medicine,2016,5(1):4.

[21] Singh P,Yoon S S,Kuo B. Nausea:a review of pathophysiology and therapeutics [J]. Therapeutic Advances in Gastroenterology,2016,9(1):98 – 112.

[22] 王巧萍, 李景, 王晓辉. 术后恶心呕吐的危险因素与防治的研究进展[J]. 麻醉安全与质控,2019,3(4):240 – 244.

[23] 吴征元,杜佳溪,刘尧,等. 术后恶心呕吐的风险因素及防治措施进展[J]. 中国医药导报,2019,16(12):44 – 47.

[24] 李高杰,郭文俊. 术后恶心呕吐相关基因多态性的研究现状[J]. 国际麻醉学与复苏杂志,2017,38(10):947 – 952.

[25] 何光照,王为欢,贺国芳. 止吐新药—神经激肽 1 受体拮抗药福沙匹坦[J]. 中国药师,2016,10(004):752 – 755.

第一节 手术麻醉用药管理的重要性

麻醉（anesthesia）是指应用药物或其他方法使患者整体或局部暂时失去感觉，从而消除手术时的疼痛。根据麻醉方法的不同，麻醉通常可分为全身麻醉、椎管内麻醉和局部麻醉三种方式。麻醉药是指能使整个机体或机体局部暂时可逆性失去知觉及痛觉的药物。外科疾病及合并的内科疾病可能会给手术麻醉带来诸多困难，手术创伤和出血使患者处于应激状态，而麻醉药物和方法可能影响患者生理稳定性。为提高手术和麻醉安全性，了解围手术期麻醉用药有助于保障手术患者的围手术期安全。

第二节 麻醉相关的治疗药物

一、麻醉前用药

（一）目的

麻醉前用药的目的在于：①镇静：消除患者紧张、焦虑及恐惧的情绪；②预防和减少某些麻醉药的不良反应，如呼吸道分泌物增加、局麻药的毒性作用；③镇痛，提高患者痛阈，缓解或解除原发疾病或麻醉前有创操作引起的疼痛；④降低基础代谢和神经反射的应激性，调整自主神经功能，消除或避免不利的神经反射活动，如不良迷走神经反射。总的目的是通过相应用药使麻醉过程平稳。

（二）常见术前用药及使用原则

常用麻醉术前用药包括镇静安定药、催眠药、麻醉性镇痛药、抗胆碱药等，主要用于镇静、镇痛、催眠、抗焦虑、抗惊厥、抑制腺体分泌、解除平滑肌痉挛和迷走神经兴奋等（表3-11-1）。

麻醉前用药应根据患者情况、拟使用的麻醉方法和麻醉药两个方面来选择用药的种类、用量、给药途径和时间。手术当日的麻醉前用药一般用镇静安定药以消除患者紧张、焦虑和恐惧的心情，而对术前有疼痛症状或将接受疼痛性操作的患者则可考虑应用麻醉性镇痛药。抗胆碱药则根据具体情况给予以减少气管黏液分泌，降低迷走神经的应激性。此外，应根据患者疾病史、生理状况和手术方式调整麻醉前用药的用量。冠心病及高血压患者的镇静药剂量可适当增加，而心脏瓣膜病、心功能差及病情严重者，镇静及镇痛药剂量应酌减。麻醉前用药一般在麻醉前 30 ~ 60 分钟肌内注射。精神紧张的患者可于手术前晚口服镇静安定药或催眠药，以消除紧张情绪，保证睡眠和休息。

表 3 - 11 - 1　常用术前用药

药物类型	药物列举	用法用量
镇静安定药	地西泮	5 ~ 10mg, po, 术前 1 天晚或术前 60 ~ 120 分钟
	劳拉西泮	1 ~ 4mg, im 或 po, 术前 60 ~ 120 分钟
	氟硝西泮	1 ~ 2mg, po 或 im
	咪达唑仑	1 ~ 5mg, im 或 iv
催眠药	苯巴比妥	50 ~ 100mg, im, 术前 60 ~ 120 分钟
镇痛药	吗啡	5 ~ 10mg, im, 术前 60 ~ 90 分钟
	哌替啶	1mg/kg, im, 术前 60 分钟
抗胆碱药	阿托品	0.3 ~ 0.5mg, im, 术前 60 分钟, 或术中 iv
	东莨菪碱	0.3mg, im, 术前 60 分钟

从医疗形势的发展、危重患者的增多、保证麻醉前用药的效果以及用药安全等方面考虑，提倡将患者送至手术室后、在麻醉诱导前再根据具体情况小量静脉给予术前用药，以便更合理用药和监护，提高患者安全性。另外，术前用药也强调患者的舒适感和满意度，这利于增强患者麻醉效能和减少麻醉用药用量、减轻术后疼痛程度和镇痛药用量，减少术后并发症等。

二、全身麻醉药物

全身麻醉是指麻醉药物经呼吸道吸入或经静脉、肌内注射或直肠灌注进入患者体内，抑制中枢神经系统，患者表现为意识消失而无疼痛感觉的一种可逆状态，可分为诱导期、维持期和恢复期三个阶段。首先，通过对患者实施全身麻醉诱导，如静脉快速诱导、吸入麻醉诱导、保持自主呼吸的诱导等，使患者意识、痛觉消失进入可手术的麻醉状态。麻醉诱导结束后，进入麻醉维持期，此时应尽早加用吸入或静脉麻醉药，保证麻醉深度，使患者处于可进行手术的状态。手术结束后即进入麻醉恢复期，此时麻醉药物将停用，患者的意识、自主呼吸和各种反射逐渐恢复。根据用药途径和作用机制，全身麻醉药可分为吸入麻醉药、静脉麻醉药，此外肌松药和麻醉性镇痛药也是不可或缺的药物。

（一）吸入麻醉药

吸入麻醉药经人体呼吸道吸入而进入体内产生全身麻醉作用，其麻醉效能强且易于控制，主要用于全身麻醉的诱导和维持。吸入麻醉药可分为挥发性吸入麻醉药和气体吸入麻醉药，其中挥发性吸入麻醉药又可分为烃基醚（如乙醚、双乙烯醚、乙基乙烯醚等）、卤代烃基醚（如甲氧氟烷、恩氟烷、异氟烷、七氟烷、地氟烷等）、卤烃类（如氟烷、三氯乙烯、三氯甲烷等）；气体吸入麻醉药包括氧化亚氮、乙烯和环丙烷。目前临床常用的吸入麻醉药有氧化亚氮、异氟烷、七氟烷和地氟烷。

1. 理化性质　异氟烷、地氟烷和七氟烷以液体状态存在，氧化亚氮以气体状态存在。异氟烷和地氟烷对呼吸道有刺激性，七氟烷无呼吸道刺激性，因此常用于吸入麻醉诱导和维持，且适用于小儿麻醉诱导。吸入麻醉药的强度以最低肺泡有效浓度（minimum alveolar concentration，MAC）来衡量。MAC 是指挥发性麻醉药和纯氧在一个大气压同时吸入时，能使 50% 患者对手术刺激不发生体动反应的肺泡内吸入浓度，可以反映药物麻醉效能的强弱，MAC 值越小，麻醉强度越大。吸入麻醉药的强度与油/气分配系数有关，油/气分配系数越高，麻醉强度越大。血/气分配系数则与吸入麻醉药可控性有关，血/气分配系数越小，在肺泡、血液和脑组织中的分压达到平衡状态的时间越短，可控性越好，诱导和恢复速度较快。吸入麻醉药的理化性质见表 3 - 11 - 2。

表 3 - 11 - 2　吸入麻醉药的理化性质

药　物	性　状	MAC（%）	油/气分配系数	血/气分配系数	呼吸道刺激性
氧化亚氮	无色气体	105	1.4	0.47	无
七氟烷	无色透明液体	2.0	55	0.65	无
地氟烷	无色透明液体	6.0	18.7	0.45	有
异氟烷	无色透明液体	1.15	98	1.4	有

2. 常用吸入麻醉药

（1）氧化亚氮　又称笑气，属于气体吸入麻醉药，其麻醉性能较弱。氧化亚氮对心肌有一定抑制作用，对心排血量、心率和血压无明显影响，对肺血管平滑肌有收缩作用，使肺血管阻力增加而导致右房压升高，但对外周血管阻力无明显影响。此外，氧化亚氮对呼吸有轻度抑制作用，可降低潮气量，加快呼吸频率，但不刺激呼吸道，亦不损害肺组织。氧化亚氮几乎全部以原形从呼吸道排出，对肝、肾功能无明显影响。氧化亚氮的 MAC 为 105，吸入 30% ~50% 氧化亚氮有镇痛作用，80% 以上时有麻醉作用但易导致缺氧，因此临床麻醉中氧化亚氮常用作麻醉辅助药，与其他全身麻醉药复合应用于麻醉维持。

（2）地氟烷　属于挥发性吸入麻醉药，其麻醉性能较弱。地氟烷可抑制大脑皮质的电活动，降低脑氧代谢率，其低浓度时不抑制中枢对 CO_2 的反应，但高浓度时可舒张脑血管。可轻度抑制心肌收缩力，对心率、血压和心排血量影响较轻。增加吸入浓度，可使外周血管阻力下降而降低血压。不增加心肌对外源性儿茶酚胺的敏感性，对呼吸有轻度抑制作用和轻度刺激性。由于其可抑制神经－肌肉接头，因此可增强非去极化肌松药的作用。地氟烷几乎全部由肺排出，其体内代谢率低，肝肾毒性低，临床常单独或与氧化亚氮联合用于麻醉维持，对患者麻醉深度可控性强。其对循环功能影响较小，对心脏手术或心脏病患者行非心脏手术的麻醉可能更有利。此外，麻醉后苏醒迅速，适用于门诊手术患者的麻醉，且恶心和呕吐的发生率明显低于其他吸入麻醉药。

（3）七氟烷　属于挥发性吸入麻醉药，其麻醉性能较强。七氟烷对中枢神经系统有抑制作用，可舒张脑血管，升高颅内压。对心肌收缩力有轻微抑制作用，可降低外周血管阻力，使动脉压和心排血量降低。不影响心肌传导系统，不增加心肌对外源性儿茶酚胺的敏感性。不刺激呼吸道，但对呼吸的抑制作用较强，可舒张气管平滑肌。可增强非去极化肌松药的作用，并延长其作用时间。临床常用于麻醉诱导和维持，维持麻醉浓度为 1.5% ~2.5% 时循环稳定。麻醉后清醒迅速且苏醒过程平稳，患者恶心和呕吐发生率低。

（4）异氟烷　属于挥发性吸入麻醉药，其麻醉性能强。异氟烷在低浓度时对脑血流无影响，高浓度时可扩张脑血管，增加脑血流和升高颅内压。对心肌收缩力有较轻的抑制作用，对心排血量影响较小，但可使外周血管阻力明显降低而使动脉压下降，可扩张冠状动脉。异氟烷不增加心肌对外源性儿茶酚胺的敏感性，可轻度抑制呼吸，舒张支气管平滑肌，对呼吸道产生刺激作用。此外，对肝、肾功能无明显影响。临床用于麻醉维持，常用吸入浓度为 0.5% ~2%。用于麻醉维持时可保持循环功能稳定，停药后患者苏醒较快，通常为 10 ~15 分钟。因其对心肌收缩力抑制较轻，而明显扩张外周血管，因此也可用于控制性降压。

（二）静脉麻醉药

静脉麻醉药是指经静脉进入血液循环作用于中枢神经系统而使患者产生全身麻醉作用的一类药物，主要用于全身麻醉诱导和维持。其使用无需特殊设备，使用方便、诱导快，对呼吸道无刺激性，但由于大部分静脉麻醉药肌松及镇痛效果不好，在应用时常与肌松药、镇痛药等合用。目前，常用的静脉麻醉药有硫喷妥钠、依托咪酯和丙泊酚等。

（1）硫喷妥钠　属于超短效巴比妥类药物，易透过血脑屏障，通过抑制中枢神经系统突触传递和网状结构上行激活系统的活性而产生全麻效应，临床常用浓度为 1.25%~2.5%。其可使脑血管收缩、颅内压降低，从而降低脑代谢和减少脑组织耗氧量，对脑细胞具有一定保护作用。由于其明显抑制呼吸中枢，可使潮气量减少，降低呼吸频率，抑制低氧和二氧化碳潴留导致的通气反应，甚至导致呼吸暂停。硫喷妥钠可直接抑制心肌、扩张血管，降低血压，其对血压的降低程度与所用剂量及注射速度有关，在合并低血容量或心功能障碍者，血压降低将更加明显。可抑制交感神经，使副交感神经作用相对增强，增加咽喉及支气管敏感性，容易引起喉痉挛和支气管痉挛。硫喷妥钠主要通过肝脏代谢，肝功能障碍者清醒时间可能延长。小剂量硫喷妥钠静脉注射有镇静、催眠作用，临床常用于全麻诱导、控制惊厥和小儿基础麻醉等，曾在临床上广泛使用，但它同时又具有麻醉效果不完善，清醒不完全，呼吸、循环系统抑制及增加呼吸道分泌物等缺点，已经逐渐被其他新型静脉全麻药所替代，目前仅在基层医院或某些特殊手术中应用。

（2）依托咪酯　强效非巴比妥类静脉麻醉药，属于咪唑类衍生物，安全范围大，无镇痛作用，但起效快，静脉注射后约 30 秒即可使患者意识消失，1 分钟便可使脑内浓度达到峰值。其可降低脑血流量、颅内压和脑代谢率，对心率、血压、心排血量影响小，不增加心肌耗氧量，并可轻度扩张冠状动脉，对呼吸的影响轻于硫喷妥钠，主要在肝脏内水解，对肝、肾功能无明显影响。临床主要用于全麻诱导，适用于年老体弱和危重患者的麻醉，常见不良反应为注射局部疼痛，注药速度过快可引起肌肉痉挛，减慢注药速度可减轻。此外，依托咪酯虽对呼吸系统无明显抑制作用，但较大剂量或推注速度较快时可引起呼吸暂停。

（3）丙泊酚　是一种新型快速短效静脉麻醉药，具有起效快、诱导平稳、可控性强、持续时间短、苏醒快而完全、苏醒后无兴奋现象的特点，且较少引起恶心呕吐，是目前临床应用最广的静脉麻醉药。临床普遍用于麻醉诱导和维持，也常用于麻醉中、手术后与 ICU 病房的镇静。由于丙泊酚可有效降低患者颅内压，降低脑代谢率和脑血流，尤其适用于颅脑手术患者。

（三）麻醉性镇痛药

麻醉性镇痛药是作用于中枢神经系统、减轻患者疼痛并改变患者疼痛情绪反应的一类药物。临床麻醉中，此类药物可用作术前用药、麻醉辅助用药或主要用药，也可用于术后镇痛。常见的麻醉性镇痛药有吗啡、哌替啶、芬太尼、瑞芬太尼和舒芬太尼等。

（四）肌肉松弛药

肌肉松弛药，即肌松药，为骨骼肌松弛药，能阻断神经－肌肉传导功能而使骨骼肌松弛，其只能使骨骼肌麻痹，无麻醉作用。由于肌松药便于手术操作和有助于避免深度麻醉的危害，是全麻用药的重要组成部分。因作用机制不同，肌松药可分为去极化肌松药和非去极化肌松药，常见肌松药分类及其代表药物见表3－11－3。

表3－11－3　常见肌松药分类及其代表药物

按作用机制分类	代 表 药 物
去极化肌松药	琥珀胆碱
非去极化肌松药	阿曲库铵、维库溴铵、泮库溴铵、罗库溴铵等

因肌松药无镇静、镇痛作用，不能单独应用，需与其他全麻药联合应用，而肌松药的选择根据患者需要、药物特点和药物不良反应决定，如气管插管或其他短时间的操作可选用琥珀胆碱；肝、肾功能不全时可选用阿曲库铵等；哮喘患者严禁使用释放组胺的肌松药。临床上常用抗胆碱酯酶药拮抗非去极化肌松药的作用。抗胆碱酯酶药抑制胆碱酯酶活性，使乙酰胆碱在神经－肌肉接头部位积聚，与非去极化肌松药竞争受体，使肌松作用消失。此外，应用肌松药应建立人工气道，并实施辅助或控制呼吸。

三、局部麻醉药物

局部麻醉药（简称局麻药）是指用局部麻醉药暂时阻断某些周围神经冲动的发生与传导，使这些神经所支配的相应区域产生麻醉作用的麻醉药物，常见的有利多卡因、布比卡因、丁卡因等。

1. 理化性质　局麻药化学结构主要由芳香族环、胺基团和中间链三部分组成。中间链通常是酯类或者酰胺类结构，根据中间链不同，局麻药可分为酯类局麻药（如普鲁卡因、丁卡因等）、酰胺类局麻药（如利多卡因、布比卡因、罗哌卡因等）。局麻药的理化性质如解离常数 pK_a、脂溶性和蛋白结合率等决定局麻药的效能和作用持续时间。当局麻药进入组织后，由于组织液的 pH 值接近7.4，故药液的 pK_a 愈大，非离子部分愈小，由于非离子部分具有亲脂性，易于透过组织，故局麻药的 pK_a 越大，离子部分越多，越不易透过神经鞘膜，起效时间越长。局麻药脂溶性越高，其麻醉效能越强。局麻药的蛋白结合率愈高，作用时间愈长。常见局麻药理化性质、麻醉效能和作用持续时间见表3－11－4。

表 3 – 11 – 4　常见局麻药比较

	普鲁卡因	丁 卡 因	利多卡因	布比卡因	罗哌卡因
pK_a	8.9	8.4	7.8	8.1	8.1
脂溶性	低	高	中等	高	高
蛋白结合率（%）	5.8	76	64	95	94
效能	弱	强	中等	强	强
弥散能力	弱	弱	中等	强	强
作用时间（h）	0.75 ~ 1	3	2 ~ 3	4 ~ 8	4 ~ 8

上述 5 种局麻药脂溶性大小为丁卡因 > 布比卡因 > 罗哌卡因 > 利多卡因 > 普鲁卡因。普鲁卡因脂溶性低，解离度高，黏膜穿透力较差，麻醉效能弱。利多卡因脂溶性较普鲁卡因好，解离度较低，黏膜渗透力和麻醉效能较强。布比卡因脂溶性强于利多卡因，解离度低，黏膜渗透力强，麻醉效能强。罗哌卡因脂溶性介于利多卡因和布比卡因之间，解离度与布比卡因相同，麻醉效能强。丁卡因脂溶性强，但解离度较低，麻醉效能强。

2. 常用局麻药

（1）普鲁卡因　属于短效局麻药。由于其麻醉效能较弱，黏膜穿透力差，故不用于表面麻醉和硬膜外阻滞。但其毒性较小，适用于局部浸润麻醉。普鲁卡因进入人体内吸收迅速，在血中可被假性胆碱酯酶水解，其代谢产物对氨基苯甲酸可减弱磺胺类药物作用，使用时应注意。

（2）丁卡因　属于长效局麻药。由于其黏膜穿透力强，适用于表面麻醉、神经阻滞、脊椎麻醉及硬膜外阻滞，一般不用于局部浸润麻醉。用于表面麻醉成人一次限量为 40mg，神经阻滞为 80mg。

（3）利多卡因　属于中等时效局麻药。由于其弥散能力和黏膜穿透力强，可用于各种局麻方法，但使用浓度有所不同，最适用于神经阻滞和硬膜外阻滞。成人一次限量表面麻醉为 100mg，局部浸润麻醉和神经阻滞为 400mg。反复用药可产生快速耐药性。

（4）布比卡因　属于长效局麻药。常用于神经阻滞、脊椎麻醉及硬膜外阻滞，较少用于局部浸润麻醉。其与血浆蛋白结合率高，较少透过胎盘屏障，较适用于分娩镇痛，常用浓度为 0.125% ~ 0.25%。成人一次限量为 150mg，使用时应注意其心脏毒性。

（5）罗哌卡因　属于酰胺类局麻药，其作用强度和药代动力学与布比卡因相似，但心脏毒性较布比卡因低。罗哌卡因小剂量应用产生感觉阻滞，大剂量应用可产生运动神经阻滞，具有麻醉和镇痛双重效应。硬膜外阻滞给药浓度通常为

0.75% ~1%，神经阻滞为 0.5% ~0.75%，镇痛给药浓度为 0.1% ~0.2%。

四、椎管内麻醉药物

椎管内麻醉是指将局麻药注射到硬膜外间隙和蛛网膜下腔以达到感觉和运动阻滞目的的一种麻醉方式，其主要作用部位为脊神经根，适用于下腹部、泌尿生殖系统等部位的手术。根据注射部位不同，椎管内麻醉分为脊椎麻醉和硬膜外麻醉。

1. 脊椎麻醉 常用药物有普鲁卡因、利多卡因、布比卡因、丁卡因等。

（1）普鲁卡因 适用于短效脊椎麻醉，常用剂量为 100 ~150mg。将 150mg 普鲁卡因与 3ml 生理氯化钠溶液混合可得到重比重液，在 1 ~5 分钟内起效，可维持 45 ~90 分钟，适合于临床的短小手术。

（2）利多卡因 适用于中效的脊椎麻醉，常用剂量为 100mg。将 2ml 5% 利多卡因与 1ml 5% 的葡萄糖液混合而制得的重比重液，1 ~3 分钟起效，可维持 60 ~75 分钟。由于利多卡因容易弥散，不易控制麻醉平面，注射速度可减慢。

（3）丁卡因 适用于长效脊椎麻醉，常用剂量为 10 ~15mg。将 1ml 1% 丁卡因与 1ml 5% ~10% 的葡萄糖及 1ml 3% 麻黄碱溶液混合而制得重比重液，5 ~10 分钟起效，可维持 90 ~120 分钟。丁卡因可用于长时间的脊椎麻醉，但使用时应注意勿与碱性物质和碘接触。

（4）布比卡因 适用于长效脊椎麻醉，常用剂量为 8 ~12mg。将 2ml 0.5% 布比卡因与 1ml 5% ~10% 的葡萄糖混合而制得重比重液，5 ~10 分钟起效，可维持 90 ~120 分钟。

2. 硬膜外间隙麻醉 分单次和连续硬膜外给药两种方式，常用药物有利多卡因、布比卡因、丁卡因、罗哌卡因。

（1）利多卡因 用于硬膜外间隙麻醉常用浓度为 1% ~2%，成年人一次最大剂量为 400mg，其起效时间为 5 ~12 分钟，可维持 45 ~90 分钟，弥散作用强，久用易耐受。

（2）布比卡因 属于长效硬膜外间隙麻醉药，常用浓度为 0.5% ~0.75%，一次最大剂量为 150mg，其起效时间为注射后 16 ~18 分钟，可维持 120 ~210 分钟。

（3）丁卡因 常用浓度为 0.2% ~0.3%，一次最大剂量为 75mg，其起效时间为注射后 15 ~20 分钟，可维持 90 ~180 分钟。

（4）罗哌卡因 属于长效硬膜外间隙麻醉药，常用浓度为 0.5% ~1.0%，一次最大剂量为 150mg，其起效时间为 15 ~20 分钟，可维持 240 ~400 分钟。

为延长麻醉时间，可在局麻药中加入少量肾上腺素作为辅助用药，以减少麻醉药物的吸收。此外，亦可联用阿片类药物提高手术麻醉效果，联用碳酸氢钠减少局麻药解离而加强麻醉效果，值得注意的是，布比卡因不可碱化。

第三节　麻醉的管理

一、麻醉前评估和准备

为保障手术患者在围手术期安全，增强患者对手术和麻醉的耐受能力，避免或减少围手术期并发症，应对患者认真做好麻醉前评估和准备工作。

1. 麻醉前评估　麻醉前评估可以提高手术和麻醉安全性，术前应对患者全身状况和手术风险进行系统评估，及时纠正可逆因素。

（1）病史采集　包括实施麻醉前充分了解患者现病史、既往史、手术及麻醉史等和对患者全身各系统进行回顾，详细询问可能增加患者麻醉风险的因素，采取措施预防并发症，如青光眼患者慎用阿托品。

（2）体格检查　应重点关注患者生命体征、一般情况、气道、心肺功能、脊柱和神经系统等，并且根据患者临床状况和手术类型进行系统查体。在体格检查中，对气道进行充分评估是保障麻醉气管插管和维持呼吸顺利的关键步骤。

（3）实验室检查　了解重要脏器功能状态。

（4）体格状态评估分级　根据麻醉前访视所得信息进行综合分析，对患者全身情况和麻醉耐受力进行较全面的评估。

（5）对合并心血管系统、呼吸系统、消化系统等系统疾病的患者，在麻醉前根据手术风险大小进行充分评估，及时纠正可逆因素，使患者以最佳状态应对手术。

2. 麻醉前准备

（1）纠正或改善患者病理生理状态，如营养不良者可发生低蛋白血症或贫血等，而导致患者对麻醉和手术的耐受能力下降，因此应在术前改善其营养不良的状态，并纠正脱水、电解质紊乱和酸碱平衡失调。

（2）为患者做好心理准备，消除患者术前的紧张感和焦虑感，取得患者理解、信任和合作，对于过度紧张难以自控者，应配合药物治疗。

（3）做好胃肠道准备，如择期手术前应常规排空胃。

（4）做好麻醉用品、设备及药品的准备，使麻醉和手术能够安全顺利进行，防止意外事件发生。值得注意的是，无论实施何种麻醉，都必须准备麻醉机、急救设备和药品。

（5）做好知情同意，在手术前，应向患者和（或）其家属说明将采取的麻醉方式、围手术期可能发生的各种意外情况及并发症、手术前后的注意事项等，并签署知情同意书。

二、全身麻醉实施

（一）全身麻醉诱导

实施全麻诱导前应准备好麻醉机、气管插管用具及吸引器等，开放静脉和胃肠减压管，测定血压和心率的基础值，并监测心电图和 SpO_2。全麻诱导方法有面罩吸入诱导法和静脉诱导法。

（1）面罩吸入诱导法　通过将麻醉面罩扣于患者口鼻部，开启麻醉药挥发器使患者吸入麻醉药，待患者意识消失并进入麻醉状态时，静脉注射肌松药后行气管内插管。

（2）静脉诱导法　在静脉诱导开始时，先以面罩吸入纯氧 2～3 分钟，增加氧储备并排出肺组织内的氮气。根据病情选择合适的静脉麻醉药及剂量，如丙泊酚、依托咪酯、咪达唑仑等，从静脉缓慢注入并严密观察患者意识、循环和呼吸变化。待患者神志消失后再注入肌松药；待全身骨骼肌及下颌逐渐松弛，呼吸由浅到完全停止时，应用麻醉面罩进行人工呼吸，然后进行气管内插管。插管成功后，立即与麻醉机相连接并进行人工呼吸或机械通气。

与吸入诱导法相比，静脉诱导较迅速，患者较舒适且无环境污染，但对循环干扰较大。

（二）全身麻醉维持

1. 吸入麻醉药维持　经呼吸道吸入一定浓度的吸入麻醉药以维持适当的麻醉深度。目前吸入气体麻醉药为氧化亚氮，挥发性麻醉药为氟化类麻醉药（如异氟烷、七氟烷等）。由于氧化亚氮的麻醉性能弱，高浓度吸入时有发生缺氧的危险，难以单独用于麻醉维持。挥发性麻醉药的麻醉性能强，高浓度吸入时可使患者意识、痛觉消失，能单独用于麻醉维持，但其镇痛和肌松效果较差，且吸入浓度越高时，其对生理影响越严重。为此，临床上常将 $N_2O - O_2 -$ 挥发性麻醉药合用来维持麻醉，必要时加用镇痛药和肌松药。在使用氧化亚氮时，应注意监测吸入氧浓度及 SpO_2，吸入氧浓度应不低于 30%。挥发性麻醉药应采用专用挥发器以控制器吸入浓度。有条件者可连续监测吸入和呼出的吸入麻醉药浓度，使麻醉深度更容易控制。

2. 静脉麻醉药维持　静脉给药方法有单次、分次和连续输注法三种，应根据手术需要和不同药物的药理特点选择给药方法。目前所用的静脉麻醉药中，除氯胺酮外，多数都属于镇静药，缺乏良好镇痛作用。因此，使用全静脉麻醉过程中需要按需给予镇痛和肌松药。

（三）复合全身麻醉

复合全身麻醉是指两种或两种以上的全麻药和（或）麻醉方法复合应用，以期达到最佳临床麻醉效果。随着静脉和吸入全麻药品种日益增多、麻醉技术的不断完善，应用单一麻醉药完成全麻手术的方法基本上不再应用，而复合麻醉越来越广泛地应用于临床。根据给药途径不同，复合麻醉可大致分为全凭静脉麻醉和静脉与吸入麻醉药的静 – 吸复合麻醉。

1. 全凭静脉麻醉　在静脉麻醉诱导后，采用多种短效静脉麻醉药复合应用，以间断或连续静脉注射法维持麻醉。由于目前常用静脉麻醉药镇痛效果弱，因此在实施麻醉过程中需加用强效麻醉性镇痛药以加强麻醉效果、抑制应激反应。此外，为达到肌肉松弛和便于施行机械通气的目的，还需给予肌松药。实际上，全凭静脉麻醉是将静脉麻醉药、麻醉性镇痛药和肌松药复合应用，一方面发挥各药物优点，另一方面又可减少药物不良反应。采用全凭静脉麻醉具有诱导快、操作简便且可避免吸入麻醉药引起的环境污染等优点，但要根据各种药物的药理特点选择给药时机和剂量。因此，应熟悉各种药物的药理特点、灵活用药，同时应严密监测呼吸及循环功能的变化，仔细观察浅麻醉时应激反应的生命体征变化，有条件者应根据药代动力学特点用微机控制给药。目前常用的静脉麻醉药有丙泊酚、咪达唑仑、依托咪酯，麻醉性镇痛药有吗啡、芬太尼、舒芬太尼、瑞芬太尼，肌松药则根据需要选用中效或短效药物。

2. 静 – 吸复合麻醉　指将静脉全身麻醉和吸入麻醉同时或先后应用于同一次麻醉过程。其方法多种多样，如静脉麻醉诱导，吸入麻醉维持；或吸入麻醉诱导，静脉麻醉维持；还有静 – 吸复合麻醉诱导、静 – 吸复合麻醉维持等。由于静脉麻醉起效快，维持时间短，患者易于接受，而吸入麻醉的方法易于管理，麻醉深浅易于控制，故临床上常用的是静脉麻醉诱导而采用吸入麻醉或吸入与静脉复合麻醉维持的方法进行静 – 吸复合麻醉。

（四）全身麻醉深度判断

乙醚麻醉深度分期为当今临床麻醉中判断和掌握麻醉深度的参考，其分期包括浅麻醉期、手术麻醉期和深麻醉期（表3 – 11 – 5）。随着复合麻醉技术的临床应用，给全身麻醉深度的判断带来困难。某些情况下，由于强效镇痛药和肌松药的应用，患者未产生疼痛反应，肌肉亦处于松弛状态，但其仍知道术中发生的事情而无法表示，这种情况称为"术中知晓"，此时患者的意识并未完全消失。术中知晓可对患者造成精神伤害，甚至导致严重不良后果。因此，麻醉深度应根据复合应用的药物对意识、感官、运动、神经反射及内环境稳定性的影响程度进行综合判断。例如，有自主呼吸者，手术刺激时呼吸增强、加速为浅麻醉的表现。循环的稳定性为判断麻醉深浅的重要标志，循环严重抑制多为麻醉过深，心率增快、血压升高则多为浅麻醉的表现。挥发性麻醉药的麻醉性能强，大量吸入虽可使患者意识、痛觉消失，但肌松作用并不满意，如盲目追求肌松势必付出深麻醉的代价，故复合麻醉在于合理的药物配伍，避免过深麻醉。维持适当的麻醉深度重要且复杂，应对患者进行密切观察，综合其各项反应作出合理判断，同时根据手术刺激的强弱及时调节麻醉深度，以适应手术麻醉的需要。

表 3 – 11 – 5　临床麻醉深度判断

	浅 麻 醉 期	手 术 麻 醉 期	深 麻 醉 期
呼吸	不规则，呛咳，气道阻力增加，喉痉挛	规律，气道阻力降低	膈肌呼吸，呼吸加快
循环	血压升高，心率加快	血压稍低但稳定，手术刺激无改变	血压下降
眼征	睫毛反射（－），眼睑反射（＋），眼球运动（＋），流泪	眼睑反射（＋），眼球固定中央	刺激时无踢动黏膜分泌物消失
其他	吞咽反射（＋），出汗，分泌物增加，刺激时体动	刺激时无体动，黏膜分泌物消失	

三、局部麻醉的实施

1. 表面麻醉　将穿透力强的局麻药施用于黏膜表面，使其透过黏膜而阻滞位于黏膜下的神经末梢，使黏膜产生麻醉现象，常用于眼、鼻、咽喉、气管及尿道等处的浅表手术或内镜检查，包括眼用滴入法、鼻用涂覆法、咽喉气管用喷雾法、尿道用灌入法。常用药物为 1% ~2% 丁卡因或 2% ~4% 利多卡因。由于眼结合膜和角膜组织柔软，因此对于眼部的表面麻醉常用 0.5% ~1% 丁卡因滴眼液。对于气道和尿道黏膜，由于其吸收较快，故应减少局麻药剂量。

2. 局部浸润麻醉　将局麻药注射至手术区组织内从而阻滞神经末梢以起麻醉作用。常用药物为 0.5% 普鲁卡因或 0.25% ~0.5% 利多卡因。实施局部浸润麻醉时，对于注入组织内的药液需有一定容积，在组织内形成张力，使药液与神经末梢广泛接触，以增强麻醉效果。为避免用药量超过一次限量，应降低药液浓度。每次注药前应回梢，以免注入血管内。由于实质脏器和脑组织等无痛觉，无需注药。在药液中加入 $2.5\sim5\mu g/ml$ 的肾上腺素，可减缓局麻药吸收，延长作用时间。

3. 区域阻滞　在手术部位的四周和底部注射局麻药，阻滞通入手术区的神经纤维，适用于如乳房良性肿瘤切除等肿块切除术，其用药同局部浸润麻醉。区域阻滞可以避免刺入肿瘤组织，不致因局部浸润药液后使小的肿块不容易被扪及而增加手术难度，也不会因注药使手术区的局部解剖难以辨认。

4. 神经阻滞　在神经干、丛、节的周围注射局麻药，阻滞冲动传递，使所支配的区域产生麻醉作用，常用的有臂神经丛阻滞、颈神经丛阻滞、肋间神经丛阻滞、指（或趾）神经阻滞。臂神经丛阻滞适用于上肢手术，但是容易出现局麻药毒性反应；颈神经丛阻滞适用于颈部手术，如甲状腺手术、气管切开术等，但应注意局麻药毒性反应、药液意外注入蛛网膜下腔或硬膜外间隙等；肋间神经阻滞应注意气胸、局麻药毒性反应；指（或趾）神经阻滞时禁忌加入肾上腺素，注药量也不能太多，以免血管收缩或受压而引起组织缺血坏死。

四、麻醉期间的监测

患者在手术麻醉期间，由于外科疾病或并存疾病、麻醉方法和药物、手术创伤和失血等原因，均可能影响其生理功能，严重者可危及生命。因此，在麻醉期间应密切观察和监测患者各项生理功能变化，主动积极采取措施预防，及早发现，及时纠正，避免严重并发症的发生。

（1）要做好呼吸监测　呼吸功能在麻醉期间最容易且最先受到影响。全身麻醉可引起不同程度的呼吸抑制；麻醉辅助用药也是麻醉期间影响呼吸功能的重要因素。因此，麻醉期间保持呼吸功能正常具有重要意义。维持呼吸功能正常，要维持动脉血氧分压、二氧化碳分压和血液 pH 值处于正常范围内。对于保留自主呼吸的患者，应观察其呼吸运动类型、呼吸幅度、频率和节律，同时观察其口唇黏膜、皮肤和手术野出血的颜色，以判断是否有呼吸道梗阻、缺氧或二氧化碳蓄积。麻醉期间需监测 SpO_2，行全身麻醉的患者还应监测潮气量、呼吸频率、气道压等，必要时行动脉血气分析，以保证患者呼吸功能正常。

（2）要做好循环监测　由于循环系统变化将直接影响患者安全和术后恢复，因此麻醉期间维持循环功能稳定在麻醉管理中意义重大。麻醉期间，应根据病情和手术要求调节麻醉深度，必要时应用血管活性药物支持循环功能。

（3）做好控制性降压　控制性降压是利用药物和（或）麻醉技术使动脉血压降低并控制在一定水平。异氟烷吸入浓度增加后，可明显降低外周血管阻力而对心肌收缩影响力较小，适用于短时间降压；如需长时间降压，可复合应用血管活性药，如硝普钠、硝酸甘油、尼卡地平等。

（4）做好体温监测　体温过高可使代谢增快，耗氧量增加，严重时可引起代谢性酸中毒和高热惊厥。体温降低可导致药物代谢速度减慢，降低患者对麻醉的耐受能力，容易引起麻醉过深而发生循环抑制，延长苏醒时间。因此，在麻醉期间应做好体温监测，采取保温措施如输液加温等。

此外，在麻醉期间还应密切观察患者全身情况，做好电解质、酸碱平衡、血糖、凝血功能等的监测。

五、麻醉期间并发症的药物处理

（一）全身麻醉

1. 反流与误吸　全身麻醉时患者意识丧失，吞咽及咳嗽反射减弱或消失，胃内容物较多的患者容易发生胃食管反流，而反流物一旦到达咽喉部，容易发生误吸，造成窒息或吸入性肺炎。通常情况下，反流和误吸最易发生在麻醉诱导时、气管插管前和麻醉苏醒期气管拔管后。当患者吸入酸性胃液时，可导致哮喘样发作，并引发吸入性肺炎，临床表现为发绀、呼吸困难、呼吸浅速、心率增快、支气管痉挛，称为 Mendelson 综合征。对确诊胃液进入肺内的患者，可于气管插管后，注入 5～10ml 生理氯化钠溶液于气管内，边注边吸，反复冲洗至吸出液变为清亮，并应用糖皮质激素 2～3 天。对于急诊饱胃患者必须行全身麻醉时，手术前可给予促进胃排空、升高胃液 pH 值的药物。

2. 呼吸道梗阻　①上呼吸道梗阻多为机械性梗阻，轻度喉头水肿者可给予糖皮质激素缓解；轻度喉痉挛者可给予面罩加压给氧缓解，严重者可应用肌松药控制通气或经环甲膜穿刺置管行加压给氧。②下呼吸道梗阻的常见原因包括支气管痉挛、分泌物或误吸物堵塞气管及支气管等。支气管痉挛多发生于有哮喘史或慢性阻塞性肺疾病的患者。梗阻严重者会出现 CO_2 潴留、缺氧、心动过速和血压下降，因此应维持适当的麻醉深度和良好的氧合。氯胺酮和吸入麻醉药有扩张支气管的作用，是哮喘患者的首选药物。支气管痉挛发生时，可缓慢静脉注射氨茶碱 250～500mg、氢化可的松 100mg 或吸入支气管扩张药物，并增加吸氧浓度，保证良好的氧合指数，防止缺氧。

3. 通气量不足　麻醉期间和全麻后均可能发生通气不足，主要是因为麻醉药、麻醉性镇痛药物和肌松药产生的中枢性和外周性呼吸抑制，同时辅助呼吸和控制呼吸的分钟通气量不足所致，应增加潮气量或呼吸频率。全麻后的通气不足主要是各种麻醉药物，尤其是麻醉性镇痛药和肌松药的残留作用导致中枢性呼吸抑制和呼吸肌功能障碍，应予以辅助或控制呼吸直至呼吸功能完全恢复，必要时给予拮抗剂逆转。

4. 低氧血症　临床表现为呼吸急促、发绀、躁动不安、心动过速、心律失常及血压升高等，可由麻醉机故障、氧气供应不足等导致。对于弥散性缺氧，常见于氧化亚氮吸入麻醉，此时可停止吸入氧化亚氮后继续吸氧至少5~10分钟。

5. 低血压　麻醉期间低血压是指收缩压下降幅度超过基础值的30%或绝对值低于80mmHg者。麻醉过深可导致血压下降、脉压变小，麻醉前已有血容量不足者表现则更加明显。术中失血过多可引起低血容量性休克。此外，过敏反应、肾上腺皮质功能低下及复温时也可引起血管张力降低从而导致低血压，此时可补充血容量、应用血管收缩药恢复血管张力。如术中牵拉内脏引起反射性血压下降，同时发生心动过缓，应及时解除刺激，必要时给予阿托品治疗。

6. 高血压　麻醉期间收缩压高于160mmHg或升高幅度超过基础值的30%会增加失血量，增加心肌耗氧量和心脑血管意外发生的风险。术中发生高血压时，首先应去除诱因，并保证合适的麻醉深度。对于顽固性高血压者，可适当给予降压药物以维持循环稳定。

7. 心律失常　麻醉深度不当、手术刺激过强、低血压、高血压、CO_2潴留和低氧血症均可诱发心律失常。原有心功能不全，尤其是心率失常的患者，麻醉过程中更容易发生心律失常。发生心律失常时，首先要寻找并去除诱因，保证麻醉深度适宜，维持正常循环容量，保证血流动力学稳定及心肌供氧平衡。

8. 高热、抽搐和惊厥　常见于小儿麻醉。由于婴幼儿的体温调节中枢尚未发育完善，体温容易受环境温度影响。如对高热处理不及时，可引起抽搐甚至惊厥，此时应积极进行物理降温。

（二）局部麻醉

1. 局麻药毒性反应　主要表现在对中枢神经系统和心血管系统的影响，且中枢神经系统对局麻药更敏感。给予麻醉前用药如地西泮或巴比妥类药物、避免一次局麻用药量超过限量、根据具体情况和用药部位酌减局麻药剂量、在药液内适量加入肾上腺素、注意缓慢给药等，可以预防局麻药毒性反应的发生。当患者发生毒性反应时，应立即停止用药，吸入氧气。对于轻度毒性反应者，静注地西泮0.1mg/kg或咪达唑仑3~5mg，可预防和控制抽搐。如出现抽搐或惊厥，可静脉注射硫喷妥钠1~2mg/kg。对于惊厥反复发作者可静注琥珀胆碱1~2mg/kg，而后行气管内插管及人工呼吸。如出现低血压，可用麻黄碱或间羟胺等维持血压，心率缓慢则静脉注射阿托品。一旦呼吸心跳停止，应立即进行心肺复苏，同时静脉给予20%脂肪乳1.5ml/kg，注药时间大于1分钟，必要时以0.25ml/（kg·min）持续输注，最大剂量≤12ml/kg。

2. 局麻药过敏 临床上酯类局麻药过敏者较多，酰胺类极罕见，有时容易将局麻药毒性反应或添加的肾上腺素的不良反应误以为过敏反应。一旦发生过敏，首先应停止用药；保持呼吸道通畅，吸氧；维持循环稳定，适量补充血容量，紧急时可适当选用血管加压药，同时应用糖皮质激素和抗组胺药。不必进行常规局麻药皮试，如患者对酯类局麻药过敏，可选用酰胺类局麻药。

（三）椎管内麻醉并发症

1. 蛛网膜下腔阻滞的并发症 实施蛛网膜下腔阻滞可在术中出现血压下降、呼吸抑制、恶心呕吐等并发症，在术后可出现脊椎麻醉后头痛、尿潴留、脊椎麻醉后神经并发症等，应及时进行处理。

（1）术中并发症 若出现血压下降、心率减慢，当血压明显下降时，可先快速静脉输液200～300ml，扩充血容量，必要时可静脉注射麻黄碱，而心率过缓者可静脉注射阿托品；若出现呼吸功能不全时应给予吸氧，同时借助面罩辅助呼吸，一旦发生呼吸停止，应立即行气管内插管和人工呼吸；如发生恶心呕吐，则应针对原因处理，可采取吸氧、升压、麻醉前用阿托品等措施，氟哌利多、昂丹司琼等药物有一定预防和治疗作用。

（2）术后并发症 若发生脊椎麻醉后头痛，除了让患者平卧并加强输液外，可服用镇痛或安定类药物，严重者可于硬膜外腔内注入生理氯化钠溶液、5%葡萄糖或15～30ml右旋糖酐；若出现尿潴留可留置导尿管；若出现脊椎麻醉后神经并发症，给予维生素B以及对症治疗，大多数患者在6个月内能自愈。

2. 硬脊膜外隙阻滞的并发症 实施硬膜外隙阻滞可在术中发生全脊椎麻醉、产生局麻药毒性反应、血压下降、呼吸抑制、恶心呕吐等并发症，在术后可出现神经损伤、硬膜外血肿、脊髓前动脉综合征、硬膜外脓肿等并发症。

（1）术中并发症 如发生全脊椎麻醉，即由于硬膜外麻醉所用局麻药大部分或全部意外注入到蛛网膜下腔使全部脊神经被阻滞，应立即以面罩加压给氧并紧急行气管内插管进行人工呼吸，加速输液，并给予血管加压药维持循环稳定。

（2）术后并发症 如发生硬膜外脓肿，应给予大剂量抗生素治疗，并及早进行椎板切开引流。

六、麻醉恢复期的监测

当手术和麻醉结束后，其对患者的生理影响尚未完全消除，此时患者的呼吸和循环功能仍处于不稳定的状态，各种保护性反射未完全恢复，存在潜在危险。因此，应做好麻醉恢复期的监测和管理，包括常规监测、全麻后苏醒延迟的处理、保持呼吸道通畅、维持循环系统稳定。

第四节 老年患者麻醉用药选择

老年患者麻醉药物选择以不损害脏器功能为原则。全凭静脉麻醉与静－吸复合麻醉相比，术后谵妄发生率显著降低，在老年患者实施全凭静脉麻醉具有优势。在实施局部麻醉时，由于老年患者对局麻药的耐受性降低，应采用最低有效浓度和剂量，避免局麻药毒性反应和发生低血压。老年患者如果考虑实施椎管内麻醉或外周神经阻滞麻醉，局部麻醉药物优选罗哌卡因，实施区域麻醉前需常规准备缩血管药物，预防低血压发生。

对于脑功能脆弱的老年患者，应避免使用如抗胆碱药物东莨菪碱、戊乙奎醚等影响神经递质作用的受体、传递和代谢的药物以及苯二氮䓬类药物。对于肝肾功能脆弱的老年患者，建议选择不经肝肾代谢的药物，如顺式阿曲库铵。使用中效镇静药物时，需进行麻醉镇静深度监测指导，避免停药后药物蓄积效应导致苏醒期延长。对于脑、肺功能脆弱的老年患者以及年龄大于75岁的高龄患者，使用镇静镇痛药物维持麻醉时，宜使用如丙泊酚和瑞芬太尼等短效药物，这样可避免中长效镇静镇痛药物的残余效应对麻醉苏醒期和术后康复的影响。

由于老年患者循环系统较脆弱，麻醉诱导应选择对循环抑制较轻的镇静药物。依托咪酯对血流动力学影响小，用于老年患者麻醉诱导，虽然对肾上腺皮质功能有一定抑制作用，但对术后转归无显著影响。若选择给予丙泊酚，注意小量、缓慢、多次静脉注射或分级靶控输注，以睫毛反射消失或者麻醉深度监测指标达到插管镇静深度作为麻醉诱导的最佳剂量。如在给予丙泊酚过程中仍出现循环抑制如发生低血压，则应先暂停给予丙泊酚，采取输液、调整缩血管药物剂量等措施，待循环稳定后再恢复给药，并继续给予直至达到插管镇静深度。

综上，老年患者优选全凭静脉麻醉，肌松药优选顺式阿曲库铵，镇静镇痛药物优选短效丙泊酚和瑞芬太尼。麻醉诱导可选用对血流动力学抑制小的药物，如依托咪酯。对于四肢手术患者，如无禁忌建议行区域麻醉，优选罗哌卡因。

第五节 总 结

手术麻醉的首要前提是安全，准确认识围手术期麻醉用药对保障手术患者围手术期麻醉安全具有重要意义，这不仅需要麻醉医生和外科手术医生相互合作，更需要外科药师的密切配合。因此，作为一名合格的外科药师，在手术麻醉用药过程中，应充分掌握麻醉相关药物治疗知识，正确把握麻醉前后相关并发症的药物处理，结合患者病情和麻醉方式提出用药建议和做好用药监护。

（刘付宁　张　梅）

参考文献

［1］陈孝平.外科学［M］.北京：人民卫生出版社，2019.

［2］梁延波.加速康复外科理论与实践［M］.北京：人民卫生出版社，2018.

［3］布朗尼卡迪.施瓦兹外科学［M］.陈孝平，崔乃强，邱贵兴，等译.北京：人民卫生出版社，2018.

［4］俞卫锋，缪长虹，董海龙，等.麻醉与围术期医学［M］.北京：医学世界图书出版公司，2018.

［5］吴肇汉，秦新裕，丁强.实用外科学［M］.北京：人民卫生出版社，2017.

［6］姜远英，文爱东.临床药物治疗学［M］.北京：人民卫生出版社，2016.

［7］中华医学会麻醉学分会老年人麻醉与围术期管理学组，国家老年疾病临床医学研究中心，国家老年麻醉联盟.中国老年患者围手术期麻醉管理指导意见（2020版）（二）［J］.中华医学杂志，2020，100（33）：2565－2578.

［8］Hannam J A，Mitchell S J，Cumin D，et al. Haemodynamic profiles of etomidate vs propofol for induction of anaesthesia：a randomised controlled trial in patients undergoing cardiac surgery［J］. British Journal of Anaesthesia，2019，122（2）：198－205.

［9］Yoo S，Lee H B，Han W，et al. Total intravenous anesthesia versus inhalation anesthesia for breast cancer surgery：a retrospective cohort study［J］. Anesthesiology，2019，130（1）：31－40.

［10］Landoni G，Lomivorotov V V，Nigro N C，et al. Volatile anesthetics versustotal intravenous anesthesia for cardiac surgery［J］. The New England Journal of Medicine，2019，380（13）：1214－1225.

［11］Yap A，Lopez－Olivo M A，Dubowitz J，et al. Anesthetic technique and cancer outcomes：a meta - analysis of total intravenous versus volatile anesthesia［J］. Canadian Journal of Anaesthesia，2019，66（5）：546－561.

［12］Wu Z F，Lee M S，Wong C S，et al. Propofol - based total intravenous anesthesia is associated with better survival than desflurane anesthesia in colon cancer surgery［J］. Anesthesiology，2018，129（5）：932－941.

［13］Ishii K，Makita T，Yamashita H，et al. Total intravenous anesthesia with propofol is associated with a lower rate of postoperative delirium in comparison with sevoflurane anesthesia in elderly patients［J］. Journal of Clinical Anesthesia，2016，33：428－431.

［14］McIsaac D I，McCartney C J，Walraven C V. Peripheral nerve blockade for primary total knee arthroplasty：a population－based cohort study of outcomes and resource utilization［J］. Anesthesiology，2017，126（2）：312－320.

［15］Chen D X，Yang L，Ding L，et al. Perioperative outcomes in geriatric patients undergoing hip fracture surgery with different anesthesia techniques：a systematic review and meta－analysis［J］. Medicine（Baltimore），2019，98（49）：e18220.

第四篇

特殊管理药物在围手术期的管理及应用

第一章 概述

第一节 特殊药品的定义及管理的重要性

一、定义

根据《中华人民共和国药品管理法》第三十五条，国家对麻醉药品、精神药品、医疗用毒性药品和放射性药品实行特殊管理。另外，由于含麻黄碱类复方制剂等品种流失后存在被用于制毒的风险，根据《药品类易制毒化学品管理办法》（卫生部令第72号），对于药品类易制毒化学品也实行一定的特殊管理。

麻醉药品是指连续使用后易产生身体依赖性、能成瘾癖的药品，包括阿片类、可卡因类、大麻类、合成麻醉药类及原卫生部指定的其他易成瘾癖的药品、药用原植物及其制剂。其中阿片类包括药用阿片吗啡、可待因及其制剂，可卡因类包括从古柯树叶中提取的可卡因及其制剂，合成类药品如哌替啶、美沙酮、芬太尼等。

实施特殊管理的麻醉药品与日常所说的麻醉药不同，主要是指麻醉性镇痛药，它具有药物依赖性，连续使用后能形成瘾癖，危害人身健康，因而要进行特殊管理。而麻醉药是指医疗上具有麻醉作用的麻醉剂，包括全身麻醉药和局部麻醉药，虽有麻醉作用但不成瘾，不产生依赖性，不属于特殊药品。

精神药品是指直接作用于中枢神经系统，使之兴奋或抑制，连续使用能产生依赖性的药品，包括兴奋剂、致幻剂、镇静催眠剂等。依据精神药品使人产生的依赖性和危害人体健康的程度，将其分为第一类和第二类。第一类精神药品的管理同麻醉药品管理，不能零售，只能在具有麻醉药品和第一类精神药品购用印鉴卡的医疗机构由具有处方权的执业医师开具处方使用；第二类精神药品可以由具有销售资格的药店凭执业医师出具的处方按规定剂量销售。

医疗用毒性药品系指毒性剧烈、治疗剂量与中毒剂量相近，使用不当会致人中毒或死亡的药品。

放射性药品系指用于临床诊断或者治疗的放射性核素制剂或者其标记药物，具有药品和放射性两种属性。

二、管理与目录

参照国家基本医疗保险、工伤保险和生育保险药品目录分类标准，特殊药品目录见表4－1－1~表4－1－3。

表4－1－1　麻醉药品和精神药品目录

药品分类	药品名称	剂　型	管制级别
麻醉剂	阿片类麻醉药	芬太尼 注射剂	麻醉药品
		瑞芬太尼 注射剂	麻醉药品
		舒芬太尼 注射剂	麻醉药品
	其他全身麻醉药	氯胺酮 注射剂	第一类精神药品
		艾司氯胺酮 注射剂	第一类精神药品
		羟丁酸钠 注射剂	第一类精神药品
镇痛药	天然阿片碱	吗啡 口服常释剂型	麻醉药品
		吗啡 缓释控释制剂	麻醉药品
		吗啡 注射剂	麻醉药品
		可待因 注射剂	麻醉药品
		吗啡 口服液体剂	麻醉药品
		羟考酮 口服常释剂型	麻醉药品
		羟考酮 缓释控释制剂	麻醉药品
		羟考酮 注射剂	麻醉药品
		氢吗啡酮 注射剂	麻醉药品
		双氢可待因 口服常释剂型	麻醉药品
	苯基哌啶衍生物	哌替啶 注射剂	麻醉药品
		芬太尼 贴剂	麻醉药品
	吗啡烷衍生物	布托啡诺 注射剂	第二类精神药品
		纳布啡 注射剂	第二类精神药品
		喷他佐辛 注射剂	第二类精神药品
	其他阿片类药物	丁丙诺啡 透皮贴剂	第二类精神药品
		曲马多 口服常释剂型	第二类精神药品
		曲马多 缓释控释剂型	第二类精神药品
		曲马多 注射剂型	第二类精神药品

续表

药品分类	药品名称	剂　型		管 制 级 别
催眠镇静药	巴比妥类	司可巴比妥	口服常释剂型	第一类精神药品
		异戊巴比妥	注射剂	第二类精神药品
	苯二氮䓬衍生物	咪达唑仑	注射剂	第二类精神药品
抗焦虑药	苯二氮䓬衍生物	阿普唑仑	口服常释剂型	第二类精神药品
		地西泮	注射剂型	第二类精神药品
		地西泮	口服常释剂型	第二类精神药品

表 4 - 1 - 2　毒性药品目录

药品分类	药品名称
毒性中药品种	砒石（红、白）；砒霜；水银；生马钱子；生川乌；生草乌；生白附子；生附子；生半夏；生南星；生巴豆；斑蝥；青娘虫；红娘子；生甘遂；生狼毒；生藤黄；生千金子；生天仙子；闹羊花；雪上一支蒿；白降丹；蟾酥；洋金花；红粉；轻粉；雄黄
毒性西药品种	去乙酰毛花苷 C；阿托品；洋地黄毒苷；氢溴酸后马托品；三氧化二砷；毛果芸香碱；升汞；水杨酸毒扁豆碱；亚砷酸钾；氢溴酸东莨菪碱；士的宁；亚砷酸注射液；A 型肉毒毒素及其制剂

表 4 - 1 - 3　放射性药品目录

药品分类	药品名称	剂　型	管 制 级 别
诊断用放射性药物	锝［⁹⁹ᵐTc］二巯丁二酸盐	注射剂	放射性药品
	锝［⁹⁹ᵐTc］聚合白蛋白	注射剂	
	锝［⁹⁹ᵐTc］喷替酸盐	注射剂	
	锝［⁹⁹ᵐTc］双半胱氨酸	注射剂	
	锝［⁹⁹ᵐTc］亚甲基二膦酸盐	注射剂	
	锝［⁹⁹ᵐTc］依替菲宁	注射剂	
	碘［¹²⁵I］密封籽源	放射密封籽源	
	碘［¹³¹I］化钠	口服溶液剂	
	氯化锶［⁸⁹Sr］	注射剂	

根据原卫生部的规定，目前我国毒性药品的管理品种中有毒性中药 27 种（指原药材及其饮片），毒性西药（原料药）13 种。毒性化学药品种（制剂）有亚砷酸注射剂、A 型肉毒毒素。

药品类易制毒化学品因可作为制毒的主要原料，也纳入特殊管理，医疗机构须凭麻醉药品、第一类精神药品购用印鉴卡购买。品种主要有麦角新碱、麻黄素等。

麻醉药品、精神药品具有明显的两重性。一方面麻醉药品有很强的镇痛作用，而精神药品有很强的镇静作用，二者在医疗实践中有不可替代的作用；另一方面又具有药物依赖性，可产生生理依赖性和精神依赖性。合理使用能解除患者病痛，若流入非法渠道就成为毒品，带来严重的药物滥用问题，影响家庭生活，危害人民健康和社会治安。鉴于此类药品的特殊性，学习其相关法规，有助于加强围手术期特殊药品使用的环节管理，达到规范化管理目的，减少因管理不当带来的风险。

围手术期作为特殊阶段，在外科手术患者中使用阿片类镇痛药存在挑战，要求临床在术后即刻控制急性疼痛，和最大程度地减少在手术后持续使用阿片类药物的风险这两个方面取得最佳平衡。鉴于越来越多的文献表明手术后患者长期使用阿片类药物的风险增加，因此找到使这种风险最小化的方法尤为重要。近年来，加速康复外科（ERAS）迅速发展，要求组成以患者为中心的多学科团队，成员包括外科医生和麻醉师、药师、护士等，旨在术后即刻缓解疼痛的同时降低长期使用阿片类药物的风险，并多模式解决引起康复延迟和导致并发症的因素。

第二节　管理注意事项

我国对麻醉药品和精神药品（以下简称麻精药品）的管理下发了一系列的文件，如 2005 年发布的《麻醉药品和精神药品管理条例》《麻醉药品、精神药品处方管理规定》《医疗机构麻醉药品、第一类精神药品管理规定》《麻醉药品、第一类精神药品购用印鉴卡管理规定》；2007 年出台的《处方管理办法》，公布了《麻醉药品临床应用指导原则》和《精神药品临床应用指导原则》；2013 年发布了新的《麻醉药品品种目录》及《精神药品品种目录》。2020 年国家卫生健康委员会发布《关于加强医疗机构麻醉药品和第一类精神药品管理的通知》，要求强化麻精药品全流程各环节管理。其中，"五专"是对麻醉药品和精神药品使用管理的重要规定，指的是专人负责、专用账册、专柜加锁、专册登记和专用处方。至此，对麻醉药品和精神药品的管理构成了完善的管理规范。医疗机构必须依照法律法规和规章的要求，严格实施规范化管理。

一、设备设施管理

（1）储存条件错误　药品没有按照规定的储存条件储存，如未按照说明书规定的温度、湿度、光线（避光、遮光、密闭）等条件储存，或因设备故障所致储存条件改变。如：马来酸麦角新碱注射液未在冷处避光保存，注射用 A 型肉毒毒素未于 2~8℃ 避光保存等。

（2）存放区域设置错误 麻醉药品和第一类精神药品未专柜加锁存放，未配备相应的安保措施；第二类精神药品等未设专区或未按指定位置存放；专柜未使用保险柜，未实行双人双锁管理。如：仅选择普通上锁办公柜或抽屉存放。

二、处方审查与药品使用

（1）执业医师经考核合格后取得麻醉药品和第一类精神药品的处方权，方可在本机构开具麻醉药品和第一类精神药品处方，但不得为自己开具该类药品处方，且处方签名与留样一致。

（2）应当使用专用处方开具麻醉药品和精神药品，处方前记、正文、后记须书写规范且完整。其中，需写明患者身份证明编号，代办人姓名、身份证明编号；处方诊断应为该药品的使用诊断而不是患者的疾病诊断。为住院患者开具的麻醉药品和第一类精神药品处方应当逐日开具，每张处方为1日常用量。

（3）对麻醉药品和第一类精神药品的处方、使用登记、回收销毁记录等专用账册应由专人按有关规定保存，不得丢失。麻醉药品处方至少保存3年，精神药品处方至少保存2年。有效年限内一旦发生丢失，应立即上报。

（4）针对重点部门（如麻醉科），要严格执行全程双人操作制度，改变由麻醉医师单人操作麻精药品的现状，麻精药品的处方开具、使用和管理不得由同一人实施。麻醉医师原则上不参与麻精药品管理工作。应将药师逐步纳入病房、手术室等重点部门的麻精药品管理团队中，开展麻精药品处方医嘱审核、处方点评，参与麻精药品管理、使用环节的核对和双人双签工作。参与双人双签的人员应当避免长期由固定人员担任。医疗机构应当制定双人双签人员轮换管理办法，明确轮换周期。对于未使用完的注射液和镇痛泵中的剩余药液，由医师、药师或护士在视频监控下双人进行处置，并逐条记录。

第三节 特殊药品围手术期应用的特点

对于特殊管理药物在围手术期的应用，需认识特殊管理药物的特点，结合患者的年龄、病理生理特点、疾病状态选择合适的药物治疗方案和给药方式。

一、麻醉药品

1. 麻醉诱导 麻醉药品应用的关键是消除喉镜暴露声门和气管内插管引起的心血管反应。麻醉诱导所需要的血药浓度大于麻醉维持中的血药浓度。麻醉医师必须根据药物的峰效时间，按合理的顺序给予麻醉药品，才能最大限度地减轻插管时的应激反应。

2. 麻醉维持　常需进行联合麻醉以达到平衡麻醉，主要由三类药组成：一是催眠药，如丙泊酚、咪达唑仑等；二是麻醉药品，如芬太尼、哌替啶等；三是骨骼肌松药，如琥珀胆碱、维库溴铵等。在联合用药时，麻醉作用会出现"封顶效应"。

3. 靶控输注（target-controlled infusion，TCI）　是指在输注静脉麻醉药时，以药效学和药动学为基础，通过调节目标和靶位（血浆或效应室）的药物浓度来控制或维持适当的麻醉深度，以满足临床麻醉的一种静脉给药方法。鉴于靶控输注的给药模式，起效时间和消退时间均很短的药物最适合用于靶控输注。TCI用于麻醉有以下优势：快速达到镇痛血药浓度；使用短效药物避免积累，同时维持靶浓度确保镇痛时效；可快速改变镇痛所需血药浓度。

4. 术后镇痛

（1）口服给药　由于易于操作、患者易于接受，口服给药适用于术后轻度疼痛患者，如局部小手术或门诊手术的患者。鉴于口服用药的时效性和单一性，仅用一种镇痛药物很难满足临床应用的要求。因此，对于术后中、重度急性疼痛的患者多联合其他给药方式协同镇痛，常先用其他给药方式再逐渐转为口服给药的方式，以协同达到镇痛效果。

（2）肌内注射　该给药方式能快速起效、迅速达到峰作用，对于紧急情况是非常必要的选择，多用于术后急性中、重度疼痛。但同时它也有不可预见的起效时间和效果，可能引起注射部位疼痛、坏死，甚至呼吸抑制等严重不良反应，因此肌内注射已逐渐被其他给药方式所取代。

（3）静脉注射　是麻醉和术后镇痛的主要给药途径，广泛应用于危重患者，起效最快，血浆药物浓度较稳定。静脉注射可以分为单次静注或者持续静注。静脉注射时，药物能够快速重新分布。采取静脉持续滴注，其血药浓度比较恒定，药效时间比较持久。持续静脉滴注简单易行，血药浓度波动较小，比起肌内注射的多次给药更为方便。但为了使血药浓度尽快到达有效镇痛的水平，通常在首次注射时需要单次静脉注射负荷剂量的镇痛药物。

（4）椎管内给药　将阿片类药物注入至蛛网膜下腔或硬膜外间隙，使药物直接作用于脊髓和神经根，镇痛效果良好，且作用持续时间长。蛛网膜下腔镇痛给药并发尿潴留、皮肤瘙痒以及恶心呕吐等不良反应的发生率较硬膜外间隙给药高，因此临床更常采用连续硬膜外间隙给药。

二、精神药品

1. 苯二氮䓬类　通过易化 γ-氨基丁酸产生强效抗焦虑作用，能在术前改善紧张、焦虑、恐惧等不良情绪，对局部麻醉药的毒性反应也有一定的预防和治疗作用。常用药品有地西泮、咪达唑仑、劳拉西泮等。其中咪达唑仑还可产生顺行性遗忘作用，特点是即刻记忆完整，事后记忆受损，无逆行性遗忘作用。术前应用具有遗忘作用的药物对预防术中知晓有明显的作用。

2. 巴比妥类 主要抑制大脑皮层，有镇静、催眠和抗惊厥作用，并能预防局麻药的毒性反应，常用药品为苯巴比妥。

3. 阿片受体激动 – 拮抗药

（1）地佐辛 主要作用于 μ 和 κ 受体，对 μ 受体兼有激动拮抗的双重作用，对 κ 受体有激动作用，对 δ 受体也有激动作用。此外，还有阿片受体以外的抑制去甲肾上腺素再吸收作用。本品具有以下特点：与吗啡的临床效应相似，但呼吸抑制等不良反应轻于吗啡，且有封顶效应（0.3 ~ 0.4mg/kg 时呼吸抑制效应最大）；常规剂量对血压与心脏功能无显著影响；对胃肠道的影响小，便秘发生率低于强效阿片类药物。本品可应用于全身麻醉诱导期，抑制气管插管反应，降低术后瘙痒和躁动的发生率，术中或手术结束前使用可减少椎管内麻醉后寒战的发生。术后用于自控静脉镇痛和多模式镇痛。

（2）布托啡诺 主要作用于 κ 受体，对 δ 受体作用不明显，对 μ 受体具有激动拮抗的双重作用。本品具有以下特点：在具有阿片类药物的良好镇痛作用的同时，很少有临床意义的呼吸抑制；较少引起胃肠活动减少和平滑肌痉挛；较少引起皮肤瘙痒和尿潴留。

（吴新荣 杨倩之）

参考文献

[1] 阚全程.麻醉药品和精神药品的管理与临床应用[M].北京:人民卫生出版社,2015.

[2] 邹小华,史静,谭立.现代临床麻醉学[M].天津:天津科学技术出版社,2018.

[3] 张惠,刘艳红,易杰,等.围术期用药安全专家共识(2018)[J].麻醉安全与质控,2019,3(1):1–6.

[4] 合理用药国际网络中国中心组临床安全用药组,中国药理学会药源性疾病学专业委员会.病区药品储存环节用药错误防范技术指导原则[J].药物不良反应杂志,2020(5):273–279.

[5] 黄宇光,黄文起,李刚,等.酒石酸布托啡诺镇痛专家共识[J].临床麻醉学杂志,2011,27(10):1028–1029.

[6] 张利东,徐建国,王国林,等.地佐辛临床镇痛专家共识[J].中华麻醉学杂志,2020,40(6):641–645.

[7] Hah J M, Bateman B T, Ratliff J, et al. Chronic Opioid Use After Surgery:Implications for Perioperative Management in the Face of the Opioid Epidemic[J]. Anesthesia & Analgesia, 2017, 125(5):1733–1740.

第二章 | 麻醉药品及第一类精神药品的管理

第一节 管 理 依 据

围手术期常用的麻醉药品和精神药品主要包括全身麻醉药（如氯胺酮、羟丁酸钠等）、麻醉性镇痛药和镇静药。静脉麻醉药主要用于麻醉诱导和时间较短的小手术麻醉，或与吸入麻醉药联用以减少吸入麻醉剂的用量和不良反应，增强镇痛、肌松作用。麻醉性镇痛药如阿片类药物，广泛用于术前用药、麻醉辅助用药、复合麻醉的主要用药，以及围手术期镇痛和其他疼痛的治疗。镇静药主要用于消除患者术前的焦虑症状，也称抗焦虑药，临床常用苯二氮䓬类药物。

麻醉药品和精神药品管理和使用的相关法律法规：由于麻醉药品和精神药品基本都可产生依赖性，医疗机构对麻醉药品和精神药品管理和使用应严格按照国家的法律法规和行政规章执行，包括：

《中华人民共和国药品管理法》2019 年 12 月 1 日（第二次修订版实施）

《中华人民共和国药品管理法实施条例》2002 年 9 月 15 日颁布实施

《麻醉药品和精神药品管理条例》2016 年 2 月 6 日第二次修订

《医疗机构药事管理规定》卫医政发〔2011〕11 号

《医疗机构麻醉药品、第一类精神药品管理规定》卫医发〔2005〕438 号

《关于医疗机构购买、使用麻醉药品和精神药品有关问题的通知》卫医发〔2005〕430 号

《关于做好麻醉药品、第一类精神药品使用培训和考核工作的通知》卫医发〔2005〕237 号

《麻醉药品临床应用指导原则》卫医发〔2007〕38 号

《精神药品临床应用指导原则》卫医发〔2007〕39 号

《处方管理办法》卫生部 53 号令

《国家卫生健康委办公厅关于加强医疗机构麻醉药品和第一类精神药品管理的通知》国卫办医发〔2020〕13 号

第二节 管理要点

麻醉药品和精神药品由于其特殊性，使用和管理不当易导致危害性，对麻精药品的使用需严格按照国家颁布的相关行政规章，如《医疗机构麻醉药品、第一类精神药品管理规定》《关于做好麻醉药品、第一类精神药品使用培训和考核工作的通知》《麻醉药品临床应用指导原则》《精神药品临床应用指导原则》《处方管理办法》，以及 2020 年 9 月发布的《国家卫生健康委办公厅关于加强医疗机构麻醉药品和第一类精神药品管理的通知》。相关法律和规章要求严格实行麻醉药品和精神药品的规范化管理。

一、人员管理及考核

麻醉药品和精神药品的日常管理主要由药学部门负责。医疗机构内各科室应指定专职人员负责麻精药品的申领、保管和使用，医疗机构应当按照国务院卫生主管部门的规定，对本单位执业医师、药师进行有关麻醉药品和精神药品使用的培训和考核，经考核合格的，医师授予麻醉药品和第一类精神药品处方资格，药师授予调剂资格。

二、储存和保管

各药房、麻醉科、住院病区麻醉药品和第一类精神药品实行基数管理，麻醉科和住院病区的专职管理人员凭请领单同时附上与请领单内容相符的麻醉药品、第一类精神药品处方到药房领取药品。药师应仔细核对医嘱，确认患者信息、药品信息和数量一致后方可调剂。药房、麻醉科、各病区储存麻醉药品、第一类精神药品必须配备保险柜，药房安装有防盗门（窗），麻醉科和各病区存放麻醉药品、第一类精神药品应当配备必要的防盗设施。保险柜实行双人管理，一人保管钥匙，另一人保管密码。门（急）诊药房、住院药房、病房、麻醉科、内镜室等配备麻精药品基数的重点部门，要采用双锁保险柜或麻精药品智能调配柜储存，储存区域应设有防盗设施和安全监控系统。加强手术室药品安全防范，安装视频监控装置，以监控取药及回收药品等行为。相关监控视频保存期限原则上不少于 180 天。建立专用账册，药房向麻醉科、各病区调剂麻醉药品和第一类精神药品时，应逐笔记录，内容包括日期、凭证号、领用科室、品名、剂型、规格、单位、数量、批号、有效期、生产单位、发药人、复核人和领用人签字，做到账物、批号相符。出库后及时核对库存，出库单据上发药和领用部门均需双签名，专用账册的保存期限应当自药品有效期期满之日起不少于 2 年。

三、处方管理

医疗机构具有处方权的医师在开具麻醉药品和精神药品处方时，应根据《处方管理办法》和《医疗机构麻醉药品、第一类精神药品管理规定》。麻醉药品和第一类精神药品处方为淡红色，处方右上角分别标注"麻""精一"；第二类精神药品处方为白色，处方右上角标注"精二"，麻醉药品、精神药品处方由医疗机构按照规定的样式统一印刷。麻醉药品和精神药品处方除包含普通处方的信息之外，还应当包括患者身份证明编号，代办人姓名、身份证明编号。

麻醉药品、第一类精神药品注射剂处方为一次用量；其他剂型处方不得超过3日用量缓控释制剂处方不得超过7日用量。第二类精神药品处方一般不得超过7日用量，特殊情况可适当延长。为癌痛和慢性中、重度非癌痛患者开具的第一类精神药品注射剂处方不得超过3日用量，其他剂型处方不得超过7日用量；缓、控释制剂门诊患者每张处方不得超过15日常用量。为住院患者开具的麻醉药品和第一类精神药品处方应逐日开具，每张处方为1日常用量。对于需要特别加强管制的麻醉药品，盐酸二氢埃托啡处方为一次常用量，仅限于二级以上医院内使用。盐酸哌替啶处方为一次常用量，仅限于医疗机构内使用。

医疗机构应当根据麻醉药品和精神药品处方开具情况，按照麻醉药品和精神药品品种、规格对其消耗量进行专册登记，登记内容包括发药日期、患者姓名、用药数量。账册保存期限为3年。药师应当对麻醉药品和第一类精神药品处方，按年月日逐日编制顺序号。麻醉药品处方至少保存3年，精神药品处方至少保存2年。有效年限内一旦发生丢失，应立即上报。

四、麻醉科麻精药品管理

麻醉科作为使用麻精药品较多的重点部门应严格执行国家和医疗机构对于麻醉药品和精神药品的各项管理规定。麻醉科和手术室由专职护士负责麻醉药品和精神药品的管理，每日由手术室护士持前一日核对无误的麻醉药品和第一类精神药品的空安瓿及处方，向麻醉科负责人员领取相应种类和数量的麻醉药品和第一类精神药品。双人核对发放的麻醉药品种类、批号和支数，确认无误后在请领单上2人签字。每日下班前，专职护士需对所有麻精药品进行核对，确认各麻醉药品名称、批号、有效期、剩余数量、空安瓿数量和麻醉药品处方。确认处方总数必须与电脑开具的医嘱及收费数量一致，并做好交接班工作。如发现数量不符或空安瓿遗失的，应立即查明原因，如有必要则按麻精药品遗失的相关管理制度流程处理。麻醉科专职护士定期凭空安瓿、废包装盒和处方，到住院药房领取相应基数的麻精药品。

目前我国多数医疗机构麻醉科的麻醉药品和第一类精神药品采用药库—住院药房—麻醉科的三级管理模式。麻醉药品的保管、发放以及空安瓿的回收由麻醉医生或护士完成，在领药、收费、回收空安瓿等环节缺乏核对，容易导致差错。因此，麻精药品应按照 2020 年 9 月发布的《国家卫生健康委办公厅关于加强医疗机构麻醉药品和第一类精神药品管理的通知》严格管理。

五、麻精药品的安全管理

使用麻醉药品、第一类精神药品注射剂或者贴剂的患者，药师再次调配时应当要求患者将原批号的空安瓿或者用过的贴剂交回，并记录收回的空安瓿或者废贴数量。医疗机构内各病区、手术室等调配使用麻醉药品、第一类精神药品注射剂时应收回空安瓿，核对批号和数量，并作记录。剩余的麻醉药品、第一类精神药品应办理退库手续。对于未使用完的注射液和镇痛泵中的剩余药液，由医师、药师或护士在视频监控下双人进行处置，并逐条记录。麻醉药品和第一类精神药品的残余药液销毁后，应将剩余的空安瓿与开具的处方一同交回药库，药房管理人员仔细核对药品批号和数量是否与处方相符，并将相关信息专册记录在麻醉药品和精神药品处方登记本上。收回的麻醉药品、第一类精神药品注射剂空安瓿、废贴，由专人负责计数、监督销毁，并作记录。患者不再使用麻醉药品、第一类精神药品时，医疗机构应当要求患者将剩余的麻醉药品、第一类精神药品无偿交回医疗机构，由医疗机构按照规定销毁处理。在储存、保管过程中发生麻醉药品、第一类精神药品丢失或者被盗、被抢的和发现骗取或者冒领麻醉药品、第一类精神药品的应当立即向所在地卫生行政部门、公安机关、药品监督管理部门报告。

（王景浩　章　正）

参考文献

[1] 国务院.麻醉药品和精神药品管理条例:国务院令第 442 号[S].[2019－11－01].http://www.cdr－adr.org.cn/drug_1/zcfg_1/zcfg_flxzfg/201911/t20191101_46211.html.

[2] 国家中医药管理局总后勤部.医疗机构药事管理规定:卫医政发[2011]11 号[EB/OL].[2011－03－30].http://www.nhc.gov.cn/cms－search/xxgk/getManuscriptXxgk.htm?id=0149ba1f66bd483995bb0ea51a354de1.

[3] 中华人民共和国卫生部.医疗机构麻醉药品、第一类精神药品管理规定:卫医发[2005]438 号[EB/OL].[2005－11－17].http://www.nhc.gov.cn/wjw/gfxwj/201304/a2d16f97ec064065b2185ebc60dc3b47.shtml.

[4] 中华人民共和国卫生部.关于医疗机构购买、使用麻醉药品和精神药品有关问题的通知:卫医发[2005]430 号[EB/OL].[2005－11－23].http://www.nhc.gov.cn/cms－search/xxgk/getManuscriptXxgk.htm?

id＝18490.

［5］中华人民共和国卫生部.关于做好麻醉药品、第一类精神药品使用培训和考核工作的通知:卫医发〔2005〕237 号〔EB/OL〕.〔2005 － 11 － 04〕. http://www. nhc. gov. cn/cms － search/xxgk/getManuscriptXxgk. htm? id＝18498.

［6］中华人民共和国卫生部.麻醉药品临床应用指导原则:卫医发〔2007〕38 号〔EB/OL〕.〔2007 － 03 － 07〕. http://www. nhc. gov. cn/wjw/gfxwj/201304/ee452fdcbf68424faa6826e12677c9cc. shtml.

［7］中华人民共和国卫生部.精神药品临床应用指导原则:卫医发〔2007〕39 号〔EB/OL〕.〔2007 － 03 － 07〕. http://www. nhc. gov. cn/yzygj/s3577/200804/0c9e4ea8f5d549da8afd943a7a5d2f88. shtml.

［8］中华人民共和国卫生部.处方管理办法:卫生部 53 号令〔EB/OL〕.〔2006 － 02 － 14〕. http://www. nhc. gov. cn/yzygj/s3572/200602/dd4277bbf3784ff589b9f12b6a0422ab. shtml.

［9］国家卫生健康委办公厅关于加强医疗机构麻醉药品和第一类精神药品管理的通知:国卫办医发〔2020〕13 号〔S/OL〕.〔2020 － 09 － 15〕. http://www. nhc. gov. cn/cms － search/xxgk/getManuscriptXxgk. htm? id＝ee4a21c2756f440e98f78d2533d7539a.

［10］张惠,刘艳红,易杰,等.围术期用药安全专家共识(2018)〔J〕.麻醉安全与质控,2019,3(1):1 － 6.

第三章 | 放射性药物的管理

第一节 概 述

一、放射性药物

放射性药物是指含有放射性核素、供医学诊断和治疗用的药物，即用于机体内进行医学诊断或治疗，或研究人体生理病理的放射性核素，或其标记的化合物或生物制剂。因此放射性药物是一类特殊的药物，除有药物的特点外，还有放射性。其中，发射 α 或 β 射线的放射性核素药物，称之为治疗用放射性药物；发射 γ 射线的放射性核素药物，称之为诊断（显像）用放射性药物。《放射性药品管理办法（国务院令第 25 号）》中对放射性药物的定义是用于临床诊断或者治疗的放射性核素制剂或者其标记药物。《中华人民共和国药典》（2020 年版四部）也指明放射性药品为含一种或几种放射性核素供医学诊断或治疗用的药品。在"关于贯彻执行《放射性药品管理办法》的通知"（卫药字（89）第 11 号）中，定义放射性药品包括：裂变制品、堆照制品、加速器制品、放射性同位素发生器及其配套药盒、放射免疫分析药盒等。

除少数的放射性药物以单纯放射性核素方式存在以外（如 $Na^{131}I$、$Na^{18}F$ 等无机盐），大部分放射性药物都是以"放射性核素 + 核素载体"的形式存在，即将放射性核素连接到相应化学前体上，这个过程称为"放射化学标记"。将放射性药物引入人体后，放射性核素能随自身或已标记化合物的药代动力学特性在体内相应组织器官浓聚，发挥诊断（显像）或治疗作用。其中，对用于显像的放射性药物习惯上又称为显像剂（imaging agent）或示踪剂（tracer）。

放射性药物的特殊之处在于微剂量（microdosing），即在确保生产工艺的前提下，其化学剂量仅为纳克至微克级别，不足以产生药理作用以及不良反应。因此，放射性药物的药效学主要来自于放射性核素自身衰变所释放的物理能量。另外，放射性药物除了和一般药物一样必须符合药典要求，如药物纯度、pH 值、无菌、无热源等，对其发射的核射线种类、能量和放射性半衰期也有相应的规范。

二、放射性核素

放射性核素（radionuclide）指不稳定的原子核能自发地放出射线（如 α 射线、β 射线、γ 射线等），通过衰变形成稳定的核素；放射性核素通常由核反应堆、核素发生器或回旋加速器通过核物理反应制备获得。

常见的放射性核素依据其衰变方式，并结合临床使用，可分为 3 类。

1. 正电子核素　包括 ^{18}F、^{11}C、^{13}N、^{15}O、^{68}Ga、^{64}Cu、^{89}Zr。

（1）^{18}F（Fluorine–18）　自然界中不存在，为氟元素的同位素之一，其原子核内有 9 个质子与 9 个中子，原子核不稳定，易放出正电子而变成 18^0，因此具有放射性，半衰期为 109.8 分钟。

（2）^{11}C（Carbon–11）　是碳的同位素之一，原子核包含了 6 个质子和 5 个中子，纯 $β^+$ 正电子发射衰变，半衰期是 20.38 分钟。

（3）^{13}N（Nitrogen–13）　是氮的放射性同位素之一，原子核包含 7 个质子和 6 个中子，半衰期仅 10 分钟，放射性很强，可由质子轰击 ^{16}O 的原子核得到。

（4）^{15}O（Oxygen–15）　半衰期为 2 分钟，纯 $β^+$ 正电子发射衰变，能量高。

（5）^{68}Ga（Gallium–68）　$^{68}Ge/^{68}Ga$ 发生器中 ^{68}Ge 的半衰期是 270.8 天，制备所得 ^{68}Ga 的物理半衰期为 67.8 分钟，在衰变过程中的正电子衰变占 89%，E_{max} 为 1.92MeV，剩余的 11% 为电子俘获。

（6）^{64}Cu（Copper–64）　半衰期为 12.7 小时，其衰变过程既发射 $β^+$ 粒子（$β^+$，0.655MeV，19%），又发射 $β^-$ 粒子（$β^-$，0.573MeV，40%）。

（7）^{89}Zr（Zirconium–89）　半衰期为 78.4 小时，相对较低的正电子能量为 395.5KeV，它通过两种方式衰变（正电子发射占 23%，电子俘获占 77%）。

2. 单光子核素　包括 ^{99m}Tc 和 ^{123}I。

（1）^{99m}Tc（Technetium–99m）　半衰期约为 6.02 小时，发射近似单能的纯 γ 射线（140keV，97%），通过淋洗 ^{99}Mo–^{99m}Tc 发生器获得。

（2）^{123}I（Iodine–123）　具有优越的核物理性质，半衰期为 13.22 小时，发射的主光子能量为 159keV，没有 $β^-$ 发射。

3. 治疗用核素　包括 ^{131}I、^{177}Lu、^{90}Y。

（1）^{131}I（Iodine–131）　是元素碘的一种放射性同位素，为人工放射性核素

（核裂变产物），半衰期为 8.02 天，正常情况下自然界是不会存在的。

（2）^{177}Lu（Lutetium - 177）　半衰期为 6.7 天，其发射 3 种能量 β⁻ 粒子 [Eβ$_{(max)}$ = 497keV（78.6%），384keV（9.1%），176keV（12.2%）]，同时还发射 γ 射线 [113keV（6.4%），208keV（11%）]。

（3）^{90}Y（Yttrium - 90）　其半衰期为 64.2 小时，辐射类型为纯 β 辐射（2.288MeV），可由 ^{90}Sr - ^{90}Y 发生器得到。

主要医用放射性核素及生产方式见表 4 - 3 - 1。

表 4 - 3 - 1　主要医用放射性核素及生产方式

核素	名称	半衰期	衰变方式（%）	射线能量（keV）	生产方式
正电子核素					
^{18}F	Fluorine - 18	109.8min	β⁺（97%）	649	加速器
^{11}C	Carbon - 11	20.38min	β⁺	960	加速器
^{13}N	Nitrogen - 13	10.0min	β⁺	1190	加速器
^{15}O	Oxygen - 15	2.0min	β⁺	1700	加速器
^{68}Ga	Gallium - 68	67.8min	β⁺（90%）；EC（10%）	1880	发生器
^{64}Cu	Copper - 64	12.7h	β⁺（19%）；β⁻（40%）；	655 573	加速器
^{89}Zr	Zirconium - 89	78.4min	β⁺（23%）；EC（77%）	897	加速器
单光子核素					
^{99m}Tc	Technetium - 99m	6.02h	γ（97%）	140	发生器
^{123}I	Iodine - 123	13.22h	EC	159	加速器
治疗用核素					
^{131}I	Iodine - 131	8.02d	β⁻	606	反应堆
^{177}Lu	Lrtetium - 177	6.7d	β⁻	497 384 176	反应堆
^{90}Y	Yttrium - 90	64.2h	β⁻	2280	发生器

第二节　使用与管理

一、医疗机构使用放射性药物的条件

医疗机构需严格依据相应法律、法规、标准、规范和程序，获批以下证件，以明确医疗机构范围内可使用的放射性药物种类、剂量等信息。

（1）辐射安全许可证　医疗机构从事核医学、放射诊断、治疗等工作，需要根据《中华人民共和国放射性污染防治法》《放射性同位素与射线装置安全和防护条例》《放射性同位素与射线装置安全许可管理办法》，按照严格的办证流程，提供相关材料，审批通过后方可获得此证。

（2）放射诊疗许可证　开展放射治疗或核医学工作的医疗机构，应当按照放射诊疗许可证发放管理程序向地方卫生行政部门提出申请，取得放射诊疗许可证并办理相应诊疗科目登记后，方可从事许可范围内的放射诊疗工作。

（3）放射性药品使用许可证　医疗单位使用放射性药品，必须符合国家有关放射性同位素安全和防护的规定。所在地的省、自治区、直辖市药品监督管理部门，应当根据医疗单位核医疗技术人员的水平、设备条件，核发相应等级的放射性药品使用许可证。放射性药品使用许可证可分为一类、二类、三类、四类四个等级，医疗机构应根据获批的许可证类型所涵盖范围内，合理使用放射性药物。证件有效期为 5 年，期满前 6 个月医疗单位应当向原发证的行政部门重新提出申请，经审核批准后，换发新证。

二、放射性药品

放射性药品（radiopharmaceuticals）为经过国家药品监督管理部门批准，具有批准文号、质量标准、规格标准和使用说明书，允许市场流通与销售，即药典已明文收录的放射性药物（表 4 - 3 - 2）。《中华人民共和国药品管理法》第十章第一百一十二条规定：国务院对麻醉药品、精神药品、医疗用毒性药品和放射性药品实行特殊管理。

表 4 - 3 - 2　2020 版中国药典收录的放射性药品

类　别	药　品　名	临床主要适应证	显　像　设　备
放射性诊断用药	来昔决南钐 $[^{153}Sm]$ 注射液	治疗成骨性骨转移灶	

类　别	药　品　名	临床主要适应证	显 像 设 备
放射性诊断用药	氙 [^{133}Xe] 注射液	脑局部血流量测定及肺通气显像	SPECT
	邻碘 [^{131}I] 马尿酸钠注射液	肾及泌尿系统显像	
	枸橼酸镓 [^{67}Ga] 注射液	肿瘤和炎症的诊断	
	高锝 [^{99m}Tc] 酸钠注射液	甲状腺显像、脑显像、唾液腺显像、异位胃粘膜显像	
	铬 [^{51}Cr] 酸钠注射液	红细胞显像	
	氯化亚铊 [^{201}Tl] 注射液	心肌灌注显像	
	碘 [^{131}I] 化钠口服溶液	甲状腺显像	
	诊断用碘 [^{131}I] 化钠胶囊	甲状腺显像	
	锝 [^{99m}Tc] 双半胱乙酯注射液	脑血流灌注显像	
	锝 [^{99m}Tc] 双半胱氨酸注射液	肾灌注显像	
	锝 [^{99m}Tc] 甲氧异腈注射液	冠状动脉疾患、甲状旁腺癌的定位	
	锝 [^{99m}Tc] 亚甲基二膦酸盐注射液	全身或局部骨显像	
	锝 [^{99m}Tc] 依替菲宁注射液	肝胆系统的显像	
	锝 [^{99m}Tc] 植酸盐注射液	肝、脾及骨髓显像	
	锝 [^{99m}Tc] 喷替酸盐注射液	肾动态显像	

续表

类　别	药　品　名	临床主要适应证	显　像　设　备
放射性诊断用药	锝［^{99m}Tc］焦磷酸盐注射液	急性心肌梗死病灶显像	SPECT
	锝［^{99m}Tc］聚合白蛋白注射液	肺灌注显像	
	氟［^{18}F］脱氧葡糖注射液	异常糖代谢病灶（如肿瘤、癫痫）显像	PET
放射性治疗用药	胶体磷［^{32}P］酸铬注射液	癌性胸腹水的治疗	
	磷［^{32}P］酸钠盐口服溶液	真性红细胞增多症、原发性血小板增多症	
	磷［^{32}P］酸钠盐注射溶液	真性红细胞增多症、原发性血小板增多症	—
	氯化锶［^{89}Sr］注射液	骨转移癌性痛的治疗	
	碘［^{125}I］密封籽源	浅表、胸腹腔内的肿瘤缓解性治疗	
	碘［^{131}I］化钠口服溶液	甲状腺癌治疗	

三、获取途径

1. 市场采购　要求医疗机构获批放射性药品使用许可证（二类或以上）。允许市场采购的放射性药物仅为放射性药品，种类见表4-3-2。该类放射性药物由专业的放射性药物生产企业根据GMP要求建立相应的生产车间、质量控制、管理流程等，并具备相应药物的配送资质。医疗机构可直接购买使用。

2. 医疗机构自主生产　目前市场流通的可购买放射性药品种类少，难以满足临床需求。自主生产放射性药物涵盖种类多，能带动临床与科研的互动、转化，但自主生产需要该医疗机构具备高平台、高资质。为规范医疗机构放射性药物的制备和使用，原国家食品药品监督管理局和原卫生部联合印发了《医疗机构制备正电子类放射性药品管理规定》（国食药监安［2006］4号），具体要求如下。

医疗机构持有放射性药品使用许可证（三类），除可通过购买使用上述放射性药品外，还可自行制备放射性药品。同时，允许医疗机构制备、使用药典以外的 11 种正电子类放射性药物，包括：^{18}F – 氟化钠（$Na^{18}F$）、^{13}N – 氨水（$^{13}N – NH_4^+$）、^{15}O – 水（$^{15}O – H_2O$）、^{11}C – 乙酸盐（$^{11}C – Aceate$）、^{11}C – 一氧化碳（$^{11}C – CO$）、^{11}C – 蛋氨酸（$^{11}C – Methionine$）、^{11}C – 胆碱（$^{11}C – Choline$）、^{11}C – 氟马西尼（$^{11}C – FMZ$）、^{11}C – 雷氯必利（$^{11}C – Raclopride$）、^{11}C – 甲基 2 – 甲基酯（4 – 氟 – 苯基）托烷（$^{11}C – CFT$）、^{11}C – 甲基哌啶螺环酮（$^{11}C – NMSP$）。

医疗机构持有最高级别放射性药品使用许可证（四类），除可自行制备上述所有的放射性药物外，还可自行研制其他新型放射性药物，例如$^{99m}Tc – PSMA$、$^{18}F – PSMA$、$^{18}F – FES$、$^{18}F – FMISO$、$^{18}F – DOPA$、$^{11}C – PIB$ 等。这些新型放射性药物在医院内通过伦理审批后，即可在临床上初步验证其临床显像、诊断的效果，称之为"放射性药物 0 期临床研究"。

（王 璐 王景浩）

参考文献

[1] Vermeulen K, Vandamme M, Bormans G, et al. Design and Challenges of Radiopharmaceuticals[J]. Seminars in Nuclear MedIcine, 2019, 49(5):339 – 356.

[2] 国家药典委员会. 中华人民共和国药典[M]. 北京:中国医药科技出版社,2020.

[3] 国家食品药品监督管理局. 关于印发《正电子类放射性药品质量控制指导原则》的通知:国食药监安〔2004〕324 号 [EB/OL]. (2004 – 07 – 05). https://www. nmpa. gov. cn/xxgk/fgwj/gzwj/gzwjyp/20040705010101825. html.

[4] 国家食品药品监督管理局,中华人民共和国卫生部. 关于印发《医疗机构制备正电子类放射性药品管理规定》的通知:国食药监安〔2006〕4 号[Z]. 2006 – 01 – 05.

[5] Gnanasegaran G, Ballinger J R. Molecular imaging agents for SPECT (and SPECT/CT)[J]. European Journal of Nuclear Medicine and Molecular Imaging, 2014, 41(1):S26 – 35.

[6] Fonti R, Conson M, Del Vecchio S. PET/CT in radiation oncology[J]. Seminars Oncology, 2019, 46(3):202 – 209.

[7] Cavo M, Terpos E, Nanni C, et al. Role of 18F – FDG PET/CT in the diagnosis and management of multiple myeloma and other plasma cell disorders: a consensus statement by the International Myeloma Working Group[J]. The Lancet Oncology, 2017, 18(4):e206 – e217.

[8] Ciarallo A, Rivera J. Radioactive Iodine Therapy in Differentiated Thyroid Cancer:2020 Update[J]. American Journal of Roentgenology, 2020, 215(2):285 – 291.

[9] Burt T, Young G, Lee W, et al. Phase 0/microdosing approaches: time for mainstream application in drug development?[J]. Nature Reviews Drug Discovery, 2020, 19(11):801 – 818.

[10] 侯露,蔡其君,王璐,等. 正电子发射断层显像技术在药物开发 0 期临床研究中的应用[J]. 今日药学, 2020,30(2):99 – 105.

[11] 王璐,王景浩. 正电子类放射性药物 0 期临床研究申请工作专家共识[J]. 今日药学,2020,30(12): 793 – 798.

第四章 | 放射性药物的应用

第一节 单光子发射计算机断层成像
检查用药类型及注意事项

一、^{99m}Tc 单光子核素标记

^{99m}Tc 为理想的诊断用核素，它不发射 β⁻ 粒子，只发射 γ 射线，具有较强的穿透力，同时在体内的电离辐射损伤较小，因此更适宜用于体内诊断。该核素的半衰期为 6.02h，可以满足临床检查项目所需时间，也避免受检者接受不必要的辐射剂量；化学性质活泼，可以标记多种化合物，用于多种脏器显像。

1. ^{99m}TcO$_4$⁻　可在甲状腺、唾液腺、口腔、鼻咽腔和胃黏膜上皮细胞中有明显的摄取，在临床上多用于甲状腺静态显像和唾液腺显像。

（1）适应证　了解甲状腺的位置、形态、大小及功能状态；甲状腺结节功能状态的判定；^{131}I 治疗前推算甲状腺功能组织的重量；颈部包块与甲状腺关系的鉴别；了解甲状腺外科术后残余组织；唾液腺功能的判断，如干燥综合征的诊断、唾液腺手术后残留腺体或移植唾液腺功能的判断；异位唾液腺的诊断；占位性病变的诊断，如淋巴乳头状囊腺瘤的诊断等。

（2）药物相互作用　闭经、溢乳期会影响乳腺的摄取；含碘药物及高氯酸盐能影响甲状腺及胃的摄取；氢氧化铝、地塞米松、糖皮质激素能造成假阴性显像；甲氨蝶呤、血液透析及局部充血等能使显像呈假阳性。

（3）注意事项　停用含碘的食物或影响甲状腺功能的药物至少 1~2 周；由于腮腺 X 线造影可影响腮腺摄取^{99m}TcO$_4$⁻的能力，建议患者在造影前或造影后数日再行唾液腺显像检查；动态显像时，为准确评价分泌功能，禁用阿托品等影响唾液腺摄取^{99m}TcO$_4$⁻的药物。

2. ^{99m}Tc – MIBI　属一种亲脂性的一价阳离子络合物，通过被动弥散方式进入线粒体丰富的部位，可用于心肌灌注显像与甲状旁腺显像。

（1）适应证　冠心病心肌缺血的诊断；心肌梗死的诊断及心肌存活的判定；

评价冠状动脉旁路手术（CABG）、经皮冠状动脉成形术（PTCA）和其他治疗方法的疗效及选择治疗方案，并估测冠心病患者的预后；心肌病的鉴别诊断；室壁瘤的辅助诊断；非心脏手术术前心脏事件的预测；甲状旁腺功能亢进或增生的辅助诊断；甲状旁腺瘤的定位诊断。

（2）禁忌证　不稳定型心绞痛；急性心肌梗死进展期或有并发症者；未控制的有症状的心力衰竭；严重心律失常；严重高血压（收缩压≥180mmHg 和/或舒张压≥110mmHg）；严重主动脉瓣疾病；肥厚型心肌病及其他类型的流出道梗阻；左主干冠状动脉狭窄；主动脉夹层；急性全身性疾患和电解质紊乱。

（3）不良反应　无明显不良反应。给药后有一过性异腥臭味，伴口苦，偶有面部潮红，但均自行消退。第二次注射^{99m}Tc – MIBI 后 2 小时偶见较重过敏反应，包括呼吸困难、低血压、心悸、无力与呕吐。

（4）注意事项　心肌血流灌注显像时，检查前 1 天停服 β 受体阻滞剂，如普萘洛尔；检查当日停服硝酸盐类药物；检查当日空腹 4 小时以上；运动负荷时鼓励患者尽量运动，运动达到高峰时注射显像剂后继续运动 1 分钟，以保证影像质量；急性心肌梗死患者 1 个月内禁做运动负荷；患者注射显像剂后 30 分钟服用脂肪餐以加速^{99m}Tc – MIBI 从胆道排泄，减少肝内放射性；图像采集时叮嘱患者不要移动体位，以免错诊；负荷和静息显像的检查条件应尽量保持一致，以提高影像对比度。甲状旁腺显像时，功能正常的甲状旁腺不显影。双时相法显像仅可见甲状腺显影，颈部无异常浓聚灶；甲状旁腺功能亢进或组织增生时可见病变处显像剂分布异常浓聚。

3.^{99m}Tc – DTPA　为肾小球滤过型显像剂，可用于肾动态显像。

（1）适应证　了解双肾的位置、大小、形态、血供及功能；筛查肾血管性高血压；诊断和鉴别诊断尿路梗阻；肾移植供体的肾功能评价，受体移植肾的监测；鉴别诊断腹部肿物与肾脏的关系；探测创伤性尿漏。

（2）药物相互作用　利尿药及血管紧张素转换酶抑制剂类药物能使肾动态显像失真；含铝药物能使肾小球滤过率（GFR）结果不准确；肾毒性药物（如氨基葡糖苷、磺胺类药物、环孢素等）、双嘧达莫、血管紧张素转换酶抑制剂等能使 GFR 值偏小。

（3）注意事项　尽可能于检查前 3 天停服利尿药物、血管紧张素转换酶抑制剂类药物和肾小球毒性药物；检查前 2 天不进行静脉肾盂造影；检查前 30~60 分钟常规饮水 300~500ml 或 8ml/kg；显像前排空膀胱，记录身高体重；严禁鞘内注射用于脑脊池显像。

4.^{99m}Tc – DMSA　为肾皮质显像剂，能较长时间滞留于肾小管上皮细胞中，因此常用于肾静态显像。

（1）适应证　了解肾脏位置、大小、形态及功能；诊断先天性肾脏畸形；肾盂肾炎的辅助诊断以及治疗效果评价；检测肾内占位性病变；鉴别诊断腹部肿物与肾脏的关系。

（2）药物相互作用　氯化铵、碳酸钠能降低肾摄取，增加肝摄取；血管紧张素转换酶抑制剂能使肾动脉摄取降低。

（3）注意事项　患者无需特殊准备。不合作者（如儿童、意识障碍者）可给予适量的镇静剂，以确保患者体位不变。

5. $^{99m}Tc-MDP$　又称为亚甲基二膦酸盐。可与骨骼组织中的羟基磷灰石晶体通过离子交换或化学吸附作用而分布于骨骼组织，同时新生成的胶原对骨显像剂有较高的亲和力。

（1）适应证　恶性肿瘤患者探查有无骨转移及转移灶的治疗随访；骨痛的筛查；原发性骨肿瘤患者，评价病灶侵犯范围、转移及复发情况；早期诊断骨髓炎；股骨头缺血性坏死的早期诊断；移植骨的血供及存活情况；各种代谢性骨病的诊断；X线未能确定的隐匿性骨折；关节炎的诊断；人工关节置换后的随访，鉴别假体松动与感染；骨折预后评价；骨活检定位。

（2）药物相互作用　含铝制酸剂能降低骨摄取，增加肝肾摄取；可的松能使骨创伤摄取降低；离子药物（亚铁、右旋糖酐铁）能使血池、肾摄取活性高；两性霉素、环磷酰氨、庆大霉素、长春新碱、多柔比星能使肾毒性引起的肾保留时间长；男性乳腺发育的药物（如己烯雌酚、螺内酯、吩噻嗪、西咪替丁、口服避孕药）可造成乳房聚集；甲氨蝶呤可造成肝毒性引起的弥散性肝摄取；二碳磷酸盐化合物（依替膦酸钠、帕米膦酸钠）及硝苯地平能使骨摄取降低。

（3）注意事项　骨显像前24小时内不要接受消化道钡剂检查，会形成伪影；胃肠蠕动功能较差者最好空腹，胃内容物过多有伪影；注射后1小时内应饮水500~1000ml，鼓励患者多排尿，显像前应排空膀胱；摘除身上的各种高密度器械，不能摘除的记录好位置；自主排尿困难者建议注射显像剂前留置尿管，不能留置尿管的减少饮水500ml即可；孕妇、哺乳期妇女及儿童禁用；单独静脉通道给药，不能与其他药物混合；因剧烈骨痛而影响显像体位者，可在显像前0.5~1小时给予止痛药。

二、^{131}I 单光子核素标记

^{131}I是碘标记常用的放射性核素，其半衰期较长（8.04天），标记药物适于靶组织缓慢摄取。其释放出的γ射线能量较高（364keV），因此甲状腺的辐射剂量大且服药24小时后方可显像，故目前很少用于常规甲状腺显像，只用来进行

异位甲状腺或甲状腺癌转移灶的寻找。其 β 射线对患者辐射剂量较高，可供治疗使用。

1. 甲状腺摄^{131}I 率（Na^{131}I）　　主要用于指导甲亢患者^{131}I 治疗前用药剂量的计算。

（1）适应证　　甲状腺疾病^{131}I 治疗的投药剂量计算和适应证的选择；了解甲状腺的碘代谢或碘负荷状况；辅助诊断甲状腺功能亢进症、甲状腺功能减退症；亚急性甲状腺炎或慢性淋巴细胞性甲状腺炎的辅助诊断；了解非甲状腺疾病的甲状腺功能状态。

（2）注意事项　　停服含碘丰富的食物（如海带、紫菜等）2～4 周；停服含碘药物（如复方碘溶液等）2～8 周；停用影响甲状腺功能的药物（如抗甲状腺药、甲状腺片等）2～4 周；检查当天空腹；妊娠和哺乳期妇女禁忌；近期做过放射性核素检查者不能做。

2.^{131}I 全身显像　　近年来根据临床应用目的可分为两类：①诊断剂量显像：主要用于分化性甲状腺癌治疗随访时；②治疗剂量显像：清甲治疗、转移灶治疗后 2～10 天行^{131}I 全身显像以评价残留病灶的多少及转移灶的位置、数量和对^{131}I 的摄取情况。治疗剂量在对转移灶的诊断阳性率和灵敏度明显高于诊断剂量，同时避免击晕效应（在^{131}I 治疗前应用诊断剂量的^{131}I 进行显像，导致部分患者的病灶对随后治疗时^{131}I 摄取下降，而影响疗效）的干扰。

（1）适应证　　了解甲状腺的位置、形态、大小及功能状态；甲状腺结节功能状态的判定；异位甲状腺的诊断；寻找甲状腺癌转移灶及疗效评价；^{131}I 治疗前推算甲状腺功能组织的重量；颈部包块与甲状腺关系的鉴别；了解甲状腺术后残余组织；甲状腺炎的辅助诊断。

（2）不良反应　　1 周内有乏力、食欲减退、胃肠道反应（恶心和呕吐）等反应；服用^{131}I 后由于射线破坏甲状腺组织，释放出大量甲状腺激素进入血液，服药 2 周后可出现甲状腺功能亢进症状加剧，个别患者甚至发生甲状腺危象；^{131}I 治疗甲状腺最重要的并发症是永久性甲状腺功能减低症。治疗后时间越长，发生率越高。国外发病率每年递增 2%～3%，我国约为 1% 左右；选择治疗剂量显像时，由于剂量较大，可出现一过性骨髓抑制、放射性唾液腺炎、急性甲状腺危象。治疗后 3 天左右可以发生颈部疼痛和肿胀、吞咽时疼痛、喉部疼痛及咳嗽，用止痛药往往不易生效。

（3）注意事项　　停服含碘丰富的食物（如海带、紫菜等）2～4 周；停服含碘药物（如复方碘溶液等）2～8 周；停用影响甲状腺功能的药物（如抗甲状腺药、甲状腺片等）2～4 周；检查当天空腹；妊娠和哺乳期妇女禁忌；近期做过放射性核素检查者不能做；全身^{131}I 显像前患者血清 TSH 测定值 >30mIU/L，术后 4～6 周以上停服甲状腺激素制剂 4 周或 T₃ 制剂 2 周以上。

第二节　正电子发射型断层显像
检查用药类型及注意事项

1. ^{18}F – FDG　为葡萄糖代谢示踪剂，反映体内器官/组织的葡萄糖代谢水平。

（1）适应证　肿瘤良、恶性鉴别诊断及临床分期；肿瘤复发与放射性坏死、纤维化的鉴别；肿瘤治疗监测和疗效后的疗效评价；PET/CT 图像引导下肿瘤放射治疗计划制定；PET/CT 图像引导下肿瘤穿刺活检；与心肌灌注显像结合，判断缺血心肌是否存活；癫痫灶的定位诊断；阿尔兹海默病（AD）诊断和病情估计；锥体外系疾病的诊断，如帕金森病（PD）、亨廷顿病（HD）。

（2）注意事项　显像前 24 小时内避免剧烈运动，禁食 4～6 小时；检查前记录身高体重，血糖水平应控制在 11.1mmol/L 以下；避免服用止咳糖浆、糖锭类药物，避免静脉输入含葡萄糖的液体；孕妇及哺乳期妇女原则上避免 ^{18}F – FDG PET/CT 检查，孕妇不可陪伴受检者进行 PET/CT 检查；糖尿病患者的血糖管理：检查前若发现血糖高不应使用胰岛素来降血糖，除非使用胰岛素与注射 FDG 的间隔时间大于 4 小时，胰岛素的使用推荐皮下注射速效胰岛素；建议检查前 48 小时停用二甲双胍。

2. ^{11}C – CFT　为多巴胺转运蛋白示踪剂。对于神经退行性疾病，尤其对于帕金森综合征的早期诊断和鉴别诊断具有重要价值。

（1）适应证　在诊断不确定的情况下用于证明帕金森病或其他神经变性类帕金森综合征的存在；鉴别神经变性类帕金森综合征与多巴胺缺乏无关的非神经变性类疾病，如药源性帕金森综合征（DIP）、多巴胺反应性肌张力障碍（DRD）等；痴呆的鉴别诊断，比如路易体痴呆（DLB）与阿尔茨海默病（AD）；其他原因不明的帕金森综合征，如脊髓小脑性共济失调 3 型（SCA3）、额颞叶痴呆（FTD）合并帕金森叠加综合征。

（2）相对禁忌证　原则上不建议孕妇行 ^{11}C – CFT PET/CT 检查。

（3）注意事项　建议患者在检查前停止服用抗精神病药物及抗 PD 药物等可能影响显像剂结合的药物 12 小时以上。可能引起基底节 DAT 摄取减少的药物包括：阿片类药物（芬太尼）、觉醒促进化合物（莫达非尼）、抗抑郁药物（安非他酮、马吲哚、拉达法辛）、抗胆碱能（苯托品）、麻醉剂（异氟醚、氯胺酮、苯环利定）、中枢神经系统兴奋剂（可卡因）、抗 PD 药物（左旋多巴）；检查过程中不建议使用镇静剂（对于儿童、不能配合检查者必须使用镇静剂时，建议于

PET 显像前 30 分钟按体脂量口服 50mg/kg 水合氯醛）；有精神行为症状者及活动受限者须有家属陪同检查；检查结束后在之后 24 小时内多饮水排尿，促进药物排泄。

第三节　核医学治疗用药类型及注意事项

1. 碘 [^{131}I] 化钠口服液

（1）用法用量　①甲状腺功能亢进症：按甲状腺组织 2590～3700kBq/g（70～100μCi/g）或遵医嘱；②甲状腺癌：需要更大剂量，遵医嘱。

（2）适应证　主要用于诊断和治疗甲状腺疾病及制备碘（^{131}I）标记化合物。

（3）禁忌证　儿童、妊娠或哺乳期妇女，频发急性心肌梗塞或急性肝炎的患者。

（4）不良反应

①甲状腺功能亢进症：大多数患者无不良反应，少数在一周内有乏力、食欲减退、恶心等轻微反应；服^{131}I 后由于射线破坏甲状腺组织，释放出大量甲状腺激素进入血液，服药 2 周后可出现甲状腺功能亢进症状加剧，个别患者甚至发生甲状腺危象；^{131}I 治疗甲状腺最重要的并发症是永久性甲状腺功能减低症。治疗后时间越长，发生率越高（国外发病率每年递增 2%～3%，我国约为 1% 左右）。

②甲状腺癌：由于剂量较大，可出现胃肠道反应（恶心和呕吐）、一过性骨髓抑制、放射性唾液腺炎、急性甲状腺危象。治疗后 3 天左右可以发生颈部疼痛和肿胀、吞咽时疼痛、喉部疼痛及咳嗽，用止痛药往往不易生效。

（5）注意事项　本品仅在具有放射性药品使用许可证的医疗单位使用；20 岁以下患者慎用；很多药物和食物都可以影响甲状腺摄^{131}I 率，服^{131}I 前需停服一定时间：含碘中草药、化学药及食物等，如海带、紫菜等，需停服 2～6 周，复方碘溶液需停服 4～5 周；硫氰酸盐、过氯酸盐，小剂量服用后数小时能增加甲状腺的摄取功能，大剂量服用后能抑制甲状腺的摄取功能，需停服 3～7 天；甲状腺片及含甲状腺素的药片需停服 2～8 周，三碘甲状腺原氨酸需停服 3～7 天；抗甲状腺药物如甲硫氧嘧啶、丙硫氧嘧啶、甲巯咪唑和卡比马唑等，需停 2～4 周；肾上腺皮质激素等激素类药物应停 1～4 周；溴剂应停 2～4 周。

2. 氯化锶 [^{89}Sr] 注射液　本品为无色澄明液体。

（1）用法用量　开封后 3 分钟内将药品一次性缓慢静脉注射入患者体内，不需稀释。1.48MBq/kg(40μCi/kg) 或 92.5～137MBq/人(2.5～4.0mCi/人)。

（2）适应证　本品为转移癌性骨痛的治疗剂，主要用于前列腺癌、乳腺癌等晚期恶性肿瘤继发骨转移所致骨痛的缓解，是转移癌性骨痛止痛的一种疗法。

（3）禁忌证　妊娠、哺乳期妇女、儿童患者禁用；放、化疗后造血功能已经损害的患者禁用（血小板≤8.0×10^{10}/L，白细胞≤3.5×10^{9}/L）；严重肝、肾功能障碍的患者禁用；未证明骨转移灶确实存在的患者、脊髓转移造成脊髓压迫者或瘫痪的患者、进行过细胞毒素治疗的患者不推荐使用。

（4）不良反应　有轻度骨髓抑制表现，治疗开始的一周内出现疼痛加剧。

（5）注意事项　应用本品前，应先证明患者骨转移灶确实存在；本品为放射性药物，严格按照国家药品监督管理部门对放射性药物使用和管理的有关规定操作、防护和使用；使用本品前应对患者进行血液学检查，使用指标：白细胞计数大于3500/mm^3、血小板计数大于80000/mm^3如达不到使用指标可以调理或用药物达到上述指标并稳定1/2~1个月后再使用本品；使用后可能会出现造血组织抑制（白细胞及血小板总数会有一定下降），可逐渐恢复；需要定期做血液学复查，周期1/2~1个月/次；患者可接受再次治疗，间隔遵医嘱；本品虽没有明确的骨髓抑制毒理，但是在4周内接受过放疗或化疗患者慎用；本品为放射性药物，必须在专业医生指导下使用。

3. 碘（^{125}I）密封籽源　主要成分为碘（^{125}I）化钠，源芯为含放射性核素^{125}I的银丝，包壳为电子束或激光焊封的高纯钛管。

（1）用法用量　通过18号注射针（或使用配有18号或更大规格的注射针植入器）经皮或手术中放置于肿瘤达到治疗目的。治疗剂量取决于肿瘤体积、肿瘤位置以及接受放射治疗的历史。

（2）适应证　适用于对射线低至中度敏感的肿瘤永久性植入治疗；适用于前列腺癌或不可手术的肿瘤的治疗；适用于原发肿瘤切除后残余病灶的植入治疗，如表皮、腹腔和胸腔肿瘤治疗；适用于头部、颈部、肺、胰腺和前列腺（中期）的肿瘤治疗；适用于经外照射治疗残留的肿瘤以及复发的肿瘤。

（3）禁忌证　与其他近距离放射治疗相同，不适用于治疗局部情况不佳（如有溃疡形成）时的肿瘤。

（4）不良反应　植入部位可有短时烧灼感；前列腺癌经会阴植入种子源的近距治疗后会短暂的伴有植入性出血，阴囊下部有发热感，或尿中带血等；植入后短期照射伴有排尿障碍，如尿频、尿急或排尿不适感，尿不畅或尿滞留现象，可能持续几周至几个月；一般而言是暂时性的，随射线衰减会自动缓解，无需进一步治疗。有研究报道产生长期不良反应阳痿（6%~30%）、肠炎（2%~6%），阳痿发生的风险与年龄相关。长期尿失禁不多见，经前列腺癌切除手术的患者尿失禁风险更高，亦报道有少数尿路狭窄。

4. ^{177}Lu - DOTATATE　^{177}Lu - 1,4,7,10 - 四氮杂环十二烷 - 1,4,7,10 - 四乙酸 - D - 苯丙氨酸1 - 酪氨酸3 - 苏氨酸8 - 奥曲肽。

（1）适应证　用于胃肠道－神经内分泌肿瘤（GEP－NETs）；对于大多数生长抑素受体（SSTR）阳性的中肠 NETs，^{177}Lu－DOTATATE 可作为二线全身治疗。GEP－NETs 患者原发灶不明，可以在使用 SSA 出现进展后实施^{177}Lu－DOTATATE 治疗；对于支气管类癌患者，应在依维莫司使用后再考虑^{177}Lu－DOTATATE；对于 para/pheo 患者，^{177}Lu－DOTATATE 治疗则限于 MIBG 阴性患者。

（2）禁忌证　严重肾功能不全（GFR<30ml/min）。

（3）不良反应　很少导致肾脏慢性和永久性毒性，治疗的同时输入带正电荷的氨基酸（如精氨酸和赖氨酸）可降低肾脏辐射。目前尚不清楚先前的细胞毒性化疗是否会增加^{177}Lu－DOTATATE 相关的骨髓异常增生综合征或急性白血病的风险。肠系膜和腹膜疾病，部分中心规定服药后立即预防性的短期服用类固醇（1~2周）。有报道提出会增加先前接受肝靶向治疗患者的肝毒性。

第四节　案例分析

（一）^{99m}TcO$_4$$^-$ 显像剂临床应用案例

利用该放射性药物行甲状腺静态显像，诊断为甲状腺右叶冷结节，辅助甲状腺外科进行手术切除。具体案例如下。

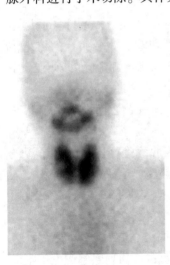

图 4-4-1　甲状腺静态显像

（1）病史摘要　患者，女，52 岁。自觉甲状腺肿物 1 月余，随吞咽上下活动，无压痛感；甲状腺超声提示甲状腺右侧叶中部见一低回声结节；甲状腺功能提示 FT$_3$、FT$_4$ 及 TSH 均正常。为求进一步诊断，行甲状腺静态显像。

（2）检查方法　静脉注射^{99m}TcO$_4$$^-$ 显像剂3mCi，15 分钟后患者取仰卧位，行 SPECT 甲状腺静态显像。

（3）检查所见　结果如图 4-4-1 所示，甲状腺显像清晰，形态正常。甲状腺右叶放射性分布欠均匀，其中部外侧缘可见一大小约 1.5×1.4cm^2 放射性分布稀疏区。其余甲状腺放射性分布均匀，未见明显异常。

（4）诊断意见　甲状腺右叶冷结节。

（5）随访结果　患者随后行"甲状腺结节切除术"，术后病理示甲状腺乳头状癌。

（6）临床指导外科手术意义　根据甲状腺静态显像中结节部位显像剂分布与周围甲状腺组织对比，可将其分为三种：①热结节：结节部位放射性分布明显高于周围正常甲状腺组织，多见于高功能腺瘤；②温结节：结节部位放射性分布接近与周围正常甲状腺组织，多见于甲状腺腺瘤、结节性甲状腺肿等；③冷结节：表现为结节处甲状腺组织无聚集显像剂的功能，显像上表现为异常的显像剂分布缺损区，常见于甲状腺囊性变、结节性甲状腺肿和甲状腺癌等。

（二）^{99m}Tc – MIBI 显像剂临床应用案例

1. 心肌血流灌注显像

（1）病史摘要　患者，男，63 岁，2 年前活动后反复出现发作性胸痛，向后背放射痛，伴胸闷，每次持续 5 分钟左右，休息可自行缓解。近期上述症状加重，为了解心肌有无缺血行心肌血流灌注显像。

（2）检查方法　在心电监护下进行踏车运动，运动达高峰（100W）时，心率从静息时 76bpm 上升到 123bpm，注射 ^{99m}Tc – MIBI 显像剂 20mCi，1 小时后行负荷显像。隔日再注射显像剂 20mCi，1 小时后行静息显像。

（3）检查所见　结果如图 4 – 4 – 2 所示。负荷状态左室心肌显像清晰，形态正常。左室心肌放射性分布不均匀，下壁及后壁局部心肌血流放射性呈稀疏缺损样改变，其余各壁放射性分布大致均匀。静息状态左室心肌显影清晰，形态正常。左室各壁心肌血流灌注正常，未见明显异常放射性稀疏缺损区。

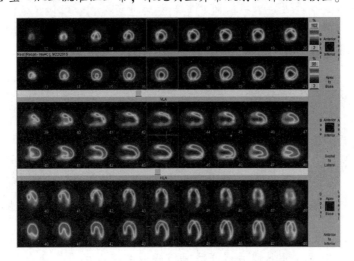

图 4 – 4 – 2　负荷 + 静息心肌血流灌注显像

（4）诊断意见　运动诱发左室下壁及后壁局部心肌缺血。

（5）随访结果　患者随后行冠状动脉支架植入术，症状明显缓解。

（6）临床指导外科手术意义　诊断心肌缺血时需根据负荷与静息状态心肌灌注显像对比分析，结果可分为：①可逆性缺损：指负荷状态显示心肌局部放射性稀疏或缺损，而静息状态该部位放射性填充。提示局部缺血部位的心肌具有活力，病变血管狭窄解除后，局部血流可以恢复；②固定性缺损：指负荷状态显示心肌局部放射性稀疏或缺损，静息状态没有明显改善。提示心肌梗死或严重心肌缺血，当病变血管狭窄解除后，局部心肌血流无法恢复；③部分可逆性缺损：指负荷状态显像心肌局部放射性稀疏或缺损，静息状态该部位具有部分放射性填充。提示心肌缺损伴缺血或侧支循环形成。

2. 甲状旁腺腺瘤

（1）病史摘要　患者，女，54 岁，半月前体检时发现血钙和甲状旁腺激素水平明显升高，伴夜间下肢抽搐。双能 X 线骨密度测定提示骨质疏松；颈部超声提示甲状腺甲状腺左叶下极后方实性占位。既往无慢性疾病史，为明确病因行甲状旁腺显像。

（2）检查方法　静脉注射^{99m}Tc – MIBI 显像剂 10mCi 后，分别于 30 分钟、1 小时、2 小时及 3 小时取颈部前位进行甲状旁腺 SPECT 平面显像，3 小时时行颈部 SPECT/CT 断层扫描。

（3）检查所见　如图 4 – 4 – 3 所示，SPECT 平面显像：30 分钟时甲状腺显影清晰，甲状腺左叶下方可见异常放射性浓聚影。随着时间延长，甲状腺内放射性逐渐减低，左叶下方异常放射性浓聚影未见明显减低。3 小时时甲状腺内放射性减低至本底水平，左叶下方仍可见异常放射性浓聚影。SPECT/CT 断层融合显像：甲状腺左叶下方可见一低密度结节影，边界清晰，大小约 3.1cm × 2.2cm × 1.3cm，局部可见放射性药物异常摄取增高。

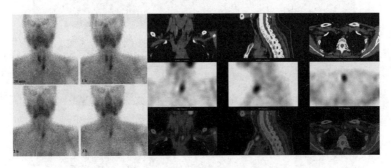

图 4 – 4 – 3　甲状旁腺显像

（4）诊断意见　甲状腺左叶下方结节伴放射性药物异常摄取，结合临床多考虑为甲状旁腺腺瘤。

（5）随访结果　患者随后行"腔镜左叶甲状旁腺腺瘤切除术"，术后病理示：非典型甲状旁腺腺瘤。术后患者甲状旁腺激素及血钙水平恢复正常。

（6）临床指导外科手术意义　甲状旁腺显像是术前诊断和定位甲状旁腺功能亢进病灶的重要检查方法，尤其是诊断和定位异位甲状旁腺的首选方法。

（三）显像剂临床应用案例

肾小球滤过率+肾图测定

（1）病史摘要　患者，男，47岁。体检发现肾结石伴肾积水，为求进一步诊治行肾动态显像。

（2）检查方法　弹丸式静脉注射^{99m}Tc-DTPA显像剂4mCi后立即进行动态图像采集。

（3）检查所见　结果如图4-4-4所示。腹主动脉及双肾动态血流影像清晰。左肾实质显像早期见放射性分布不均匀，随时间延长放射性浓聚持续增高，肾图曲线呈梗阻型。右肾实质显像放射性分布均匀，随时间延长放射性浓聚逐渐减低，肾图曲线正常。双肾GFR为91.1ml/min，其中左肾GFR为41.7ml/min，右肾GFR为49.5ml/min。

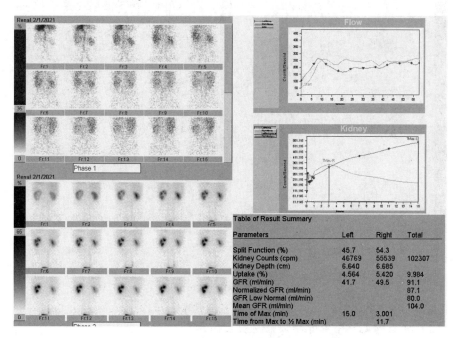

图4-4-4　肾动态显像

（4）诊断意见　左肾GFR正常，排泄功能减低呈梗阻型；右肾GFR正常，排泄功能正常。

（5）随访结果　患者随后行"经皮肾钬激光碎石取石术+左侧输尿管逆行

插管术"。

（6）临床外科指导意义　肾小球滤过率＋肾图测定具有功能性、无创性等特点，可准确地显示分肾功能和上尿路引流通畅情况，是临床了解分肾功能的常规检查项目。

（四）^{99m}Tc – MDP 显像剂临床应用案例

全身骨显像

（1）病史摘要　患者，男，53 岁，右肺占位性病变，术前行全身骨显像排除骨转移。

（2）检查方法　静脉注射显像剂^{99m}Tc – MDP（25mCi），3 小时后取前位和后位行全身骨显像。

（3）检查所见　结果如图 4 – 4 – 5 所示。全身骨骼显影清晰，颅骨、胸廓、脊柱、骨盆、四肢骨和关节形态正常，局部骨骼放射性分布大致均匀、对称，未见明显异常放射性浓聚和缺损区。双肾略显影，膀胱显影。

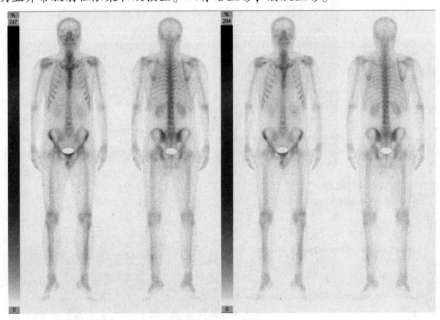

图 4 – 4 – 5　全身骨显像

（4）诊断意见　全身骨扫描未见明显异常。

（5）随访结果　患者随后行肿物切除术，病理提示低分化鳞状细胞癌。

（6）临床外科指导意义　全身骨显像因其较高的敏感度，目前是探测恶性肿瘤骨转移的首选影像学方法。在确定肿瘤临床分期、制定治疗方案、评价疗效和随访工作中发挥重要的作用。

（五）^{18}F – FDG 显像剂临床应用案例

1. 肿瘤疾病诊断

（1）病史摘要　患者，男，70 岁，患者胸痛行胸部 CT 检查发现左上肺结节10 天。实验室检查，肿瘤标志物：血清甲胎蛋白（APF）= 14.5ng/ml，癌胚抗原（CEA）= 175ng/ml，临床为求进一步明确病灶性质及全身转移情况，评估下一步的治疗方案，故行 PET/CT 检查。

（2）检查所见　如图 4 – 4 – 6 所示，CT 发现左肺上叶舌段结节，呈分叶状，边缘可见毛刺；^{18}F – FDG PET 显像该结节糖代谢增高；MIP 图显示全身未见其他部位转移。PET/CT 检查考虑左肺上叶舌段周围型肺癌，全身未见其他部位转移。

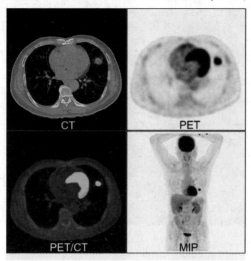

图 4 – 4 – 6　左肺上叶浸润性肺腺癌

（3）随访结果　患者有临床手术指征，遂于全麻下行"左上肺结节切除术，备肺癌根治术"，术后病理为左肺上叶浸润性肺腺癌，纵隔未见转移淋巴结。

（4）临床外科指导意义　^{18}F – FDG PET 显像与临床病理在检测恶性肿瘤方面具有高度的灵敏度和特异度。

2. 心脏疾病诊断

（1）病史摘要　患者男，65 岁，因间断性胸痛 9 个月，加重 1 天入院。患者表现为活动后出现胸闷、胸痛的症状，为胸骨后压榨样痛、针刺样疼痛，休息可缓解。临床初步诊断为不稳定型心绞痛。临床为求评估心肌存活情况，指导下一步的治疗方案，特行 ^{99m}Tc – MIBI 静息心肌灌注显像及心肌 ^{18}F – FDG PET 显像检查。

（2）检查所见　如图 4 - 4 - 7 所示，^{99m}Tc - MIBI 静息心肌灌注显像发现左心室心肌血流灌注分布不均匀，左心室心尖心肌血流灌注降低（奇数行）；^{18}F - FDG PET 心肌显像提示左心室心肌放射性分布均匀，各壁心肌 FDG 分布未见异常（偶数行）；^{99m}Tc - MIBI 静息心肌灌注显像及心肌 ^{18}F - FDG PET 双核素显像检查，左室心尖心肌"灌注 - 代谢不匹配"提示左室心尖心肌存活。

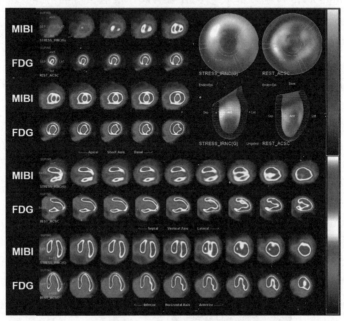

图 4 - 4 - 7　^{99m}Tc - MIBI 静息心肌灌注显像及心肌 ^{18}F - FDG PET 双核素显像

（3）随访结果　患者有临床手术价值，无手术禁忌，遂经右股动脉行冠脉造影及冠状动脉支架术，术中发现冠状动脉左前降支（LAD）近中段闭塞，远端血流由右冠状动脉提供侧支循环，并在 LAD 近中段闭塞处放置支架，患者胸痛明显缓解，同时也证实了左心室心尖缺血心肌存活。

3. 癫痫病灶术前定位

（1）病史摘要　患者，男，19 岁，间断性癫痫发作 15 年。患者发作时主要表现为恐惧、右上肢强直。脑电图监测为左侧大脑半球异常放电。临床为筛查可疑致癫痫灶，指导下一步的治疗方案，故行脑 ^{18}F - FDG PET/MRI 显像检查。

（2）检查所见　如图 4 - 4 - 8 所示。MR 显示左侧侧脑室颞角扩大，左侧海马体积缩小伴 T_2FLAIR 信号增高；^{18}F - FDG PET 显像左侧海马糖代谢减低，左侧颞叶及岛叶糖代谢减低。^{18}F - FDG PET/MRI 显像可疑左侧海马硬化，伴左侧颞叶及岛叶糖代谢减低。脑电图（EEG）提示左侧大脑异常放电。

（3）随访结果　患者临床症状、脑电图和 ^{18}F - FDG PET/MRI 显像是匹配的，行左侧前颞叶切除术，术后病理为左侧海马硬化，左前颞叶局灶性皮层发育不良（FCD），术后随访3年，无癫痫发作。

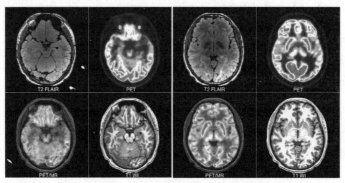

图4-4-8　难治性癫痫患者脑^{18}F-FDG PET/MRI显像

（4）临床外科指导意义　^{18}F-FDG PET/MRI显像在筛查可疑致癫痫灶，指导临床治疗发挥重要作用。

（王　璐　杨倩之）

参考文献

[1] Czernin J, Sonni I, Razmaria A, et al. The Future of Nuclear Medicine as an Independent Specialty[J]. The Journal of Nuclear Medicine, 2019, 60(2):3S-12S.

[2] Vaz S C, Oliveira F, Herrmann K, et al. Nuclear medicine and molecular imaging advances in the 21st century [J]. The British Journal of Radiology, 2020, 93(1110):20200095.

[3] Hutton B F. The origins of SPECT and SPECT/CT[J]. European Journal of Nuclear Medicine and Molecular Imaging, 2014, 41(1):S3-16.

[4] Ma Y B, Qian F, Wang J F, et al. Primary accessory thyroid carcinoma with negative ^{99m}TcO4$^-$ SPECT/CTimaging: a case report and literature review[J]. Journal of International Medical Research, 2019, 47(8):3934-3939.

[5] Taylor A T. Radionuclides in nephrourology, part 1:Radiopharmaceuticals, quality control, and quantitative indices[J]. The Journal of Nuclear Medicine, 2014, 55(4):608-15.

[6] Taylor A T. Radionuclides in nephrourology, Part 2:pitfalls and diagnostic applications[J]. The Journal of Nuclear Medicine, 2014, 55(5):786-98.

[7] Wong K K, Piert M. Dynamic bone imaging with 99mTc-labeled diphosphonates and ^{18}F-NaF:mechanisms and applications[J]. The Journal of Nuclear Medicine, 2013, 54(4):590-9.

[8] Braat S H. ^{99m}Tc myocardial perfusion imaging[J]. Current Opinion in Radiology, 1991, 3(6):810-6.

[9] Karpova I E, Samoilenko L E, Soboleva G N, et al. [Adenosine triphosphate stress ^{99m}Tc-MIBI single-photon emission computed tomography in the diagnosis of ischemic heart disease][J]. Kardiologiya, 2013, 53(2):91-6.

[10] Katsanos A H, Alexiou G A, Fotopoulos A D, et al. Performance of ^{18}F – FDG, ^{11}C – Methionine, and ^{18}F – FET PET for Glioma Grading:A Meta – analysis[J]. Clinical Nuclear Medicine, 2019, 44(11):864 – 869.

[11] Jiang L, Wang X, Li P, et al. Efficacy of ^{11}C – 2β – carbomethoxy – 3β – (4 – fluorophenyl) tropane positron emission tomography combined with ^{18}F – fluorodeoxyglucose positron emission tomography in the diagnosis of early Parkinson disease:A protocol for systematic review and meta analysis[J]. Medicine (Baltimore), 2020, 99(51):e23395.

[12] Groheux D, Quere G, Blanc E, et al. FDG PET – CT for solitary pulmonary nodule and lung cancer:Literature review[J]. Diagnostic and Interventional Imaging, 2016 , 97(10):1003 – 1017.

[13] Xue Y L, Qiu Z L, Song H J, et al. Value of ^{131}I SPECT/CT for the evaluation of differentiated thyroid cancer:a systematic review of the literature[J]. European Journal of Nuclear Medicine and Molecular Imaging, 2013, 40(5):768 – 78.

[14] Das S, Al – Toubah T, El – Haddad G, et al. ^{177}Lu – DOTATATE for the treatment of gastroenteropancreatic neuroendocrine tumors[J]. Expert Review of Gastroenterology & Hepatology, 2019, 13(11):1023 – 1031.

[15] Ergün EL, Saygi S, Yalnizoglu D, et al. SPECT – PET in Epilepsy and Clinical Approach in Evaluation[J]. Seminars in Nuclear Medicine, 2016, 46(4):294 – 307.

[16] Jokar N, Assadi M, Yordanova A, et al. Bench – to – Bedside Theranostics in Nuclear Medicine[J]. Current Pharmaceutical Design, 2020, 26(31):3804 – 3811.

第五章 | 常见的相互作用及不良反应

第一节　易发生相互作用及不良反应的原因

一、麻醉药品及一类精神药品

围手术期常用的麻醉药品主要有阿片类、可卡因类以及合成麻醉药，一类精神药品主要有氯胺酮、三唑仑、丁丙诺啡。其在围手术期相互作用及不良反应发生的原因可以从药物代谢酶、转运体、5-羟色胺能以及遗传变异 4 个方面来分析。

（一）CYP450 代谢酶的作用

细胞色素 P450（CYP450）酶系是机体中存在的主要 I 相药物代谢酶，它主要分布在外源性物质进入机体的主要入口组织中，比如哺乳动物肠道、肝脏、肺、皮肤等组织。作为一种末端加氧酶，它存在于细胞的内质网和线粒体内膜上，主要参与物质的氧化反应和一部分还原反应，可以催化内源性物质的生物合成和降解，参与外源性物质的解毒和活化作用。围手术期使用的很多阿片类药物，如可待因、芬太尼、阿芬太尼等均通过 CYP450 代谢，涉及的代谢酶主要有 CYP2D6 和 CYP3A4/5。影响 CYP2D6 和 CYP3A4/5 的药物均可以影响阿片类药物的代谢，从而影响其药效或引起不良反应。

1. CYP 抑制剂的作用　常见的 CYP3A4 抑制剂有大环内酯类抗生素、三唑类抗真菌药和葡萄柚汁。在 CYP 抑制剂作用下，通过 CYP 抑制剂代谢的药物血药浓度会升高，导致不良反应增加；而对于需经过 CYP 代谢酶转换为活性代谢产物的药物，在 CYP 酶抑制剂的作用下，会产生相反的作用。

如：美沙酮主要通过 CYP2B6 代谢，其次，通过 CYP3A4/5；与 CYP2B6 抑制剂美金刚、舍曲林合用时，会使美沙酮的血药浓度升高，从而导致药效增强，不良反应增加；羟考酮主要通过 CYP2D6 代谢，同时也是 CYP3A4 的底物，CYP2D6 和 CYP3A4 的抑制剂均能使羟考酮的血药浓度升高，药效增强；而对于可待因，需要通过代谢酶 CYP2D6 转换为活性代谢产物吗啡发挥药效，在 CYP2D6 抑制剂如氟西汀、帕罗西汀的作用下，活性代谢产物吗啡的生成减少，药效降低。

目前，临床报道与肝药酶抑制剂合用发生不良反应或药效产生影响的药物主要有芬太尼、阿芬太尼和美沙酮。芬太尼、阿芬太尼和美沙酮均是 CYP3A4 的底物，与 CYP3A4 的肝药酶合用时，芬太尼的血药浓度升高 1.5 倍，已有肝药酶抑制剂和芬太尼合用发生致命或非致命性呼吸抑制的报道。而美沙酮主要通过 CYP2B6 代谢，其次通过 CYP3A4，在 CYP3A4 抑制剂的作用下，美沙酮的血药浓度升高不明显。而 CYP3A4 抑制剂对阿芬太尼临床影响的文献报道较少，仅有一例报道，在 CYP3A4 抑制剂红霉素作用下，阿芬太尼的药效持续时间延长。

2. CYP 诱导剂的作用 在围手术期使用的麻醉药物中，目前临床报道比较多的主要是 CYP3A4 的诱导剂对其影响，而 CYP2D6 的诱导剂目前还没有报道，这可能与 CYP2D6 的基因型有关。临床上常用的 CYP3A4 诱导剂包括抗癫痫药卡马西平、苯妥英和苯巴比妥，以及抗抑郁药贯叶连翘（圣约翰草）。

阿片类药物中，可待因虽然不会通过 CYP3A4 转化为活性代谢产物，但同时使用 CYP3A4 诱导剂会影响其活性代谢物的水平，降低活性代谢产物的生成。

与 CYP3A4 诱导剂合用时，受 CYP 诱导剂的影响，围手术期使用的麻醉药品，如芬太尼和羟考酮的临床疗效和暴露量明显降低，其中芬太尼的用量需增加 1.5 ~ 2 倍；而羟考酮在 CYP3A4 诱导剂作用下，血药浓度降低 80% ~ 90%。也有报道，美沙酮与肝药酶诱导剂合用过程中，肝药酶诱导剂停药后，发生呼吸抑制的报道，其原因为肝药酶诱导剂会影响美沙酮的代谢，肝药酶诱导剂停药后，美沙酮的代谢减少，血药浓度升高，导致呼吸抑制。

（二）P - 糖蛋白转运体的作用

P - 糖蛋白是 ABC 转运体超家族中研究最为深入的一员，它是一种外排型转运体，主要存在于上皮细胞。在血脑屏障的上皮细胞中，P - 糖蛋白也有表达，从而影响了药物进入脑组织的浓度。P - 糖蛋白具有广泛的底物、抑制剂和诱导剂，因此在联合用药过程中常会出现影响药物临床疗效的 P - 糖蛋白分子水平上的竞争性或非竞争性药物相互作用。围手术期使用的阿片类药物中，芬太尼、美沙酮和吗啡，均是 P - 糖蛋白的底物，与 P - 糖蛋白抑制剂和 P - 糖蛋白诱导剂联合应用时，会影响其进入脑组织的药物浓度，从而影响患者的镇痛效果。

1. P - 糖蛋白抑制剂 在 P - 糖蛋白抑制剂的作用下，P - 糖蛋白的表达降低，其底物（如芬太尼、美沙酮和吗啡）进入脑组织的药物浓度增加，导致中枢等不良反应增加。对于丁丙诺啡，其本身不是 P - 糖蛋白的底物，但其活性代谢产物为P - 糖蛋白的底物，在 P - 糖蛋白抑制剂作用下，其呼吸抑制的不良反应增加，围手术期使用需密切监测。

2. P - 糖蛋白诱导剂　能够增加 P - 糖蛋白的表达，使药物外排增加，进入脑组织浓度降低，从而导致围手术期患者麻醉诱导和麻醉维持的效果减弱。如阿片类药物芬太尼、美沙酮和吗啡，与 P - 糖蛋白诱导剂卡马西平联合应用时，阿片类药物外排，药效降低，同时卡马西平还是 CYP3A4 诱导剂，进一步降低阿片类药物进入中枢神经系统的浓度。因此，阿片类药物避免与卡马西平联用。动物研究也有报道非甾体抗炎药（NSAID）、双氯芬酸和对乙酰氨基酚能够上调 P - 糖蛋白的表达，但其具体的作用机制还需进一步研究（表 4 - 5 - 1）。

表 4 - 5 - 1　阿片类药物中，细胞色素 P450（CYP）酶和（或）P - 糖蛋白的底物，以及能够影响阿片类药物的细胞色素 P450 代谢酶和 P - 糖蛋白的诱导剂、抑制剂

药　物	CYP2B6	CYP2D6	CYP3A4/5	P - 糖蛋白
阿片类	美沙酮	可待因	阿芬太尼	芬太尼
底物		双氢可待因	丁丙诺啡	美沙酮
		羟考酮	可待因	吗啡
			芬太尼	（Norbuprenorphine）
			美沙酮	
抑制剂	美金刚	安非他酮	胺碘酮	阿米洛利
	舍曲林	西酞普兰	安普那韦	胺碘酮
	噻氯匹定	依他普仑	阿扎那韦	阿托伐他汀
		氟西汀	克拉霉素	阿奇霉素
		Levome -	地拉韦啶	克拉霉素
		promazine	地尔硫䓬	环孢素
		美沙酮	依法韦仑	地尔硫䓬
		奎尼丁	红霉素	决奈达隆
		帕罗西汀	依地那韦	红霉素
		利托那韦	伊曲康唑	埃索美拉唑
		特比萘芬	酮康唑	依地那韦
			洛匹那韦	伊曲康唑
			奈非那韦	酮康唑
			奈韦拉平	克拉霉素
			泊沙康唑	兰索拉唑
			利托那韦	Meflokin

续表

药　物	CYP2B6	CYP2D6	CYP3A4/5	P－糖蛋白
			沙奎那韦	奈非那韦
			Tipranavir	奥美拉唑
			维拉帕米	泮托拉唑
			伏立康唑	利托那韦
			西柚汁	依地那韦
				辛伐他汀
				西罗莫司
				丙磺舒
				他克莫司
				特拉匹韦
				维拉帕米
诱导剂	Carbamazpine	未报道	Carbamazpine	地塞米松
	苯妥英		苯妥英	依地那韦
	苯巴比妥		苯巴比妥	奈非那韦
	利福平		利福平	利福平
			圣约翰草	利托那韦
				沙奎那韦
				圣约翰草

(三) 5-羟色胺能作用

5－羟色胺综合征的发生主要是由于脑组织内的5－羟色胺能浓度增加。阿片类药物单独应用时较少发生5－羟色胺毒性，而与其他药物联合使用时5－羟色胺能进入脑组织的浓度增加，不良反应增加。已有报道选择性5－羟色胺再摄取抑制剂（SSRIs）与围手术期药物芬太尼、丁丙诺啡联合使用发生5－羟色胺毒性的报道。因此，芬太尼、丁丙诺啡等阿片类药物应避免与其他可能诱发5－羟色胺毒性的药物联用（表4－5－2）。

表4－5－2　阿片类以及其他联合使用可能引起5－羟色胺综合征的药物

药　物　分　类	具　体　药　物
阿片类	丁丙诺啡、环苯扎林、芬太尼、双氢可待因酮、哌替啶、吗啡、羟考酮、喷他佐辛、曲马多
选择性5－羟色胺再摄取抑制剂（SSRI）	西酞普兰、艾司西酞普兰、氟西汀、氟伏沙明、帕罗西汀、舍曲林

续表

药 物 分 类	具 体 药 物
5-羟色胺和去甲肾上腺素再摄取抑制剂（SNRI）	度洛西汀、文拉法辛
三环类抗抑郁药（TCA）	阿米替林、氯米帕明
选择性 MAO-A 抑制剂	吗氯贝胺
选择性 MAO-B 抑制剂	雷沙吉兰、司来吉兰
中枢兴奋剂	安非他命、哌甲酯、MDMA
抗生素	利奈唑胺
曲坦类药物	阿莫曲坦、依曲曲普坦、夫罗曲普坦、那拉曲坦、利扎曲坦、舒马曲坦、佐米曲坦
其他	金丝桃、胃复安、迷幻剂（LSD）

（四）遗传变异

药物反应的个体差异与遗传变异密切相关。发生在药物 ADME（吸收、分布、代谢、外排）关键基因或药物靶点基因的遗传变异可能显著影响个体药物反应。不同类型基因中发生的变异对药物反应可能产生不同的影响，如在药物代谢过程中发挥重要作用的药物代谢酶编码基因的多态性可引起酶功能的改变，从而影响药物的血药浓度，导致浓度依赖性药物反应发生改变；在药物转运体编码基因的差异可改变转运体的转运能力，影响药物的药物代谢动力学，进而导致诸多临床药物无效、不良反应的发生；而在药物靶点的基因变异可能会改变药物与靶点间的相互作用，从而影响药物的效应。

目前报道比较多的单核苷酸多态性（SNPs）存在于 I 相代谢酶、II 代谢酶和转运体等多个方面。阿片类药物中影响阿片类药物相互作用和不良反应的基因多态性主要包括 CYP 代谢酶系统、P-糖蛋白转运体和 μ 受体。

1. 代谢酶基因多态性 指由于编码代谢酶的 DNA 序列的单核苷酸多态性等可遗传变异导致的不同种族之间代谢酶的底物特异性无变化，但是代谢酶的活性存在显著的差别的现象，其中临床影响较大的是 CYP450 酶，而 CYP450 代谢酶中 CYP2D6 的基因多态性对药物代谢的影响最大。依据 CYP2D6 的代谢活性不同，分为超快代谢型（ultrarapid metabolizers，UMs）、快代谢型（extensive metabolizers，EMs）、中等代谢（intermediate metabolizers，IMs）和慢代谢型（poormetabolizers，PMs）四种不同表型。在不同代谢表型的个体按照常规剂量应用药物时可能会表现出不同的药理效应和不良反应。

围手术期使用的药物中，弱阿片类药物可待因需要通过 CYP2D6 转变为活性代谢产物，CYP2D6 慢代谢型基因导致可待因的活性代谢产物生产减少，药效学活性降低；而 CYP2D6 超快代谢型容易导致可待因的活性代谢产物蓄积而发生不良反应，尤其是在肾功能不全或肾功能减退患者中，更易导致可待因活性代谢产物蓄积而发生呼吸抑制。据报道，有一例新生儿患者，因其母亲是 CYP2D6 超快代谢型，可待因代谢后其活性代谢产物在母乳中的含量增高导致新生儿死亡；另一个报道是 2 岁超快代谢型男孩在扁桃体切除术后，使用常规剂量可待因导致死亡。此外，阿片类药物中，芬太尼、阿芬太尼、美沙酮是 CYP3A4/5 的底物，CYP3A5 的遗传多样性影响代谢酶的活性，因此，对于 CYP3A5 高表达的患者，芬太尼、阿芬太尼、美沙酮的血药浓度降低，但对其临床疗效有影响的文献报道较少。

2. P – 糖蛋白转运体　　P – 糖蛋白是阿片类药物通过血脑屏障的重要转运体，其编码基因的多态性可能会对吗啡进入中枢神经系统的药物剂量产生影响。P – 糖蛋白（P – glycoprptein，P – gp）又名多药耐药蛋白 1（multidrug resistance protein 1，MDR1），属 ABC 转运家族中最大的一个亚系（ABCB1）。P – 糖蛋白的遗传变异可能与 MDR1 的遗传多态性相关。目前为止，人们发现 MDR1 基因至少存在 28 种 SNP（单核苷酸多态）。众多突变基因中有 3 个位点研究（SNPs）较为广泛，即位于 12 号外显子的 1236C > T（rs1128503）、21 号外显子的 2677G > T/A（rs2032582）和 26 号外显子 3435C > T（rs1045642）。这三个 SNPs 的基因突变导致 P – 糖蛋白的转运活性改变，阿片类药物使用时易发生不良反应，给药时需减少给药剂量。近年来也有研究报道，门诊扁桃体切除手术的儿童患者中，吗啡相关的呼吸抑制的发生风险与 ABCB1 基因 4036A > G，rs9282564 位点的基因突变显著相关（表 4 – 5 – 3）。

表 4 – 5 – 3　ABCB1 基因多态性以及相对应的底物和对临床指标的影响

位点信息	等位基因	阿片类药物	临床指标
rs1045642[#]	T > C	吗啡、羟考酮、芬太尼、等	剂量、疗效、依赖性、毒性反应、药动学参数
rs1128503	A > G	芬太尼、瑞芬太尼、可待因	剂量、疗效、毒性反应、药动学参数
rs9282564	T > C	吗啡、美沙酮	毒性反应、药动学参数
rs2032582	A > C A > T	芬太尼、美沙酮	毒性反应、药动学参数、疗效、剂量

注：[#]rs1045642：CC、CT、TT；对应的 P – 糖蛋白功能：CC > CT > TT。

3. μ受体　　μ 阿片受体是阿片类药物发挥镇痛作用的重要靶点，其编码基因的多态性可能会对吗啡发挥镇痛作用产生影响。μ 阿片受体编码基因为 *OPRM1*，而

A118G（rs1799971）的基因多态性与 μ 阿片的敏感性密切相关。*OPRM1*（*A118G*）纯合型 AA 患者的 μ 阿片受体敏感性最好，因此使用相同剂量的吗啡或芬太尼时，纯合型 AA 患者发生不良反应的风险明显高于 AG 杂合型患者（表 4 – 5 – 4）。

表 4 – 5 – 4　不同的阿片类药物作用特点

药　物	受体类型		
	μ	κ	δ
吗啡	+ + +	–	–
羟考酮	+ +	+ +	+
芬太尼	+ + +	+	+
美沙酮	+ + +	–	+ + +
哌替啶	+ + +	–	–

注：吗啡主要作用于 μ 受体（MOR），羟考酮同时作用于 μ 受体和 κ 受体 *OPRM1* rs1799971：AA、AG、GG；对于 μ 受体功能：AA > AG > GG。

二、放射性药物

放射性药物中，产生不良反应和相互作用的主要原因是放射部位的损伤和其他因素或药物对放射性药物体内分布的影响。同时，放射性药物使用时间和使用剂量也会导致不良反应的发生。

1. 对药物分布及显像的影响　下列药物降低放射性药物在器官的分布和显像，因此与下列药物合用时，需增加给药剂量（表 4 – 5 – 5）。

2. 对不良反应的影响

（1）使用时间对不良反应的影响　^{131}I 治疗甲亢最主要的并发症是永久性甲状腺功能低下症，第一年出现的甲低称早发甲低，可自发恢复；一年后发生的甲低称晚发甲低，通常是永久性的。治疗时间越长，发生率越高，国外发病率每年递增 2% ~ 3%，我国约为 1% 左右。

（2）使用剂量对不良反应的影响　^{131}I 治疗甲状腺癌转移灶，观察到服 ^{131}I 后数日，患者出现不同程度的食欲不振、头晕，少数有口干、思饮、恶心，个别有呕吐。一般在服 ^{131}I 以后均有不同程度的白细胞下降及血小板减少，待下一疗程开始时均能恢复正常，未见永久性造血系统抑制及其他严重合并症。如果剂量较大可出现下列的不良反应：胃肠道反应（恶心和呕吐）、一过性骨髓抑制、放射性唾液腺炎、急性甲状腺危象。治疗后 3 天左右可发生颈部疼痛和肿胀、吞咽疼痛、喉部疼痛及咳嗽，用止痛药往往不易生效。治疗后 2 ~ 3 个月可发生暂时性脱发等。

表 4 - 5 - 5　对放射性药物的分布、显像有影响的药物

放射性药物	影响分布										
	甲状腺摄取	胃摄取	骨摄取	心脏摄取	肝脏摄取	乳腺摄取	脾脏摄取	软组织摄取	脑摄取	淋巴摄取	肾脏摄取
高 ^{99m} 锝 [^{99m} Tc] 酸钠注射液	含碘药物、高氯酸盐	含碘药物、高氯酸盐									
^{99m} 锝 [^{99m} Tc] 亚甲基二磷酸盐			长春新碱、环磷酰胺、氢氧化铝、硫酸亚铁	维生素 D_3	氢氧化铝、硫酸、葡萄糖酸亚铁		氢氧化铝	维生素 D_3、右旋糖酐铁、碘化抗菌剂			
^{99m} 锝 [^{99m} Tc] 洋替酸盐注射液									肾上腺皮质类固醇和糖皮质激素		
^{99m} 锝 [^{99m} Tc] 葡糖庚糖酸盐注射液									促上腺皮质激素和糖皮质激素；下列		丙磺酸，直接抑制近端肾小管的酶传

续表

放射性药物	影响分布										
	甲状腺摄取	胃摄取	骨摄取	心脏摄取	肝脏摄取	乳腺摄取	脾脏摄取	软组织摄取	脑摄取	淋巴摄取	肾脏摄取
99m锝[99mTc]葡庚糖酸盐注射液									药物可以造成神经系统重度:环磷酰胺、放线菌素、多柔比星、长春新碱		传输系统
99m锝[99mTc]葡萄糖酸盐											肾上腺皮质激素、糖皮质激素及青霉胺
枸橼酸67镓[67Ga]注射液			硝酸稼		苯巴比妥、右旋糖酐铁	硫代二苯胺				淋巴管造影剂	顺铂、博莱霉素、长春碱、多柔比星

三、毒性药物

临床常用的毒性药物主要是亚砷酸注射液。其不良反应的发生与患者个体对砷化物的解毒和排泄功能以及对砷的敏感性有关。

第二节　发生相互作用及不良反应的机制分析

一、麻醉药品和精神药品

（一）麻醉药品的不良反应

在接受手术的肿瘤患者中，约 3/4 的患者术后疼痛为中度、重度疼痛，仅少部分患者的术后疼痛得到了充分缓解。阿片类药物是治疗癌痛的基石，在中重度急性疼痛管理中具有重要地位，其通过激动外周和中枢神经系统阿片受体发挥镇痛作用。但是这些药物存在许多不良反应，如便秘、恶心和呕吐、瘙痒、谵妄、呼吸抑制、运动和认知障碍以及过度镇静等。这些不良反应除了便秘之外，其他不良反应一般 7 天内可自行缓解或耐受，比如镇静、意识模糊、嗜睡、恶心、呕吐、瘙痒、呼吸抑制、尿潴留等不良反应可以短时间耐受。而有些不良反应需要中等时间（数月至一年）才可以耐受，如瞳孔缩小、心动过缓。不良反应的发生及严重程度在个体患者身上差异很大，通过积极预防性治疗可以减轻或避免阿片类药物的不良反应。

美国国立综合癌症网络（NCCN）成人癌痛指南（2021. V1）指出：阿片类药物的不良反应是常见的，可预见的，应积极管理；除便秘外，阿片类药物的不良反应通常会随着时间的推移而改善，可使用最大剂量的非阿片类药物和非药物方式进行镇痛治疗，来减少阿片类药物的剂量。如果不良反应持续存在，可考虑阿片类药物转换；患者和家人或看护人员提供有关不良反应的信息对于阿片类药物剂量调整和治疗至关重要；要认识到疼痛很难独立于癌症之外进行单独治疗，并且其他治疗方法或癌症本身也可能带来不良影响；必须进行多系统评估。

1. 便秘　阿片类药物最常见的不良反应，并且可能持续存在于阿片类药物的治疗期，不会因为患者长期用药而产生耐受。便秘如果得不到及时的控制，会成为缓解疼痛的最大障碍，严重影响患者的生活质量。临床上比较常用的评估标准是：排便费力、排便次数减少、排便量减少且粪便呈硬块状。

阿片类药物引起肠功能紊乱的机制：阿片类药物与肠道阿片受体结合，使肠蠕动缓慢，肠液分泌减少、吸收增多；降低肠肌层丛兴奋性和抑制性神经元的活性；增加肠壁平滑肌的肌张力并抑制协调性蠕动，从而使非蠕动性收缩增加。由于人体对阿片类药物肠道作用耐受性的产生非常缓慢，所以治疗过程中肠道功能紊乱将持续存在。

2. 恶心呕吐 PONV 在普通外科患者中的发生率约 30%，在高危人群则高达 80%，是手术麻醉最常见的不良反应之一。可导致电解质紊乱、伤口裂开、食管破裂、延迟患者出院时间等。PONV 发生机制复杂，可由多种神经递质和受体如胆碱能受体 M_1、多巴胺 D_2、组胺受体 H_1、$5-HT_3$ 介导发生，其发生风险与患者自身相关因素、外科手术、麻醉和围手术期药物治疗如阿片类药物相关。

阿片类药物引起的恶心呕吐可能涉及不同作用机制。恶心是延髓呕吐中枢（CTZ）、前庭感受器、胃肠道及大脑皮质受到刺激的结果，呕吐是这些部位受刺激后引起的一系列神经肌肉反射。阿片类药物可通过直接刺激 CTZ 产生强烈的致吐作用。在前庭系统，阿片类药物可以增加前庭对运动的敏感性。在胃肠道，阿片类药物减弱其推动和蠕动能力，引起胃排空延迟。以上通过刺激机械感受器和化学感受器，经迷走神经上传信号到呕吐中枢引发恶心呕吐。刺激大脑皮质也会导致恶心呕吐的发生。

3. 过度镇静 少数患者在用药的最初几天内可能出现瞌睡、嗜睡等过度镇静的表现，数日后可自行消失。部分患者因长期的疼痛导致失眠，初用阿片类药物的过度镇静状态可能与疼痛理想控制后的表现有关。患者出现过度镇静时应评估导致过度镇静的其他原因，例如：中枢神经系统病变、其他可致镇静药物、高钙血症、脱水、败血症、缺氧。

4. 眩晕 眩晕的发生率约 6%，主要发生于阿片类药物治疗的初期。晚期癌症、老年人、体质虚弱、合并贫血等患者用阿片类药物时易发生眩晕。

5. 尿潴留 尿潴留的发生率低于 5%，常常是一种自限性的不良反应，通常是尿道括约肌收缩增强而逼尿肌作用减弱的结果。但某些因素可能增加尿潴留发生的危险性，例如：合并使用镇静剂、脊椎麻醉术后、合并前列腺增生等。在脊椎麻醉术后，应用阿片类药物，尿潴留的发生危险可能增至 30%。在同时使用镇静剂的患者中，尿潴留的发生率可能高达 20%。

6. 瘙痒 皮肤瘙痒的发生率低于 1%，皮脂腺萎缩的老年患者、皮肤干燥、晚期癌症、黄疸及糖尿病等患者，使用阿片类药物时易出现皮肤瘙痒。

阿片诱发瘙痒的病因尚不明确，基本确切的原因涉及组胺释放，也有可能涉及中枢神经系统的直接作用。内源性阿片肽和 μ 受体可能在瘙痒的发病机制中占重要地位。阿片类药物会提高瘙痒特异性神经元的去抑制。除此之外，吗啡可能激活 5-羟色胺，对瘙痒的发生也起作用。

7. 中枢神经系统的不良反应 个别患者服用吗啡可引起精神症状，包括认知障碍、谵妄和幻觉、肌阵挛和癫痫发作等。开始使用阿片类药物或增加阿片剂量后出现轻度的认知变化是很常见的，这些症状可能会在药物剂量稳定几天之后消失。对于进展期癌症患者，引起谵妄和幻觉的原因很多，例如：高钙血症、中枢神经系统病变、肿瘤转移、其他作用于神经系统的药物等。因此出现精神症状应注意评估可能的其他原因，如果未发现其他原因，可考虑更换阿片类药物。

使用哌替啶的患者易出现中枢神经毒性反应。去甲哌替啶是哌替啶的毒性代谢产物，其半衰期为 3～18 小时，长期用药容易蓄积。哌替啶的中枢神经毒性反应与用药剂量及代谢产物去甲哌替啶的血浆浓度相关。例如，去甲哌替啶的血浆浓度分别达 422、463、814μg/L 时，患者将分别表现出战栗感、震颤/抽搐、肌阵挛/癫痫大发作等症状。哌替啶口服生物利用度差，重度疼痛者口服用药需要加大剂量，此时中枢神经系统毒性反应将会明显增加。因此哌替啶被列为癌症疼痛不推荐使用的阿片类药物。

8. 呼吸抑制

阿片类诱发的呼吸抑制是一种有潜在生命危险的不良反应，表现为呼吸次数减少（<8 次/分）和（或）潮气量减少、潮式呼吸、发绀、针尖样瞳孔、嗜睡状至昏迷、骨骼肌松弛、皮肤湿冷，有时可出现心动过缓和低血压。严重时可出现呼吸暂停、深昏迷、循环衰竭、心脏停搏、死亡。出现呼吸抑制时，排除引起呼吸抑制的其他原因也很重要，如代谢性脑病、败血症脑转移和脑卒中。

阿片类药物作用于延髓的呼吸中枢，减弱呼吸运动。阿片的毒性代谢产物蓄积也是诱发呼吸抑制的原因之一。

9. 药物依赖和耐受 药物依赖包括生理依赖（躯体依赖）和心理依赖（精神依赖）两部分。生理依赖是由反复用药造成的一种生理适应状态，主要表现为耐受性和戒断症状。心理依赖是对药品产生的强烈渴求感。"成瘾恐惧症"是目前干扰临床合理使用阿片类药物的主要障碍。其实长期应用阿片类药物出现生理依赖属于正常的药理学现象，并不影响药物的继续使用，它和滥用阿片类药物引起的成瘾不同。国际上多年临床经验证明，阿片类药物治疗癌痛引起成瘾者实属罕见。此外，阿片类药物的控释、缓释剂型、透皮贴剂以及按时给药方式可以避免出现过高的峰值血药浓度，使血液中的活性药物在一定的程度上保持恒定，降低了成瘾的风险，也避免和减少了滥用的危险。

药物的耐受性是指持续滥用阿片类药物后机体出现的药效下降或药物作用维持时间缩短的现象，必须增加使用剂量才能获得原来的效果，若立即停药多数会出现急性戒断症状。阿片类药物的耐受性可逆，停止滥用药物后耐受性可逐渐消失。临床研究表明，癌痛患者药量增加常与病情发展有关，是疼痛强度增加的结果，尤其是晚期癌痛患者较为常见。

（二）精神药品的不良反应

常见不良反应表现在对呼吸和心血管功能的影响。通常剂量对健康人不会引起明显的不良反应；但对严重慢性阻塞性肺病患者，一般治疗剂量即可引起呼吸抑制进而导致死亡。对低血容量、充血性心力衰竭或心功能不全者，通常剂量也会引起心血管功能抑制，导致循环衰竭，静脉给药时更加明显。因此，对急性酒精中毒、昏迷、休克及肝肾功能不全者应慎用。此外，对各种机动车辆的驾驶人员及机器操作者应特别注意用量。对本药过敏、青光眼、重症肌无力、新生儿及孕妇禁用。儿童因其中枢神经系统对本药异常敏感，易导致中枢抑制，故需慎用。老年人静脉注射本药易出现呼吸暂停、低血压、心动过缓甚至心脏停搏。本药可通过胎盘，妊娠早期对胎儿有致畸的危险，故除抗癫痫外妊娠早期应避免使用。哺乳期妇女使用可导致药物在母乳喂养的婴儿体内蓄积，引起婴儿嗜睡、喂养困难和体重减轻等，应避免使用。

（三）相互作用

阿片类药物常与其他麻醉药联合应用以产生最佳麻醉效果。在麻醉中，大多数同时应用的药物都存在相互作用，虽然在这些药物间相互作用中部分是我们所希望产生的协同作用，但另一部分则是非必要的不良作用。

当使用一种药物会改变另一种药物的药代动力学或其配置时，则发生了药代动力学相互作用。一种药物引起的血流动力学改变能影响另一药物的药代动力学表现。西咪替丁可通过减少肝血流量和降低肝代谢来延长阿片类药物作用。当丙泊酚存在时，血浆阿片类药物的水平也可能升高。负责 50 余种药物氧化代谢的细胞色素 P450 的同工酶 CYP3A4 所引起的阿片类药物代谢下降也可能参与了药代动力学的相互作用。很多化合物，包括多种药物，都能与细胞色素 P450 系统相互作用，从而导致其活性增强（酶诱导）或抑制。对于使用红霉素的患者，阿芬太尼可能因患者代谢受损而导致作用时间延长，而舒芬太尼则没有延长。

阿片类药物和吸入麻醉药间药效动力学的相互作用以 MAC 降低来评估。虽然镇痛剂量的阿片类药物与吸入麻醉药间存在显著的协同作用，但阿片类药物引起的 MAC 降低具有封顶效应。阿片类药物与丙泊酚间的药效动力学协同作用：选择使用一种时量相关 $t_{1/2}$ 短的阿片类药物时，可以使用较大的剂量，同时减少丙泊酚的用量，而不影响麻醉恢复时间。因此，当与瑞芬太尼联用时，丙泊酚的最佳血浆浓度约仅为与阿芬太尼联用时的 30%。

1. 阿片类与苯二氮䓬类　许多研究表明，苯二氮䓬类和阿片类药物间的相互作用在除镇痛作用外的其他许多方面都呈协同作用（强于相加作用）。阿片类药物的心血管和呼吸系统作用能被同时使用的苯二氮䓬类药物所显著改变。联合应用苯二氮䓬类和阿片类药物，虽可维持心室功能，但也可引起明显的、甚至是严重的血压、心脏指数、心率和体循环血管阻力下降。通过补液可能减轻两类药物联用时发生的循环抑制。

2. 阿片类与巴比妥类 大剂量巴比妥类药物与阿片类药物联合应用，可引起或加重低血压。巴比妥类－阿片类药物合用后导致的低血压是由于血管扩张、心脏充盈下降以及交感神经系统活性下降所致。在与阿片类药物同时应用时，建议减少巴比妥类药物的诱导剂量。

3. 阿片类与丙泊酚 丙泊酚－阿片类药物合用，可导致意识消失并阻断对伤害性刺激的反应。然而当丙泊酚单次静脉注射用于麻醉诱导时，可引起中度到重度的低血压。丙泊酚－芬太尼以及丙泊酚－舒芬太尼麻醉均可为冠状动脉旁路移植术提供良好的条件，但平均动脉压可能降到威胁冠脉灌注的水平，尤其是在麻醉诱导期。在行脊柱融合手术患者中，输注芬太尼（血中浓度达 $1.5 \sim 4.5 \text{ng/ml}$）可降低维持平均动脉压稳定所需的丙泊酚输注速度，但会导致患者自主睁眼时间及定向力恢复时间延迟。在门诊妇科腹腔镜手术患者中，麻醉诱导时应用芬太尼（$25 \sim 50 \mu\text{g}$，iv）可减少丙泊酚的维持用量，但不能提供有效的术后镇痛，并增加了术后止吐药的用量。靶控输注阿芬太尼（靶浓度 80ng/ml）能使血浆中丙泊酚浓度提高17%，并减小其药物消除率、分布清除率和外周分布容积。

4. 阿片类与依托咪酯 依托咪酯可以小剂量与阿片类药物联用，且对心血管系统的稳定性影响轻微。在择期行冠状动脉旁路移植术患者中，依托咪酯（0.25mg/kg）和芬太尼（$6\mu\text{g/kg}$）联合用药引起的诱导后和气管插管后低血压的程度要低于丙泊酚（1mg/kg）和芬太尼（$6\mu\text{g/kg}$）联合用药。

5. 阿片类与氯胺酮 一项前瞻性随机双盲对照研究表明，术中或术后48小时内使用氯胺酮 [0.5mg/kg 单次给药后 $2\mu\text{g/（kg·min）}$] 可以增强术后镇痛效果，并显著减少吗啡的使用量。此外有研究报道，小剂量的氯胺酮和美金刚对阿片类药物耐受患者的顽固性疼痛有效。也有研究显示，对于围手术期给予曲马多的腹部手术患者，小剂量氯胺酮是有益的补充。

6. 阿片类与吸入麻醉药 吸入麻醉药常与阿片类药物合用以确保出现遗忘作用，并增强对患者制动作用及维持血流动力学稳定。心脏手术中阿片类药物与吸入麻醉药合用的临床研究证实，联合应用两类药物能较好地维持心排血量，且能最低限度地降低平均动脉血压。尽管对血流动力学的控制良好，但阿片类药物和强效吸入麻醉药合用并不总能改善心肌缺血。一些强效吸入麻醉药能提高交感神经系统活性，可能增加心脏病患者发生心肌缺血的风险。

7. 阿片类与肌松药 维库溴铵和大剂量阿片类药物合用时可能产生负性肌力作用，导致心率减慢，心排血量、血压下降以及缩血管药的需要量增加。行冠状动脉手术的患者，舒芬太尼（40μg/kg）和维库溴铵（0.1mg/ml）将导致插管后心率、平均动脉压和全身血管阻力下降，但心排血量无明显变化，也无出现新的心肌缺血的证据。在芬太尼麻醉下行择期冠状动脉旁路移植术患者，美维库铵（0.15mg/kg 或 0.2mg/kg）能导致平均动脉压和体循环阻力下降，这可能是通过组胺释放作用介导的；而阿曲库铵（0.5mg/kg）不会引起明显的血流动力学的改变。

8. 阿片类与单胺氧化酶抑制剂　在阿片类药物与其他药物相互作用中，与单胺氧化酶抑制剂（monoamine oxidase inhibitor，MAOI）联用，具有最严重的、可能致死的相互作用。哌替啶与 MAOI 合用，能引起 5 - 羟色胺（5 - HT）综合征，主要表现为意识模糊、发热、寒战、出汗、共济失调、反射亢进、肌阵挛和腹泻。苯基哌啶类阿片类药物（哌替啶、曲马多和美沙酮）是 5 - HT 再摄取的弱抑制剂，在与 MAOI 合用时都参与了 5 - HT 毒性反应；而吗啡、可待因、羟考酮和丁丙诺啡等已知的非 5 - HT 再摄取抑制剂，不会加剧与 MAOI 合用时的 5 - HT 毒性反应。

9. 阿片类与非甾体抗炎药

非甾体抗炎药（NSAID）如布洛芬、双氯芬酸和酮洛酸已在围手术期用于减少阿片类药物的用量。围手术期应用双氯芬酸（75mg，每日 2 次）可减少经腹全子宫切除术后吗啡的用量，并减少镇静、恶心等不良反应的发生。在一次随机双盲试验中，0.1mg/kg 吗啡比 30mg 酮洛酸缓解术后疼痛的效果更好。然而在术后早期，吗啡与酮洛酸合用可以减少术后阿片类药物的需要量以及阿片类药物相关的不良反应。NSAID 被认为可以防止阿片类药物诱导的痛觉过敏或急性阿片类耐受，后者可增加术后阿片类药物的需求量。

对乙酰氨基酚有类似于 NSAID 的镇痛和解热作用，但其抗炎的效果很弱。当对乙酰氨基酚与芬太尼联合用于小儿静脉术后镇痛，可节省芬太尼的用量，并能减少不良反应。

10. 阿片类与局麻药　系统性使用局麻药可以显著减轻疼痛和加快出院。围手术期系统性复合利多卡因麻醉可以显著减少非卧床患者的阿片类药物需要量。

二、放射性药品

放射性药物的不良反应系指注射了一般人群皆能耐受且没超过一般用量的放射性药物之后，发生的异乎寻常的生理反应。拿错药物或取量错误，药物质量明显低劣（物理性状、粒度异常、明显的微生物、热原污染），未掌握好适应证（如：心内有右至左分流者慎用放射性微粒作肺显像，以免较大的微粒直接进入左心而致肾、脑小动脉栓塞），以及因作负荷试验（药物介入，如潘生丁、腺苷等心肌灌注显像负荷试验）而带来的不良后果不包括在内。放射性药物不良反应多数表现为具有变态反应的性质、血管迷走反应、热原反应等，大多在给药后数分钟或数小时内发生，亦有少数在 10～48 小时内发生，绝大多数经对症处理后即行缓解或消除，严重的、典型的过敏性休克在国内外偶有发生，但近年罕见。

三、毒性药品

1. A 型肉毒毒素

（1）不良反应　主要是疼痛、肌无力等。注射于不同的肌肉，所产生的并发症各不相同。例如：治疗眼睑痉挛、斜视，可出现眼睑下垂、复视等；治疗口－下颌肌张力障碍，可出现吞咽困难、构音障碍、咀嚼无力；治疗痉挛性斜颈，可出现颈肌无力、吞咽困难等；治疗痉挛性构音障碍，可出现失声、吞咽困难、饮水呛咳及喘鸣；治疗偏侧面肌痉挛和（或）书写痉挛，可出现面肌、手部肌肉短暂无力或瘫痪。此与该毒素向邻近肌肉弥散有关，数周内可自然恢复。

（2）相互作用　氨基糖苷类抗生素（如庆大霉素等）因干扰神经肌肉传导，能加强 A 型肉毒毒素的作用，故使用 A 型肉毒毒素期间应禁用上述抗生素。

2. 亚砷酸

（1）不良反应　与患者个体对砷化物的解毒、排泄功能以及对砷的敏感性有关。临床观察表明本品不良反应轻，较少出现骨髓抑制和外周血常规（主要是白细胞）的下降。较常见的不良反应为：食欲减退、腹胀或腹部不适、恶心、呕吐及腹泻等；皮肤干燥、红斑或色素沉着；肝功能改变（AST、ALT、y－GT 及血清胆红素升高等）；其他（包括关节或肌肉酸痛、浮肿、轻度心电图异常、尿素氮增高、头痛等），极少见精神及神经症状等；本品在肝癌患者中的半衰期延长，因此临床应用中应关注砷蓄积及相关不良反应。

（2）相互作用　使用本品期间，避免使用含硒药品及食用含硒食品。可能机制为硒在一定浓度下能够通过拮抗砷对活化蛋白－1（AP－1）的活化而抑制砷引起的细胞周期变化；砷诱导氧化应激，硒则具有抗氧化损伤的作用；硒与砷形成硒砷复合物使砷含量减少。

四、易制毒药品

麦角新碱

（1）不良反应　①由于用药时间短，不良反应少见。部分患者用药后可发生恶心、呕吐、出冷汗、面色苍白等反应。静脉给药时可出现头痛、头晕、耳鸣、腹痛、恶心、呕吐、胸痛、心悸、呼吸困难、心率过缓，故不宜以静脉注射作为常规使用；也有可能突然发生严重高血压，在用氯丙嗪后症状可以有所改善，甚至消失。下列不良反应虽少见但应注意，如：由冠状动脉痉挛所致的胸痛、血压突然升高引起的严重头痛、皮肤强痒、四肢痛或腰痛、手足苍白发冷、两腿无力、呼吸短促（可能是过敏反应）。②如使用不当，可能发生麦角中毒，表现为持久腹泻、手足和下肢皮肤苍白发冷、心跳弱、持续呕吐、惊厥。

（2）相互作用　与缩宫素和其他麦角制剂有协同作用，故不宜联用；不宜与升压药合用，否则会使血压升高，引起剧烈头痛；与麻醉乙醚、硫喷妥钠、氟烷以及吗啡等同用时可减弱子宫收缩作用；不得与血管收缩药（包括局麻药液中的肾上腺素）同用，可致血管加压作用增强；服用本品期间禁止吸烟过多，以免引起血管收缩或痉挛。

（李沙沙　张志东）

参考文献

［1］Smith H S. The metabolism of opioid agents and the clinical impact of their active metabolites［J］. Clinical Journal of Pain, 2011, 27(9):824 – 838.

［2］Solhaug V, E Molden. Individual variability in clinical effect and tolerability of opioid analgesics – Importance of drug interactions and pharmacogenetics［J］. Scandinavian Journal of Pain, 2017, 17:193 – 200.

［3］Söderberg Löfdal K C, Andersson M L, Gustafsson L L. Cytochrome P450 – mediated changes in oxycodone pharmacokinetics/pharmacodynamics and their clinical implications［J］. Drugs, 2013, 73(6):533 – 543.

［4］Crews K R, Gaedigk A, Dunnenberger H M, et al. Clinical Pharmacogenetics Implementation Consortium guidelines for cytochrome P450 2D6 genotype and codeine therapy: 2014 update［J］. Clinical Pharmacology & Therapeutics, 2014, 95(4):376 – 82.

［5］Saari T I, Laine K, Neuvonen M, et al. Effect of voriconazole and fluconazole on the pharmacokinetics of intravenous fentanyl［J］. European Journal of Clinical Pharmacology, 2008, 64(1):25 – 30.

［6］Horton R. Opioid – induced respiratory depression resulting from transdermal fentanyl – clarithromycin drug interaction in a patient with advanced COPD［J］. Journal of Pain and Symptom Management, 2009, 37(6):e2 – 5.

［7］Mercadante S, Villari P, Ferrera P. Itraconazole – fentanyl interaction in a cancer patient［J］. Journal of Pain and Symptom Management, 2002, 24(3):284 – 286.

［8］Hallberg P, Marten L, Wadelius M. Possible fluconazole – fentanyl interaction – a case report［J］. European Journal of Clinical Pharmacology, 2006, 62(6):491 – 492.

［9］Bartkowski R R, McDonnell T E. Prolonged alfentanil effect following erythromycin administration［J］. Anesthesiology, 1990, 73(3):566 – 568.

［10］Perucca E. Clinically relevant drug interactions with antiepileptic drugs［J］. British Journal of Clinical Pharmacology, 2006, 61(3):246 – 255.

［11］Roby C A, Anderson G D, Kantor E, et al. St John's Wort: effect on CYP3A4 activity,［J］. Clinical Pharmacology & Therapeutics, 2000, 67(5):451 – 7.

[12] Juliano R L, Ling V. A surface glycoprotein modulating drug permeability in Chinese hamster ovary cell mutants[J]. Biochimica et Biophysica Acta, 1976, 455(1):152 – 162.

[13] Drewes A M, Jensen R D, Nielsen L M, et al. Differences between opioids: pharmacological, experimental, clinical and economical perspectives[J]. British Journal of Pharmacology, 2013, 75(1):60 – 78.

[14] Alhaddad H, Cisternino S, Declèves X, et al. Respiratory toxicity of buprenorphine results from the blockage of P – glycoprotein – mediated efflux of norbuprenorphine at the blood – brain barrier in mice[J]. Critical Care Medicine, 2012, 40(12):3215 – 3223.

[15] Mégarbane B, Alhaddad H, Declèves X. Reduced pupil diameter in volunteers on stable buprenorphine maintenance therapy with telaprevir: a drug – drug interaction involving p – glycoprotein at the blood – brain barrier? [J]. Antimicrobial Agents and Chemotherapy, 2012, 56(11):6070.

[16] Slosky L M, Thompsom B J, Sanchez – Covarrubias L. et al. Acetaminophen modulates P – glycoprotein functional expression at the blood – brain barrier by a constitutive androstane receptor – dependent mechanism[J]. Molecular Pharmacology, 2013, 84(5):774 – 86.

[17] Greenier E, Lukyanova V, Reede L. Serotonin syndrome: fentanyl and selective serotonin reuptake inhibitor interactions[J]. AANA Journal, 2014, 82(5):340 – 5.

[18] Crews K R, Gaedigk A, Dunnenberger H M, et al. Clinical Pharmacogenetics Implementation Consortium guidelines for cytochrome P450 2D6 genotype and codeine therapy: 2014 update[J]. Clinical Pharmacology & Therapeutics, 2014, 95(4):376 – 82.

[19] Koren G, Cairns J, Chitayat D, et al. Pharmacogenetics of morphine poisoning in a breastfed neonate of a codeine – prescribed mother[J]. The Lancet, 2006, 368(9536):704.

[20] Ciszkowski C, Madadi P, Phillips M S, et al. Codeine, ultrarapid – metabolism genotype, and postoperative death[J]. The New England Journal of Medicine, 2009, 361(8):827 – 8.

[21] Gasche Y, Daali Y, Fathi M, et al. Codeine intoxication associated with ultrarapid CYP2D6 metabolism[J]. The New England Journal of Medicine, 2004, 351(27):2827 – 2831.

[22] Takashina Y, Naito T, Mino Y, et al. Impact of CYP3A5 and ABCB1 gene polymorphisms on fentanyl pharmacokinetics and clinical responses in cancer patients undergoing conversion to a transdermal system[J]. Drug Metabolism and Pharmacokinetics, 2012, 27(4):414 – 421.

[23] Klees T M, Sheffels P, Kenneth E, et al. Pharmacogenetic determinants of human liver microsomal alfentanil metabolism and the role of cytochrome P450 3A5[J]. Anesthesiology, 2005, 102(3):550 – 556.

[24] De Fazio S, Gallelli L, De Siena A, et al. Role of CYP3A5 in abnormal clearance of methadone[J]. Annals of Pharmacotherapy, 2008, 42(6):893 – 897.

[25] Matic M, De Wildt S N, Tibboel D, et al. Analgesia and Opioids: A Pharmacogenetics Shortlist for Implementation in Clinical Practice[J]. Clinical Chemistry, 2017, 63(7):1204 – 1213.

[26] Nielsen L M, Olesen A E, Branford R, et al. Association Between Human Pain – Related Genotypes and Variability in Opioid Analgesia: An Updated Review[J]. 2015, 15(6):580 – 594.

[27] Sadhasivam S, Chidambaran V, Zhang X, et al. Opioid – induced respiratory depression: ABCB1 transporter pharmacogenetics[J]. Pharmacogenomics Journal, 2015, 15(2):119 – 126.

[28] Hwang I C, Park J Y, Myung S K, et al. OPRM1 A118G gene variant and postoperative opioid requirement: a systematic review and meta – analysis[J]. Anesthesiology, 2014, 121(4):825 – 34.

[29] Choi S W, Lam D M H, Wong S S C, et al. Effects of Single Nucleotide Polymorphisms on Surgical and Posts-

urgical Opioid Requirements：A Systematic Review and Meta‐Analysis［J］. Clinical Journal of Pain，2017，33（12）：1117－1130.

［30］Vineetha V P，Raghu K G. An Overview on Arsenic Trioxide‐Induced Cardiotoxicity［J］. Cardiovascular Toxicology，2019，19（2）：105－119.

［31］Sadat A N，Kobra S，Gholamreza K. Arsenic cardiotoxicity：An overview［J］. Environmental Toxicology and Pharmacology，2015，40（3）：1005－14.

［32］陈新谦,金有豫,汤光.新编药物学［M］.18 版.北京:人民卫生出版社,2018.

［33］国家药典委员会.中华人民共和国药典临床用药须知:化学药和生物制品卷(2015 年版)［M］.北京:中国医药科技出版社,2017.

［34］米勒.米勒麻醉学:第 8 版［M］.邓小明,曾因明,黄宇光,主译.北京:北京大学医学出版社,2016.

［35］阚全程.麻醉药品和精神药品的管理与临床应用［M］.北京:人民卫生出版社,2015.

［36］中国抗癌协会肿瘤麻醉与镇痛专业委员会.中国肿瘤患者围术期疼痛管理专家共识(2020 版)［J］.中国肿瘤临床,2020,47(14):703－710.

第六章	超说明书用药管理

药品说明书是经国家药品监督管理部门批准的，包含药品安全性、有效性等重要科学信息和结论，用以指导临床安全、合理使用药物的技术性资料，是医师开具处方和药师审核处方的重要法定依据。由于药品说明书载录的用药信息往往滞后于医学发展和临床医疗实践，故在药物治疗工作中常常发生超出药品说明书规定使用范围的现象，不仅增加了患者的用药风险，也容易引发医患矛盾和医疗纠纷。因此对医疗机构的超说明书用药进行规范化管理十分必要。

第一节　超说明书用药的定义与正确认识

一、定义

超说明书用药（off – label drug use）又称"药品说明书外用法""药品未注册用法"（unlicensed uses, off – label uses, unlabeled uses），是指临床实际使用药品的适应证、给药方法或剂量不在具有法律效力的说明书之内的用法，包括给药剂量、适应人群、适应证或给药途径等与药品说明书中的用法不同的情况。

作为医疗工作者，我们要对超说明书用药有正确的认识。一方面，超说明书用药在临床医疗工作中实际存在，很多都是基于患者利益出发，在大量的临床研究及医疗实践经验积累的基础上根据执业规则作出的医疗决策，具有一定的合理性；另一方面，超说明书用药在国内尚缺乏明确的法律依据支持，存在法律风险。因此，我们不能回避临床治疗实际需求与法律纠纷隐患之间的矛盾，应理性看待超说明书用药：使用前需制定本医疗机构的规范化管理流程，包括做好超说明书用药的严格审批、风险预判与应急预案；使用中对患者作充分的知情告知并获取书面知情同意；使用后加强超说明书用药的疗效性与安全性监测，定期回顾总结分析超说明书的经验和证据，为该超说明书用药的合理用药提供必要的循证依据。

二、常见误区

(一) 超说明书用药与不合理用药

通常来说，药品的使用可以分为合理用药和不合理用药。因为药品说明书明确规定了药品的适应证、禁忌证、用量用法等，因此对患者个体而言，合理用药与不合理用药是对立的两个方面。甚至很多时候某些医药专业人员也会把药品说明书作为判断用药合理或不合理的依据，从而不可避免地产生了"超说明书用药均是不合理用药"的片面观点。

1985 年，世界卫生组织（WHO）将合理用药定义为安全、有效、简便、及时、经济地用药；我国原卫生部印发的《处方管理办法》要求用药需符合安全、有效、经济的原则。有学者认为，合理与不合理的判断应该依据临床诊疗规范：符合诊疗规范的是合理用药，不符合的属于不合理用药。而超说明书用药和非超说明书用药的区别仅仅以用药方法是否符合药品说明书进行界定。如超说明书用药符合安全、有效、经济等基本原则，并按照最新临床诊疗规范、指南要求使用，则该超说明书用药应属于合理用药；而缺乏充足的循证医学证据，不符合诊疗规范的超说明书用药则属于不合理用药。因此，超说明书用药可以是合理用药，也可能是不合理用药。

(二) 超说明书用药与临床试验

2019 版《中华人民共和国药品管理法》（以下简称《药品管理法》）规定："国家支持以临床价值为导向、对人的疾病具有明确或者特殊疗效的药物创新"，同时规定："开展药物临床试验，应当按照国务院药品监督管理部门的规定如实报送研制方法、质量指标、药理及毒理试验结果等有关数据、资料和样品，经国务院药品监督管理部门批准"。另一方面，2020 年版《药品注册管理办法》则明确了："获准上市的药品增加适应症（或者功能主治）需要开展药物临床试验的，应当提出新的药物临床试验申请"。那么，临床如确需超出说明书适应证或改变用药途径用药，或用于说明书未规定的人群，是否要经国家有关药品监督管理部门批准后才能使用？新版《药品管理法》第七十二条规定："医疗机构应当坚持安全有效、经济合理的用药原则，遵循药品临床应用指导原则、临床诊疗指南和药品说明书等合理用药，对医师处方、用药医嘱的适宜性进行审核。"，该条款说明了国家从立法层面认可了临床用药的依据不仅限于药品说明书，同时包括了药品临床应用指导原则、诊疗指南。而《药品注册管理办法》则规范了制药企业的药品注册和开展药物临床试验的行为，并非对临床治疗工作中用药行为进行监管的法规，故可认为不适用于对临床超说书用药的解释。《药品注册管理办法》第三十六条提到："经国家药品监督管理局确定的非处方药改变剂型或者规格，但不改变适应症（或者功能主治）、给药剂量以及给药途径的药品"可直接提出非处方药上市许可申请。该条同样是对药品上市许可的申请规定，而且仅限于非处方药物。

《中华人民共和国执业医师法》和《处方管理办法》对医师处方行为进行了规范和约束，而《药品注册管理办法》则没有对医师根据诊疗规范如何使用已上市药品作出要求。如果医师的药物治疗方案是以救治患者疾病为目的，而不是临床试验，则无需按《药品注册管理办法》进行报备。因此，不应把符合诊疗规范、以治疗疾病为目的的超说明书用药行为视同未经批准开展药物临床试验。

另一方面，《药品管理法》第二十三条也提出："对正在开展临床试验的用于治疗严重危及生命且尚无有效治疗手段的疾病的药物，经医学观察可能获益，并且符合伦理原则的，经审查、知情同意后可以在开展临床试验的机构内用于其他病情相同的患者"。需注意的是，该项规定同样针对的是处于临床试验研究中的药物，且明确了只要经伦理审查、知情同意后便可在同一机构内使用，无需再申请报备国家有关部门后才可使用。

（三）超说明书用药与假药

《药品管理法》第九十八条规定禁止生产（包括配制）、销售、使用假药、劣药的情形中包括："药品所标明的适应症或者功能主治超出规定范围"。那超说明书用药是否属于使用假药行为？这也是一种法律适用错误，从字面上理解，"规定范围"指经国家药品监督管理部门审核批准的限定范围，药品说明书必须按照所批准的内容印制，如生产企业擅自不遵从要求，印制的说明书超说规定要求，此时的药品就属于假药范畴。因此，需要认识到《药品管理法》的目的是限制企业在生产、销售或使用环节中任意夸大药品效用的不规范行为，而不是限制有充分循证依据的、为拯救患者生命、提高生命质量的临床实践用药。这已在《药品管理法》第七十二条规定得到确定。临床用药行为的依据，不仅仅是药品说明书，还包括临床诊疗规范、专科权威指南等文献和专著材料。

第二节　超说明书用药的使用条件

广东省药学会《药品未注册用法专家共识》指出，临床应用中超说明书用药应具备的条件包括：

（1）在影响患者生活质量或危及生命的情况下，无合理的可替代药品使用"药品未注册用法"时，必须充分考虑药品不良反应、禁忌证、注意事项，权衡患者获得的利益大于可能出现的危险，保证该用法是最佳方案；

（2）用药目的不是试验研究，必须仅仅是为了患者的利益；

（3）有合理的医学实践证据。在美国，相关超说明书用药权威资料包括 *American Medical Association：Drug Evaluations*、*US Pharmacopoeia：Drug Information* 和 *American Hospital Formulary Service：Drug Information*。在英国，儿科临床医生广泛参考应用杂志 *Medicines for Children*；

（4）经医院药事管理与药物治疗学委员会及伦理委员会批准，但紧急抢救情形下不受此条限制；

（5）保护患者的知情权，应告知患者治疗步骤、预后情况及可能出现的危险。是否签署知情同意书取决于该用法的危险程度、偏离标准操作的程度及用药目的等。

第三节　超说明书用药的立法与责任

一、国际经验

目前，全球对超说明书用药有相关立法的国家共 7 个，分别是美国、德国、意大利、荷兰、新西兰、印度和日本，其中除印度禁止超说明书用药外，其余 6 国均允许合理的超说明书用药。在处方权限方面，英国和爱尔兰允许临床医师和牙医开具超说明书用药处方，英国还允许药师、护士、放射科医师经所在医疗机构批准后在某些特殊情况下开具超说明书用药处方。此外，美国、英国、德国、意大利、荷兰、澳大利亚、新西兰、中国、日本和南非等 10 个国家的政府部门或学术组织发布了与超说明书用药相关的指南或建议，对超说明书用药操作流程进行了规范，其中英国与美国的规程最详尽，值得借鉴。

（一）美国对超说明书用药的立法规定

美国《联邦食品、药品和化妆品法案》中与超说明书用药相关条款不多，其第五章指出，患者在重症或有生命威胁的情况下可通过医师获得处于临床研究阶段的药物或器械。对于儿科用药和罕见病用药，该法案规定：健康和公共服务部需及时跟踪特殊药物或药物的特殊用法研究，包括说明书内用法及超说明书用法，并及时将研究结果发布到 FDA 网站公布。1982 年，美国 FDA 表示药品新用途的发现是通过临床观察和治疗创新而实现的，只要药品批准上市，医师可以将药品用于说明书以外的范围，强调药品说明书只用于参考。2011 年，美国 FDA 就超说明书用药再发布声明，强调如果临床医师超说明书用药，医师必须对所使用药品足够了解，并有充足的、合理的医学证据，使用过程中及时记录药品的用法和效果。另外，当这种超说明书用药目的是治疗疾病时，无需提交临床试验申请，也不需经伦理委员会审核。

与此同时，美国《医疗执行法》《医疗执业法案要点指南（第十版）》《美国医学协会医疗道德守则》也未规定医生必须根据药品说明书进行用药，强调了医生的处方行为应完全基于医疗目的与患者需求考虑，对药品的效果与安全性有一定的把握，以及不能违背现行医疗标准和医疗职业道德。另一方面，美国医疗保险和医疗补助服务中心公布的《医疗保险福利政策手册》指出，如果所用超说明书用药来源于主流医疗专著、权威学术文献、或已公认为现行常用的医疗措施，在保险公司查证确认可接受后，该超说明书用药可纳入医疗保险范围。

（二）英国对超说明书用药的管理政策

英国医学总会对处方规范及医药管理颁布了 *Good Practice in Prescribing and Managing Medicines*，指出以下几种情况下医生可以超说明书用药：①有特定的医疗需求，如市场上无针对某特定疾病或儿童的药品，在证明有效的前提下使用；②某种疾病市场上已有上市药品，但由于某些原因致使无法获得时（如药品库存短缺等）；③作为某一已被批准的医疗研究项目的一部分。

此外，英国国家医疗服务体系（NHS）针对超说明书的使用制定了《英国 NHS 未注册药品及超说明书用药指南》，就超说明书用药的目的、目标、适用范围、角色和职责、用药流程以及如何实施等进行了介绍和指导。

（三）法国对超说明书用药的监管

法国药品管理机构（ANSM）针对临床在治疗某些棘手疾病，且没有合适的药物可用时，采用临时使用建议措施（temporary recommendations for use，TRU）对超说明书用药进行使用及有效监管。TRU 建立了对超说明书用药患者的监测程序和数据收集方式，旨在规范超说明书用药的使用范围，并对这些超说明书用药进行监督。TRU 监测的药品一般为罕见疾病或棘手疾病的治疗用药，常见于肿瘤学、血液学及传染性疾病。列入 TRU 监测的药品，如果使用过程中发现对患者有潜在风险或缺乏对患者的随访数据，ANSM 可以对该药采取修改、暂停或撤销 TRU 的决定；如果发现存在积极的治疗效果，ANSM 将评估所收集到的临床数据，包括有效性和安全性数据，以及患者随访信息等，并将数据及评估结果汇报至政府机构部门。ANSM 通过这种对超说明书用药的长期监测机制，收集了大量科学严谨的数据，并定期评估超说明书用药的益处和风险，从而确保了临床超说明书用药的安全性。

（四）日本对超说明书用药的管理政策

日本厚生劳动省文件指出，国外临床实践案例、国外药品说明书或政府有关机构发布的最新药品安全性信息均可作为超说明书用药的使用依据。另外，对于有临床研究文献支持，且在海外已被证实的超说明书用药，可酌情免除修改说明书所需进行的临床试验。

二、国内超说明书用药的法律争议与风险

（一）《中华人民共和国民法典》的相关规定

《中华人民共和国民法典》第六章第一千二百一十九条规定，医疗机构进行的"特殊治疗"须取得患者或其近亲属的书面同意。如果将超说明书用药视为特殊治疗，则应取得患者的知情同意，但超说明书用药是否属于"特殊治疗"，本法则缺乏明确说明。目前医学界、法学界对药品说明书的认识存在较大的差异。医学界基于其临床工作实际，更关注超说明书用药的合理性，认为超说明书用药广泛实际存在于临床实践，有其合理性和必要性，这与滥用处方权不能混为一谈。然而法律界则认为药品说明书是国家药品监管部门批准的，是国家实施药品安全监管的重要依据，因此药品说明书应可以被看作为一项"（准）法律规范"看待。实际上在过往的医疗司法诉讼案例中，药品说明书确实经常被用作衡量医生用药行为是否合理的标准，并因此而导致赔偿。

另一方面，《中华人民共和国民法典》第一千二百二十二条规定，如因医疗机构及其医务人员的诊疗行为违反法律、行政法规、规章以及其他诊疗规范而导致患者有损害的，医疗机构将被直接推定有过错。此条款客观上重新分配了医疗损害责任诉讼中医患双方的举证责任，减轻了患方的举证责任却加重了医方的举证责任，进而可能给医疗机构及其医务人员带来不利的法律后果。

（二）《处方管理办法》与《药品管理法》的要求

根据《药品管理法》第七十二条规定，临床医疗用药的依据并不局限于药品说明书，但对于医师和药剂师能否采取超说明书用药行为，尚缺进一步说明。因此医疗机构的超说明书用药，目前仍有可能因为药品说明书被视为违反诊疗规范或部门规章而被推定有过错，虽然推定的过错在理论上医方可以通过举证推翻，但是难度极大。

同样，在国家卫健委制定颁布的一系列行业规范文件中，对处方与用药做了相关要求，但均暂未有对超说明书用药行为的定性或阐述。如《处方管理办法》第六条要求："药品用法用量应当按照药品说明书规定的常规用法用量使用，特殊情况需要超剂量使用时，应当注明原因并再次签名"；第十四条规定："医师

应当根据医疗、预防、保健需要，按照诊疗规范、药品说明书中的药品适应证、药理作用、用法、用量、禁忌、不良反应和注意事项等开具处方"。

（三）超说明书用药的法律风险防范

对于合理、必须的超说明书用药，有学者对于其法律风险提出以下防范策略。

（1）医疗机构应制定严格的、规范的、可操作性强的超说明书用药管理流程并严格执行。

（2）尊重和保障患者对超说明书用药的知情权、选择权。知情权应符合《中华人民共和国民法典》的规定，建议相关内容包括但不限于：①本次用药为超说明书用药的事实；②超说明书用药可能存在的风险；③用药后可能的病情预后及转归的判断；④是否有可替代的治疗方案；⑤医疗费用。选择权指按照医患共同决策的原则，由患方自主决定是否超说明书用药并签署知情同意书，同时包括随时退出超说明书用药的权利。

（3）超说明书用药过程中的谨慎注意义务：用药前谨慎选择；用药中必须严密观察用药疗效、不良反应等，疗效欠佳及时终止用药，对早期不良反应及时发现及妥善处理；用药后严格随访，及时发现并处理远期或潜在的不良反应，最大限度避免患方受到损害。

（4）超说明书用药必须有合理的理由和充分的依据，这是超说明书用药的必要条件。

综上，在我国现行法律体系下，超药品说明书用药的法律风险依然存在，值得重视与研究，医疗界、法律界应携手努力构建并创新法律风险管控机制，共同防范和化解超药品说明书用药的法律风险。

第四节　医疗机构超说明书用药的管理对策

（一）广东省药学会《医疗机构超药品说明书用药管理专家共识》
　　　推荐意见

（1）超说明书用药申请　申请材料包括超说明书用药申请表，附上超说明书用药方案、风险应急预案及超说明书用药依据。超说明书用药依据通常包括但不限于国内外说明书、官方文件、指南、专家共识、相关权威杂志或核心期刊发表临床应用文献如 RCT 的系统评价、Meta 分析文献、其他对照试验、病例观察文献等。

（2）药学部门初审　对申请材料进行真实性、时效性、科学合理性进行循证医学评价，评价内容包括有效性等级、推荐强度和证据等级。评价标准一般参照 Micromedex 的 Thomson 分级系统。

（3）药事会和伦理会审批　药事会审批通过的药品可直接按批准方案使用。当超说明书用药风险较大时，除药事会同意外，还须提交伦理会审批。

（4）经审批通过的超说明书用药品种和目录，统一在医务部和药学部备案。

（5）超说明书用药处方权限及管理药事会审批通过的超说明书用药，主治医师以上具有处方权，伦理会审批通过的，副主任医师以上具有处方权。未审批备案但在紧急情况下需使用时，由科主任报医务部门同意后可使用，抢救结束后补交申请资料，尽快经药事会和伦理会审批。

（6）原则上所有超说明书用药均须有详细的病程记录，在使用前与患者签署知情同意书，明确告知其使用风险与获益。

（二）中国药理学会《超说明书用药专家共识》推荐意见

（1）超说明书用药的目的只能是为了患者的利益，且临床诊疗过程中无其他合理的可替代药物治疗方案时选择，而不是以试验、研究或其他关乎医师自身利益为目的的使用。如果市场存在可替代药品应当优先选择该药品，而不应当超说明书用药。

（2）权衡利弊，必须充分考虑药品的不良反应、禁忌证、注意事项等，权衡患者获得的利益和可能带来的风险，保证该药物治疗方案是最佳方案。

（3）有合理的医学证据支持。超说明书用药必须有充分的文献报道、循证医学研究结果等证据支持。

（4）超说明书用药须经所在医疗机构药事管理与药物治疗学委员会和伦理委员会批准并备案后方可实施。抢救等特殊情况不应受此限制，可事后备案。

（5）超说明书用药需确保患者的知情同意权，告知内容包括用药理由、治疗方案、预期效果以及可能出现的风险。是否签署书面知情同意书可根据风险程度、偏离标准操作的程度和用药目的等因素决定。

（6）定期评估，防控风险。医疗机构应针对超说明书用药组织开展临床用药监测、评价和超常预警工作，对超说明书用药的品种进行有效性和安全性评估，及时终止不安全、不合理的用法，以保障患者用药安全，降低医疗风险。

（三）超说明书用药的知情同意管理

2019 年广东省药学会组织编写了《超药品说明书用药中患者知情同意权的保护专家共识》，为进一步规范临床医师的超说明书用药行为、在提高临床诊疗效果的同时保护患者的合法权益、减少医疗损害纠纷的发生作出相关指引。

知情同意（informed consent）是指医疗活动中临床医师的说明、告知和患者的同意。医方应当就自己掌握的、可能影响患方作出是否同意实施该医疗行为的重要事项，向患方进行充分地解释、说明。患方在完全理解医方的说明之后，根据自己的理解作出接受或者拒绝实施该医疗行为的决定。患方享有的知情同意权是法律赋予的权利，同时医方的充分说明和告知义务也是法律规定的义务。

超说明书用药的患者知情同意权，是临床治疗中保障患者人身安全的重要举措。《中华人民共和国民法典》第一千二百一十九条规定了需要实施手术、特殊检查和特殊治疗的，医务人员应当及时向患者说明医疗风险、替代医疗方案等情况，应向患者或其近亲属充分说明，并取得其书面同意。超说明书用药应属于特殊治疗，需要在对患者进行充分说明和告知的情况下签署知情同意书。若未能告知或告知不充分，一旦出现纠纷，则存在法律纠纷风险。

超说明书用药的患者知情事项包括向患者或家属、监护人解释其所患疾病的诊断、性质、病情程度、可能的预后以及告知该药物治疗方案而不是其他用药方案的理由、预期效果以及可能出现的风险、费用开支等情况。另外，医师还应尽可能解释该超说明书用药方案是依据于权威的、充分的、可靠的循证医学证据，如最新的指南共识等。

某些特殊情况如抢救急救须实施未经医院批准的超说明书用药时，应使用书面方式告知患者该治疗方案的利弊，在获得患者或家属、监护人签署的知情同意书后，方可实施超说明书用药。

(四) 超说明书用药的分级管理

国内有医疗机构为规范院内的超说明书用药行为，建立了超说明书用药分级管理制度。具体做法为以循证医学证据为管理依据，对超说明书用药分为 A、B、C、D 级管理，现介绍如下。

A 级：同意使用。对证据级别高、疗效确定、安全性与经济性好的超说明书用药，建议管理级别为"同意使用"。例如对于欧美日等国外药品说明书有某适应证而国内说明书没有的，经论证可考虑列为该级别。

B 级：限制使用。此级别证据级别较高、疗效较确定，但与 A 级相比治疗风险和经济成本较高。该类超说明书用药的证据包括国内外指南推荐的用法。在 Micromedex 循证医学数据库中，该类超说明书用药推荐级别应在 Ⅱa 级或以上。此类超说明书用药的使用，建议限制处方医师的级别与使用科室，并监控不良反应发生情况。

C 级：特殊使用。对证据级别较低、疗效不明确或研究结果不一致、治疗风险较高、经济成本大的超说明书用药，建议管理级别为"特殊使用"。在 Micromedex 循证医学数据库中，该类超说明书用药推荐级别在 Ⅱb 级。"特殊使用"

超说明书用药的使用，需由正高级职称医师开具处方，同时需密切监控不良反应发生情况。

D级：禁止使用。对证据级别低、治疗风险或经济成本高、曾出现过纠纷事件的超说明书用药，建议管理级别为"禁止使用"。

（五）超说明书用药的处方点评与审核

《医院处方点评管理规范（试行）》第十一条规定，三级以上医院应当逐步建立健全的专项处方点评制度。专项处方点评是医院根据自身药事管理和药物临床管理的现状及存在的问题，对特定的药物或特定疾病的药物（包括超说明书用药在内）的使用情况而进行的处方点评。

《医疗机构药事管理规定》（卫医政发〔2011〕11号）第十八条规定，医疗机构应当遵循有关药物临床应用指导原则、临床路径、临床诊疗指南和药品说明书等合理使用药物；对医师处方、用药医嘱的适宜性进行审核。

因此，医疗机构对超说明书用药进行处方点评及处方审核，既是贯彻落实有关行政管理部门的工作部署要求，又是保障患者安全、合理用药的重要措施。

第五节 超说明书用药的循证评价

超说明书用药的必须基于充足的循证医学证据及严谨的药物治疗学基础，而这些证据的科学性、可靠性需要进行循证药学评价。目前尚未形成统一、规范的超说明书用药循证评价体系。超说明书用药的合理性缺乏评价标准，患者用药有效性、安全性得不到保障。为此，建立科学的超说明书用药循证评价体系，选择合适的评价方法，对加强药品超说明书用药的管理，促进临床合理用药，保障患者用药安全具有重要的意义。

1. 超说明书用药循证评价体系 由证据来源、证据质量、证据等级和有效性等级四个要素组成。

（1）证据来源 主要包括原研药药品说明书、Micromedex数据库、医学文献。原研药药品说明书可以通过美国食品药品监督管理局、欧洲药物管理局和日本药品与医疗器械管理局的官网进行查找该国政府批准的药品说明书。Micromedex数据库主要用于查找FDA未批准的超说明书用法、证据来源、证据等级和有效等级，是超说明书用药评价体系的重要循证工具。医学文献检索顺序按照证据级别从高到低的原则依次为：临床指南、系统评价、随机对照试验、非随机试验、个案报道和专家意见。检索范围覆盖了专业的数据库和指南网，包括Cochrane协作网、EMBASE、PubMed等大型的医学文献数据库；美国国家指南文库、加拿大医学会临床实践指南、英国国家卫生与临床优化研究所和苏格兰校际指南网、中国循证医学网等高质量的循证指南网；中国学术期刊全文数据库、中国生物医学文献数据库、万方数据知识服务平台等作为中文数据库的查询。

（2）参考文献证据质量评价　部分医学证据可能存在方法学上的缺陷，其对循证药学评价结果的可靠性造成一定的影响，因此可以分别采用 Jadad 量表对RCT、AMSTAR 2 量表对非 Cochrane 系统评价；AGREE 工具对指南进行相应的质量评价，以评价引用文献证据质量的高低。

（3）证据等级和有效性等级判定　对于 Micromedex 数据库已经收载的超说明书用药，可直接引用 Micromedex 上的证据等级和有效等级；而没有收载的以及原研药药品说明书亦未增加的超说明书用药，其证据等级与有效性等可根据Micromedex 分级定义进行判定（表 4 - 6 - 1）。

表 4 - 6 - 1　Micromedex 数据库证据质量评价

分　　级	定　　义
推荐强度	
Ⅰ级	推荐；已被现有的研究或治疗证明是有益的，应当实施
Ⅱa 级	大多数情况下推荐；现有的研究或治疗一般认为是有益的，在绝大多数情况下适用
Ⅱb 级	某些情况下推荐；现有的研究或治疗显示可能是有益的，适用于某些情况
Ⅲ级	不推荐；现有的研究或治疗显示无效，并应避免
证据强度	
A 类	同质 RCT 的系统评价；多中心、设计良好、大样本的 RCT
B 类	结论冲突的随机对照试验的 Meta 分析；小规模或研究方法有显著缺陷的随机对照试验；非随机研究
C 类	专家意见或共识；个案报到或系列案例
No Evidence	没有证据
有效性等级	
Ⅰ	治疗有效
Ⅱa	证据支持有效
Ⅱb	有效性具有争议
Ⅲ	治疗无效

2. 超说明书循证药学评价流程

（1）查阅说明书信息资料　包括国内外的药品说明书，尤其是原研国、欧美日等发达国家的说明书。查阅我国与国外说明书中标注的适应证、用法用量、适用人群不同之处，确定是否为超说明书用药，并查询相关药物原研药品说明书中有无批准相关的内容。

（2）收集相关临床用药诊疗规范与研究材料　包括收集相关疾病最新指南、共识中的药物治疗方案，检索国内外文献研究结果，知晓该超说明书用药的有效性、安全性，了解其用药作用机理。

（3）对文献进行真实性、严谨性、质量等级评价　包括实验设计是否合理，方法是否严谨，实验数据是否有可疑，差异是否有统计学意义，实验结果与同行过往研究比较是否可靠等。

（4）按照上述文献质量评价方法选择出质量较高的证据材料。

（5）根据收集整理获得的证据材料对超说明书用药进行风险与获益评估，作出有效性、安全性、合理性评价，得出该超说明书用药是否适宜的结论。

3. 超说明书用药循证评价结果范例

主题：伐地那非治疗肺动脉高压超药品说明书用法循证评价

（1）国外说明书结果　FDA、EMA 均未批准伐地那非用于肺动脉高压的治疗。

（2）循证数据库结果　循证医学数据库 Micromedex 中收录了伐地那非用于肺动脉高压的治疗，有效性等级为 Class Ⅱa，推荐等级为 Class Ⅱb，证据等级为 Category B。

（3）指南或共识结果　国内外有部分指南推荐伐地那非用于肺动脉高压的治疗。

（4）文献分析结果　对数据库检索共纳入文献 PubMed、Cochrane Library、EMBASE、CNKI、万方数据库，去重后分别对文献标题、摘要与全文进行筛选，最终纳入系统评价/Meta 分析共 2 篇。采用 AMSTAR 量表对纳入文献进行质量评价，文献总体质量良好。

（5）临床有效性评价　包括主要结局指标、次要结局指标。

（6）小结与结论　根据本研究的结果，虽然 FDA、EMA 未批准伐地那非用于肺动脉高压的治疗，但循证数据库 Micromedex 对该用法进行了推荐，有效性等级为 Class Ⅱa，推荐等级为 Class Ⅱb，证据等级为 Category B，说明该用法具有一定的循证资料。分析现有的文献资料，发现伐地那非与安慰剂相比可以改善肺动脉高压患者的 WHO－FC、6MWD 和死亡率等指标，也对 CI、mPAP、mRAP 有改善作用。安全性方面，伐地那非和安慰剂相比可能增加不良事件的发生率。作为 PDE5 抑制剂，常见的不良反应包括头痛、肠胃不适、潮红以及肌肉酸痛和关节痛，临床实际使用中需要做好相关药物不良反应监测。

综上所述，伐地那非用于肺动脉高压的治疗具有良好的疗效，但是需要注意患者胃肠道和肌肉、关节等方面的安全性。未来需要更多的高质量研究，尤其是来自中国人群的研究，来证明伐地那非用于肺动脉高压患者的有效性和安全性。

第六节　国内外超说明书用药相关共识与指引

一、国内共识

有学者通过检索中国期刊全文数据库（CNKI）、万方数据资源系统、维普期刊全文数据库、中国生物医学文献数据库（SinoMed）中文数据库，共搜索到13篇超说明书专家共识，发布最多的机构为广东省药学会8篇。涉及疾病主要包括类风湿关节炎、系统性红斑狼疮、强直性脊柱炎、结核病、骨质疏松；西药相关共识12篇，中药相关共识0篇；患者人群方面仅有2篇分别关注老年和儿童超说明书用药，其余未限制，具体如下。

2010年广东省药学会组织编写并发布了《药品未注册用法专家共识》，是第一次由专业的医学协会发布的关于超范围用药的专业共识。

2014年中国药理学会印发《超说明书用药专家共识》，是第一个全国意义上的医疗行业自律规范。

2014年广东省药学会组织编写并发布了《医疗机构超药品说明书用药管理专家共识》，规范了医疗机构超说明书用药管理的审批流程制度。

2015年中国医药教育协会感染疾病专家委员会和中国药学会药物临床评价研究专业委员会联合发布了《抗菌药物超说明书用法专家共识》，进一步规范了抗菌药物存在的超说明说用药行为。

2016年中华医学会儿科学分会临床药理学组印发《中国儿科超说明书用药专家共识》，进一步规范了儿科存在的超范围用药行为。

2018年中华医学会结核病学分会组织全国相关领域专家撰写了《抗结核药物超说明书用法专家共识》，全面地涵盖了抗结核药物超说明书使用的相关内容。

2020年广东省药学会组织编写并发布了《临床重症与药学超说明书用药专家共识》，对临床重症一些常见的超说明书用药进行评价和进一步规范超说明书用药行为。

其他的超说明书用药共识还有：广东省药学会组织编写的《DPP-4抑制剂超药物说明书用法专家共识》《风湿免疫疾病超药品说明书用药专家共识(之一)——类风湿关节炎》《风湿免疫疾病超药品说明书用药专家共识

（之二）——系统性红斑狼疮》《风湿免疫疾病超药品说明书用药专家共识（之三）——强直性脊柱炎》《广东省抗骨质疏松药物超药品说明书用法专家共识》《氟喹诺酮类抗菌药物在儿童应用中的专家共识》等。

二、国外指南共识

英国国家医疗服务体系（NHS）制定了《NHS未批准及超标签用药指南》，该指南为那些未获准进入英国市场的药品以及超范围用药提供指导性方针、操作程序及参照标准。

Gazarian M, Kelly M, Mcphee JR 发布了《评估标示外用药适当性的共识建议》，该建议为临床医生、政策制定者和卫生保健资助者制定的指南，以评估建议用于药品说明书外使用药物的适当性，减少不适当的使用。通过减少不必要的风险来提高患者的安全性，并可能刺激更多的临床相关药物研究。

2020年1月欧洲儿科学会（EAP）联合欧洲发育、围产期和儿科药理学学会（ESDPPP）发布了新生儿、婴儿以及儿童和青少年超说明书用药声明，主要目的是针对新生儿、婴儿以及儿童和青少年超说明书用药提供指导。

第七节 外科疾病领域常见超说明书用药

为更好地协助各医疗机构制定超说明书用药目录，广东省药学会自2015年起就组织药学专家编制《超说明书用药目录》，迄今已是第6版。2020年版的起草更是来自全国各地，单位包括广东、北京、辽宁、黑龙江、上海、江苏、安徽、湖北、湖南、海南、四川、陕西等省、市的三甲医院。该目录为全国各医疗机构的超说明书用药管理提供了高质量的参考依据，但需注意的是，目录仅作为证据罗列，不作为推荐目录，超说明书用药在临床应用中仍需按正规流程规范管理。

超说明书用药目录的入编药品需满足以下条件之一（均为最新版）：①美国、欧洲、日本说明书收录；②《中国药典临床用药须知》《临床诊疗指南》（中华医学会著）收录；③国际主流指南或共识（如NCCN）收录；④Micromedex©有效性、推荐等级在Ⅱb级、证据等级B级或以上；⑤本专业SCI的Ⅰ区期刊发表的RCT研究。同时在证据等级、临床需求等基础上进行评估筛选。

2020年版超说明书用药目录收录共229种超说明书用法，现对其中部分超说明书用药介绍如下。

一、外科疾病治疗常见超说明书用药

外科疾病治疗常见超说明书用药见表4-6-2~表4-6-8。

表4-6-2 肝胆外科超说明书用药

药品信息				超说明书内容						micromedex分级		
通用名	剂型	规格	适应证	剂量	人群	径途	其他	具体用法	依据以及参考文献	有效性	推荐等级	证据强度
巴利昔单抗	粉针	20mg	肝移植抗排斥反应的预防					20mg iv，术前2h及术后第四天	1. 美国FDA未批准巴利昔单抗用于预防成人肝移植排斥反应 2. 2015欧洲肝脏研究学会临床实践指南：肝移植 3. 2018ALTN临床指南：肝移植中的免疫抑制 4. 中华医学会·临床诊疗指南·器官移植学分册·2010版	Class IIa	Class IIb	Category B

表4-6-3 骨外科超说明书用药

药品信息				超说明书内容						micromedex分级		
通用名	剂型	规格	适应证	剂量	人群	径途	其他	具体用法	依据以及参考文献	有效性	推荐等级	证据强度
特立帕肽	注射液	20ug：80ul	骨质疏松		男性			20μg qd 皮下注射	美国FDA已批准特立帕肽可用于男性骨质疏松	Class IIa	Class IIb	Category B
唑来膦酸	注射液	5mg：100ml	骨质疏松（说明书内）		男性			5mg 静脉注射，每年一次	1. 美国FDA已批准唑来膦酸可用于男性骨质疏松 2. 中华医学会骨质疏松和骨矿盐疾病分会《原发性骨质疏松症诊疗指南（2017）》	Class IIa	Class IIb	Category B

表 4 - 6 - 4　康复科超说明书用药

通用名	剂型	规格	适应证	剂量	人群	径途	其他	具体用法	依据以及参考文献	有效性	推荐等级	证据强度
A 型肉毒素	粉针	100IU	上肢肢体痉挛					参见 FDA 说明书	美国 FDA 已批准 A 型肉毒素用于治疗上肢肢体痉挛	Class Ⅱ a	Class Ⅱ a	Category B
A 型肉毒素	粉针	100IU	下肢肢体痉挛					参见 FDA 说明书	美国 FDA 已批准 A 型肉毒素用于治疗下肢肢体痉挛	Class Ⅱ a	Class Ⅱ b	Category B

药品信息 / 超说明书内容 / micromedex 分级

表 4 - 6 - 5　胃肠外科超说明书用药

通用名	剂型	规格	适应证	剂量	人群	径途	其他	具体用法	依据以及参考文献	有效性	推荐等级	证据强度
埃索美拉唑	注射液	40mg	内镜术后复发性消化道出血的预防					参见 FDA 说明书	美国 FDA 提及可用于降低成人治疗性内镜检查后胃或十二指肠溃疡再出血的风险；中华医学会内科学会《急性非静脉曲张性上消化道出血诊治指南（2018）》	Class Ⅰ	Class Ⅱ b	Category B

药品信息 / 超说明书内容 / micromedex 分级

表 4 - 6 - 6　泌尿外科超说明书用药

药品信息				超说明书内容						Micromedex 分级		
通用名	剂型	规格	适应证	剂量	人群	径途	其他	具体用法	依据以及参考文献	有效性	推荐等级	证据强度
去氨加压素	片剂	0.1mg	夜尿症					起始安全用量为男性 0.1mg,每天 1 次;女性 0.05mg,每天 1 次,可根据患者的疗效调整剂量	美国 FDA 批准去氨加压素用于夜尿症　中华泌尿外科杂志《夜尿症临床诊疗中国专家共识》《EAU 指南:非神经源性男性下尿路症状(LUTS)包括良性前列腺梗阻(BPO)的管理》推荐夜间多尿情况下使用	Class Ⅱa	Class Ⅱa	Category B
舍曲林	片剂	50mg	早泄					25－200mg/d 或性交前 micro:50mg 4～8 小时 qd,若 8 周后效果不佳,可增加至 100mg/d	美国 FDA 未批准舍曲林用于早泄　《坎贝尔－沃尔什泌尿外科学》,北京大学医学出版社,郭应禄,周利群主译　2017 EAU 指南:勃起功能障碍,早泄,阴茎弯曲和异常勃起	Class Ⅱa	Class Ⅱb	Category B
他莫昔芬	片剂	10mg	少精引起的不育症					10～30mg qd	美国 FDA 未批准该用法　中华医学会男科学分会·中华医学会男科诊治系列－男性不育症诊疗指南	Class Ⅱa	Class Ⅱb	Category B
坦索罗辛	片剂	0.2mg	输尿管结石					micro:0.4mg,qd	美国 FDA 未批准坦索罗辛用于治疗输尿管结石　中华医学会泌尿外科学分会《中国泌尿外科疾病诊断治疗指南》2014	Class Ⅱa	Class Ⅱb	Category B

表4-6-7　围手术期抗菌药物超说明书用药

药品信息								超说明书内容		Micromedex 分级		
通用名	剂型	规格	适应证	剂量	人群	径途	其他	具体用法	依据以及参考文献	有效性	推荐等级	证据强度
头孢噻肟	针剂	①0.5g ②1g	围手术期预防应用抗菌药物					在手术开始前30~90min静脉滴注1g,可以降低术后感染的发生率	美国FDA已批准头孢噻肟用于术后感染的预防《抗菌药物超说明书用法专家共识》	Class I	Class Ⅱb	Category B
头孢西丁	针剂	①1g ②2g	围手术期预防应用抗菌药物					成人术前30~60min静脉应用2g,以后6h内每6h静脉滴注1g。用于剖宫产时,2g静脉滴注单剂治疗,或先用2g静脉滴注,4h和8h后各追加1次(2g)	美国FDA已批准头孢西丁用于术后感染的预防《抗菌药物超说明书用法专家共识》	Class I	Class Ⅱb	Category B
头孢美唑	针剂	①1g ②2g	围手术期预防应用抗菌药物					成人术前30~90min静脉应用2g,或术前30~90min静脉应用1~2g,术后8和16h后再各追加1次(1~2g)	美国FDA已批准头孢美唑用于术后感染的预防；ASHP于1999年制定的手术抗菌药物预防使用指南推荐,头孢美唑用于复杂性阑尾切除术,结肠直肠手术的预防用药；中华医学会外科学分会制定的围手术期预防应用抗菌药物指南中推荐头孢美唑	Class I	Class Ⅱb	Category B

续表

药品信息								超说明书内容		Micromedex 分级		
通用名	剂型	规格	适应证	剂量	人群	径途	其他	具体用法	依据以及参考文献	有效性	推荐等级	证据强度
头孢美唑	针剂	①1g ②2g	围手术期预防应用抗菌药物					用于剖宫产术时,2g静脉滴注,或先用1g静脉滴注,8和16h后再各追加1次(1g)	用于胃十二指肠手术的预防用药	Class I	Class II b	Category B
								1.0~1.7mg/kg,q8h,静脉滴注。联合其他药物如甲硝唑、唑诺酮类等预防胆道手术、肠道手术、腹腔镜手术、子宫切除术、肝移植、胰脏及胰脏—肾脏移植术及整形外科手术术后感染;妥布霉素联合克林霉素预防剖宫产,经直肠前列腺活检术后感染;妥布霉素联合氟喹诺酮预防泌尿道手术术后感染				
妥布霉素	针剂	2ml:80mg	围手术期预防应用抗菌药物						美国FDA未批准妥布霉素用于眼科手术术后感染的预防 美国术前抗生素用药指南推荐,对于存在高感染风险的手术患者选用妥布霉素	眼科手术术后感染 Class II a	眼科手术术后感染 Class II b	眼科手术术后感染 Category C

表 4 - 6 - 8　整形外科超说明书用药

药品信息				超说明书内容						Micromedex 分级		
通用名	剂型	规格	适应证	剂量	人群	径途	其他	具体用法	依据以及参考文献	有效性	推荐等级	证据强度
A 型肉毒毒素	粉针	100IU	减轻皱纹					常用的单点注射剂量为 1~4U	美国 FDA 已批准 A 型肉毒毒素用于减轻皱纹 中华医学会整形外科学分会容创面美容专业学组《A 型肉毒毒素在整形外科的临床应用指南》	Class Ⅱ a	Class Ⅱ b	Category B

二、临床重症治疗常见超说明书用药

药物治疗是抢救重症患者必不可少的重要治疗手段。而重症患者是一个特殊群体，疾病谱涉及多个学科，病情危重复杂，常合并多器官功能损害，甚至需要使用体外生命支持设备。上述多种复杂因素均导致重症患者体内药物的分布、代谢、治疗反应等与普通患者之间存在较大差异。临床上许多药品说明书的用法及用量依据主要来自于以普通患者为主要研究对象的药物临床试验。在重症患者治疗时按照普通患者的用药方式进行治疗，常常难以保证疗效，因此，重症患者抢救中超说明书用药是常见的。

为向重症医学科提供超说明书用药参考，广东省药学会组织专家制定了《临床重症与药学超说明书用药专家共识》。该共识的宗旨在于提供常用且有参考价值的药品超说明书使用循证医学证据，不涉及超说明书用药审批程序等。共识同时提醒临床医师应该时刻评估重症患者的获益及风险，在遵循国家、地方政府及医院有关法规前提下，参考本专家共识的意见进行个体化治疗。需要强调的是，按照常规说明书可获得较好疗效时应尽量避免超说明书用药。现对该共识部分超说明书用药介绍如下。

（一）消化系统

奥曲肽是人工合成的天然生长抑素的八肽衍生物，可以抑制生长激素（GH）、胃肠胰内分泌系统肽和 5 - 羟色胺的病理性分泌。其说明书适应证包括肢端肥大症；缓解与功能性胃肠胰内分泌瘤有关的症状和体征；预防胰腺术后并发症；与内窥镜硬化剂等特殊手段联合用于肝硬化所致的食管 - 胃静脉曲张出血的紧急治疗等。

根据中华医学会《临床诊疗指南·外科学分册》，奥曲肽可作为急性假性结肠梗阻的治疗药物。有随机对照研究显示，奥曲肽 0.3mg ih qd 与东莨菪碱 60mg ih qd 相比，可以显著减少肿瘤晚期恶性肠梗阻患者的每日呕吐次数和恶心程度（有效性等级 Class Ⅱb，推荐等级 Class Ⅱb，证据等级 Category B）。

（二）呼吸系统

盐酸氨溴索的说明书适应证为适用于伴有痰液分泌不正常及排痰功能不良的急性、慢性肺部疾病，例如慢性支气管炎急性加重、喘息型支气管炎及支气管哮喘的祛痰治疗；手术后肺部并发症的预防性治疗；早产儿及新生儿的婴儿呼吸窘迫综合征（IRDS）的治疗。该药临床常用超说明书用药如下。

（1）胸外科手术的围手术期 盐酸氨溴索的德国版说明书（2006 年 12 月 6 日更新）注明，可以从肺部手术术前第 3 天开始持续使用至术后第 2 天（共 6

天，剂量为 1000mg/d，注：注射液规格为 1000mg/50ml）。《胸外科围手术期肺保护中国专家共识（2019 版）》对存在高危因素，如长期大量吸烟史、高龄、肥胖、合并 COPD、哮喘等基础性肺病或伴糖尿病等合并症的患者以及肥胖等、易引起肺部并发症者，即使无痰液，预防性应用氨溴索也可以减少术后肺部并发症的发生。在预防和治疗术后相关肺部并发症（如肺不张、急性肺损伤、低氧血症、ARDS 等）时，氨溴索是有效的药物治疗方法（有效性等级 Class Ⅰ，推荐等级 Class Ⅱa，证据等级 Category C，德国说明书适应证）。

（2）上腹部手术合并慢性阻塞性肺病（COPD）患者围手术期　研究发现有 COPD 病史需进行上腹部手术的患者在围手术期使用后 1g/d 的氨溴索可以改善其术后肺氧合功能（有效性等级 Class Ⅱa，推荐等级 Class Ⅱb，证据等级 Category B）。

（3）急性呼吸窘迫综合征（ARDS）　发表在 *The American College of Clinical Pharmacology* 杂志上的 Mtea 分析对 10 个（共包含 508 名受试者）RCT 研究进行了分析，发现大剂量氨溴索（≥15mg/kg 或者 1000mg/d）可以通过降低 ARDS 患者 TNF－a 和 IL－6 水平、提高 ARDS 患者氧合指数（有效性等级 Class Ⅱb，推荐等级 Class Ⅱb，证据等级 Category B）。

（三）心血管系统

1. 肾上腺素注射液　说明书适应证为用于因支气管痉挛所致严重呼吸困难，可迅速缓解药物等引起的过敏性休克，亦可用于延长浸润麻醉用药的作用时间。各种原因引起的心脏骤停进行心肺复苏的主要抢救用药。其常见超说明书用药如下。

（1）感染性休克相关的低血压　经美国 FDA 批准，肾上腺素注射液药品说明书（2019 年 1 月修订版）指出肾上腺素注射液可用于感染性休克相关的低血压。2016 年的感染性休克管理指南推荐肾上腺素为二线血管收缩药物（有效性等级 Class Ⅰ，推荐等级 Class Ⅱa，证据等级 Category A）。

（2）症状性心动过缓　2010 年美国心脏协会（AHA）的心肺复苏指南推荐肾上腺素用于不适用阿托品或治疗无效的症状性心动过缓（通常心率 <50 次/分钟），尤其是当心动过缓与低血压有关时（有效性等级 Class Ⅰ，推荐等级 Class Ⅰ，证据等级 Category A）。

（3）超用法（即持续静脉输注）　根据美国 FDA 批准的肾上腺素注射液药品说明书（2019 年 1 月修订版），肾上腺素用于感染性休克相关的低血压时，以 0.05～2μg/（kg·min）的速率缓慢静脉输注，可每 10～15 分钟以 0.05～0.2μg/（kg·min）逐渐加量，以达到满意的平均动脉压。2010 年 AHA 的心肺复苏指南推荐肾上腺素用于症状性心动过缓时，以 2～10μg/min 的速率缓慢静脉输注，根据患者反应逐渐调整用量（有效性等级 Class Ⅰ，推荐等级 Class Ⅰ，证据等级 Category A）。

2. 特利加压素 说明书适应证为用于治疗食管静脉曲张出血，其常见超说明书用药如下。

（1）肝肾综合征 英国胃肠学会、欧洲肝脏病学会及美国肝脏病学会的肝硬化诊疗指南中，均推荐在肝肾综合征患者中使用特利加压素，每 4 ~ 6 小时使用 1mg，静脉推注（有效性等级 Class Ⅰ，推荐等级 Class Ⅰ，证据等级 Category A）。

（2）感染性休克 一项 2018 年发表在 *Intensive Care Medicine* 的多中心大样本随机对照临床研究资料及 2019 年一项 Meta 分析均显示，特利加压素用于感染性休克患者，其 28 天病死率及不良事件发生率与去甲肾上腺素相仿（有效性等级 Class Ⅰ，推荐等级 Class Ⅰ，证据等级 Category A）。

（3）超用法（即持续静脉输注） 在肝硬化肝肾综合征的治疗中，一项纳入 78 例患者的单中心随机研究对比了持续静脉输注特利加压素（2mg/d）与间断推注特利加压素（0.5mg，q4h）对肾功能的改善作用，结果显示特利加压素持续静脉输注较间断推注改善肾功能作用相当，持续组患者耐受性更好，并发症发生率低。在感染性休克的治疗中，一项纳入 617 例感染性休克患者的多中心大样本随机对照临床研究显示，持续静脉输注特利加压素作为首选血管活性药物与去甲肾上腺素相比在 28 天病死率、器官功能保护及并发症等方面的差异不大（有效性等级 Class Ⅰ，推荐等级 Class Ⅱa，证据等级 Category A）。

3. 注射用重组人脑利钠肽（rhBNP） 说明书适应证为适用于患有休息或轻微活动时呼吸困难的急性失代偿心力衰竭患者的静脉治疗，按 NYHA 分级大于 Ⅱ级。其常见超说明书用药如下。

（1）急性心肌梗死 一项前瞻性、多中心、随机临床试验对比了 rhBNP 与对照剂对急性前壁或广泛前壁心肌梗死患者的治疗效果，结果表明，PCI 术后早期静脉注射 rhBNP 可显著降低急性前壁心肌梗死患者血清 cTnT 和 NT – proBNP 浓度，升高左室舒张末期容积（LVEDd）、每搏量（SV）和左室射血分数（LVEF），降低主要心血管事件（包括心源性死亡）的发生率（有效性等级 Class Ⅰ，推荐等级 Class Ⅱa，证据等级 Category A）。

（2）心脏外科围手术期 一项对心脏围手术期间与 rhBNP 相关用药随机对照试验的 Meta 分析结果显示：12 项 RCT，727 例患者，围手术期给予 rhBNP 能降低术后并发症的发生率，缩短重症监护病房住院时间，缩短住院时间，提高血清肌酐清除水平，增加 24 小时尿量，但对术后死亡率无影响。心脏手术围手术期应用 rhBNP 安全有效，可改善患者预后（有效性等级 Class Ⅱa，推荐等级 Class Ⅱb，证据等级 Category A）。

（四）其他药物

1. 胸腺法新 说明书适应证包括：慢性乙型肝炎；作为免疫损害患者的疫苗增强剂；免疫系统功能受到抑制者，包括接受慢性血液透析和老年病患者，本品可增强患者对病毒性疫苗，例如流感疫苗或乙肝疫苗的免疫应答。其常见超说明书用药如下。

（1）脓毒症 胸腺法新具有免疫调节作用，可用于降低脓毒症患者的炎症反应及死亡率。多项 Meta 分析结果显示，胸腺法新作为脓毒症患者的免疫增强剂，能够调节脓毒症患者的全身炎症反应并降低死亡率。《中国严重脓毒症/脓毒性休克治疗指南（2014）》关于脓毒症的免疫调理中，提及胸腺法新对脓毒症患者进行免疫调理以改善其免疫麻痹的状态有一定意义。2020 年的《新型冠状病毒肺炎重型、危重型病例诊疗方案（试行第二版）》提到，对淋巴细胞计数低、细胞免疫功能低下的重型患者，建议考虑使用胸腺法新（有效性等级 Class Ⅱa，推荐等级 Class Ⅱa，证据等级 Category B）。

（2）超剂量 1.6mg，qd～bid 皮下注射。2013 年发表在 *Critical Care* 多中心大样本随机对照临床研究提示胸腺法新 1.6mg bid 皮下注射连续 5 天，然后 1.6mg qd 皮下注射连续 2 天的治疗方案，能够减少脓毒症患者 28 天死亡率且未发现严重的药物相关性不良反应。国内大规模临床研究提示脓毒症患者使用胸腺法新 1.6mg bid 皮下注射连续 7 天治疗，其 28 天的病死率、90 天的病死率、28 天 APACHE Ⅱ 评分均显著低于安慰剂组（有效性等级 Class Ⅱa，推荐等级 Class Ⅱa，证据等级 Category B）。

2. 注射用乌司他丁 说明书适应证包括急性胰腺炎、慢性复发性胰腺炎的急性恶化期、急性循环衰竭的抢救用药。其常见超说明书用药如下。

（1）急性呼吸窘迫综合征 发表在 *World Journal of Critical Care Medicine* 的一项 Meta 分析（共纳入 29 项随机对照研究，1726 名 ARDS 患者）显示，其中的 26 项研究共 1552 名患者中，乌司他丁组能显著提高氧合指数，标准化均数差（SMD）＝18.5，95% CI：1.42～2.29；其中的 18 项研究共 987 名患者资料组，乌司他丁组能降低 ICU 死亡率（RR＝0.48，95% CI：0.38～0.59）；其中的 6 项研究364 名患者中，乌司他丁组能缩短 ICU 住院时间（SMD＝-0.97，95% CI：-1.20～-0.75）（有效性等级 Class Ⅰ，推荐等级 Class Ⅱa，证据等级 Category B）。

（2）超剂量 说明书用法为：急性胰腺炎、慢性复发性胰腺炎，10 万 U tid，静脉滴注 1～2 小时；急性循环衰竭，10 万 U tid，静脉滴注 1～2 小时，或每次 10 万 U 溶于 5～10ml 氯化钠注射液中，缓慢静脉推注，可根据年龄、症状适当增减。

超剂量用法：乌司他丁 20 万 U tid，连续 3 天，然后 10 万 U tid，连续 4 天。Zhang Ying 等发表在 *The Journal of Infectious Diseases* 上的前瞻性随机对照研究显示乌司他丁联合胸腺法新可调节促炎性介质与抗炎细胞因子，降低耐碳青霉烯菌感染的脓毒症患者休克发生率，改善生存率（有效性等级 Class Ⅱb，推荐等级 Class Ⅱb，证据等级 Category B）。

（邱凯锋　何红艳）

参考文献

[1] 广东省药学会. 药品未注册用法专家共识[EB/OL]. (2010 – 03 – 18). http://www. sinopharmacy. com. cn/download/1. html.

[2] 广东省药学会. 医疗机构超药品说明书用药管理专家共识[EB/OL]. (2014 – 11 – 6). http://www. sinopharmacy. com. cn/download/15. html.

[3] 张镭, 谭玲, 陆进. 超说明书用药专家共识[J]. 药物不良反应杂志, 2015, 17(2):101 – 103.

[4] 张伶俐, 李幼平, 曾力楠, 等. 15 国超说明书用药政策的循证评价[J]. 中国循证医学杂志, 2012, 12(4):426 – 435.

[5] 刘利军, 肖龙华, 李睿, 等. 超说明书用药认识问题及管理对策研究[J]. 中国医院用药评价与分析, 2014, 14(4):361 – 364.

[6] 广东省药学会. 超药品说明书用药中患者知情同意权的保护专家共识[J]. 今日药学, 2019, 29(6):361 – 367.

[7] 李玉堂, 杨昌云, 李炎丹, 等. 超说明书用药的审核分级与综合处理[J]. 中国药房, 2011, 22(17):1574 – 1576.

[8] 董广强. MICROMEDEX 数据库简介[J]. 科技信息, 2012(30):296.

[9] 广东省药学会. 超药品说明书用药目录(2020 版新增用法)[J]. 今日药学, 2020, 30(9):577 – 583.

[10] 陈敏英, 刘紫锰. 临床重症与药学超说明书用药专家共识[J]. 今日药学, 2020, 30(8):505 – 515.

[11] 徐蓉, 孙新欣, 邵明立. 风险规制视域下的美国超说明书用药法律探讨[J]. 法制博览, 2012(12):174 – 176.

[12] 徐蓉, 孙新欣, 邵明立. 超说明书用药在英国的适用[J]. 中国医院药学杂志, 2015, 35(9):861 – 863.

[13] Degrassat – Théas A, Bocquet F, Sinègre M, et al. The "Temporary Recommendations for Use": a dual – purpose regulatory framework for off – label drug use in France[J]. Health Policy, 2015, 119(11):1399 – 1405.

[14] 陈泽鹏, 余晓霞, 陈楚雄, 等. 伐地那非治疗肺动脉高压超药品说明书用法循证评价[J]. 今日药学, 2020, 30(6):381 – 393.

第七章 围手术期质子泵抑制剂的应用管理

质子泵抑制剂是目前最有效的胃酸分泌抑制剂和抗溃疡药物之一，其通过阻断胃壁细胞内质子泵驱动细胞内的 H^+ 与小管内的 K^+ 交换来抑制胃酸分泌。其抑酸作用强，特异性高且持续时间长。近年来，质子泵抑制剂的用量逐年增加，尤其是在外科系统被广泛应用于围手术期预防应激性溃疡。然而，随着质子泵抑制剂的使用越来越普遍，其潜在风险和不合理应用问题逐渐突显，不仅消耗了大量的医保费用，也给患者增加了经济负担，对社会造成了一定的医疗压力。因此，预防性使用质子泵抑制剂应严格掌握使用指征，充分认识预防性使用质子泵抑制剂的目的、范围，了解质子泵抑制剂处方精简及临床应用的注意事项，有助于外科药师参与围手术期质子泵抑制剂的应用管理，加强不合理预防用药的适时干预。

第一节 围手术期内环境的改变及应激性溃疡的发生

应激性溃疡是机体在各类严重创伤、严重急慢性系统疾病、脓毒血症以及心肺功能不全等多种危重情况下，胃、十二指肠发生的以黏膜糜烂、溃疡形成、出血为主要特征的急性应激性病变。急性应激性溃疡的临床表现主要是上腹疼痛、腹胀、胃灼热、恶心、呕吐等，严重者可出现上消化道出血、胃及十二指肠穿孔、急性腹膜炎的表现。近年来，围手术期应激性溃疡的发病率显著增加。研究报道，在外科大手术等各种严重应激状态下，患者在数小时到数天内即可出现上消化道的糜烂或溃疡，内镜证实其发生率可达 $75\% \sim 100\%$，危重症患者的应激性溃疡大出血的发生率可达 5%。

胃黏膜是一个复杂的分泌组织，含有外分泌腺和多个内分泌细胞，由它们分泌胃酸、胃蛋白酶原和黏液。胃酸可杀灭随食物进入胃内的细菌、促进胃蛋白酶原转化为胃蛋白酶；胃蛋白酶可用来分解大部分的蛋白质；黏液一方面可润滑胃内食糜，另一方面可形成屏障保护胃黏膜表面。正常情况下胃酸和胃蛋白酶原不会损伤胃黏膜，但是当机体产生应激时机体内环境发生改变，交感－神经系统受刺激引起机体产生一系列的神经内分泌反应，包括调节消化系统功能，因此出现如胃肠黏膜损伤、通透性增加、屏障功能障碍、细菌及其毒素移位等应激反应，造成应激性溃疡的发生。具体发生机制如下：①应激状态下，交感神经兴奋，儿茶酚胺分泌增多，胃肠道血管收缩，胃肠黏膜血流量减少，黏膜细胞易出现缺血、坏死；②交感神经兴奋时，去甲肾上腺素分泌增多，致使胃肠道运动性下降，消化、吸收功能被抑制，胃酸及胃蛋白酶在胃内停留时间延长，与黏膜的作用时间延长；③黏膜血流量减少、上皮细胞能量不足、不能产生足量的碳酸氢盐和黏液，无法中和入侵黏膜的 H^+ 致使 H^+ 在黏膜聚集造成黏膜损伤，而黏液生成减少则会使得黏膜屏障作用降低；④手术前后禁食，胃酸及胃蛋白酶不能被食物中和或稀释，会长时间与黏膜屏障发生作用；⑤应激情况下体内分泌的糖皮质激素分泌增多，糖皮质激素可增加胃酸分泌，加剧消化道溃疡的发生；⑥胃肠黏膜富含黄嘌呤氧化酶，应激时并发的缺血 – 再灌注导致生成大量氧自由基，导致黏膜细胞从结构、代谢到功能全面紊乱。

第二节　质子泵抑制剂的作用特点及临床应用

一、药理作用

抑制胃酸分泌是预防和治疗应激性溃疡的重要手段。研究已证实，胃壁细胞分泌 H^+ 是靠胃壁细胞顶膜上的质子泵逆浓度梯度的主动过程实现的，质子泵是引起胃酸分泌的最后通路。质子泵抑制剂则是通过阻断胃壁细胞内质子泵、驱动细胞内的 H^+ 与小管内的 K^+ 交换，发挥抑制胃酸分泌的作用。

目前已上市的质子泵抑制剂为弱碱性苯并咪唑衍生物，其原药活性极小，在肠道吸收入血后能迅速转运至胃黏膜壁细胞，聚集在强酸性的分泌小管和泡腔中，进一步形成活性产物次磺酰胺类化合物，次磺酰胺类化合物可与 H^+/K^+ – ATP 酶 α 亚基中的半胱氨酸位点 Cys813/822/321/892 结合，由此不可逆地使 H^+/K^+ – ATP 酶失活，直到新的质子泵产生，壁细胞才恢复泌酸功能。因此质子泵抑制剂的药效比血浆药物半衰期长，通常每日用药 1 次，药效可持续 24 小时。

二、分类及特点

自 1988 年第一个质子泵抑制剂奥美拉唑上市以来，全球已有 8 个质子泵抑制剂产品上市，我国有 6 个质子泵抑制剂产品上市，可分为一代质子泵抑制剂：奥美拉唑、兰索拉唑、泮托拉唑；第二代质子泵抑制剂：雷贝拉唑、艾司奥美拉唑、艾普拉唑。

第一代质子泵抑制剂的优点在于经济性较好、临床应用广泛，但其药动学及药效学方面存在局限，包括起效缓慢、生物利用度低、半衰期短、效果不持久；

抑酸效果受给药时间及食物的影响、药物的相互作用多、疗效存在个体差异等。第一代质子泵抑制剂因为可以引起胃排空延迟、胃壁细胞肿胀和明显的停药后胃酸分泌反弹，所以临床应用有局限性。第二代质子泵抑制剂克服了第一代的某些缺陷，其临床抑酸效果好、起效快；半衰期相对较长，昼夜均可维持较高的抑酸水平；个体差异较小、药物代谢对 CYP2C19 酶的依赖性小，不受其基因多态性的影响，与其他药物相互作用较少；不良反应较少。质子泵抑制剂的分类及特点见表 4 - 7 - 1。

表 4 - 7 - 1　质子泵抑制剂的分类及特点

分　类	名　称	特　点
第一代	奥美拉唑、兰索拉唑、泮托拉唑	优点：经济、花费少，临床应用广泛。 缺点：起效缓慢、生物利用度低、半衰期短、效果不持久、夜间酸突破、不稳定性，抑酸效果受给药时间及食物的影响，药物的相互作用多、疗效个体差异大
第二代	雷贝拉唑、艾司奥美拉唑、艾普拉唑	在治疗胃食管反流病及其他酸相关疾病时具有明显优势，抑酸效果好、起效快、半衰期相对较长、昼夜均可维持较高的抑酸水平、个体差异较小、药物代谢对 CYP2C19 酶的依赖性小、不受其基因多态性的影响，药物相互作用较少、不良反应少

三、临床应用

质子泵抑制剂因其强大的抑酸作用，被广泛应用于消化道系统疾病，主要包括：治疗消化性溃疡病、慢性胃炎、胃食管反流病、胃泌素瘤、预防应激性溃疡、胃和十二指肠病变、幽门螺杆菌、上消化道出血、食管炎、Barrett 食管炎和消化道狭窄等酸相关性疾病。表 4 - 7 - 2 汇总了常用质子泵抑制剂的常规剂量。表 4 - 7 - 3 和表 4 - 7 - 4 分别为不同质子泵抑制剂口服制剂和注射制剂适应证对比。目前，质子泵抑制剂口服制剂未有预防应激性黏膜损伤的适应证，仅注射用奥美拉唑和注射用艾司奥美拉唑具有预防应激性黏膜损伤的适应证。

质子泵抑制剂的给药方式分为口服给药、静脉给药和管饲给药，临床应根据治疗目的个体化制订给药方案。

（1）对于轻、中度的患者，应予口服治疗，质子泵抑制剂在酸性液体环境中均不稳定，口服遇胃酸也易降解，故口服药物一般制成肠溶制剂，保护药物至小肠中才溶解吸收。

（2）对于昏迷或不能口服的患者选择管饲给药。口腔崩解剂型（如兰索拉唑口崩片）可在口腔内迅速崩解成细小颗粒，但在口腔黏膜中无吸收，对其药代动力学和安全性没有重要影响，可用于鼻胃管患者；多单位微囊系统（如进口的艾司奥美拉唑肠溶片、奥美拉唑肠溶片），口服后可迅速崩解成 1000 多个直径仅为 0.6mm 的肠溶微囊，不黏附于食管，局部刺激小，且在水或果汁（不含碳酸，不应与牛奶混合）中分散后，稳定性可达 30 分钟，生物等效性与完整片剂相当，也可用于鼻胃管患者。其他类型肠溶、缓释制剂，因为没有条件确保有效浓度的活性成分的转运，不可用于鼻胃管途径，仅可通过鼻肠管给药。

（3）静脉用药起效快，可迅速提升胃内 pH 值，疗效确切。目前已知艾司奥美拉唑、奥美拉唑和泮托拉唑包含静脉注射和静脉滴注途径，其他质子泵抑制剂只有静脉滴注途径。静脉给药时应严格参照说明书，注意静脉滴注和静脉注射制剂不得混用。同时需要注意配置方法，如奥美拉唑静脉注射剂型需用专用溶剂溶解，禁止与其他溶剂或药物混合稀释；静脉滴注的质子泵抑制剂需要选用生理氯化钠溶液做溶媒，避免因在酸性溶液中快速分解而出现聚合、变色；兰索拉唑在静滴时必须使用带过滤器装置（孔径为 1.2μm）的输液器等。

表 4-7-2　质子泵抑制剂口服剂的标准剂量

质子泵抑制剂	标准治疗剂量/日	低维持剂量/日
奥美拉唑	20mg	10mg
兰索拉唑	30mg	15mg
泮托拉唑	40mg	20mg
雷贝拉唑	20mg	10mg
艾司奥美拉唑	20mg[a] 或 40mg[b]	20mg
艾普拉唑	5mg[a] 或 10mg[b]	5mg

注：a. 非胃食管反流；b. 反流性食管炎。

表 4-7-3　不同质子泵抑制剂口服剂的适应证

质子泵抑制剂	适 应 证				
	GERD	消化性溃疡	NSAID 相关性溃疡	胃泌素瘤	Hp 感染根除[**]
奥美拉唑	+	+	+[*]	+	+
兰索拉唑	+	+		+	+
泮托拉唑	+	+			+
雷贝拉唑	+	+		+	+
艾司奥美拉唑	+		+		+
艾普拉唑	+	+			+

资料来源：原研药的药品说明书。

注：GERD：胃食管反流病；NSAID：非甾体抗炎药；[*] 包括预防 NSAID 相关性溃疡；[**] 参考《第五次全国幽门螺杆菌感染处理共识报告》。

表 4 - 7 - 4 不同质子泵抑制剂注射剂的适应证

质子泵抑制剂	适 应 证					
	GERD	消化性溃疡	NSAID 相关性溃疡	胃泌素瘤	上消化道出血	预防应激性黏膜损伤
奥美拉唑	+	+	+	+	+	+
兰索拉唑		+			+	
泮托拉唑	+	+			+	
雷贝拉唑					+	
艾司奥美拉唑	+				+	+
艾普拉唑		+			+	

资料来源：原研药的药品说明书。

注：GERD：胃食管反流病；NSAID：非甾体抗炎药。

第三节 围手术期质子泵抑制剂的应用管理

一、预防性应用管理

围手术期质子泵抑制剂的预防性应用主要用于预防手术时应激性溃疡的发生。应激性溃疡通常发生于胃底和胃体，但有时也会发生在胃窦、十二指肠或食管末端，临床特征可表现为上消化道出血、呕血和（或）黑便，严重者可出现失血性休克。调查发现，围手术期患者显性消化道出血的发病率为 5% ~ 25%、大出血的发生率为 0.6% ~ 5%、隐性出血的发生率为 15% ~ 50%。而预防应激性溃疡的关键是使用质子泵抑制剂升高并维持胃内 pH 值 ≥4，一方面可减少胃酸对胃黏膜的直接刺激，将应激性溃疡损伤降低，另一方面可减少胃酸分泌，降低胃蛋白酶对黏膜内层的消化。此外，麻醉期间胃内容物的误吸可导致严重的肺损伤，质子泵抑制剂能减少胃容量并提高胃液 pH 值，从而降低胃内容物误吸所致的化学性肺炎的风险。

围手术期预防使用质子泵抑制剂可根据以下流程进行：①严格进行用药前的适应性评估；②根据评估结果，结合患者具体情况，权衡使用的品种、剂量和疗程。

（一）评估

对拟做重大手术或兼具危险因素的择期手术患者，若存在应激性溃疡的危险因素（表4-7-5），可在手术前应用抑酸药（PPI 或 H_2 受体拮抗剂）以提高胃内 pH 值。

表4-7-5 围手术期质子泵抑制剂预防应激性溃疡的危险因素评估

分　类	危　险　因　素
严重危险因素 （具有一项可预防用药）	①机械通气超过48h 或接受体外生命支持 ②凝血机制障碍［国际标准化比值（INR）>1.5，血小板 <50×10⁹/L 或部分凝血酶原时间 > 正常值2倍］或服用抗凝或抗血小板药物 ③原有消化道溃疡或出血病史 ④严重颅脑、颈脊髓外伤 ⑤严重烧伤（烧伤面积 >30%） ⑥严重创伤、多发伤 ⑦各种困难、复杂的手术（手术时间 >3h） ⑧急性肾功能衰竭或接受肾脏替代治疗 ⑨慢性肝脏疾病或急性肝功能衰竭 ⑩急性呼吸窘迫综合征（ARDS） ⑪休克或持续低血压 ⑫脓毒症 ⑬心脑血管意外 ⑭严重心理应激，如精神创伤等
潜在危险因素 （符合两项者可预防用药）	①ICU 住院时间 >1 周 ②粪便隐血持续时间 >3d ③大剂量使用糖皮质激素（剂量 > 氢化可的松 250mg/d 或其他剂量相当的药物） ④合并使用 NSAID

（二）质子泵抑制剂的选择及应用

围手术期 PPI 的使用剂量推荐标准剂量，每日给药 1 次即可，口服给药推荐在早餐前 30~60 分钟服用。对于严重创伤、重症患者，应在危险因素出现后静脉注射或滴注，可每日 2 次使用，如奥美拉唑 40 mg，2 次/日，至少连续 3 日，使胃内 pH 值迅速上升至 4 以上。用药过程中应注意定期监测胃肠道表现和进行实验室检查，如出现溃疡、出血、血红蛋白降低、黑便等症状，应及时调整用药方案。一般不建议联合或交替应用 PPI 和 H_2 受体拮抗剂。

质子泵抑制剂用于预防应激性溃疡，应及时评价疾病状态，仅存在严重危险因素时应用。应激性溃疡大多集中在原发疾病出现的 3~5 日内，少数发生在 2 周左右，因此建议质子泵抑制剂使用 3~5 日后进行评估。停药时机一般以患者临床出血的风险降低，停止机械通气，可耐受肠道营养，临床症状开始好转为参考依据。但对于围手术期存在胃酸高分泌情况（如头颅手术、严重烧伤的患者），建议用药至能经口进食满足所需营养时停药。

二、治疗性应用管理

围手术期质子泵抑制剂的治疗性应用主要用于术后出现的急性非静脉曲张性上消化道出血（ANVUGIB）。ANVUGIB 是指屈氏韧带以上消化道非静脉曲张性疾患引起的出血，也包括胰管或胆管的出血、胃空肠吻合术后吻合口附近疾患引起的出血和内镜治疗后黏膜溃疡并发出血。内镜治疗包括内镜下黏膜切除术（EMR）和内镜黏膜下剥离术（ESD）以及其他各种可以引起消化道出血的内镜操作。

（一）评估

根据《质子泵抑制剂临床应用指导原则（2020 年版）》，上消化道出血患者，无论高危、低危，均需在出血发生后尽早应用质子泵抑制剂注射剂。小肠、大肠下消化道出血，排除无胃黏膜应激性病变，无须使用质子泵抑制剂。近贲门食管部位、胃部疾病内镜的手术或操作应视手术所致病变的严重程度决定是否使用质子泵抑制剂注射剂以预防出血和治疗溃疡。如：胃肠道穿孔、间质瘤手术、ESD 等溃疡创面较深较大，需要使用质子泵抑制剂注射剂；普通胃镜下活检、无消化道出血表现无须使用质子泵抑制剂注射剂。

（二）质子泵抑制的选择及应用

ANVUGIB 的治疗原则主要包括抑酸（迅速提高胃内 pH 值 $\geqslant 6$）、止血和液体复苏等支持治疗。质子泵抑制剂用于 ANVUGIB 的治疗方案及剂量调整见表 4 - 7 - 6。针对消化道出血高危患者（内镜止血治疗后的高危患者，如 Forrest 分级 Ⅰa ~ Ⅱb 级、内镜止血困难或内镜止血效果不确定者、合并服用抗血小板药物或 NASIDs 者），需在出血时立即使用大剂量质子泵抑制剂，如：艾司奥美拉唑 80mg 静脉注射 30 分钟 + 8mg/h 持续输注 71.5 小时。上消化道出血低危患者（Forrest 分级 Ⅱc ~ Ⅲ）需在出血时立即使用标准剂量质子泵抑制剂，如：奥美拉唑 40mg 静脉输注，2 次/天。对于胃 EMR、ESD 术后预防出血和促进人工溃疡愈合可在手术当天起使用标准剂量质子泵抑制剂，如奥美拉唑 40mg，静脉输注，2 次/天，2 ~ 3 天。对于胃 EMR、ESD 术后迟发性出血者，可在出血发生后尽早应用质子泵抑制剂。针对临床特殊病例，如胃泌素瘤患者，可个体化进行质子泵抑制剂剂量调整。对于胃泌素瘤的治疗，一般给予标准剂量的质子泵抑制剂，一日 2 次。若基础酸排量 >10mmol/h，则还需增加剂量。对于行胃泌素瘤根治性手术的患者，术后仍需继续使用质子泵抑制剂抑酸治疗维持一段时期。

停药时机一般以上消化道活动性出血停止、可以进食等为停止静脉用质子泵抑制剂的参考依据。

表 4 - 7 - 6　围手术期质子泵抑制剂用于 ANVUGIB 的治疗方案

疾病种类及分级	药物种类及剂型	用药时机	用药剂量及疗程	序贯用药	序贯剂量及疗程
上消化道出血高危[a]	质子泵抑制剂注射剂	出血发生后尽早应用	大剂量质子泵抑制剂（如艾司奥美拉唑 80mg 静脉注射 30min + 8mg/h 持续输注 71.5h），可适当延长大剂量质子泵抑制剂疗程，之后标准剂量 40mg 静脉输注，2 次/天，3~5 天	质子泵抑制剂片剂	口服标准剂量质子泵抑制剂，1 次/天，疗程 4~8 周至溃疡愈合
上消化道出血低危 Forrest Ⅱc ~ Ⅲ	质子泵抑制剂注射剂	出血发生后尽早应用	标准剂量 40mg[d] 静脉输注，2 次/天	质子泵抑制剂片剂	口服标准剂量质子泵抑制剂，1 次/天，疗程 4~8 周至溃疡愈合
胃 EMR、ESD 术后预防出血和促进人工溃疡愈合[b]	质子泵抑制剂注射剂	手术当天起静脉质子泵抑制剂	标准剂量 40mg，静脉输注，2 次/天，2~3d	质子泵抑制剂片剂	口服标准剂量质子泵抑制剂，1 次/天，疗程 4~8 周至溃疡愈合
胃 EMR、ESD 术后迟发性出血[c]	质子泵抑制剂注射剂	出血发生后尽早应用	80mg 静脉注射 30min + 8mg/h 持续输注 71.5h 或标准剂量 40mg 静脉输注，2 次/天	质子泵抑制剂片剂	

注：a. 上消化道出血高危患者：内镜止血治疗后的高危患者，如 Forrest 分级 Ia ~ Ⅱb 级、内镜止血困难或内镜止血效果不确定者、合并服用抗血小板药物或 NASIDs 者。

  b. 胃 ESD 人工溃疡延迟愈合的危险因素：人工溃疡范围大、术中反复电凝止血、凝血功能异常、糖尿病患者等，可酌情增加质子泵抑制剂用量、延长疗程或加用胃黏膜保护剂。

  c. 胃 ESD 术后迟发出血的危险因素：操作时间长、剥离范围大、病变位于胃中下 2/3、使用与胃损伤/出血潜在相关的药物等，建议采用 8 周质子泵抑制剂疗程。

  d. 质子泵抑制剂标准剂量推荐以奥美拉唑注射剂为例。

表 4 – 7 – 7 　消化道出血 Forrest 分级

Forrest 分级	溃疡病变的内镜下表现
Ⅰa 级	喷射状出血
Ⅰb 级	活动性渗血
Ⅱa 级	血管裸露
Ⅱb 级	血凝块附着
Ⅱc 级	黑色基底
Ⅲ级	基底清洁

三、特殊人群中的应用管理

质子泵抑制剂在人体内主要经肝脏代谢，肝功能减退时需考虑质子泵抑制剂在体内代谢过程的变化及其代谢物发生毒性反应的可能，及时调整剂量。肝硬化及晚期肝病患者应尽量避免使用或严格遵照适应证使用。质子泵抑制剂在人体内主要经肾脏排出，肾功能减退患者应用时需注意质子泵抑制剂在人体内清除途径和比例，严格遵照药品说明书调整剂量。另外，有研究显示质子泵抑制剂与间质性肾炎和慢性肾病有关，因此长期使用质子泵抑制剂需评估患者临床获益及风险。

老年人的药代动力学特点与青年人相似，胃酸分泌量未随年龄增长而减退，且老年人使用质子泵抑制剂安全性良好，故临床应用时一般无需调整剂量，但推荐从低剂量开始使用，密切监测不良反应。儿童处于生长发育阶段，肝、肾功能发育尚不完全，其体内药动学特点与成人有明显差异。需注意的是，质子泵抑制剂的国内说明书均未规定可用于儿童患者，因此质子泵抑制剂用于儿童患者属于超说明书用药。研究显示，质子泵抑制剂在用于改善一岁以下婴儿的 GERD 相关症状时疗效有限，且存在不良反应风险；而在治疗一岁以上儿童酸消化相关疾病时药效学与成人类似。目前儿童使用质子泵抑制剂的临床应用经验有限且儿童剂型较少，需根据体重和年龄计算儿童用药的剂量。

质子泵抑制剂用于妊娠妇女的临床资料有限。《质子泵抑制剂临床应用指导原则（2020 年版）》指出：除难治性、严重的 GERD 外，不推荐妊娠妇女使用质子泵抑制剂。对于治疗酸相关疾病，仅对于在调整生活方式的基础治疗及抗酸剂、H₂ 受体阻滞剂、胃黏膜保护剂治疗效果不佳时，充分评估患者的获益和风险后，方予以考虑使用质子泵抑制剂。在妊娠前 1 个月以及妊娠的第 1～3 个月避免使用任何质子泵抑制剂。在目前已上市的所有质子泵抑制剂中，除艾普拉唑的妊娠安全等级尚不明确，奥美拉唑的妊娠安全等级为 C 级，其他均为 B 级。质子泵抑制剂可少量透过血乳屏障，存在乳汁排泄，因此不推荐哺乳期妇女使用。如必须使用，大部分质子泵抑制剂服药期间应暂停哺乳。

围手术期质子泵抑制剂在特殊人群（如肝、肾功能不全，老年，儿童，妊娠及哺乳期患者）中的应用见表4-7-8。

表4-7-8　围手术期质子泵抑制剂在特殊人群中的应用

特殊人群	奥美拉唑		艾司奥美拉唑		兰索拉唑		泮托拉唑		雷贝拉唑	艾普拉唑
	口服	针剂	口服	针剂	口服	针剂	口服	针剂	口服	口服
肝功能异常	慎用，根据需要酌情减量，严重者≤20mg/日		严重者≤20mg/d		慎用，≤15mg/d	慎用，严重者减少剂量	重度≤20mg/d	无需调整	慎用	慎用
肾功能异常	无需调整剂量		无需调整，严重肾功能不全应慎用		15mg/d	无需调整	无需调整		无需调整	慎用
老人	无需调整		无需调整		慎用		无需调整		慎用	无需调整
儿童	CFDA：儿童使用经验无或有限，FDA：适应证1月以上		CFDA：儿童不应使用，FDA：适应证1月以上		CFDA：对儿童用药安全性尚未建立，FDA：适应证1岁以上		CFDA：无儿童的有效性和安全性尚未确定，FDA：适应证5岁以上		不推荐使用	婴幼儿禁用
妊娠期	利大于弊时使用	洛赛克可以使用	慎用		利大于弊时使用		利大于弊时使用		利大于弊时使用	不建议
哺乳期	暂停哺乳	洛赛克对婴儿影响较小	暂停哺乳		暂停哺乳		暂停哺乳		暂停哺乳	暂停哺乳

注：此部分参考国内原研药的药品说明书、FDA妊娠分级及最新临床诊疗指南。

第四节 质子泵抑制剂的药学监护

一、口服质子泵抑制剂的给药方法

质子泵抑制剂对食物刺激引起的壁细胞泌酸抑制作用最有效，长时间禁食后壁细胞中 H^+/K^+ – ATP 酶最多。研究发现，晨起服用奥美拉唑 20mg，胃内 pH 值 >3 的时间约为 14 小时，而在夜间服用同样剂量的奥美拉唑，胃内 pH 值 >3 的时间只有 9 小时，故质子泵抑制剂应在早餐前 30~60 分钟服用。但若需大剂量时，应分两次，分别在早餐前和晚餐前 30~60 分钟服用，这样的给药方式能更好地控制胃内 pH 值，优于早餐前服用双倍剂量的给药方式。质子泵抑制剂在酸性液体环境中均不稳定，口服遇胃酸也易降解，故口服药物一般制成肠溶制剂，普通肠溶制剂、缓释片剂或胶囊不可咀嚼或压碎，只可整片（粒）吞服。

二、注射用质子泵抑制剂的配置与保存

不同溶媒的 pH 值范围不同，氯化钠注射液的 pH 值为 4.5~7.0，5% 葡萄糖注射液的 pH 值为 3.2~6.5。质子泵抑制剂水溶液容易受 pH 值影响，研究表明 0.4mg/ml 的奥美拉唑在氯化钠注射液中稳定 12 小时，但在葡萄糖注射液中的稳定性较差。因此各制剂的配置应严格参照说明书使用，推荐使用氯化钠注射液作为溶媒。质子泵抑制剂配制后不宜保存过长时间，注意输注时间；不能和酸性药物同时或序贯使用，注射器应单独使用，不宜接触其他药液；必须联合用药时需冲洗管路；若出现变色、浑浊、沉淀等现象时需立即停止输注。

注意有些质子泵抑制剂稳定性不佳，例如兰索拉唑水溶液，随时间推移溶液 pH 值下降容易析出沉淀，这些沉淀物有可能引起小血管栓塞、静脉炎等不良反应。使用具有颗粒截留的药液过滤器可以预防来自颗粒引起的潜在损害。因此，兰索拉唑在静滴时必须使用带过滤器装置的输液器。

三、质子泵抑制剂的不良反应

质子泵抑制剂长期或高剂量用药可能产生不良反应。质子泵抑制剂主要的不良反应包括：消化系统症状、神经系统症状、泌尿系统症状、肝损害和过敏反应等。消化系统症状是质子泵抑制剂最常见的不良反应，主要表现为腹痛、腹泻、腹胀和便秘等，发生率为 1%~4%，一般停药后可自行缓解，腹泻的机制可能是质子泵抑制剂抑制了结肠泵，使结肠 pH 值升高，进而影响胆盐的溶解性，导致

腹泻。神经系统症状可表现为头痛、头晕、乏力、耳鸣、嗜睡等，严重可导致共济失调、意识障碍和神经精神异常等，曾有研究报道，奥美拉唑和雷贝拉唑易使人产生幻觉。泌尿系统症状主要表现为腰部不适、发热、血肌酐升高、血尿、蛋白尿等。近年来也有越来越多的研究表明质子泵抑制剂与急性肾损伤、急性间质性肾炎风险增加有关。

长期应用质子泵抑制剂发生的主要不良反应还包括：肺炎、胃肠道感染、缺铁、维生素 B_{12} 缺乏、低镁血症、骨折风险、结肠癌等。

四、质子泵抑制剂的药物相互作用

质子泵抑制剂主要经过 CYP2C19 和 CYP3A4 代谢（表 4 - 7 - 9），因此与其他经 CYP2C19 和 CYP3A4 代谢的药物或者酶诱导剂/抑制剂合用可能会产生药物相互作用，如华法林、地高辛、卡马西平、酮康唑、氯吡格雷、硝苯地平、伏立康唑和他克莫司等。临床应用时需警惕质子泵抑制剂与上述药物合用时引起的不良反应。

表 4 - 7 - 9　质子泵抑制剂的代谢途径

代谢途径	奥美拉唑	兰索拉唑	泮托拉唑	雷贝拉唑*	艾司奥美拉唑	艾普拉唑
主要	CYP2C19	CYP3A4	CYP2C19	CYP2C19	CYP2C19	CYP3A4
次要	CYP3A4	CYP2C19	CYP3A4	CYP3A4	CYP3A4	

注：*部分经磺基转移酶代谢。

质子泵抑制剂可改变胃内 pH 值而影响其他药物的吸收和（或）溶解，如酮康唑、伊曲康唑、卡培他滨等。如必须联合使用，宜选择相互作用最小的品种，密切监测临床疗效和不良反应，及时调整用药剂量和疗程。

第五节　案例分析

（一）案例一

1. 案例一　患者信息见表 4 - 7 - 10。

表 4 - 7 - 10　案例一患者信息

患者基本信息	梁某，男，26 岁，体重 77 kg
主诉	甲状腺左叶占位 2 周
查体	T 36.3℃，P 103 次/分，R 20 次/分，BP 127/90mmHg

辅助检查	Cr 83umol/L，AST 39U/L，ALT 26U/L，PLT 236×10^9/L，粪便潜血反应（－）
诊断	甲状腺癌；胆囊息肉
手术	左侧甲状腺切除术
术前用药	艾司奥美拉唑片 20mg po bid，疗程 4 天
术后用药	艾司奥美拉唑注射粉针 40mg bid，疗程 4 天

2. 案例分析　术前、术后使用质子泵抑制剂属于用药指征不适宜。手术时间＜3 小时，不属于复杂、困难的重大手术，根据《围手术期质子泵抑制剂预防应激性溃疡的危险因素评估表》（表 4－7－5）评估该患者无任何高危因素，属于低危风险，不推荐使用质子泵抑制剂预防应激性溃疡。

（二）案例二

1. 案例二　患者信息见表 4－7－11。

表 4－8－11　案例二患者信息

患者基本信息	陈某，女，46 岁，体重 63kg
主诉	发现右下肺肿物 6 个月余，间断咳嗽 2 个月余
既往病史	冠心病病史 3 年，长期规律服用阿司匹林 100mg qd
查体	T 36.7℃，P 80 次/分，R 20 次/分，BP 147/90mmHg
辅助检查	Cr 68umol/L，AST 23U/L，ALT 27U/L，PLT 257×10^9/L，粪便潜血反应（－）
诊断	肺癌
手术	肺楔形切除术
术前用药	兰索拉唑注射粉针 30mg bid，疗程 3 天
术后用药	兰索拉唑注射粉针 30mg bid，疗程 10 天

2. 案例分析　①患者长期服用抗血小板药物阿司匹林，根据《围手术期质子泵抑制剂预防应激性溃疡的危险因素评估表》评估该患者具有一项严重危险因素，属于高危患者，具有预防性应用质子泵抑制剂的指征。②质子泵抑制剂的给药途径不适宜。患者行肺楔形切除术，术后第 1 天即进流食，此时应停用注射剂，改为口服。③使用质子泵抑制剂的疗程过长。应激性溃疡大多集中在原发疾病出现的 3～5 天内。建议使用 3～5 天后进行评估，以患者临床出血的风险降低、临床症状开始好转为停药时机。

（三）案例三

1. 案例三　患者信息见表 4 - 7 - 12。

表 4 - 7 - 12　案例三患者信息

患者基本信息	张某，男，67 岁，体重 72 kg
主诉	反复上腹部疼痛多年，近 2 个月加重
既往史	脑梗死病史 5 年，长期服用硫酸氢氯吡格雷片 75mg qd
查体	T 36.1℃，P 61 次/分，R 20 次/分，BP 138/68mmHg
辅助检查	Cr 113umol/L，AST 116U/L，ALT 62U/L，PLT 211 × 10^9/L
诊断	肝内外胆管结石
手术	左半肝切除 + 胆囊切除术
术前用药	奥美拉唑钠注射粉针 40mg bid，疗程 3 天
术后用药	奥美拉唑钠注射粉针 40mg bid，疗程 14 天

2. 案例分析　①患者长期服用抗血小板药物氯吡格雷，根据《围手术期质子泵抑制剂预防应激性溃疡的危险因素评估表》评估该患者具有一项严重危险因素，属于高危患者，具有预防性应用质子泵抑制剂的指征；②质子泵抑制剂的品种选择不适宜。氯吡格雷与奥美拉唑存在相互作用，奥美拉唑可抑制 CYP2C19，而 CYP2C19 是氯吡格雷代谢成活性代谢产物的关键酶。奥美拉唑可使氯吡格雷的血药浓度降低，影响其拮抗血小板聚集的作用。建议更换为相互作用影响较小的质子泵抑制剂，如雷贝拉唑或泮托拉唑；③使用质子泵抑制剂的疗程过长。应激性溃疡大多集中在原发疾病出现的 3 ~ 5 天内。建议使用 3 ~ 5 天后进行评估，以患者临床出血的风险降低、临床症状开始好转为停药时机。

第六节　总　　结

　　随着质子泵抑制剂的使用越来越普遍，其潜在风险和不合理应用问题逐渐突显，主要表现在预防性用药指征不明确和预防疗程过长。临床预防性使用质子泵抑制剂，可迅速控制并减少胃酸的分泌，明显降低胃酸对黏膜的进一步损害作用，但预防性使用质子泵抑制剂应严格掌握使用指征和治疗原则，并尽可能减少用量及缩短疗程。对于长时间使用质子泵抑制剂的患者，外科临床药师应注意药物间的相互作用、关注特殊人群质子泵抑制剂的使用、监护质子泵抑制剂发生不良反应的潜在风险，与临床医生共同努力，促进围手术期质子泵抑制剂的合理使用。

（余晓霞　彭玲玲）

参考文献

[1] 柏愚,李延青,任旭,等. 应激性溃疡防治专家建议(2018 版)[J]. 中华医学杂志, 2018, 98(42):3392 – 3395.

[2] 质子泵抑制剂预防性应用专家共识协作组. 质子泵抑制剂预防性应用专家共识(2018)[J]. 中国医师杂志, 2018, 20(12):1775 – 1781.

[3] 曾英彤,沙卫红,郑志华,等. 预防性使用质子泵抑制剂及处方精简专家指导意见[J]. 今日药学, 2019, 29(8):505 – 514.

[4] Barletta J F, Bruno J J, Buckley M S, et al. Stress Ulcer Prophylaxis[J]. Critical Care Medicine, 2016, 44(7): 1395 – 405.

[5] Spirt M J, Stanley S. Update on stress ulcer pmphylaxis in critically ill patients[J]. Critical Care Nurse, 2006, 26(1): 18 – 20, 22 – 8; quiz 29.

[6] 赵玉沛. 应激性黏膜病变预防与治疗——中国普通外科专家共识(2015)[J]. 中国实用外科杂志, 2015, 35(7):728 – 730.

[7] Herzig S J, Rothberg M B, Feinbloom D B, et al. Risk factors for nosocomial gastrointestinal bleeding and use of acid – suppressive medication in non – critically ill patients[J]. Journal of General Internal Medicine, 2013, 28(5):683 – 690.

[8] 袁洪. 湖南省质子泵抑制剂的临床应用指导原则(试行)[J]. 中南药学, 2016, 14(7):673 – 683.

[9] Allen M E, Kopp B J, Erstad B L. Stress ulcer prophylaxis in the postoperative period[J]. American Journal of Health – System Pharmarcy, 2004, 61(6):588 – 596.

[10] Huang H B, Jiang W, Wang C Y, et al. Stress ulcer prophylaxis in intensive care unit patients receiving enteral nutrition: a systematic review and meta – analysis[J]. Critical Care, 2018, 22(1):20.

[11] 国家卫生健康委办公厅. 质子泵抑制剂临床应用指导原则(2020 年版):国卫办医函〔2020〕973 号[S]. (2020 – 12 – 03). http://www. nhc. gov. cn/cms – search/xxgk/getManuscriptXxgk. htm? id = 9aac2b191c844082aac2df73b820948f.

[12] Fackler W K, Ours T M, Vaezi M F, et al. Long – term effect of H2RA therapy on nocturnal gastric acid breakthrough[J]. Gastroenterology, 2002, 122(3):625 – 632.

[13] Tsai Y W, Wen Y W, Huang W F, et al. Cardiovascular and gastrointestinal events of three antiplatelet therapies: clopidogrel, clopidogrel plus proton – pump inhibitors, and aspirin plus proton – pump inhibitors in patients with previous gastrointestinal bleeding[J]. Journal of GastroenterolOgy, 2011, 46(1):39 – 45.

[14] Sarkar M, Hennessy S, Yang Y X. Proton – pump inhibitor use and the risk for community – acquired pneumonia[J]. Annals of Internal MedIcine, 2008, 149(6):391 – 8.

[15] Olbe L, Carlsson E, Lindberg P. A proton – pump inhibitor expedition: the case histories of omeprazole and esomeprazole[J]. Nature Reviews Drug Discovery, 2003, 2(2):132 – 139.

[16] Yang Y X, Metz D C. Safety of proton pump inhibitor exposure[J]. Gastroenterology, 2010, 139(4):1115 – 1127.

[17] Furuta T, Sugimoto M, Shirai N. Individualized therapy for gastroesophageal reflux disease: potential impact of pharmacogenetic testing based on CYP2C19[J]. Molecular Diagnosis & Therapy, 2012, 16(4):223 – 34.

[18] Fass R, Shapiro M, Dekel R, et al. Systematic review: proton – pump inhibitor failure in gastro – oesophageal

reflux disease − −where next? [J]. Alimentary Pharmacology & Therapeutics, 2005, 22(2):79 −94.

[19] Liao S T, Gan L, Mei Z C. Does the use of proton pump inhibitors increase the risk of hypomagnesemia: An updated systematic review and meta − analysis[J]. Medicine, 2019, 98(13):e15011.

[20] Dirweesh A, Anugwom C M, Li Y T, et al. Proton pump inhibitors reduce phlebotomy burden in patients with HFE − related hemochromatosis: a systematic review and meta − analysis[J]. European Journal of Gastroenterology & HepatolOgy, 2020.

[21] Sbeit W, Khoury T, Kadah A, et al. Proton Pump Inhibitor Use May Increase the Risk of Diverticulitis but Not It's Severity among Patients with Colonic Diverticulosis: A Multicenter Study[J]. Journal of Clinical Medicine, 2020, 9(9):2966.